L'économie des matières premières de la pierre taillée d'Anatolie centrale au Chalcolithique ancien (6000–5500 cal. BC/ECA IV)

l'étude de cas de Çatalhöyük-Ouest

Sonia Ostaptchouk

BAR International Series 2820

2016

Published in 2016 by
BAR Publishing, Oxford

BAR International Series 2820

L'économie des matières premières de la pierre taillée d'Anatolie centrale au Chalcolithique ancien (6000–5500 cal. BC/ECA IV)

ISBN 978 1 4073 1561 4

Printed in England

BAR
PUBLISHING

BAR titles are available from:

BAR Publishing
122 Banbury Rd, Oxford, OX2 7BP, UK
EMAIL info@barpublishing.com
PHONE +44 (0)1865 310431
FAX +44 (0)1865 316916
www.barpublishing.com

PREFACE ET REMERCIEMENTS

Ce travail est le manuscrit corrigé et complété de ma thèse soutenue en 2012. Il a considérablement été enrichi par les conseils avisés, des membres du jury, L. Astruc, J.- J. Bahain, L. Bellot-Gurlet, P. Biehl, D. Binder, F. Fröhlich, C. Perlès, J.-P. Raynal et A. Badou. Il rend compte des résultats de l'étude de la pierre taillée des saisons 2008-2012 de *Çatalhöyük-West* (T5-T7 et T1).

Avant toute chose, je remercie mon directeur de thèse, François Fröhlich, pour son soutien et pour la richesse de son enseignement tant en laboratoire que sur le terrain. Merci de m'avoir fait voyager entre le microcosme de la spectroscopie infrarouge et l'océan géologique passant par des méandres de silifications. Enfin je souhaiterais remercier tout particulièrement Aïcha Badou sans qui ce travail n'aurait jamais abouti me soutenant dans mes recherches de financement pour les missions de terrain.

Mes remerciements vont à Ian Hodder, Shahina Farid et l'ensemble de l'équipe du *Çatalhöyük Research Project* pour son accueil chaleureux et mon intégration si rapide à l'équipe. C'est chaque année un tel plaisir de revenir à Çatalhöyük. Pour cela, je remercie grandement Tristan Carter et Catherine Perlès sans qui cela n'aurait pas été possible. Je remercie du fond du cœur l'ensemble de la *West Mound Team* Buffalo/Berlin : Peter F. Biehl, pour son soutien constant, Eva Rosenstock et Jana Rogasch pour les relectures d'articles, leur écoute et leur présence sur le site. Merci Eva-Maria, Ingmar, David, Xosé, Patrick, Bella, Thomas, Dan(s), Maxime, Cathy, Ray, Célia, Clara, Hannah, Rachel. Je remercie aussi mes collègues du laboratoire de lithique à Çatalhöyük : Lilian pour nos échanges enrichissants et pour avoir su joindre la parole au geste, Marina, Nurcan, Tristan, Danica et Adam.

J'adresse aussi toute ma reconnaissance à Jonathan Last et Catrina Gibson pour leur confiance et pour m'avoir accordé l'autorisation de ré-étudier le lithique de la Tranchée 1.

Enfin, je désirerais faire part de toute ma gratitude à l'ensemble du Département de Préhistoire du Muséum national d'Histoire naturelle, l'équipe enseignante, François Sémah et l'équipe « Archives sédimentaires » de l'UMR-CNRS 7194 pour leur soutien.

Je remercie ceux qui, par leurs conseils et leur soutien, m'ont permis d'enrichir mon argumentation et ont fait que ce travail puisse aboutir : Jacques Pelegrin, Catherine Perlès, Matthieu Lebon.

Enfin, je voudrais remercier les gens qui m'ont soutenu dans le projet de mission géologique en Anatolie centrale : Laurence Astruc qui m'a permis de rencontrer Korhan Erturaç. Un grand merci à vous deux. Je remercie le professeur Nüzhet Dalfes, de l'Université d'Istanbul, qui a rendu le travail de terrain possible par son autorité. Je remercie la Société des Amis du Muséum pour sa confiance et son soutien financier pour cette mission de terrain qui n'aurait jamais été possible sans eux. Merci monsieur le Président, M. Gasc. Je remercie également l'UMR-CNRS 7194 pour son soutien financier et matériel.

Je remercie aussi Bruno de Réviers, directeur de l'école doctorale, Mme Abada ainsi que l'ensemble de l'équipe encadrante de l'école doctorale pour leur soutien constant.

À Marc.

SOMMAIRE

Listes des figures

Liste de graphiques

Liste des tableaux

Abstract

At the Late Neolithic-Early Chalcolithic transition considerable social and economic transformations occurred in many communities of central Anatolia: as indicated by changes within settlement patterns, including relationships between contemporaneous larger settlements and smaller sites; spatial organization of settlements; internal architectural organisation of houses; symbolic/religious sphere; resources exploitation and subsistence practices, pottery and chipped stone production. The Çatalhöyük-West Mound Chipped Stone Research Project contributes to the understanding of the place and the role of Çatalhöyük in the new local network system.

Both the consumption of raw material for knapping and the modalities of its procurement enable us to tackle the important research questions regarding economic changes as evidenced in the chipped stone production and exchange system during Early Chalcolithic (ECAIV). In an interdisciplinary and multiscalar approach macroscopic and mineralogical analyses in combination with geology and geomorphology as well as typo-technology analyses are applied. In specific, *infrared Spectroscopy is used to characterize the raw material as well as its sources; the local mineralogical resources available in the region are studied in order to understand the local geodynamic patterns, and typo-technological analysis to research the nature of productions and the modalities of procurement.*

Thus, thanks to this multiscalar approach, it was possible to show a coexistence of different specialized productions as well as a domestic production at Çatalhöyük-West. These productions show the following modalities of procurement at different spheres: (1) A local sphere showing a domestic production on local bad quality raw material (flint, jasper, limestone etc.). (2) A regional sphere showing a specialized production of unipolar blades on Cappadocian obsidians (Nenezi Dağ and Göllü Dağ) - this sphere of circulation is based on the preceding Neolithic exchange system. (3) Finally, an "supra-regional" sphere showing the importation at Çatalhöyük-West of good quality flint like blanks or tools from Eastern Anatolia or Northern Syria. This last sphere shows the circulation of blades' specialized production like the Cananean blades into Central Anatolia from about 6,000 to 5,500 cal. BC.

Moreover, this study underlines the possibility to follow the circulation of this kind of products using technological criteria as well as mineralogical data. The convergence of different specialized products and production at Çatalhöyük-West, the nature of the obsidian production on site and the development of the domestic production on local flint reveal a complex relationship between different sites, which suggests a complex socio-economic network during the Early Chalcolithic in the Konya Plain. The new smaller sites may have acted as relays in a new center-periphery relationship, unknown in the preceding Late Neolithic.

Mots-clé : Çatalhöyük-Ouest, Chalcolithique, typo-technologie, économie des matières premières, silex, provenance, FTIR.

Keywords : *Çatalhöyük-Ouest, Chalcolithic, typo-technology, Raw Material Economies, flint, provenance, FTIR.*

Introduction et Problématique

Préhistoire de l'Anatolie et axes de recherches majeurs : Néolithique, régionalisme, interactions et diffusion

L'Anatolie est longtemps restée à l'écart des grands débats de la Préhistoire ceux-ci se concentrant sur l'apparition du Néolithique au Levant, dans la région de l'Euphrate ainsi que sur les processus conduisant à sa diffusion en Europe. L'origine proche-orientale des espèces domestiques animales et végétales du Néolithique européen a été depuis établie d'après la distribution des populations sauvages (Colledge & Conolly 2007 ; Zohary *et al.* 2012), et plus récemment soutenue par des analyses ADN (Ammerman & Cavalli-Sforza 1984 ; Lacan 2011). De la même façon, la génétique des populations humaines a confirmé un afflux de groupes originaires du Proche-Orient et de l'Anatolie, ce que laissait déjà penser les données archéologiques. Néanmoins, l'origine exacte de ces groupes et les voies de pénétration vers l'Europe posent encore problème : la complexité de ces phénomènes de colonisation, de mouvement des populations, de « vague d'avancement » (Ammerman & Cavalli-Sforza 1984) ou encore « d'invasion de l'Europe » (Richards 2003) que les interactions avec les groupes locaux rendent encore plus difficiles à décrypter.

1 Entre Orient et Occident, le « pont anatolien »

Les théories diffusionnistes, comme celles anti-diffusionnistes, ne laissèrent que peu de place à l'Anatolie, reléguée soit au rang de couloir de migration vers l'Europe, soit à celui d'une barrière naturelle soutenant la théorie de deux zones de néolithisation autochtones, l'une proche-orientale et l'autre européenne (Barker 1985 ; Chapman 1994 ; Zvelebil 1989). La péninsule anatolienne a souvent été conceptualisée comme un pont connectant le Proche-Orient et l'Europe. C'est cette vision de l'Anatolie qui a longtemps dominé et influencé notre perception du Néolithique anatolien jusqu'à encore récemment (Özdoğan 1995, 1997). Ce concept de « pont anatolien » a une série d'implications (Greaves 2007) : premièrement, l'Anatolie a été considérée comme une région de transit, un chemin de transmission du *Neolithic life-way* du Proche-Orient à l'Europe et non comme une région pouvant avoir sa propre « expression néolithique » distincte. Deuxièmement, l'Anatolie a longtemps été perçue comme une entité homogène, avec très peu de considérations quant aux différences entre les sites mêmes et les régions. Troisièmement, l'étude du Néolithique de cette région a longtemps été négligée en comparaison des régions avoisinantes comme le Levant ou les Balkans (Özdoğan 1995, 2011) engendrant une vision morcellée de son occupation et des lacunes encore importantes aujourd'hui quant à la connaissance de certaines régions. Ces observations valent pour les périodes plus récentes.

Les sites archéologiques anatoliens apportent pourtant plusieurs des réponses à la question de la diffusion vers l'Europe des changements culturels fondateurs de l'histoire européenne (Balkan Atlı 1994 ; Godon 2008 ; Özdoğan & Başgelen 1999 ; Özdoğan *et al.* 2012a ; Yakar 2004). Mellink est l'un des premiers à défendre l'idée que l'Anatolie est une région indépendante et diversifiée qu'il faut considérer en tant que telle (Mellink 1966, 1998). Aujourd'hui elle est reconnue comme une zone active dans la diffusion du Néolithique vers l'Europe et non plus comme un simple corridor ou une voie de communication passive (Greaves 2007 ; Mellink 1998). De plus, les récentes recherches ont changé notre regard quant à la pluralité du processus de néolithisation et à la mobilité de ces populations trop souvent vues comme figées dans leur sédentarité.

Il y a encore peu, rien ne venait confirmer ou infirmer ces hypothèses. Le Néolithique centro-anatolien n'était documenté que par deux séquences majeures, Aşıklı Höyük pour le Néolithique acéramique et Çatalhöyük pour le Néolithique céramique. Les témoignages archéologiques étaient également limités dans le sud-est de la Turquie et l'on commençait à peine à caractériser le PPNB de Haute Mésopotamie et ses spécificités propres, telles les structures communautaires circulaires, les piliers à décors anthropomorphes, éléments que l'on retrouve à Çayönü (*Terrazzo Building* associé aux « *standing stones* ») (Özdoğan & Başgelen 1999 ; Özdoğan & Özdoğan 1990, 1998), à Göbekli Tepe (Schmidt 1995, 2001, 2007), à Dja'de (Coqueugniot 2000) et jusqu'à Jerf el Ahmar (Stordeur & Abbès 2002), soit dans toute l'aire du Croissant fertile. De fait, ce n'est que relativement tard que les différences entre la première occupation sédentaire centro-anatolienne et celles du sud-est anatolien furent soulignées et documentées. Il apparaît donc que l'Anatolie centrale ne présentait pas de témoignages à même de confirmer son rôle de pont entre deux entités géographiques, les traces d'une migration des populations levantines et mésopotamiennes n'y étant pas attestées.

Figure 1 : Sites majeurs d'Anatolie et localisation de la région d'étude (encadré) (carte S. Ostaptchouk).

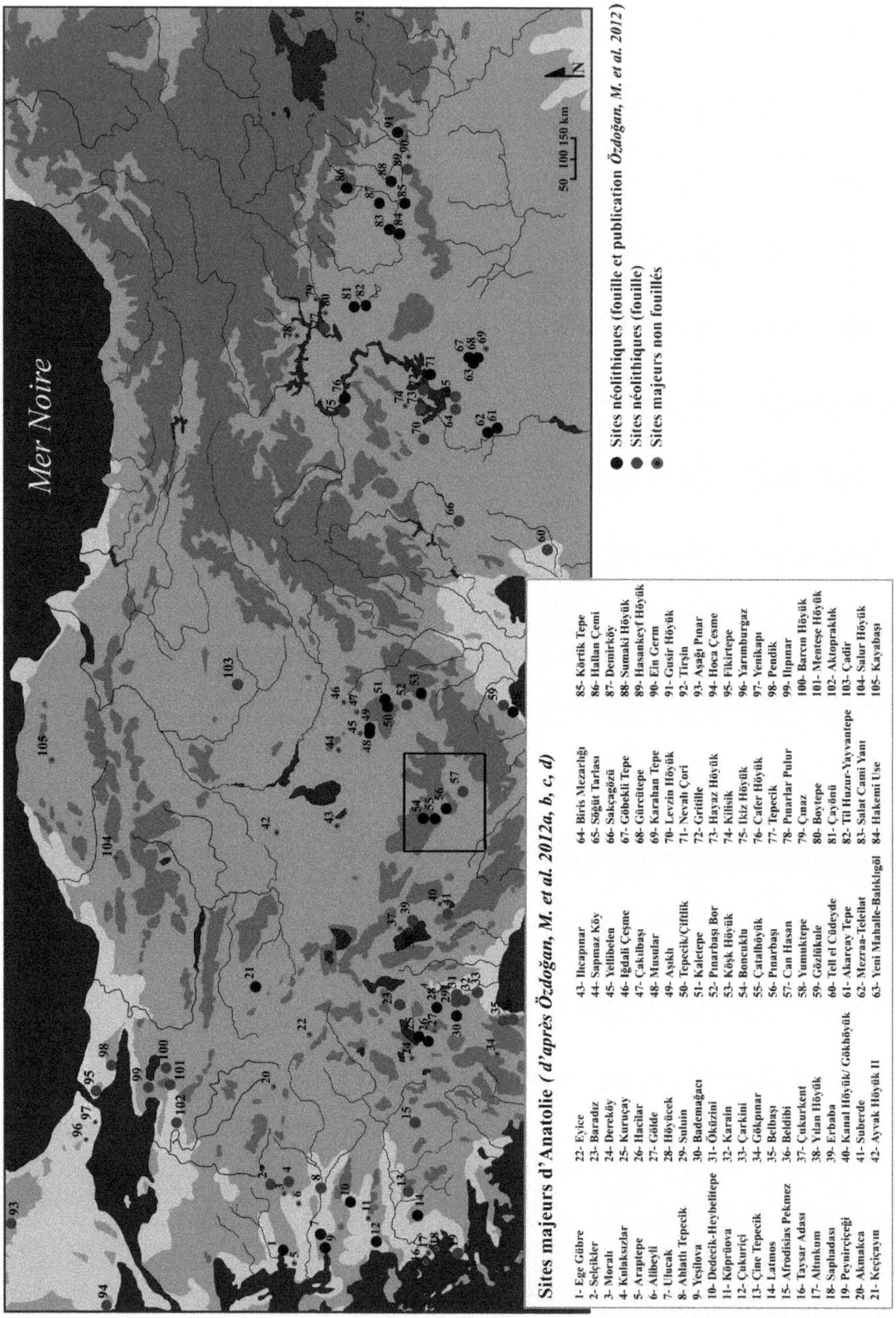

Figure 2 : Répartition des sites néolithiques (7000 - 5000 cal. BC) d'Anatolie (carte S. Ostaptchouk : d'après les données inventaire de Godon 2008 ; Özdoğan *et al.* 2012 ; *TayProject database*). Les sites ayant fait l'objet de fouilles sont signalés d'un point noir alors que les prospections, répertoriées en grande partie dans le cadre du *TayProject*, sont en points gris.

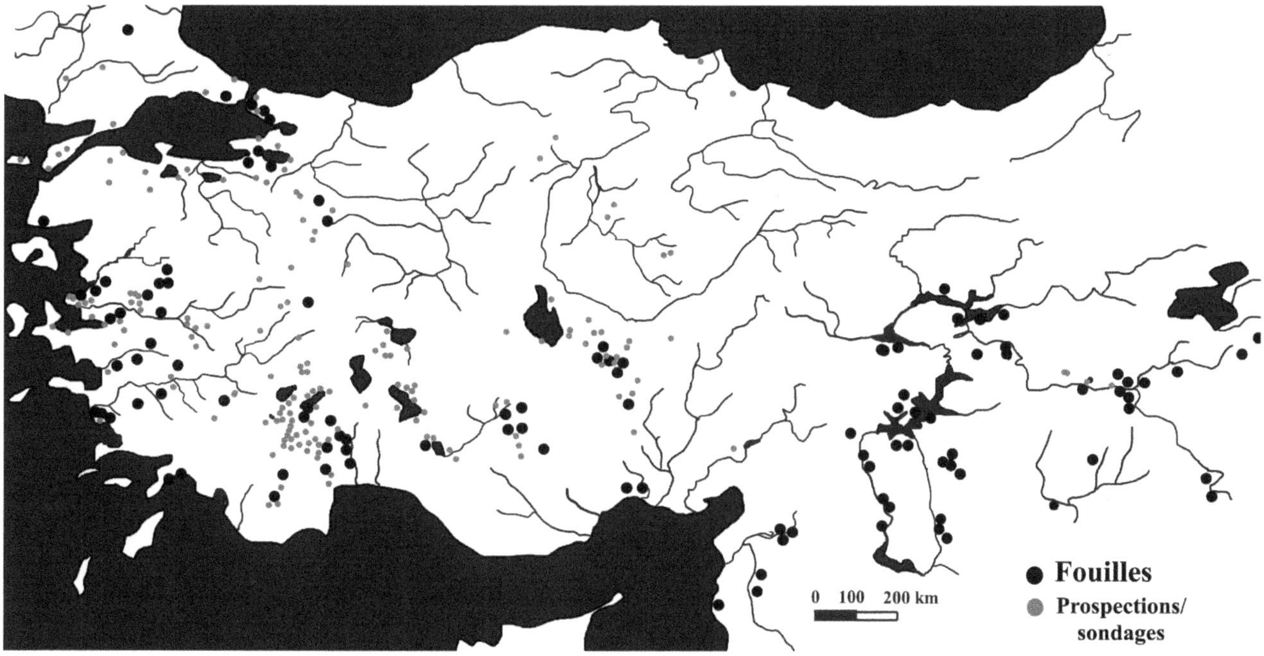

Cet état de fait de la recherche provoqua alors une réaction inverse : si le Néolithique centro-anatolien n'est pas l'expansion directe du complexe PPNB levantin et mésopotamien, il représente l'exemple d'un développement local, d'une zone de néolithisation autonome, reproduisant ainsi le discours qui prévalait chez les tenants d'un Néolithique européen purement local.

À mesure des fouilles sur le territoire anatolien, le débat se cristallise autour de la nature autochtone ou exogène du processus de néolithisation. Ainsi aujourd'hui, l'Anatolie centrale est au cœur des débats, de même que la région des lacs, l'Anatolie de l'ouest, la Grèce et les Balkans, multipliant du même coup les aires de néolithisation « spontanée », réduisant le discours aux antagonismes entre des mouvements de populations face aux développements locaux. Martin Godon (2008) souligne qu'il semble pourtant flagrant que les témoignages archéologiques ne plaident pas pour l'un ou pour l'autre de ces modèles : d'une part la complexité des assemblages laisse entrevoir des processus bien plus complexes que de simples déplacements de populations ou de traditions hermétiques aux influences extérieures, d'autres part, les connaissances concernant le cadre chronologique et les développements culturels comportent encore d'importantes lacunes à l'échelle de l'Anatolie.

Aujourd'hui, même si les données manquent toujours pour comprendre à l'échelle anatolienne ce processus complexe qui s'est propagé jusqu'à la façade atlantique, les récentes données archéologiques montrent néanmoins la place particulière de l'Anatolie centrale, notre région d'étude, dans ce complexe processus de Néolithisation, entre orient et occident. De par sa position géographique, l'Anatolie centrale fait le lien entre l'Orient, l'Anatolie du sud-est et la partie occidentale de la Turquie.

2 Le Néolithique d'Anatolie : régionalisme, interaction et diffusion

La géographie même de l'Anatolie la fragmente en différents environnements avec leur spécificité propre, une diversité qui a immanquablement dû affecter ou influer sur les implantations humaines en créant des zones différenciées et en engendrant des trajectoires de déplacements dans cet environnement complexe (Düring 2008 ; Godon 2008). Selon Bleda Düring (2008), c'est ce partitionnement de l'espace naturel qui a probablement largement contribué à une propagation progressive en séries de vagues du Néolithique en Anatolie.

Aussi, la synthèse des données archéologiques publiées pour l'Anatolie nous permet aujourd'hui de distinguer trois grandes sphères de néolithisation dans cette région : une sphère orientale en Anatolie du sud-est, une sphère centre anatolienne et une sphère occidentale considérant la région des lacs, la côte égéenne turque et la région de Marmara.

L'Anatolie du nord est volontairement isolée ici car souvent présentée comme *terra incognita* (Düring 2008), elle soulève encore de nombreuses questions quant à son occupation au Néolithique et les données archéologiques sont insuffisantes (figure 2). Le *TAY Project* mentionne essentiellement trois sites archéologiques pour le Néolithique-Chalcolithique de cette région (figure 2) : un ramassage de surface (Sokukayasi) et deux *höyük* découverts lors de prospections dans la région de Kastomonu (Kayabaşı et Salur Höyük).

Essentiellement trois arguments sont avancés pour expliquer l'absence d'occupation dans cette région au début de l'Holocène et plus précisément au Néolithique (Düring 2008 ; Summers 2002) : premièrement, il fut argumenté une réelle absence d'occupation pour cette région à cause d'un environnement peu propice (Burney 1956 ; Matthews *et al.* 1998 ; Mellaart 1975 ; Wilkinson 2003). Les conditions climatiques et les ceintures végétales ont considérablement fluctué au cours du temps en Anatolie et différemment selon les régions. Il apparaît des dernières recherches sur les séquences palynologiques que le nord-centre reste une région très boisée au début de l'Holocène (Roberts 1982a). Ainsi, pour Neil Roberts (1982), l'absence de sites est liée à cette végétation forestière importante impliquant comme contrainte une déforestation pour l'implantation de surfaces agricoles.

Deuxièmement, la nature même des occupations humaines est avancée : une occupation de courte durée, saisonnière, des sites plus petits, une mobilité plus grande de la population (Marro 2000 ; Matthews *et al.* 1998 ; Summers 2002 ; Todd 1980a) ou encore des constructions en bois et en terre (Summers 2002), une population moins importante (Matthews *et al.* 1998 ; Todd 1980a).

Enfin, les chercheurs ont avancé les problèmes de préservation (érosion) des sites (Summers 2002) et de visibilité (sites cachés sous des dépôts alluviaux ou sous des sites plus récents, acidité des sols en milieu boisé…) suggérant des problèmes méthodologiques de repérage de ces derniers (Düring 2008 ; Marro 2000 ; Sagona *et al.* 1992 ; Summers 2002).

Une potentielle occupation entre 10000 et 6000 cal. BC est cependant envisageable et proposée par Bleda Düring (2008). Mais l'argumentation repose aujourd'hui (1) sur des données archéologiques non-datées et dont l'attribution 10000-6000 cal. BC est remise en question, notamment par manque de typo-chronologies de référence pour les divers matériaux rencontrés ; (2) une occupation reposant sur des preuves indirectes, circonstancielles, comme le fait de la présence d'obsidiennes de complexes volcaniques du nord-centre anatolien dans des assemblages de la région de Marmara aux alentours de 6500-5700 cal. BC. Mais à ce jour, il n'existe pas de preuves substantielles d'occupations nord-centre anatoliennes au début de l'Holocène.

Cette image de l'Anatolie, ici présentée, suggère ainsi différentes étapes dans la diffusion du mode de vie néolithique en Anatolie : une diffusion ancienne dans la partie sud-est anatolienne datant de 9500 cal. BC, vers 8500 cal. BC en Anatolie centrale puis vers 7000 cal. BC dans la région des lacs mais c'est seulement à partir de 6500 cal. BC que cette expansion gagne du terrain et prend de l'ampleur vers l'ouest de l'Anatolie, la Grèce et le sud des Balkans.

2.1 - La sphère proche-orientale : le sud-est anatolien

De nombreuses missions archéologiques se sont développées suite à des projets d'aménagement des réseaux hydrauliques, enrichissant considérablement la connaissance du sud-est anatolien. Citons l'exemple des sites découverts dans le cadre de la construction du barrage dans le secteur de Karkamış, identifiés dans un premier temps lors de prospections (Algaze *et al.* 1994 ; Algaze *et al.* 1991) et fouillés dans un second temps pour certains (figure 1) : citons Mezraa Teleilat (Algaze *et al.* 1994 ; Karul *et al.* 2001 ; Özdoğan 2001 ; Özdoğan *et al.* 1999 ; Özdoğan *et al.* 2001, Özdoğan *et al.* 2004) ou encore Akarçay Tepe (Algaze *et al.* 1994 ; Arimura *et al.* 2001 ; Balkan Atlı *et al.* 2003 ; Özbaşaran *et al.* 2004). Ces sites du sud-est peuvent être comparés au Néolithique pré-céramique B (PPNB) de sites syriens et au-delà sur la base de la production lithique, des traditions de construction et modes de subsistance (Hauptmann 1999).

Dès le XI° millénaire BP (figure 3), le site d'Hallan Çemi (figure 1) témoigne d'un habitat permanent aux techniques architecturales abouties (sols dallés, utilisation du plâtre), de contrastes entre les bâtiments collectifs (sans doute cultuels) et ceux domestiques, et de systèmes d'échanges sur de longues distances comme en témoignent l'obsidienne, les coquillages et le minerai de cuivre (Rosenberg 1994, 1999).

Puis le développement de sanctuaires monumentaux de plus en plus complexes s'affirme au cours du Néolithique pré-céramique notamment à Nevali Çori (Hauptmann 1993), Göbekli Tepe (Schmidt 1995, 2001, 2007), Çayönü (Özdoğan & Özdoğan 1990, 1998) et Cafer Höyük (Cauvin 1988). Des sols dallés ou encore des pilastres sculptés haut de plus de 3 mètres disposés en cercle, font partie des éléments les plus spectaculaires mis au jour sur ces sites. Ces données archéologiques ont bien évidemment amené les archéologues à s'interroger sur la nature de ces sociétés dont l'économie de subsistance reposait encore en très large partie sur l'exploitation des ressources sauvages. S'agissait-il d'une société dominée par une élite (religieuse ?) contrôlant les activités collectives, les échanges ou encore une production spécialisée ? S'ensuit un changement social qui semble avoir lieu en Anatolie durant le PPNB récent.

Figure 3 : Chronologie de quelques sites majeurs d'Anatolie (d'après les données de Özdoğan et al. 2012a, b, c, d).

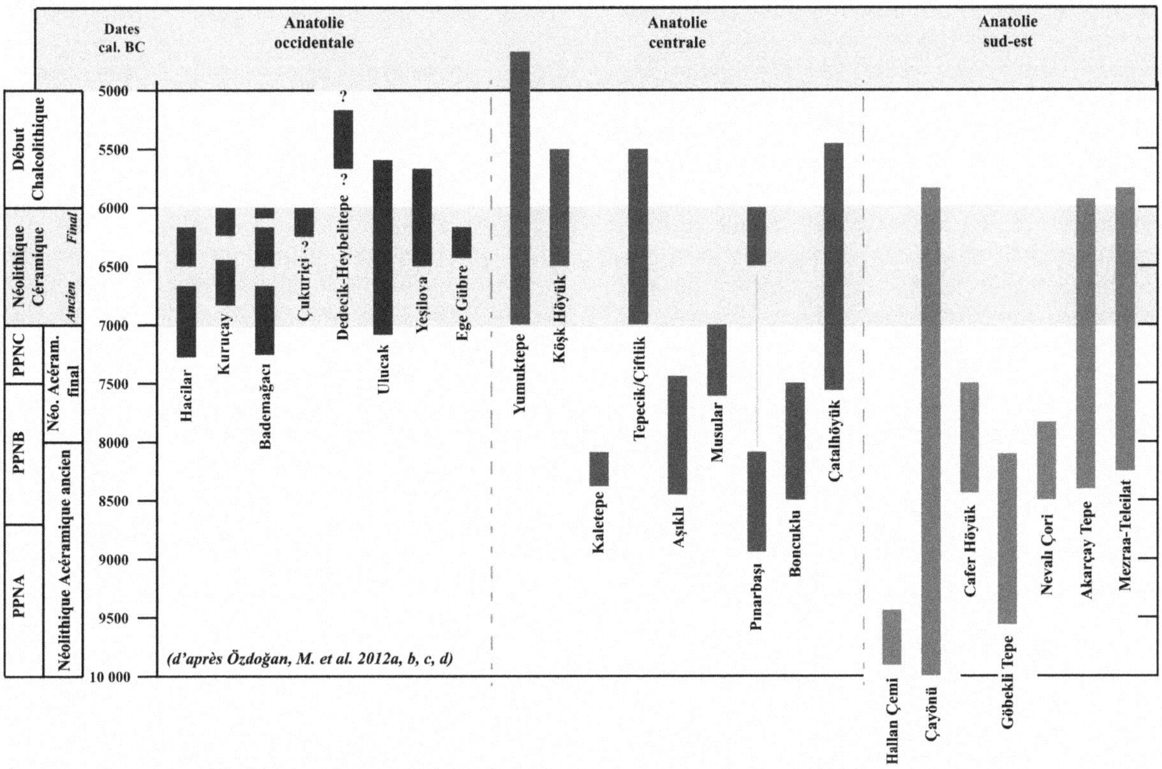

Dans un premier temps, c'est « l'effondrement » de la culture dite de Çayönü (Bodet 2002). Les bâtiments communautaires et monumentaux disparaissent à la fin du VIII° millénaire BC. À Çayönü, la séquence est très claire avec une réorganisation de l'architecture et du réseau urbain, signant la fin des larges bâtiments vers 7150 BC (Bodet 2002), observée aussi à Nevali Çori et Göbekli Tepe. Selon Aslı Özdoğan (1999a), il est difficile de ne pas interpréter ces événements comme l'effondrement d'un système social et des classes dominantes cédant la place à un nouveau système dont il reste encore beaucoup à apprendre

2.2 - L'Anatolie centrale

L'Anatolie centrale constitue une seconde province néolithisée de façon indépendante selon Mehmet Özdoğan et Nezih Başgelen (1999). Les premières fouilles datent des années 1960 et se sont focalisées autour des sites de Çatalhöyük (fouillé par James Mellaart) et de Can Hasan (fouillé par David French). Depuis les années 1990, de nombreux projets ont vu le jour en Anatolie centrale offrant de nouvelles données et ouvrant de nouvelles perspectives.

Dans le nord-est, en Cappadoce (figure 1), citons entre autre les fouilles de Musular par Mihriban Özbaşaran, d'Aşıklı Höyük fouillé par Ufuk Esin puis ensuite par Nur Balkan-Atlı et aujourd'hui par Mihriban Özbaşaran, de Tepecik-Çiftlik par Erhan Bıçakçı ou encore le projet de fouilles des ateliers de taille d'obsidienne de Kaletepe par Nur Balkan-Atlı et Didier Binder.

Des occupations pléistocènes, dans la région des complexes volcaniques de Cappadoce près des sources d'obsidienne, sont mentionnées à Kaletepe Deresi (Slimak *et al.* 2006). Les plus anciennes traces d'occupations néolithiques de la région sont signalées sur le site d'Aşıklı Höyük (figure 1), dans la plaine de Melendiz. Ce village néolithique pré-céramique est contemporain des sites du Taurus oriental (figure 4), soit daté de la seconde moitié du IX° millénaire cal. BC (Özbaşaran 2012). Néanmoins, ce site de 3,5-4 hectares pour 15 mètres de haut de dépôts archéologiques montre une organisation de l'espace radicalement différente de celle de l'Anatolie orientale : l'habitat est aggloméré et rigoureusement planifié. Les habitations en briques crues sont rectangulaires, regroupées en quartiers et séparées par d'étroites ruelles pavées. Ce modèle préfigure l'architecture agglutinée de Çatalhöyük dans la plaine de Konya au Néolithique céramique. L'économie de subsistance à Aşıklı Höyük repose là encore principalement sur l'exploitation d'espèces morphologiquement sauvages. La communauté d'Aşıklı Höyük a vécu dans ce même lieu pendant environ un millénaire. Elle l'a abandonnée sans que nous en percevions encore les raisons précises. Signalons un site contemporain d'Aşıklı Höyük, situé à quelques kilomètres, dit site satellite (Özbaşaran 2012 ; Özbaşaran *et al.* 2012), le site de Musular émergeant vers le VIII° millénaire cal. BC.

La région est riche en matières premières dont l'obsidienne. De nombreux ateliers de taille ont été découverts sur les flancs du Nenezi Dağ et du Göllü Dağ, datés du Paléolithique au début du Chalcolithique pour l'atelier de Kömürcü-Kaletepe (Balkan Atlı & Binder 2012 ; Binder *et al.* 2011 ; Cauvin & Balkan Atlı 1996 ; Slimak *et al.* 2006 ; Slimak *et al.* 2004). Plus tardivement, autour de cette région stratégique pour l'approvisionnement en obsidienne cappadocienne, on observe l'installation du village de Tepecik-Çiftlik avec une occupation du Néolithique céramique jusqu'au Chalcolithique (Bıçakçı *et al.* 2012).

Dans le grand bassin de Konya et sa périphérie proche, plus au sud-ouest des complexes volcaniques cappadociens, les fouilles et prospections de Baird Douglas rendent compte d'une occupation néolithique acéramique ancienne : l'abri sous roche de Pınarbaşı et le site de Boncuklu. Douglas Baird parle d'une occupation épi-paléolithique pour le site de Pınarbaşı (Baird 2012).

Boncuklu est daté entre 8500-7500 cal. BC (figure 3). Les fouilles permettent alors de documenter les débuts de la sédentarisation et des communautés agricoles en Anatolie centrale (Baird 2006, 2007, 2008, 2009, 2010a ; Baird *et al.* 2012).

Le Néolithique acéramique final mais surtout le Néolithique céramique sont représentés par les sites de Can Hasan dans la plaine de Karaman et de Çatalhöyük dans la plaine de Konya. Très tôt James Mellaart et David French mettent en avant des liens très étroits entre les deux sites. Aujourd'hui encore les deux sites sont perçus comme des centres ayant joué un rôle majeur et assez similaire dans leur localité respective entretenant des liens étroits (Baird 2002, 2010a, 2010b) : architecture, céramique mais aussi contemporanéité dans les changements de structuration affectant le site, engendrant un décalage de l'occupation néolithique (Çatalhöyük-Est/Can Hasan 3) vers un autre monticule d'occupation Chalcolithique (Çatalhöyük-Ouest/Can Hasan 1). Si le site de Can Hasan n'a pas fait l'objet d'études depuis les années 1960 ni même de publications plus récentes que la seule publication détaillée de la stratigraphie et des structures pour la partie néolithique du site (French 1998), le site de Çatalhöyük est l'objet d'un programme de recherches dirigé par Ian Hodder depuis 1996.

Longtemps perçu comme un site isolé, centre économique et/ou religieux, point de contrôle des sources d'obsidienne de Cappadoce (Mellaart 1967), les récents travaux et la reprise des fouilles du site ont permis de nuancer cette vision du site offrant une nouvelle image quant à la mobilité de ces groupes dans la plaine et l'occupation de cette dernière du Néolithique au Chalcolithique. Même si de nombreuses questions restent en suspens, ces travaux nous permettent aujourd'hui de mettre en avant quatre grandes phases importantes dans la dynamique d'occupation de la plaine de Konya et du site de Çatalhöyük rendant compte de changements socio-économiques majeurs (figure 4) :

(A) **Première phase vers 7400 cal. BC- Occupation Néolithique acéramique : les prémices de Çatalhöyük**. C'est l'agglutinement ou regroupement d'une population aboutissant à l'émergence de la large communauté de Çatalhöyük (figure 4. A).

À ce jour, on ne dispose encore que de très peu d'informations concernant l'étendue de l'occupation du site de Çatalhöyük dans sa phase la plus ancienne, au Néolithique acéramique (soit vers 7400 cal. BC) : il est encore difficile d'évaluer la taille du site à cette époque. Nous ne disposons que d'une vision partielle : ces niveaux anciens ont en effet été identifiés par les sondages et fouilles profondes de James Mellaart (Mellaart 1967). Des zones d'activités pré-XII ont été signalées dans la partie sud-ouest du monticule principal et aussi dans le secteur KOPAL (secteur de sondage, au nord en marge du site). Enfin, nos connaissances de la période acéramique et surtout la localisation des sites dans la plaine de Konya restent limitées et problématiques en grande partie à cause du processus de sédimentation de type deltaïque ayant enfoui sous plusieurs mètres de dépôts alluviaux ces sites de plus courtes occupations que le *höyük.*

Néanmoins dans le cadre du *Konya Plain Survey*, Douglas Baird a pu mettre en avant quelques rares sites contemporains des plus anciens niveaux de Çatalhöyük (niveaux pré-XII. C-D ou pré-XII) tels que Sancak (Baird 2010b) ou Boncuklu (Baird 2007, 2010a ; 2010b). Il avance alors l'hypothèse d'une possible existence d'autres petits sites similaires autour de Çatalhöyük à cette période (Baird 2002, 2010a ; Baird *et al.* 2012). Ainsi, il tente de comprendre et d'expliquer le processus d'agglutinement, de regroupement sur ce site qui, au Néolithique céramique (figure 4. B), semble être la seule occupation majeure de la plaine de Konya.

Selon Douglas Baird (2010), ces petites communautés locales auraient largement contribuées à l'émergence de Çatalhöyük dans le processus d'amalgamme ou enfin l'une de ces communautés aurait eu le dessus sur les autres exerçant une hégémonie en favorisant des échanges matrimoniaux entre eux tissant de nouveaux liens filiaux. La production lithique ne permet pas de mettre en avant une différentiation, en terme économique, entre les différentes communautés (sur l'exemple de Çatalhöyük et Sancak : Baird 2010) tant dans l'acquisition et l'accès à l'obsidienne. Aussi, ce sont des facteurs sociaux qui auraient essentiellement favorisés, permis, l'amalgame de communautés locales. Il considère que les petites communautés de moins de 500 personnes comme étant exogames alors que celles de plus de 500 personnes seraient sans doute endogames.

Figure 4 : Occupation du site de Çatalhöyük, chronologie et dynamique de mobilité de la population.

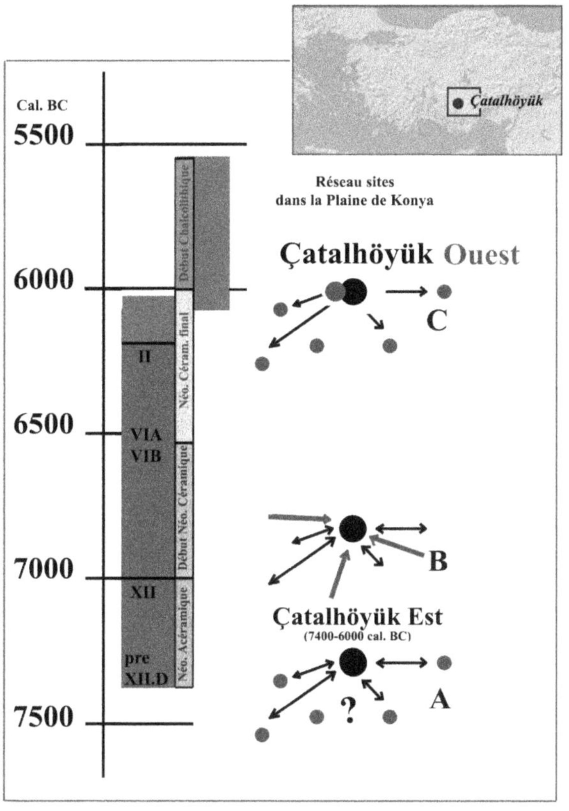

Par un réseau d'échanges matrimoniaux privilégiés entre les communautés endogames, celles-ci auraient progressivement enrayé le développement des groupes dits exogames. Cela expliquerait le regroupement progressif de ces communautés autour d'un unique site uni par une filiation sociale (pas simplement sur la base simple de mariage, alliance..). Ainsi, l'épanouissement des communautés endogames auraient progressivement enrayé le développement des petites communautés privilégiant les échanges matrimoniaux entre eux.

Nos données à ce jour pour cette période sont trop minces pour discuter plus amplement de cette question. Les exemples ethnologiques pourraient étayer ce propos mais les systèmes sociaux de la période Néolithique acéramique ne sont pas l'objet de notre étude.

(B) **Deuxième phase : au Néolithique céramique (7000-6200 cal. BC), une occupation centralisée autour de Çatalhöyük avec une réelle stratégie d'exploitation saisonnière d'un environnement riche** (figure 4. B).

Au Néolithique céramique (7000-6200 cal. BC), Çatalhöyük se présente comme un imposant site, isolé, n'ayant pas d'égal à 30 km alentour (Baird 2002, 2010b) , au cœur d'un paysage décrit comme marécageux. À cette période se met en place une réelle stratégie d'exploitation d'un environnement local longtemps décrit comme hostile (Mellaart 1967), au milieu d'une large plaine humide rythmant la vie de cette population au gré des crues saisonnières de la rivière Çarşamba (figures 5 et 6). Les récents travaux sur les paléo-environnements ont permis de mettre en avant une réelle stratégie d'exploitation des différentes « zones » écologiques locales pour la subsistance de cette large communauté qui semble se scinder et se regrouper aux rythmes des activités saisonnières (figure 5) (Fairbairn *et al.* 2005 ; Roberts & Rosen 2009) : N. Roberts et A. Rosen (2009) parlent d'une dynamique de scission/fusion d'une communauté évaluée entre 3500-8000 personnes (Cessford 2005b). L'hypothèse d'une société égalitaire est envisagée mais demeure la question quant à savoir comment une telle complexité d'organisation de la subsistance, d'exploitation du territoire et une complexité sociale peuvent fonctionner sans engendrer d'apparente hiérarchisation dans le groupe, des zones de stockage d'extra (réserves de nourritures pour l'hiver, en période de non activité et d'occupation maximum du site) ou de spécialisation économique (Asouti 2005 ; Asouti & Fairbairn 2002 ; Baird 2010b).

Selon N. Roberts et A. Rosen (2009), il n'y a rien d'accidentel dans le fait que la période durant laquelle la région connaît la plus forte concentration en population à Çatalhöyük coïncide précisément avec la phase la plus active du système de crues de la rivière Çarşamba (figure 6). Il y aurait ainsi clairement un choix dans l'implantation de cette communauté dans un tel environnement (Roberts & Rosen 2009). Cette dynamique environnementale offre de nombreux avantages notamment en terme de ressources naturelles : une biodiversité (végétale et animale), un accès aux argiles et marnes en période sèche (pour la construction ...) (Roberts & Rosen 2009). On mentionne aussi régulièrement la possibilité d'un choix symbolique de par la place importante de la sphère symbolique/religieuse à Çatalhöyük (Asouti 2005 ; Asouti & Fairbairn 2002 ; Hodder 1996a, c, 2005a, b, 2007 ; Roberts & ROsen 2009).

Ainsi, les dernières recherches ont permis de mettre en avant que l'installation dans un tel environnement et la mise en place d'une réelle stratégie d'exploitation d'un vaste territoire ont des implications socio-économiques importantes : citons l'exploitation saisonnières des marées, collines, steppes et plaines d'inondations (Asouti & Fairbairn 2002) et des terres arables éloignées localisées à 13 km au sud-ouest du site (Asouti & Fairbairn 2002 ; Kuzucuoğlu 2002 ; Kuzucuoğlu *et al.* 1999 ; Roberts & Rosen 2009) qui ont des implications en terme de mobilité et de saisonalité des activités agro-pastorales de ces sociétés néolithiques impliquant une organisation des activités au sein du groupe voire une répartition des tâches. Cette idée rejoint et appuie l'hypothèse de D. Baird d'un regroupement à Çatalhöyük au Néolithique acéramique par la mise en place de liens filiaux important entre groupes aboutissant donc au Néolithique céramique à une structure sociale complexe d'unités domestiques (Carter *et al.* 2005a ; Cessford 2005b ; Conolly 1999a) de rapports probablement égalitaires (Asouti 2005 ; Asouti & Fairbairn 2002).

Si les sites d'occupations saisonnières sont encore mal connus pour le Néolithique autour de Çatalhöyük, signalons le site spécialisé, l'abri sous roche/ halte de chasse de Pınarbaşi (Baird 2012). Il est à égale distance de Çatalhöyük et Can Hasan. Le site de Can Hasan est un grand *höyük* à l'image de Çatalhöyük. Il est localisé dans la plaine de Karaman, un sous-système du grand Bassin de Konya. Il a été avancé comme hypothèse que le site de Can Hasan III (occupation néolithique) aurait joué dans la plaine de Karaman, le même rôle que le site de Çatalhöyük dans la plaine de Konya. La question est donc de savoir quels sont le rôle et la place de ces grands *höyük* dans un système socio-économique local et régional.

(C) **La transition fin Néolithique céramique-début Chalcolithique, vers une occupation plus large du territoire avec la création d'un réseau local de sites.** La dispersion de ces sites reste toujours localisée dans le secteur de la plaine alluviale de la rivière Çarşamba (Baird 2002, 2005). Cette nouvelle relation centre-périphérie est inconnue au début du Néolithique céramique (figure 4. C).

Enfin, le site est abandonné au début du Chalcolithique soit vers 5500 cal. BC.

L'Anatolie centrale présente donc dans ses phases les plus anciennes du Néolithique des traditions architecturales et funéraires qui lui sont propres (Balkan Atlı 1994 ; Özdoğan & Başgelen 1999), pleine expression d'un régionalisme qui s'accentue au Chalcolithique ancien avec l'apparition de la céramique peinte.

Figure 5 : Activités saisonnières de la population de Çatalhöyük-Est et occupation saisonnière du site au Néolithique (traduit de Fairbairn et al. 2005).

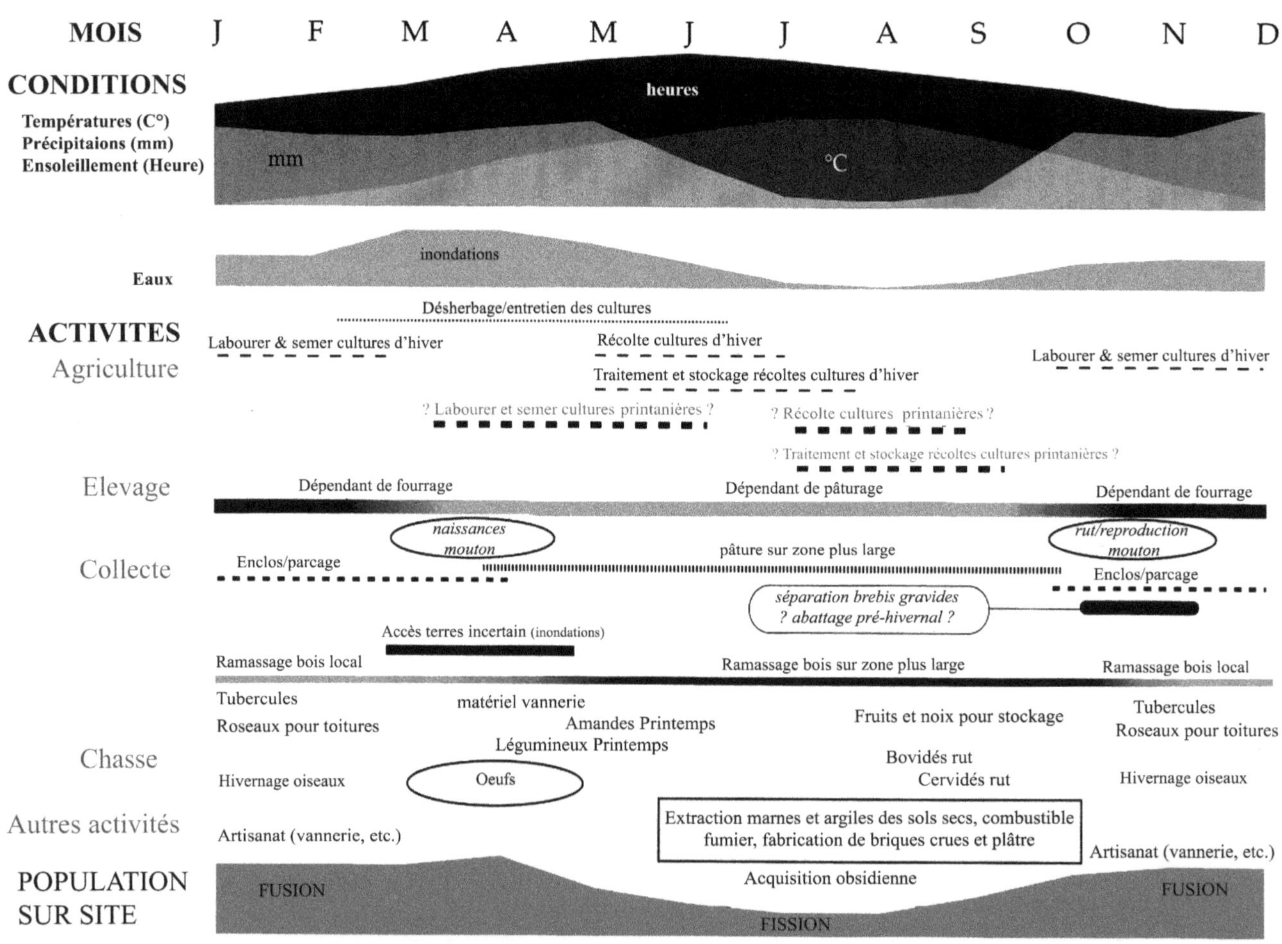

Figure 6 : Occupation de la plaine alluviale de la rivière Çarşamba durant le Néolithique jusqu'au début du Chalcolithique et régime des crues de la rivière (traduit de Roberts & Rosen 2009).

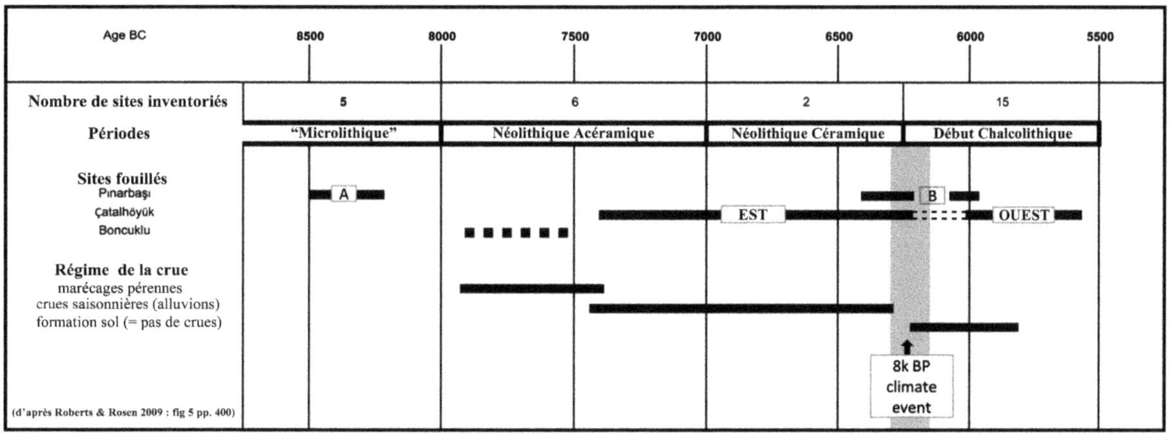

Tandis qu'il peut demeurer encore quelques doutes quant à l'introduction des cultures agricoles en Anatolie centrale depuis ou via l'Anatolie du sud-est (Asouti & Fairbairn 2002 ; Colledge *et al.* 2004), il est clair que l'obsidienne de Cappadoce a trouvé son chemin vers le croissant fertile et vers l'ensemble du Proche-Orient (Binder 2002 ; Cauvin *et al.* 1998 ; Pernicka *et al.* 1997). Ces contacts furent néanmoins restreints à certains aspects et n'ont pas mené à de plus amples échanges culturels ayant pu profondément influencer le mode de vie des groupes d'Anatolie centrale.

Après le début du Néolithique en Anatolie centrale, il faut deux millénaires, jusqu'à environ 6500 cal. BC, pour que le mode de vie néolithique s'étende à la partie pisidienne de la région des lacs (Duru 1999), la Turquie égéenne (Çilingiroğlu *et al.* 2004) et la région de Marmara (Özdoğan 1999b) où les plus anciennes évidences de villages sédentaires peuvent être datées autour de 6500 cal. BC (Düring 2006, 2008 ; Schoop 2005b) (figure 3). Cette seule ancienne date est celle du « Néolithique acéramique d'Hacılar » datée de 8000 cal. BC mais cette dernière reste encore largement discutée (Duru 1989 ; Thissen 2002a).

2.3 - L'Anatolie occidentale

L'Archéologie de la côte ouest anatolienne est assez récente dans l'histoire de l'étude du Néolithique en Turquie. Avec des axes de recherches focalisés sur les périodes classiques de l'Antiquité gréco-romaine, l'ouest anatolien est longtemps resté en périphérie, à l'écart, des zones d'études des universitaires travaillant sur la Préhistoire. Néanmoins ces dernières années ont vu se développer de nombreux projets sur les périodes plus anciennes : citons l'exemple du projet IRERP (*Izmir Region Excavations and Research Project*) dans la région d'Izmir ayant abouti aux fouilles de Liman Tepe, Panaz Tepe, Bakla Tepe dirigées par Hayat Erkanal ou encore Bademgediği Tepe (Meriç 2007) et Ulucak (Çilingiroğlu *et al.* 2012 ; Çilingiroğlu *et al.* 2004) ; enfin le projet néerlandais dirigé par Jacob Roodenberg et Songül Alpaslan-Roodenberg (Roodenberg *et al.* 2003) autour du lac d'Iznik Gölü avec les sites de Yenköy Höyük, Ilıpınar (Roodenberg 1995, 1999a ; Roodenberg & Thissen 2001 ; Roodenberg *et al.* 1990), Hacılar Tepe, Menteşe Höyük (Roodenberg 1999b) (début du Chalcolithique), Barcın Höyük fouillé depuis 2006, Yügücek Höyük, Üğücek Höyük et Çakirca Höyük (figure 1). C'est environ dans les années 1995 que les fouilles archéologiques et la recherche en Préhistoire sur la côte occidentale de la Turquie connaissent un réel tournant : dès lors de nombreux projets se développent enrichissant notre connaissance du Néolithique de la région et par là même le débat et les discussions quant au Néolithique et la néolithisation sur l'axe centre Anatolie - région des lacs - côte occidentale - Grèce et Balkans.

La région des lacs

La région des lacs s'illustre par quatre sites majeurs : Hacılar découvert et fouillé dans les années soixantes par James Mellaart (1961), Kuruçay Höyük fouillé entre 1978-1988 par Güneş Duru (Duru 1999 ; 2012), Höyücek et Bademağacı (Duru 2012). Dans la section est de la région des lacs, au plus proche de la plaine de Konya (couvrant les bassins d'Isparta, les lacs de Beyşehir et Suğla), deux grands sites majeurs néolithiques sont connus Suberde et Erbaba (figure 1) mais les résultats restent aujourd'hui non publiés. Aucun autre site à ce jour dans la région de la plaine d'Isparta n'a été fouillé. Dans notre première partie, nous reviendrons sur les sites d'Hacılar et de Gökhöyük uniquement.

Pour cette région des lacs, Güneş Duru (2012) mentionne que le processus de néolithisation est différent de celui de la plaine de Konya, de la Cilicie et de la région sud-est de la Turquie soulignant clairement des affinités avec le Néolithique de la côte occidentale. L'industrie lithique de la région des lacs est essentiellement sur silex. L'obsidienne et notamment la circulation de certains types de pointes de flèches montrent qu'il existe néanmoins des contacts ponctuels avec la plaine de Konya (Duru 2012). James Mellaart (1967, 1975) a systématiquement rapproché les sites de Çatalhöyük et d'Hacılar mettant en avant un lien fort entre la plaine de Konya et la région des lacs. Pourtant, pour les occupations néolithiques, par des études plus récentes sur d'autres sites, les interactions commerciales sont définies comme étant minimes, les deux régions (région des lacs et plaine de Konya) ne montrant pas de bagage culturel ou d'origine culturelle commune : *« Here we wanted to emphasize that the origin of the Neolithization process in the Lakes Region was different from that of the other regions of Anatolia such as the Konya Plain, Cilicia, and the southeast. In other words, even if the Neolithization began slightly earlier in the neighbouring Konya Plain region, there was no direct influence from there during the transition to the Neolithic in the Lakes Region"* (Duru 2012, p : 29). Il est encore difficile aujourd'hui de mettre en avant un lien entre la région des lacs et les plaines côtières du littoral méditerranéen durant le Néolithique. Néanmoins, une connexion et un lien étroit sont envisagés par Güneş Duru (2012) entre ces deux régions. Ce processus de Néolithisation « indépendant » (Duru 2012) de la région des lacs ayant probablement eu lieu à la fin du IX° millénaire B.C. et son expansion vers le nord ont dû affecter les groupes humains vivant sur la côte ouest de l'Anatolie, dans la partie nord du moins. En effet de nombreuses similarités sont soulignées entre le matériel archéologique des sites de la région d'Izmir (Ulucak, Yeşilova, Ege Gübre), dans les vallées de Gediz et de la rivière Menderes, dans la Troade (Çoşkuntepe) près de Eskişehir (Demirci-Höyük), dans le sud de Marmara (Ilıpınar), dans le secteur nord-est de la côte de Marmara (Pendik, Fikirtepe) et en Thrace (Hoca Çesme et Kırklareli Aşağı Pınar) avec la région des lacs, indiquant une dispersion graduelle du Néolithique et signalant le rôle joué par le sud dans ce processus de Néolithisation du nord-ouest anatolien. Citons entre autre la *"Red-Slipped Wares"* céramique, les profils en "S", les motifs rouges peints sur surfaces claires ou encore des décors en bandes blanches sur des surfaces en engobe rouge illustrant l'impact, l'influence, de la région des Lacs sur le nord-ouest.

Il est certain que seules les recherches à venir permettront d'éclairer ces données, de mieux comprendre le processus complexe de néolithisation de l'Anatolie et d'appréhender les relations entre la région des lacs et la plaine de Konya. Güneş Duru (2012) espère que les prochaines recherches permettront de répondre aux questions : *« What was taking place in the western half of the Anatolia Plateau from the middle of the 9th millennium BC to the beginning of the 6th millennium BC ?, What is the earliest possible date for the beginning of Neolithization ?, What would be the acceptable criteria for dividing the Neolithic into subphases to define the chronological order of these phase? And which of the two regions –the Konya Plain and the Lakes Region-predated the other ?"* (Duru 2012, p : 29).

Les populations de la côte ouest proviendraient de l'intérieur des terres de la partie occidentale de l'Anatolie. Les fouilles d'Ulucak (Çilingiroğlu *et al.* 2012 ; Çilingiroğlu *et al.* 2004) mais aussi de Dedecik-Heybelitepe (Lichter & Meriç 2012), Ege Gübre, Yeşilova et récemment Çukuriçi Höyük (Horejs 2012) ont enrichi notre connaissance des cultures du début du VII° au début du VI° millénaire cal. BC. Ces communautés auraient alors migré suivant le bassin de Gediz orienté est-ouest pour arriver à Ulucak. Le modèle de « *Leapfrog Colonization* » décrit par Marek Zvelibil (2000, 2001) serait selon Çiler Çilingiroğlu *et al.* (Çilingiroğlu *et al* 2012) l'un des mécanismes démographiques majeurs de la néolithisation de l'ouest de la Turquie. Ce scénario consiste en de petits groupes mobiles cherchant des environnements propices à leur établissement dans le temps et dans l'espace : cette installation de ces populations serait précédée par une inspection et la localisation de terres et des ressources disponibles. Ces groupes peuvent ainsi pénétrer dans ces régions déjà habitées par d'autres populations (exemple chasseurs-cueilleurs). L'interaction de ces deux groupes peut être pacifique (résultant de nombreux échanges), passer par une assimilation (changement de mode de subsistance du groupe local) ou par un conflit aboutissant à la cession des terres. Malheureusement les données actuelles des fouilles d'Ulucak et les données locales quant à l'existence éventuelle de groupes de chasseurs-cueilleurs ne permettent pas de développer plus en avant cette hypothèse de travail avancée par Çiler Çilingiroğlu *et al.* (Çilingiroğlu *et al* 2012).

Ces fouilles montrent aussi un lien fort avec les îles égéennes : citons notamment l'obsidienne d'Ulucak (Glascock 2011 ; Pernicka 2009) mais aussi de Çukuriçi Höyük (Bergner *et al.* 2009) qui provient de l'île de Melos. L'argument de l'utilisation de l'obsidienne de Melos est un bon indicateur d'un système de réseaux d'échanges et d'une circulation de cette matière première de l'Egée à la Turquie entre la fin du VII° et le début du VI° millénaire B.C.

Enfin la région d'Izmir est abandonnée vers 5700 cal. BC. Une relation de cause à effet avec un changement climatique est envisagée (Çilingiroğlu *et al* 2012) mais les données sont manquantes pour discuter de ce point.

Les plaines côtières du nord-ouest de l'Anatolie

Le nord-ouest de l'Anatolie est une autre province distincte où sur fond de peuplement mésolithique original vient se greffer ensuite un Néolithique mêlant alors traditions locales et traditions originaires de l'ouest du plateau anatolien. Les sites de Demirci-Höyük, Findik Kayabaşi I, Ilıpınar, Menteşe Höyük, Fikirtepe, Pendik (figure 1) indiquent que malgré des interactions diverses avec les agriculteurs néolithiques d'Anatolie centrale, ces derniers n'ont sans doute pas eu une influence culturelle significative sur leurs voisins du nord-ouest de l'Anatolie (Çilingiroğlu *et al* 2012 ; Yakar *in press*). Pour Jak

Yakar (*in press*), Il n'y a pas de certitudes absolues sur le fait que les fondateurs des premiers villages agricoles du nord-ouest avaient pour origine le centre ou l'ouest de l'Anatolie. À Ilıpınar, le premier village (Phase X) est fondé vers 6000 cal. BC (figure 4) (Roodenberg 1995, 1999a). L'économie de subsistance repose alors pleinement sur l'agriculture et parmi les espèces domestiques le mouton et la chèvre prédominent. Il révèle une architecture en bois et adobe associée (et cela est unique en Anatolie) à un petit cimetière d'inhumations primaires en fosses et une poterie à dégraissant végétal. Ajouter à cela le développement de certaines formes céramiques, aussi observées sur des sites de la région de Marmara (Fikirtepe et Hoca Çesme), ces aspects montrent des rapports nets avec les Balkans (Yakar *in press*). Concernant l'origine des fondateurs du village d'Ilıpınar, Thissen (1999) pense que « *despite the wide divergences between the Konya area and the Marmara basin in the settlement pattern, building methods and stone industry, the underlying concepts as apparent in the manufacture, appearance and use of pottery of both areas relate the Anatolian northwest to the Central Plateau. This selective parallelism in material culture is then either a function of the observed discrepancy in time between both regions, or else directly related to the specific material culture variable itself, viz. pottery, to its producers, and to patterns of tradition and to know-how involved. The same selection would preclude migration from the Plateau to the Northwest, but it might reflect exogamous marriage practices. Simultaneously, the transmission out of the Plateau knowledge concerning farming was possible another parallel feature of culture contact between Çatalhöyük and the Mesolithic population further north*" . En conclusion, il propose que les premiers villages agricoles du bassin d'Eskişehir tels que Demirci-Höyük et Findik Kayabaşi soient le résultat d'un contact entre les cultures mésolithiques du nord et celles de la région de Konya. Mais encore à ce jour, il n'y a aucune évidence archéologique prouvant que les premiers occupants d'Ilıpınar étaient des chasseurs-cueilleurs.

Durant la phase VII-VI à VA (5700-5500 cal. BC), des changements sont observés dans l'architecture d'Ilıpınar, dans le plan de la ville mais aussi dans les matériaux de construction : l'architecture en briques crues vient remplacer alors les constructions en bois et adobe (Roodenberg 1999a). La brique crue est alors utilisée pour construire de grandes structures avec des divisions internes de l'espace. La question de savoir s'il faut attribuer l'introduction de la construction en brique crue à Ilıpınar durant le second quart du VI° millénaire BC à un afflux de population centre anatolienne dans la région ou s'il s'agit simplement de développement ou changements socio-économiques internes reste en suspens. Certains veulent y voir un lien fort avec l'Anatolie centrale (Yakar *in press* ; Thissen 1999) alors que d'autres éléments comme des figurines féminines debout bien connues dans les Balkans continuent à marquer un lien étroit entre l'Anatolie du nord-ouest et la région balkanique. Cette question est capitale et intéresse les archéologues car c'est à cette période charnière (fin Néolithique - début du Chalcolithique) que la région centre anatolienne connaît des transformations socio-économiques importantes avant d'être abandonnée (Çatalhöyük et Can Hasan) au profit sans doute d'autres régions qui restent à identifier.

Cette image de l'Anatolie ici présentée en introduction met clairement en avant, dès le processus même de néolithisation de cette péninsule, un régionalisme marqué. L'identité culturelle de chacune de ces régions est forte et ne semble en rien nuire à un système de réseaux d'échanges plus large, très large, dont elles profitent comme le montre notamment la circulation de l'obsidienne (Cauvin *et al.* 1998 ; Pernicka *et al.* 1997). Aussi nous l'avons vu différents foyers de néolithisation dits « indépendants » (Özdoğan & Başgelen 1999 ; Özdoğan *et al.* 2012a, b, c, d) sont mis en avant. De-là, dans cette région, les axes de recherches développés ces dernières décennies se sont naturellement intéressés à la compréhension de ce régionalisme au Néolithique et des interactions entre ces différentes unités culturelles. Les questions de changements socio-économiques et de mobilité des populations sont au cœur des débats actuels pour les périodes préhistoriques d'Anatolie. Le projet de Çatalhöyük-Ouest dirigé par Peter Biehl (Université de Buffalo) et Eva Rosenstock (Berlin Free Université) s'inscrit d'ailleurs dans ces grandes problématiques. Il s'agit de comprendre la nature des changements socio-économiques en Anatolie centrale au début du Chalcolithique ancien et les différents facteurs ayant pu aboutir à l'abandon d'un site fort d'une longue occupation de tradition néolithique.

3 Çatalhöyük au Chalcolithique : une fuite en avant , une « seconde révolution néolithique » ?

La principale hypothèse de travail à la base du projet de recherches de Çatalhöyük-Ouest est qu'un changement rapide du climat et de l'environnement, observé à l'échelle du bassin méditerranéen, le *8,2k cal. BP event*, aurait causé sur le long terme un déplacement progressif de la population vers l'ouest jusqu'en Anatolie occidentale et de l'Europe du sud-est et finalement à travers l'Europe (Biehl 2012a, b, *in press* ; Biehl & Rosenstock 2009, 2012).

Çatalhöyük nous offre l'opportunité d'une vision en microcosme de ces *« Times of Change »,* questions clés qui ont été discutées récemment lors d'une conférence internationale du même nom, à Berlin (Biehl & Rosenstock 2012). À côté du modèle imputant une part importante au changement climatique dans ces transformations socio-économiques, l'idée d'une potentielle «deuxième révolution néolithique» (Düring 2010) a été discutée, illustrée par des études de cas allant des montagnes persiques aux plaines syriennes, à toute l'Anatolie, à la mer Égée et aux Balkans. Il en ressort que bien que le possible impact du *8,2k cal. BP climatic event* sur les communautés du Proche-Orient et d'Europe du sud après 6200 BC puisse être considéré comme l'un des nombreux éléments déclencheurs possibles pour expliquer et comprendre les changements culturels à cette période, différents scénarii sont observés : soit nous avons un effondrement complet de l'occupation en place autour de 6000 BC comme en témoigne le site syrien de Shir (Bartl *in press*) ou une sorte de hiatus comme à Mersin-Yumuktepe en Cilicie (Caneva *in press*) ou un phénomène de re-localisation ou dé-localisation comme à Khirokitia à Chypre (Le Brun *et al. In press*), à Sabi Abyad en Syrie (Nieuwenhuyse *in press*) et à Çatalhöyük en Turquie (Biehl *in press* ; Biehl *et al* 2012b). Plusieurs de ces changements semblent cependant avoir déjà pris racine bien avant 6200 cal. BC pour certains des sites évoqués. Ces changements sont alors vus comme une préadaptation qui aurait pu être bénéfique et salutaire face à l'événement climatique. Puis ces changements, « innovations », se seraient cristallisés par la suite (Biehl & Rosenstock 2012).

Aussi Peter Biehl souligne qu'il est important de noter que le changement dans l'occupation du site de Çatalhöyük (décalage vers l'ouest, dé-localisation du site) est daté de cette période. Il se dit intrigué par la théorie de l'enchevêtrement développée par Ian Hodder (2010) pour expliquer les changements à la micro-échelle de Çatalhöyük : il est d'accord que "*humans are not [alone] at the center of social change. Things too, as they fall apart and have their own interactions and dependencies enter into social change; and that change partly comes about through unintended, contingent, accidental interactions*" (Biehl 2012b : 182). Néanmoins, Peter Biehl *et al.* (2012) soulèvent qu'il faut discuter en détail de l'interdépendance de l'action humaine et du climat d'autant que ces changements culturels à une macro-échelle ont lieu autour de 6000 cal BC et touchent plusieurs aspects de la culture matérielle et de l'économie, par exemple certaines formes de poterie, l'industrie osseuse, l'obsidienne et les restes botaniques (Biehl *et al.* 2012). En effet, les auteurs avancent que tous ces événements - pas seulement le changement climatique - ont fondamentalement changé l'organisation sociale, l'architecture, la poterie et l'économie de la communauté de Çatalhöyük (Biehl 2012b ; Biehl *et al.* 2012). Nous reviendrons sur une critique de l'impact climatique sur les sociétés d'Anatolie centrale et plus précisément de Çatalhöyük dans la première partie de notre exposé présentant le cadre chrono-culturel de l'étude. Nous verrons qu'il est capital de nuancer voire de remettre en question l'idée forte que le *8.2 BP climatic event* a été le facteur déclencheur des transformations socio-économiques de Çatalhöyük-Ouest, celles-ci étant amorcées bien avant cela et rendant compte d'un processus lent et progressif de transformations socio-économiques profondes.

L'existence d'une occupation néolithique tardive sur la butte-est contemporaine avec une occupation de la fin du Néolithique sur la butte-ouest permet d'envisager un modèle tentant d'intégrer à la fois la continuité et le changement dans la coexistence des deux monticules à Çatalhöyük. Comme nous ne sommes qu'au début du projet Buffalo/Berlin, cela reste seulement un modèle, une première hypothèse de travail, mais le site offre la possibilité d'examiner comment les changements environnementaux, l'innovation économique et les transformations sociales commençant à partir d'environ 6200 cal BC se manifestent dans ce site au cœur de l'Anatolie centrale.

4 Problématique

Ce sont ces questions que nous aborderons dans le cadre de ce travail. Il s'agira de discuter des différents facteurs (démographiques, climatiques, sociaux, économiques) ayant pu contribuer à ces transformations socio-économiques majeures, profondes, à la lumière des nouvelles données obtenues dans ce travail grâce à l'étude des assemblages lithiques de Çatalhöyük-Ouest. Ainsi l'étude du matériel lithique nous permettra de préciser le rôle et la place de Çatalhöyük dans ce nouveau système de réseau local et extra-local qui se met en place à la transition Néolithique-Chalcolithique.

N'ayant pu avoir accès aux assemblages de ces petits sites satellites découverts lors du *Konya Plain Survey* (Baird 1996, 1999, 2006), issus de sondages et non publiés encore aujourd'hui, notre travail s'est focalisé sur le site de Çatalhöyük. Il s'agira de définir la nature des productions lithiques à Çatalhöyük au début du Chalcolithique afin de pouvoir comparer ces données à celle du Néolithique final. Aussi, afin de mieux appréhender la place de Çatalhöyük dans ce système local et régional, il s'agira de continuer sur les axes de recherches développés à Çatalhöyük sur la question de la gestion du territoire et de son exploitation. Nous nous intéresserons ici à la sphère minérale. L'étude des matières premières employées pour la pierre taillée est adaptée à ce type d'approche : connaître leur origine informe sur l'organisation socio-économique des sociétés préhistoriques et leur degré de mobilité. Dès le début des études technologiques, la dimension « matière première » était au cœur des questionnements (Tixier *et al.* 1980) et la définition du concept « d'économie de la matière première » (Perlès 1991) représente sans doute l'aboutissement de cette réflexion au sein de laquelle l'acquisition de la matière première prend toute sa signification. Depuis les premières applications dès les années 1970, plusieurs travaux sont engagés sur ces questions en France (Demars 1982 ; Masson 1981 ; Mauger 1985a ; Séronie-Vivien & Séronie-Vivien 1987).

Enfin les nombreux travaux sur l'obsidienne, ses sources, sa géochimie et ses réseaux d'échanges ont largement ouvert la voie aux problématiques de l'économie des matières premières et de leur circulation montrant leur efficacité et pertinence quant à la reconstitution des réseaux d'échanges et la compréhension des interactions entre les communautés du Proche-Orient. Les récentes recherches sur l'obsidienne en Anatolie centrale ont permis de mettre en avant toute la complexité de l'exploitation et de la circulation de cette matière première. Colin Renfrew est le premier à ouvrir la voie à la collaboration avec les sciences dites « exactes » permettant d'établir l'existence même et les itinéraires de la circulation de l'obsidienne. Il est aussi celui qui, le premier, conduit une réflexion approfondie sur sa signification socio-économique et culturelle. C'est ainsi qu'il a pu proposer dans les années 1970 un véritable système d'échanges organisés à partir notamment de Çatalhöyük, village sédentaire anatolien, pour lequel quelques analyses d'obsidienne avaient été effectuées (Renfrew *et al.* 1966). C'est l'époque où l'archéologie connaît la vogue des « modèles » et de la quantification des données sous l'impulsion de Lewis Binford, Peter Haggett et Ian Hodder (Binford 1965, 1987 ; Haggett & Chorley 1967 ; Hodder & Orton 1976). Outre le cas d'approvisionnement direct (sans échanges) par les utilisateurs et ceux d'échanges simples et réciproques entre des communautés voisines, Colin Renfrew *et al.* (Colin Renfrew *et al.* 1968) ont présenté un modèle plus complexe *down the line* où le bien voyage à travers divers territoires par une suite d'échanges successifs. Il insiste sur l'abondance de l'obsidienne dans les gisements situés près des sources avec une diminution brutale (en chute exponentielle) dès qu'on s'en éloigne. Il est donc amené à chiffrer ces quantités et divise l'espace en différentes zones : la zone d'approvisionnement avec beaucoup d'obsidienne (80% du matériel lithique) s'étend sur environ 300 km. Si l'on considère les obsidiennes de Cappadoce, le site de Çatalhöyük se situe dans cette zone (à 180 km de ces sources). Son industrie lithique est composée d'environ 96% d'obsidienne.

En 1976, pour compléter le modèle *down the line*, le modèle de gravité (Hallam *et al.* 1976) se développe insistant sur la plus ou moins grande « attractivité » des sources elles-mêmes selon leur amplitude (*magnitude*) propre. « *Cette attractivité se traduit dans la compétition entre sources par leurs rayonnements respectifs plus ou moins grands : elle est estimée en quantité de matériau diffusé en fonction de la distance, sans que la question des qualités propres d'une source, qui la rendent plus ou moins attractives, ne soit ici vraiment abordée* » (Cauvin *et al.* 1998).

Les analyses se développant et devenant plus précises, on constate que la décroissance des quantités d'obsidienne, à mesure qu'on s'éloigne des sources, peut ne pas être uniforme ni continue mais que certaines « places » privilégiées en ont davantage que d'autres pourtant plus proches des sources. La question d'une hiérarchie entre les sites préhistoriques s'était déjà posée dès les années 1960 à propos de sites comme Çatalhöyük (Renfrew *et al.* 1966).

Ces différents modèles sont désormais entièrement à reprendre dans une perspective modernisée réellement pluridisciplinaire, grâce aux très nombreuses recherches effectuées ces dernières années. Car les modalités économiques en ce qui concerne l'exploitation de l'obsidienne semblent bien plus complexes et à facettes multiples. Les récentes études (Cauvin *et al.* 1998) ont mis en avant des interactions entre la plaine de Konya, le Levant et le Zagros qui ne sont pas définies, comme le pensait Colin Renfrew, par l'origine de l'approvisionnement mais par une « communauté d'attitudes » vis-à-vis de l'obsidienne (Cauvin *et al.* 1998). L'obsidienne devient alors centrale dans l'étude des matières premières pour la compréhension des systèmes d'échanges au détriment des autres matières premières siliceuses qui sont parallèlement utilisées pour la pierre taillée. Mais ces autres matières premières ne peuvent-elles pas, elles aussi, contribuer à la compréhension des interactions entre ces différentes communautés anatoliennes et proche-orientales ?

Dès nos premières études de l'industrie lithique de Çatalhöyük-Ouest, il a été montré la pertinence de considérer l'assemblage lithique dans son ensemble, silex et obsidienne. Une gestion différenciée des matières premières est alors mise en exergue (Carter *et al.* 2009 ; Ostaptchouk 2010, 2011). L'utilisation conjointe de matières premières d'origines si différentes et de qualités si contrastées constitue un des aspects les plus passionnants des industries de Çatalhöyük. Elle conduit immanquablement à de nombreuses questions d'ordre technique et économique que l'on peut résumer sous la forme : qui produisait quoi, pour quoi, pour qui et où ? Dès lors, une problématique concernant l'économie des matières premières venant s'appuyer sur plusieurs années de recherche dans ce domaine pour l'obsidienne s'est imposée à nous. Le concept d'économie des matières premières fut peut être utilisé pour la première fois lors d'un colloque en 1979, dans une acceptation parfois plus large que celle qui est proposée ici : j'en réserverai l'emploi ici aux situations où l'on rencontre une gestion différentielle, raisonnée, de matières premières d'origines diverses, pour approcher d'un peu plus près le sens classique d' « économie » (Perlès 1991). Même ainsi limité, le concept d'économie des matières premières répond à une problématique riche et pose les questions suivantes : quelles furent les différentes matières premières utilisées ? D'où proviennent-elles ? Sous quelle forme étaient-elles introduites sur le site ? À quelles fins étaient-elles apportées ?

L'objectif est d'interpréter les différentes stratégies mises en œuvre dans l'exploitation de matières premières variées en fonction des difficultés d'approvisionnement, de leur qualité à la taille et de l'utilisation à laquelle on les destine. La présence simultanée de matières premières d'origine et de qualités différentes s'explique-t-elle par la recherche d'outils de modules ou de qualités fonctionnelles différenciées ?

Pour répondre à ces questions, nous proposons une approche pluridisciplinaire combinant les apports de la géologie, des analyses de laboratoire et de l'étude typo-technologique. Notre but est de montrer la richesse informative d'une telle approche, considérant obsidienne et autres matières premières siliceuses (type silex), quant à la compréhension globale de l'économie des matières premières en Anatolie centrale durant le Chalcolithique ancien (6000-5500 cal. BC). La question des matières premières exploitées et de leur provenance sera abordée par une étude géologique autour du site, des considérations géomorphologiques et des analyses de laboratoire alors que les modalités de circulation seront précisées par l'étude technologique ainsi que les degrés de spécialisation des productions en soi.

Pour l'obsidienne, notre travail s'inscrit dans le cadre du programme de recherche de caractérisation et de provenance mis en place par Tristan Carter dès les années 1998 à Çatalhöyük (Carter *et al.* 2006 ; Cessford & Carter 2005). L'approche macroscopique utilisée dans notre travail repose sur les travaux développés par Tristan Carter, Marina Milić et Nurcan Kayacan, non publiés à ce jour.

Concernant le silex, après une étude pilote peu concluante visant à caractériser les matières premières non-obsidienne par approche macroscopique et analyses chimiques, cet axe fut abandonné. Un nouveau projet (*Anatolian Archaeological Raw Material Survey/AARMS*) est en cours sur la localisation des gisements de chert en Anatolie dans le cadre de la thèse d'Adam Nazaroff (Nazaroff *et al.* 2013). De-là, on sait peu de choses, pour ne pas dire rien, de l'exploitation des matières premières siliceuses non-obsidienne en Anatolie centrale, tant en terme de caractérisation de ce groupe, souvent générique, qu'en terme de provenance et de modalité de circulation en général. Ainsi, dans le cadre de cette problématique d'économie des matières premières, il a été nécessaire d'avoir une attention toute particulière pour la question du silex.

Aussi pour cette étude, nous présenterons dans une première partie le cadre chrono-culturel, le Chalcolithique d'Anatolie et le *Çatalhöyük Research Project* de 1996 à nos jours. Nous présenterons ainsi en détail l'état d'avancement des fouilles, toujours en cours, sur le monticule ouest.

Nous reviendrons plus en détail sur les principes de notre approche pluridisciplinaire de la production lithique de Çatalhöyük. Nous discuterons notamment de nos choix méthodologiques quant à l'étude des différentes matières premières de la pierre taillée : silex et obsidienne.

Le second chapitre de notre travail se présente comme un bilan des études de provenance et connaissances des gisements « sources » potentiels en Anatolie centrale : obsidienne et silex. Concernant le silex, il soulèvera le problème de sources locales potentielles en considérant les paramètres géodynamiques de la région. Il s'agira de rendre compte des résultats de prospections organisées dans le cadre de cette thèse : les gisements seront localisés, décrits et les matières premières échantillonnées décrites et évaluées quant à leur qualité à la taille.

Le troisième chapitre portera sur la caractérisation des matières premières de la pierre taillée de Çatalhöyük-Ouest (T5, T7 et T1) alors que le quatrième chapitre présentera l'étude typo-technologique détaillée des assemblages lithiques.

Enfin, le cinquième chapitre fera la synthèse des données minéralogiques, géologiques et typo-technologiques afin de rendre compte de l'économie des matières premières durant le Chalcolithique ancien à Çatalhöyük. Nous discuterons ainsi la nature des changements socio-économiques fin Néolithique- début Chalcolithique, le rôle de Çatalhöyük dans ce système de réseaux à la lumière des nouvelles données obtenues par cette étude.

I Le Chalcolithique d'Anatolie centrale : présentation de l'étude

L'Anatolie centrale renvoie ici à la partie sud du plateau anatolien. Elle peut être divisée en trois grandes régions : la région des lacs de Beyşehir et de Seydişehir au sud-ouest, la plaine de Konya au centre, et la Cappadoce plus au nord-est près du lac de Tüz Göllü (figure I.1 ; figure II.3). Nous reviendrons en détail sur les aspects géographiques, géologiques et environnementaux de cette vaste région dans la partie II.

Il existe de nombreuses lacunes quant aux publications des données archéologiques de sites d'Anatolie centrale mais aussi des problèmes d'accessibilité aux assemblages lithiques tant des anciennes fouilles que des nouvelles. Tous ces paramètres ont un impact sur notre travail, limitatif, pour les comparaisons et interprétations des données à une échelle globale et dans la recontextualisation des nouvelles données obtenues. Cette étude du matériel de Çatalhöyük-Ouest se veut l'une des premières, détaillée et pluridisciplinaire, de la pierre taillée du Chalcolithique ancien (EC/ECA IV) d'Anatolie centrale offrant ainsi des éléments de référence pour des comparaisons d'études à venir.

1 Terminologie et chronologie

La transition entre le VII° et le VI° millénaires BC en Anatolie centrale marque le passage entre le Néolithique final (*Late Neolithic* LN) et le Chalcolithique ancien (*Early Chalcolithic* EC). Dans ce contexte anatolien, le terme Chalcolithique ne dénote en rien l'émergence d'un quelconque âge du cuivre comme en Europe (Lichardus 1991). Car en Anatolie centrale, dès le VII° millénaire avant notre ère, sur des sites tels que Çatalhöyük (Monticule Est), on observe un travail du cuivre : des perles et des tubes de cuivre et de plomb sont obtenus en martelant et en enroulant des feuilles de métal (Mellaart 1967).

De nombreux auteurs signalent alors une utilisation inadéquate du terme Chalcolithique dans ce contexte qui, selon Schoop (2005a), découlerait de la terminologie mésopotamienne dans laquelle la séparation Néolithique/Chalcolithique repose sur l'introduction de la céramique peinte de la culture d'Hassuna. Soulevant le caractère régional du Chalcolithique en Anatolie et l'inadéquation de l'utilisation d'une terminologie dite traditionnelle, signalons la proposition d'une terminologie alternative (tableau I.1) discutée lors de la table-ronde CANeW (*Central Anatolian Neolithic e-Workshop*). Les deux terminologies étant d'usage dans les publications, dans le cadre de cette étude, elles seront systématiquement toutes deux précisées : ainsi le début du Chalcolithique sera signalé EC (*Early Chalcolithic*)/ ECAIV.

Figure I. 1 : Sites majeurs d'Anatolie centrale (carte S. Ostaptchouk).
La localisation générale des principales sources d'obsidienne du complexe cappadocien est signalée (étoiles blanches).

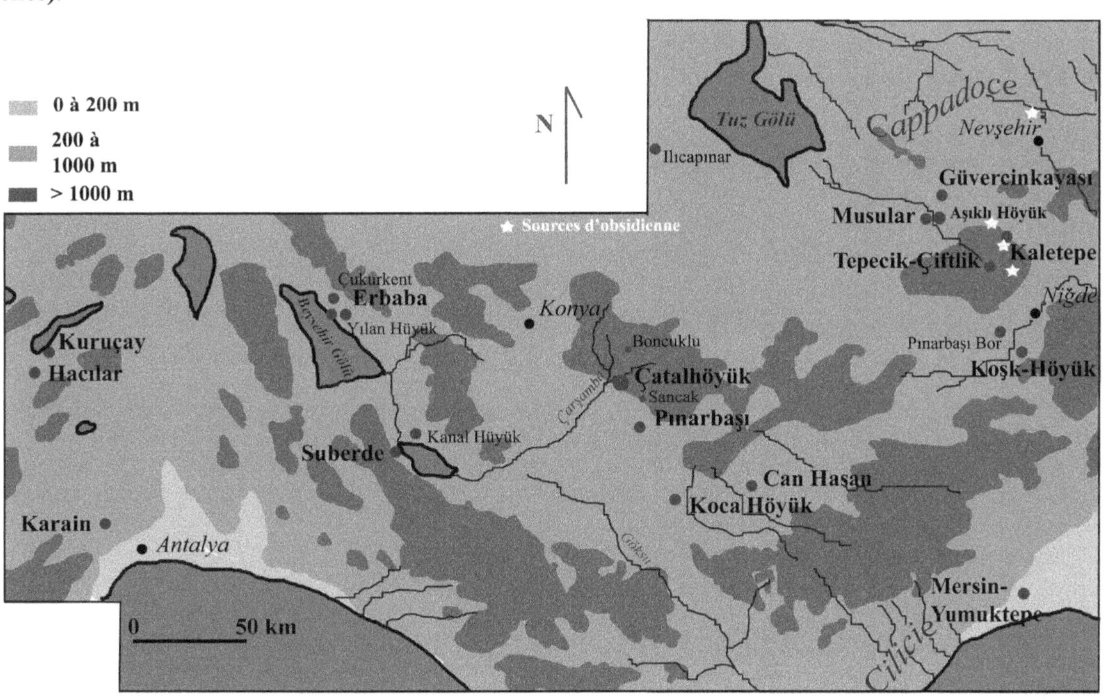

Figure I. 2 : chronologie des principaux sites d'Anatolie présentant des séquences du Chalcolithique ancien (d'après les données de Thissen 2002).

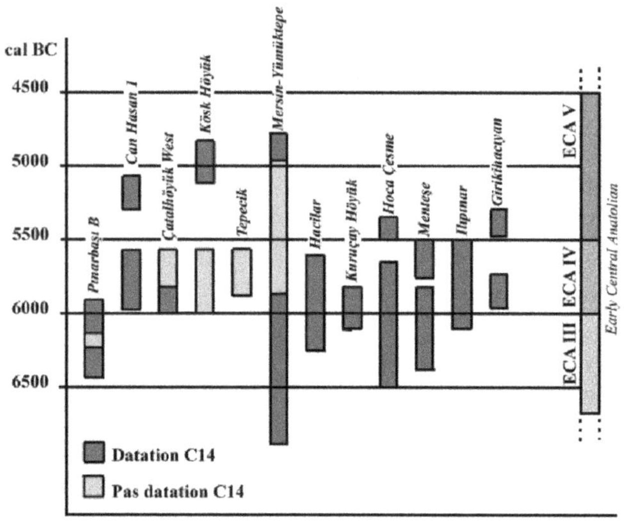

Du point de vue archéologique, il semble important de rappeler que nos connaissances du Chalcolithique ancien en Anatolie centrale reposent sur très peu de vestiges archéologiques, souvent issus d'anciennes fouilles. Les sites majeurs sont (figures 1, I.1 et I.2 pour leur chronologie ; voir aussi figure 3) : Hacılar, Can Hasan 1, Çatalhöyük-Ouest et Tepecik Höyük. Les sites d'Hacılar et Can Hasan 1 ont été découverts dans les années 60 respectivement par James Mellaart (1958a) et David French (1962). Si la pierre taillée d'Hacılar semble perdue, une nouvelle étude du matériel de Can Hasan 1 est envisagée (*comm. pers.* Douglas Baird). Mais aucune publication récente n'est disponible concernant la pierre taillée. Seule la description de quelques lignes par David French est accessible. Elle mentionne la pierre taillée de Can Hasan 1 comme étant moins belle que celle du Néolithique (French 1963, 1964, 1965) .

Le site de Çatalhöyük-Ouest fut lui aussi découvert dans les années 1960 par Mellaart (1965) mais, nous l'avons vu, il fait à ce jour l'objet de nouvelles fouilles dans le cadre du *Çatalhöyük Research Project* dirigé par Ian Hodder. La pierre taillée de Çatalhöyük a fait l'objet d'une première publication dans les années 1960 (Bialor 1962), ne faisant que de brèves allusions au lithique du monticule ouest.

La découverte et l'étude de nouveaux sites pour cette période, dans cette région, sont rares et les publications restent en attente. Aussi, nos connaissances du Chalcolithique ancien sont maigres. Dans ce travail, sa définition se fera systématiquement par confrontation, comparaison avec les données du Néolithique final.

2 L'événement climatique de 6200 cal. BC : Facteur déclencheur d'un déplacement de la population ou simple coïncidence chronologique ?

Nous avons vu que cette dégradation climatique en Anatolie centrale est au cœur des discussions de bon nombre de chercheurs car elle coïncide avec les débuts de la grande vague de néolithisation des Balkans et au-delà. Le lien entre la colonisation de l'Europe du sud-est et l'évènement climatique de 6200 cal. B.C. ont été récemment discutés par l'équipe de Weninger sur la base d'un imposant travail de calibration et de cumuls de centaines de dates radiocarbones disponibles sur les sites de Turquie et de Grèce. Si l'on croit les conclusions de l'étude une progression rapide et synchrone du courant néolithique ancien à céramique rouge monochrome fine (post-PPNB) se serait produite depuis la Turquie occidentale jusqu'au sud des Balkans et de l'Adriatique au niveau de Corfou autour de 6400 avant notre ère, soit sur une distance de près de 100 km. Pour Weninger *et al.* (2006), cette rapidité d'avancement du front pionnier néolithique pourrait être attribuée à une aridification brutale en lien avec un changement climatique rapide obligeant à l'exode une partie des communautés agropastorales du Proche-Orient. La diffusion du front néolithique d'est en ouest montrerait au cours de cet épisode climatique sur un siècle, une vitesse de propagation plus de dix fois supérieure à celle envisagée par Ammerman et Cavalli Sforza (1 km/an), les tenants du modèle de diffusion démique.

Aujourd'hui de nombreux travaux permettent de nuancer ces hypothèses d'impact climato-environnemental fort en réexaminant les données archéologiques et grâce aux nouvelles données disponibles des études paléoclimatiques et paléoenvironnementales. Citons entre autre les travaux de Jean-François Berger et Jean Guilaine (Berger 2010 ; Berger & Guilaine 2009) notamment à Sidari (Corfou) qui ont démontré que la colonisation néolithique de la Grèce avait sans doute précédé les signatures climato-environnementales associées au changement climatique de 6200 avant notre ère. Comme ces mêmes auteurs soulignent que les nouvelles données paléoclimatiques et géomorphologiques acquises pour le bassin méditerranéen tendent à démontrer que la fluctuation climatique centrée sur 6200 avant notre ère pourrait représenter la première phase de ralentissement du modèle arythmique de diffusion du Néolithique européen proposé il y a une dizaine d'années par Jean Guilaine. Elles confirment que les 'Néolithiques' ont bien subi les effets répétés d'aléas hydrologiques et climatiques, qui ont parfois mis en péril leur stratégie d'implantation et d'exploitation vivrière en fond de vallée. L'affinement des chronologies climatiques et archéologiques reste donc un enjeu important pour confirmer l'une ou l'autre des hypothèses.

Le Chalcolithique ancien anatolien (EC/ECA IV soit 5500-6000 cal. B.C.) est caractérisé par des changements concernant les structures sociales et les modes de subsistance qui en seraient le point de départ. On a longtemps argumenté qu'une fluctuation climatique aurait accompagné ou affecté la densité de la population dans certaines zones écologiques (Berger & Guilaine 2009 ; Yakar 1991). La phase de dégradation des conditions climato-environnementales vers 8200 cal. BP est souvent avancée comme ayant eu un impact sur les communautés de cette époque : les groupes sont alors contraints à abandonner les grands *höyük* tels que Çatalhöyük (Weninger *et al.* 2006). Weninger *et al.* (2006) reposent toute leur argumentation, pour l'Anatolie centrale, sur l'abandon de ce site au Néolithique final en mettant en cause l'assèchement de la région et donc de l'amoindrissement de ces ressources. Or nous verrons dores et déjà que les dernières données archéologiques remettent en cause le hiatus dans l'occupation de ce site entre la fin du Néolithique et le Chalcolithique (Biehl *et al.* 2012 ; Marciniak & Czerniak 2007).

Les travaux présentés lors de la table-ronde de Leiden sur la dégradation climatique de 6200 cal. B.C. et ses conséquences sur les sociétés de l'époque ont permis de minimiser cet impact . Ils ont montré que les changements souvent pointés du doigt prennent racine dès le début du Néolithique final, bien avant cette dégradation climatique. C'est en grande partie le cas à Çatalhöyük. En Syrie du nord, dans l'est anatolien et en Anatolie centrale, ces recherches rendent compte de changements progressifs mais profonds d'ordre socio-économique.

Aussi on veut voir dans l'abandon de l'Anatolie centrale un déplacement de la population centre anatolienne avec un abandon de la région au profit du nord-ouest. L'introduction de ce travail sur la diffusion du Néolithique en Anatolie a souligné la complexité du processus de diffusion du Néolithique à l'ensemble de l'Anatolie et le caractère souvent régional et « indépendant » de ce dit processus entre les différentes régions. S'il est vrai qu'il existe à cette période clé de 6200 cal. BC un mouvement général de l'est vers l'ouest et vers les Balkans, appuyé par les datations, à l'échelle de chaque région, cette diffusion est moins linéaires et continue qu'il n'y paraît. Les relations entre les différentes régions et l'interaction de ces différents processus régionales « indépendants » de néolithisation restent difficile à cerner. Cette diffusion est faite d'une alternance de phases de refontes culturelles et de diffusion. Aussi si les facteurs extérieurs comme le climat ont pu avoir certes un rôle dans ce processus, encore faut-il démontrer que la dégradation climatique de 6200 cal. BC a eu un impact assez important sur l'environnement pour enregistrer une modification de celui-ci qui aurait eu des conséquences pour l'occupation humaine en Anatolie centrale. Certes selon Roberts et Rosen (2009), seul l'asséchement de la région et la fin du système de crues saisonnières a pu permettre l'installation vers l'ouest des populations chalcolithiques de Çatalhöyük. Or de récents travaux ont montré que la décroissance de l'humidité associée aux températures élevées ont eu pour effet une augmentation de l'aridité dans la plaine de Konya évaluée après 5500 cal. BC. Mais ce processus lent ne semble pas influencer directement le milieu naturel à l'échelle du Néolithique et des débuts du Chalcolithique (Kuzucuoğlu 2002 ; Kuzucuoğlu *et al.* 1998 ; Kuzucuoğlu & Servain 1996).

3 Des transformations socio-économiques à l'échelle de l'Anatolie centrale

3.1 - La question de la répartition spatiale des sites

Les données archéologiques semblent mettre en avant un changement dans la répartition spatiale des sites mais surtout dans la nature de leur occupation : cette dernière est moins longue et les sites sont de superficie bien moindre que ceux du Néolithique.

C'est à la transition du VII° et VI° millénaires que l'on observe en Anatolie centrale un phénomène de scission ou déplacement de ces grands *höyük* de tradition néolithique : les deux plus connus sont Can Hasan et Çatalhöyük (la réduction de la superficie du site au Chalcolithique est aussi observée à Hacılar). Ces deux *höyük* se scindent en deux ou se déplacent de quelques centaines de mètres pour former un nouveau site, plus petit, d'occupation chalcolithique, avant d'être abandonnés à la fin du Chalcolithique ancien. Le village devient donc plus petit (Çatalhöyük-Est : 13 hectares et Çatalhöyük-Ouest : 8 hectares) et le nombre d'habitants sur le site réduit. Les prospections de Douglas Baird (1999) montrent à ce même moment l'apparition de multiples petits sites autour de Çatalhöyük .

Pour parler de changement dans la répartition spatiale des sites de cette période, il faut néanmoins garder à l'esprit que cette vision est sans doute quelque peu biaisée par nos lacunes de connaissances pour l'occupation de la plaine de Konya. Il est vrai que les prospections de Douglas Baird ont beaucoup apporté pour la connaissance au plus près du site de Çatalhöyük mais elles ont soulevé aussi le problème du repérage des sites à cause de l'importance du processus de sédimentation dans la plaine de Konya (Baird 1996, 1999, 2005). Ces sites peuvent parfois être enterrés sous plusieurs mètres de sédiments. La plaine de Konya fait partie d'un ancien bassin dont nous détaillerons la longue histoire de son remplissage dans la partie II. Les dépôts alluviaux y sont importants et sont à la base du processus de sédimentation de cette plaine. Aussi, s'il est facile d'identifier des sites comme Çatalhöyük, véritable petite colline dans un paysage plat de plaine, il en est tout autre pour les sites d'occupation plus courte.

Ainsi, la question de la répartition spatiale des sites reste aujourd'hui encore sujette à caution. De multiples interprétations de ce phénomène ont été avancées : scission des groupes face à la pression démographique (Yakar 1991), chute démographique, changement climatique engendrant un déplacement des populations en fonction des ressources naturelles (suivant les cours d'eau) (Weninger *et al.* 2006). Mais les données restent encore pauvres pour développer cette question. Néanmoins, il existe très clairement dans la nature de l'occupation des sites (occupation moins longue, plus dispersée dans l'espace ?) des changements entre le Néolithique final et le Chalcolithique ancien.

3.2 - La région de Beyşehir-Seydişehir

De nombreux changements concernant la nature et structure des sites peuvent être discernés aux alentours de 6500 cal. BC (Néolithique final) dans plus ou moins l'ensemble de la région centre anatolienne. Sur les marges des lacs de Suğla et de Beyşehir, un certain nombre de petits sites/ villages est repéré. Comme nous l'avons vu en introduction, un phénomène similaire est décrit dans le Nord et l'Ouest de l'Anatolie aux alentours de 6400 cal. BC, avec des sites tels que Demirci-Höyük près d'Eskişehir, Menteşe dans le bassin de Yenişehir et les sites autour de Marmara (Thissen 1999). Pour la fin du Néolithique, quelques sites (figure I.1) sont connus dans la région du lac de Beyşehir (Çukurkent, Yılan Hüyük, Hüyük C, Kızılvıran Hüyük) et deux dans la région de Seydişehir (Seydişehir Hüyük et Kanal Hüyük) (Mellaart 1954) (figure I.1). Malheureusement, si ces sites sont connus, ils n'ont pas pour autant fait l'objet de fouilles systématiques. Les seuls sites récemment fouillés dans la région sont ceux de Suberde (7600- 6500 cal. BC) et Erbaba (6650-6000 cal. BC) (figure I.1). Mais ils n'ont fourni que de faibles informations pour la compréhension des changements socio-économiques observés à l'échelle de cette région (Thissen 2002b).

Les résultats préliminaires des récentes fouilles de Gökhöyük, près d'Antalya (figure 1) apportent néanmoins de nouvelles informations : ils indiquent que le site fut occupé de manière ininterrompue de la fin du Néolithique jusqu'à la fin du Chalcolithique. La majorité des maisons sont en briques crues avec des fondations en pierre. Elles se composent d'une grande pièce principale et de petits espaces adjacents interprétés comme des zones d'activité et de préparation de la nourriture. Les maisons présentent des plateformes, sols et murs dont l'enduit est régulièrement entretenu. Si l'on considère la structure de ces maisons, leur plan, les plus anciennes peuvent être rapprochées des maisons classiques observées à Çatalhöyük-Est dans les niveaux XII-VI.

Mais le site le plus important pour la connaissance de cette région demeure le site d'Hacılar, fouillé par Mellaart dans les années 1960 (Mellaart 1958a, 1970). Le site se situe à environ 1 km à l'ouest du village d'Hacılar, à 28 km à l'ouest de Burdur, sur le plateau anatolien (figure I .1). Ce monticule d'environ 50 m de diamètre et 5 m de haut fut occupé dès le début du Néolithique pour être abandonné comme Çatalhöyük au début du Chalcolithique (figure I.2). L'étude de ce site est ancienne et nous ne disposons que des données et publications de Mellaart. Il signale un lien étroit entre Hacılar et Çatalhöyük (architecture, céramique…). Il parle de changements considérables dans la poterie du niveau I (début du Chalcolithique) le faisant envisager l'arrivée de « *nouveaux colons en possession de techniques et de traditions différentes* » (Mellaart 1967). Les liens avec Çatalhöyük s'amenuisent selon lui pendant le Chalcolithique. Aucune étude de la pierre taillée de ce site n'est connue.

Le site d'Hacılar diminue en superficie au début du Chalcolithique. Certains auteurs y voient, comme à Çatalhöyük, une diminution de la démographie (Mellaart 1970, Steadman 2004). L'architecture change aussi quelque peu. Différentes tailles et modules apparaissent. Il est souvent avancé, pour ces différents modules, l'ébauche d'une distinction sociale (Mellaart 1958, 1970; Steadman 2004) : l'hypothèse de l'existence d'un « chef » habitant la plus grande structure est même avancée (Steadman 2004 : 184). Le matériel archéologique et sa concentration dans certains secteurs ont amené à parler d'une division en quartiers (quartier des potiers par exemple) (Mellaart 1970).

Si ces observations valent pour la céramique, le lithique, assemblage modeste d'environ 600 pièces, n'est pas signalé comme faisant l'objet de concentrations particulières. Il s'agit d'une production mineure. Aussi si l'on considère les données d'Hacılar et de Can Hasan 1, la production lithique du Chalcolithique semble avoir perdu de son éclat et semble secondaire dans l'économie des sites. Nous sommes en droit d'attendre alors un retour à une production domestique plus rustre au Chalcolithique.

Des changements sont clairement observés notamment au niveau de l'architecture mais l'ancienneté des fouilles et le manque de données accessibles ne permettent pas aujourd'hui de mieux appréhender la nature réelle de ces changements dans cette région. Signalons néanmoins qu'une thèse est en cours sur la caractérisation géochimique et la provenance d'obsidiennes échantillonées lors de sondages récents à Hacılar (*comm. pers. Ralf Vandam*).

3.3 - La Cappadoce

Autour de 6000 cal. BC, de considérables changements sont signalés pour cette région (Marciniak & Czerniak 2007). Des sites apparaissent dans les zones alors non occupées. Ces sites rendent compte d'une occupation assez courte en comparaison avec le Sud-Ouest de l'Anatolie centrale. C'est l'exemple des sites de Köşk Höyük, Tepecik-Çiftlik et Pınarbaşı-Bor (figure I.1). Il existe d'autres sites avec de possibles niveaux du début du Chalcolithique dans la région comme Elemenli Höyük et Kabakulak (Todd 1967, 1980b).

On rapproche bien souvent ces sites de Cappadoce et leur présence dans cette région aux sources d'obsidienne, dans le cas de Köşk Höyük et de Tepecik-Çiftlik (Baçakçi

2001 ; Baçakçi & Faydalı 2001 ; Silistreli 1985, 1986). Les fouilles de Köşk Höyük entreprises par U. Silistreli puis A. Őztan, rendent compte d'une riche communauté agro-pastorale durant le Néolithique final et le Chalcolithique ancien (6400-5000 cal. BC) qui partage bien des aspects communs avec Çatalhöyük mais n'en présente pas moins des traditions culturelles bien particulières (Öztan 2003 ; Silistreli 1986, 1989).

Le site d'Ilıcapınar est au contraire rapproché de l'exploitation du sel, de par sa localisation près du lac salé au sud-ouest (Mellaart 1958b) (figure I.1).

La distribution des sites dans cette région et leur stabilité post- 6000 cal. BC sont présentées comme ayant une raison d'ordre économique (THissen 2002b ; Todd 1967) : leurs positions « stratégiques », près de ressources, leur auraient offert une influence, un poids et donc une stabilité économique . La Cappadoce est présentée comme une région ayant un rôle majeur, central dans la gestion de certaines ressources (obsidienne, sel ?).

3.4 - La plaine de Konya

Alors que Çatalhöyük apparaît comme étant le seul site dans le paysage de la plaine de Konya au début du Néolithique Céramique, le Néolithique final marque l'apparition de nombreux petits sites « satellites » qui continuent à être occupés jusqu'au début du Chalcolithique (Baird 2002). La présence de ces petits sites autour de Çatalhöyük n'a fait que renforcer l'image de ce site comme « centre » religieux ou économique (Baird 1997).

Au début du Chalcolithique, Çatalhöyük montre un réel changement dans la conception de l'habitat, le matériel archéologique (céramique, obsidienne) et les modes de subsistance, déjà amorcé dès le Néolithique final (secteur TP). Nous reviendrons plus en détail sur la nature précise de ces changements (voir tableau I.3). Nous avons mentionné en introduction qu'après une longue occupation Néolithique (avec plus de 16 m de niveaux archéologiques : figure I.4), le site se décale, s'étale vers l'ouest, perdant alors de sa superficie. Comme nous l'avons vu, ce déplacement de site, combiné à une réduction de la superficie (figure I.3), est aussi observé à Can Hasan à la même période. Le site de Can Hasan 3 est abandonné pour le site de Can Hasan 1.

Le site de Can Hasan 1 se présente lui aussi comme un large site entouré d'autres plus petits « satellites ». Nombre de ces petits sites occupés au Néolithique final perdurent jusqu'au début du Chalcolithique (Baird 1997). Le niveau 3 à Can Hasan 1 correspond à la transition Néolithique final et Chalcolithique ancien (French 1998). Les changements les plus importants, identifiés dans le niveau 3, relèvent de l'architecture. Les constructions adoptent alors un plan très régulier de structures montrant des contreforts intérieurs de soutien, en briques crues. Les portes vers l'extérieur sont complètement absentes, suggérant un accès par le toit comme à Çatalhöyük-Est (Néolithique) (French 1998).

Au niveau 2B de Can Hasan I, attribué au Chalcolithique ancien, de nouveaux bâtiments sont construits sur ceux du Néolithique final après nivellement, suivant le même plan global et les structures des maisons mises en place dans le niveau 3 (Düring 2006). Ces bâtiments sont alors décrits comme de possibles maisons sur deux étages (Düring 2006).

Ainsi, globalement, le Chalcolithique ancien dans la plaine de Konya est caractérisé par deux larges *höyük* (Çatalhöyük et Can Hasan) et 14 sites bien plus petits dispersés et répartis autour de ceux-ci (Baird 1999 ; French 1970 ; Mellaart 1954, 1961a). Les sites rendent compte de l'importance de l'agriculture et de l'élevage dans l'économie de subsistance de ces groupes. La chasse et la cueillette jouent alors un rôle mineur (Gérard & Thissen 2002 ; Özbaşaran & Buitenhuis 2002).

La dispersion des petits sites du Chalcolithique ancien est large mais, nous l'avons déjà vu, ils restent cependant toujours localisés dans le secteur de la plaine alluviale de la rivière Çarşamba (Baird 2002, 2005). C'est ainsi un dense réseau de petits sites qui semble se mettre en place autour de Çatalhöyük-Ouest. L'hypothèse est avancée que Çatalhöyük-Ouest continue son rôle de « centre » dans la plaine de Konya, comme le fit Çatalhöyük-Est. Le site est perçu comme un centre (religieux, social ou économique) intégré à un système plus large de groupes dispersés dans la plaine créant une relation centre-périphérie inconnue au Néolithique (Marciniak & Czerniak 2007). Can Hasan a pu jouer ce même rôle dans la plaine de Karaman.

4 Çatalhöyük : un site, deux monticules

Ici, notre propos va essentiellement s'axer sur l'historique des fouilles sur le monticule ouest, objet de notre étude.

Le monticule Est est publié sous la direction de I. Hodder en 1996 et 2005 (Hodder 1996a, c, 2005a, b) et une nouvelle publication des derniers travaux est en préparation.

4.1 - Présentation générale du site

Çatalhöyük est l'un des sites les plus anciens de Turquie. Il est situé sur le plateau anatolien à presque 1000 m au-dessus du niveau de la mer et à environ 50 km au sud-est de Konya (figure I.1). Il est situé sur le cône alluvial de la rivière Çarşamba, bénéficiant ainsi de sols arables riches. Si ces sols s'étendent aujourd'hui sur presque l'intégralité de la plaine de Konya (appelée de nos jours le grenier à blé de la Turquie), il est à présent avéré que ces surfaces étaient bien moindres au début de l'Holocène, plus localisées (Baird 2002 ; Kuzucuoğlu 2002).

Figure I. 3 : plan du site de Çatalhöyük et chronologie simplifiée des deux monticules ***(Çatalhöyük Research Project).***

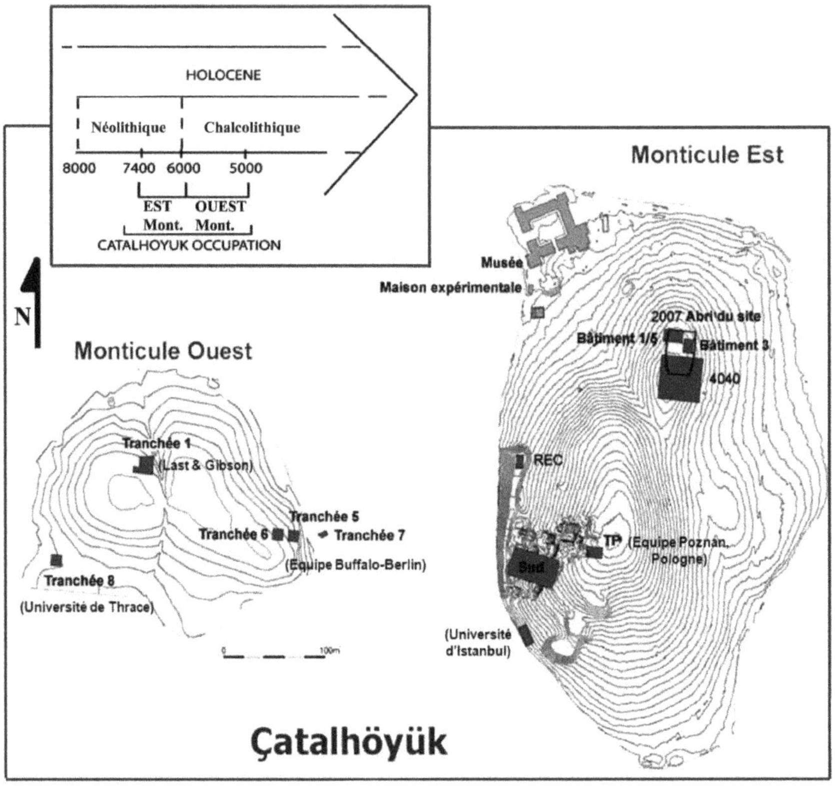

Figure I. 4 : datations (cal. BC) des différents niveaux de Çatalhöyük-Est, (d'après Gérard et Thissen 2002 ; Cessford 2005 ; Marciniak et Czerniak 2007)

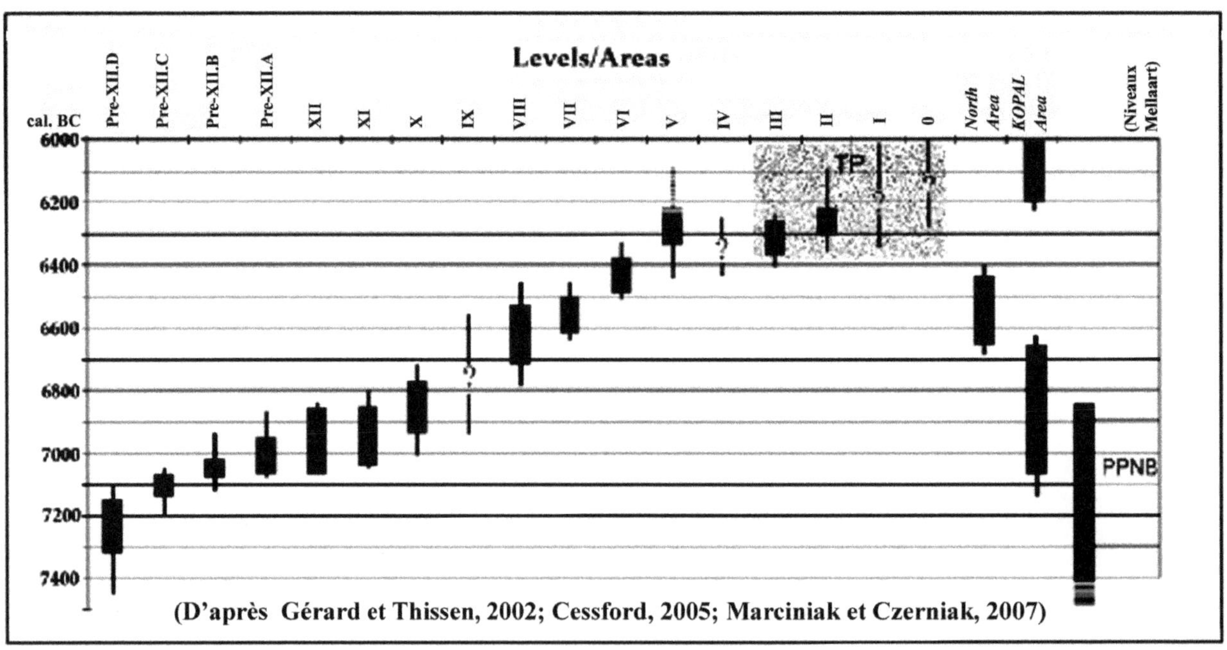

Le cône alluvial de la rivière Çarşamba était plus actif au début de l'Holocène : de récentes études suggèrent de nombreuses inondations des plaines aux alentours du site. Nous avons vu en introduction comment ces populations tirèrent parti de cet environnement par une exploitation de diverses niches écologiques. La possibilité d'une gestion de l'espace agricole considérant ces crues saisonnières, bien que nous ne puissions encore définir avec précision la périodicité de celles-ci, est envisagée (Baird 2002 ; Kuzucuoğlu 2002 ; Kuzucuoğlu *et al.* 1999).

Le site de Çatalhöyük se présente sous la forme de deux monticules (figure I.3) : Çatalhöyük-Est et à 400 m vers l'ouest, Çatalhöyük-Ouest. Le monticule principal (Çatalhöyük-Est) forme un ovale d'environ 450 m de long sur 275 m de large : soit une superficie d'environ 12 hectares. Il se dessine clairement dans la plaine culminant à plus de 17 m au-dessus de celle-ci. De dimensions plus modestes, moins de 300 m de diamètre, soit environ 8 hectares, le monticule-Ouest culmine à 6 m au-dessus de la plaine. Ces deux *höyük* présentent une séquence stratigraphique archéologique couvrant plus d'un millénaire, du Néolithique acéramique jusqu'au début du Chalcolithique (figure I.4). Le monticule Est est d'occupation néolithique alors que le monticule ouest est essentiellement d'occupation chalcolithique.

4.2 - La stratigraphie et chronologie du site

Dès les années 1960, Mellaart décrit la stratigraphie du monticule Est distinguant alors 10 niveaux et les datant par analyses au carbone 14 entre 6500 et 5700 BC[1] (niveaux X à II) (Mellaart 1967). Concernant le monticule ouest, aucune datation n'est alors effectuée. Mais, sur la base de l'étude céramique, Mellaart rapproche le monticule ouest du Chalcolithique ancien et distingue deux phases : EC I et EC II. EC I est caractérisé par une céramique à motifs géométriques de chevrons et zigzags peints en rouge. Seule cette phase possède à ce jour de rares datations (Tranchée 7, tableau I.2). La céramique de la phase EC II présente des motifs linéaires plus fins peints de couleur plus foncée.

La reprise de la séquence stratigraphique du secteur Sud (figure I.4) par Ian Hodder permet alors de contrôler et d'affiner les datations radiocarbones remontant aux années 1960 (Cessford 2001, 2005a). Une définition précise des périodes d'occupation niveau par niveau est obtenue (Cessford 2005a). Cette chronologie complétée par les données plus récentes des fouilles du secteur TP est présentée dans la figure I.5 (datations exprimées en dates calibrées BC).

Peu de datations sont disponibles à ce jour pour le monticule ouest. De récentes datations effectuées dans la Tranchée 7 datent l'occupation celui-ci (du moins la phase EC I) aux environs de 6000-5500 cal. BC (voir le détail dans le tableau I.2). Enfin un programme de datations est en cours pour la tranchée 5 (*comm. pers. Peter F. Biehl et David Orton*).

Les niveaux I et O de Çatalhöyük-Est peuvent alors être considérés aujourd'hui comme plus ou moins contemporains des niveaux les plus anciens de Çatalhöyük-Ouest. En effet alors que l'on a longtemps pensé que le monticule est avait été abandonné définitivement au profit du monticule ouest avec un hiatus d'occupation d'environ 300 ans (Mellaart 1967 ; Schoop 2005a), les récentes fouilles de la tranchée 7 ont permis de mettre en avant une contemporanéité, courte mais bien présente, dans l'occupation de ces deux *höyük* au Néolithique final. La transition de la communauté de Çatalhöyük du site est vers le site ouest fut donc progressive.

4.3 - Le Néolithique final de Çatalhöyük-Est : secteur TP

C'est donc en 1993 que les fouilles sont reprises à Çatalhöyük. Un nouveau projet voit le jour : le *Çatalhöyük Research Project* sous la direction d'Ian Hodder. Entre 1993 et 1995, un minimum de fouilles a été entrepris. Il s'agissait dans un premier temps de se réapproprier le site et de restaurer les vestiges érodés par son abandon depuis 1964 (Hodder 1996b). Des décapages de surface et des prospections géomagnétiques sont entrepris (Hodder 1996a). Les différents axes de recherche du projet sont alors fixés (Hodder 1996a).

La reprise des fouilles à Çatalhöyük a réellement lieu en 1996. Une zone de fouille est ouverte dans le secteur « Nord » et autour des anciennes fouilles de Mellaart (rebaptisées secteur « Sud ») (figure I.3). Il ne s'agit pas ici de décrire l'ensemble des secteurs de fouille ouverts à Çatalhöyük. Car le projet accueille de multiples équipes d'horizons divers. Chacune contribue au projet global enrichissant l'argumentaire relatif aux interprétations du site tout en développant leur problématique propre de terrain et de recherche. Ici, nous nous intéresserons plus particulièrement aux fouilles de l'équipe polonaise, le secteur *Team Poznàn* (TP), commencées en 2001 (Czerniak *et al.* 2001).

Ce secteur de fouille, nous l'avons vu, se situe dans la partie la plus élevée du monticule est et s'intéresse donc plus particulièrement à l'occupation néolithique final du site (niveaux I et 0 : figure I.4). Ces travaux sont l'opportunité de faire le lien entre le monticule est et ouest, et d'appréhender la transition Néolithique final et Chalcolithique ancien.

En effet deux structures du niveau I (bâtiment 33 et 34) et une du niveau 0 (secteur *space* 248) sont datées de 6200-6000 cal. BC (figure I.5). Ces trois bâtiments montrent une claire rupture dans les « standards » de construction du Néolithique (Czerniak *et al.* 2001 ; Czerniak *et al.* 2002 ; Marciniak & Czerniak 2007). Le bâtiment 33 est rectangulaire et mesure environ 2,2 m sur 1 m (en l'état des fouilles). Une structure irrégulière avec une petite niche est localisée dans le coin sud-ouest. Un four (une structure fermé ?) de forme carrée y fut observé. D'autres zones de foyers sont localisées au centre de la structure et dans le coin sud-est de la pièce (des restes de « festin » lui sont associés) (Marciniak & Czerniak 2007).

[1] Il s'agit ici d'anciennes datations, non calibrées.

Figure I. 5 : le secteur TP (Team Poznàn), Çatalhöyük-Est.

A : le plan de la tranchée, saison 2002-2005 (d'après Marciniak et Czerniak, 2007). B : la localisation des différents prélèvements effectués pour les datations (photographie de l'équipe polonaise). C : les datations radiocarbone des niveaux 0-III du secteur TP (d'après Marciniak et Czerniak 2007).

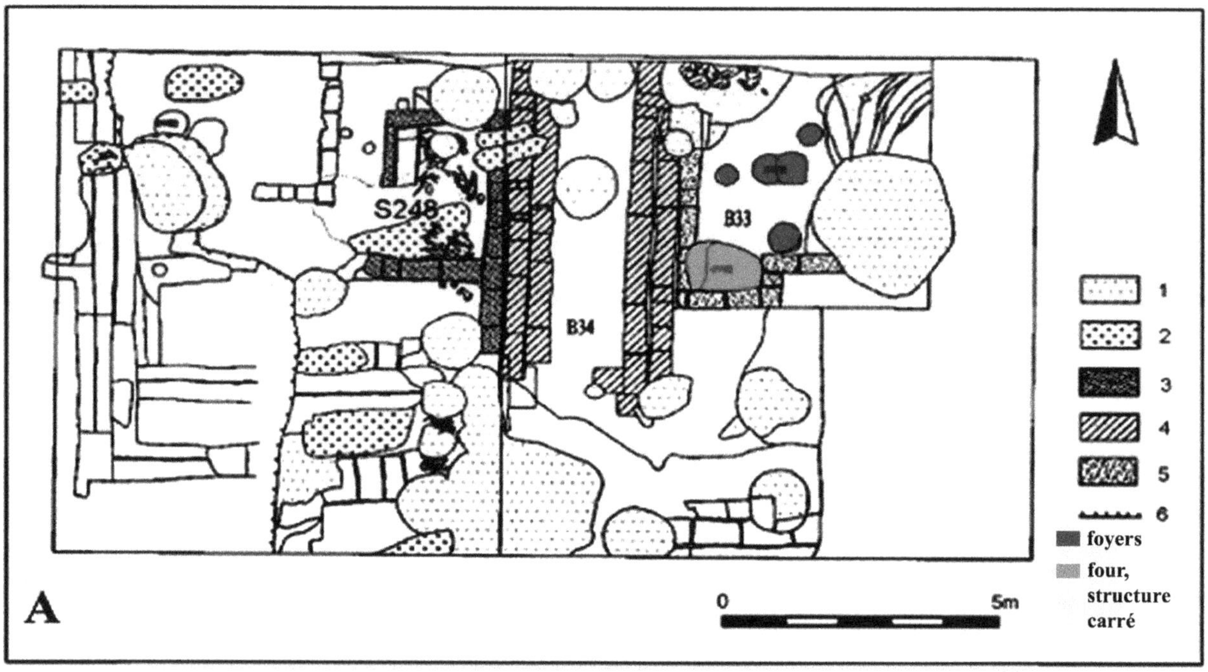

Çatalhöyük-Est. Plan de la tranchée TP (Team Poznàn), saison 2002-2005.
(1) Fosses récentes et/ou héllénistiques; (2) Sépultures récentes et/ou byzantines;
(3) secteur 248; (4) bâtiment 34; (5) bâtiment 33, voir photographie encadré B;
(6) bord Est de la tranchée fouillée par Mellaart.

Bâtiment 33 et 34 localisant le foyer et la sépulture disposant de dates radiocarbone (photographie et plan d'après Marciniak et Czerniak, 2007)

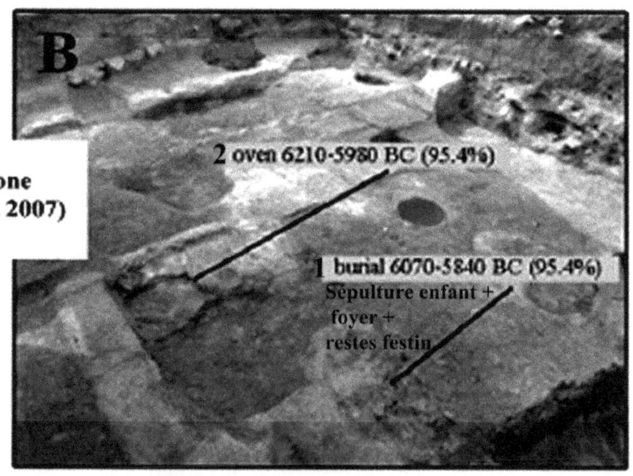
B
2 oven 6210-5980 BC (95.4%)
1 burial 6070-5840 BC (95.4%)
Sépulture enfant + foyer + restes festin

Datations radiocarbone des niveaux 0-III, secteur Team Poznàn (Czerniak et Marciniak 2004, 2007). sont signalés dans l'encadré B :
(1) sépulture dans le bâtiment 33; (2) foyer.

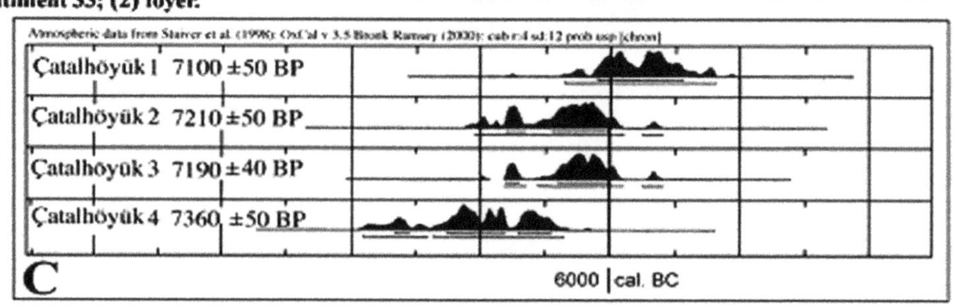

Le bâtiment 34 est une structure assez étroite, rectangulaire, montrant des murs doubles. Des restes de sol enduit ont été observés en son centre (Marciniak & Czerniak 2007). Le secteur TP rend aussi compte de changements dans les pratiques funéraires. La sépulture d'un enfant fut trouvée dans le bâtiment 33, juste sous le foyer dans lequel des restes de festin furent retrouvés. Le squelette d'un enfant est retrouvé recroquevillé sans doute placé dans un panier à l'origine. Ce dernier avait sous sa tête un large fragment de pelvis de bovidé. Cette pratique est inconnue dans les niveaux antérieurs (Marciniak & Czerniak 2007).

Enfin, une structure (*space* 248) rectangulaire de 2,7 m sur 1,7 m fut probablement utilisée comme « chambre funéraire » ou caveau : au moins six individus (2 enfants et 4 adultes) y sont enterrés, dans la partie sud et trois à quatre (tous adultes) dans la partie nord (figure I.5). Les squelettes de la partie sud ne semblent pas être en connexion anatomique contrairement à ceux de la partie nord (Marciniak & Czerniak 2007).

Les squelettes ont été enterrés sous un sol enduit. L'étude des différents niveaux d'enduit révèle au moins deux phases pour ces sépultures. La section nord de ce bâtiment montre une installation composée de bucrânes et d'un squelette de femme directement posé sur le sol. C'est la première fois, là aussi, qu'est observée une association squelette humain et animal. Enfin, une ouverture est localisée dans la partie ouest de la pièce. Ainsi, les fouilles de la tranchée TP montrent d'importants changements dans les pratiques funéraires et dans l'architecture.

On voit apparaître pour la première fois et de manière claire une petite cellule vouée aux restes humains alors que au cours des périodes antérieures les restes humains sont souvent intégrés au quotidien, à la maison, en étant positionnés sous les plateformes. De-là, une distinction entre les structures bâties se dessine. L'équipe polonaise est actuellement en préparation de la publication de leurs résultats.

4.4 - Çatalhöyük-Ouest

Il s'agit dans cette partie de présenter le contexte archéologique de chacun des secteurs de fouille considérés pour cette étude, soit les tranchées 1, 5 et 7.

En 1961, Mellaart n'effectue sur le monticule ouest que de rares fouilles (soit deux tranchées I et II) (Mellaart 1965). Les premières fouilles extensives sont effectuées en 1998 par Catriona Gibson et Jonathan Last autour des tranchées de Mellaart (Gibson & Last 2003b ; Last 1998). Le bâtiment 25 nous donne alors le premier aperçu de la maison chalcolithique à Çatalhöyük-Ouest (figure I.3). Enfin, de nouveaux chantiers voient le jour sur ce monticule.

En 2007, Burcin Erdoğu de l'Université d'Istanbul ouvre le secteur 8 (figure I.3) (Erdoğu 2008). Ces fouilles sont aujourd'hui terminées et la publication en attente. En 2006, une équipe dirigée par Peter Biehl et Eva Rosenstock, de l'Université de Buffalo et de Berlin, ouvre le secteur 6 et 5 (Biehl *et al.* 2006). Parallèlement, un grand sondage tranchée 7 (figures I.3 ; I.9) est ouvert avec pour ambitieux projet de couper dans le monticule ouest, de son sommet à sa base, afin d'en fournir la stratigraphie complète et de dater les premières occupations. L'objectif principal fut alors de discuter la question du hiatus dans l'occupation du site entre le Néolithique (monticule est) et le Chalcolithique (monticule ouest) avancé par Mellaart (1967).

4.4.1 - Les fouilles de Gibson et Last : tranchée 1/bâtiment 25

Un décapage de surface est effectué en 1994 sur le monticule ouest. En 1998, une campagne de fouille est lancée sous la co-direction de Catriona Gibson et Jonathan Last. Elle durera jusqu'en 2003. Les fouilles prennent place dans le secteur où Mellaart avait déjà fouillé deux tranchées en 1961 (Mellaart 1965). Le secteur s'élargit pour finir à 12 m sur 10 m et permet de mettre à jour une structure à plusieurs cellules (figure I.6) (Gibson & Last 2003b). Une publication est en cours de préparation (*comm. pers. Jonathan Last*).

L'occupation est attribuée au Chalcolithique ancien. L'architecture (figure I.6) montre une grande structure centrale (194), soit environ 5,5 m sur 4,8 m, ayant été interprétée comme pièce centrale ou principale de l'ensemble (Gibson & Last 2003a, b).

Différentes phases d'enduit (sol et murs) sont observées. Un foyer central est observé à l'image du bâtiment 33 du secteur TP (figure I.5 A). Diverses cellules plus petites entourent l'espace 194. Leur fonction reste mal cernée. Il pourrait s'agir de structures annexes de stockage.

Les dépôts de céramiques sont clairement différentes entre la grande cellule et les petites cellules latérales autour de la grande structure centrale 194 (Last & Gibson 2003b: 64). Les petites cellules montrent une accumulation, un entassement de débris parfois importants de céramiques (à rapprocher peut-être de ce qui est observé dans la tranchée 5 dans le secteur 310) alors que cela n'est pas observé dans la pièce 194. La cellule 221 montre plusieurs niveaux de débris de céramiques parmi lesquels de nombreux remontages ont été réalisés (Gibson & Last 2003b). Des céramiques, presque complètes, trouvées dans la structure 220 montrent des traces de chauffe et de mise en contact avec un feu (Gibson & Last 2003b). Cette zone très étroite a été interprétée comme une possible zone de refus entre deux bâtiments (figure I.6).

On ne dispose ensuite que de très peu d'informations concernant le traitement post-fouille du matériel archéologique dans son ensemble.

Figure I. 6 : plan de la tranchée 1 et des différents secteurs fouillés par saison (dessin Gibson & Last 2003b).

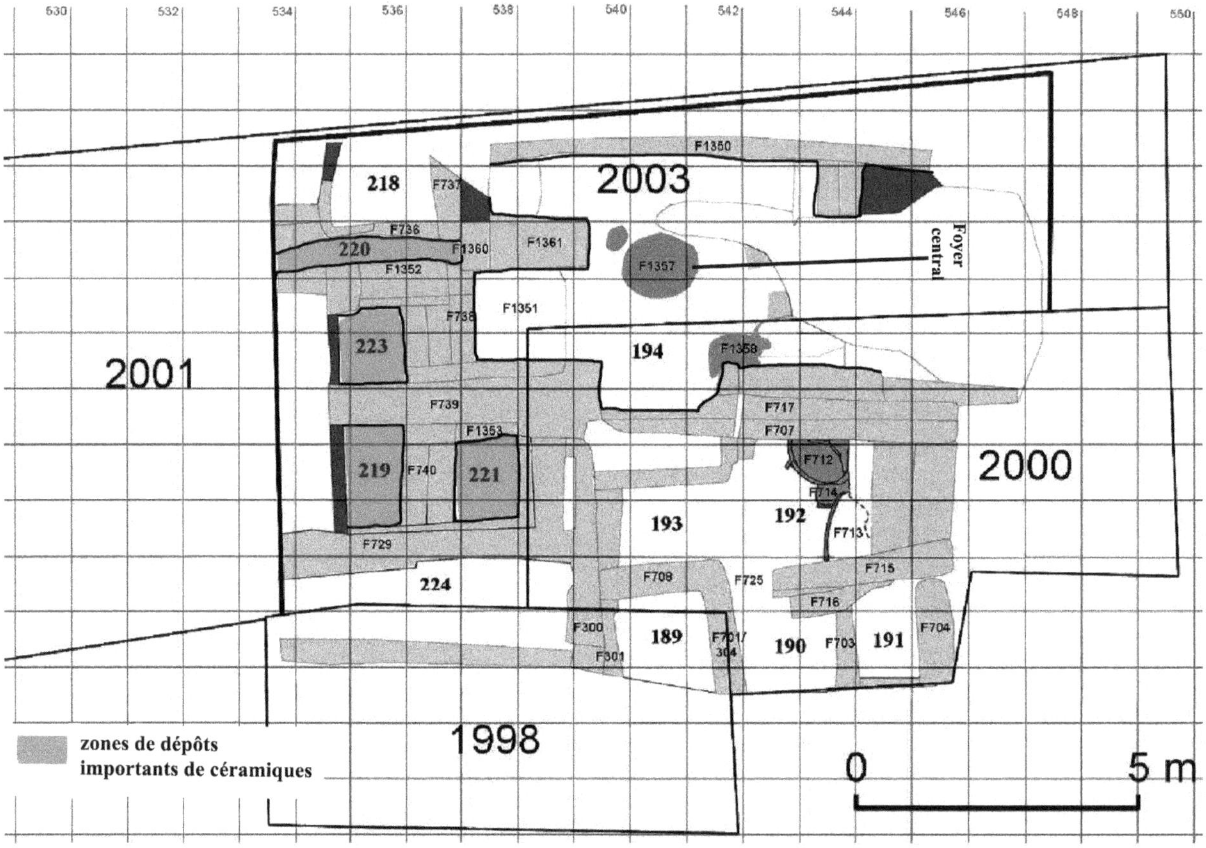

Dans les rapports de fouille, il est mentionné que les restes de moutons et chèvres sont les plus communs (Gibson & Last 2003b). Les bovidés sont aussi présents. Gibson et Last parlent clairement d'espèces domestiquées (Gibson & Last 2003b). Les analyses ostéométriques montrent que les bovidés du Chalcolithique ancien sont clairement plus petits que ceux du Néolithique.

Un dépôt dit « particulier » est signalé dans la pièce centrale : 8 scapula gauches de capridés, 3 moutons, 3 chèvres et 2 jeunes individus moutons et chèvres (Gibson & Last 2003b). Ce dépôt ne fut pas trouvé à même le sol d'occupation mais dans les premiers niveaux du remplissage de la structure. Catriona Gibson et Jonathan Last signalent un autre dépôt dans ce même remplissage composé d'un bois de cerf, d'une corne et d'outils (dont un « poignard » en os et un poignard en obsidienne avec un manche confectionné dans la partie proximale d'un bois de cerf)[2] (Gibson & Last 2003b).

Nous reviendrons en détail sur le rapport préliminaire de l'industrie lithique par Tifany Raszick (2001, 2004) dans la partie IV, unique étude lithique de ce secteur.

4.4.2 - Les fouilles de Burcin Erdoğu: tranchée 8

Nous ne présenterons que brièvement les résultats de la tranchée 8 car ce secteur de fouille ne fut pas intégré à notre étude. Il s'agit néanmoins de souligner la singularité de la structure mise à jour dans ce secteur baptisée « la maison rouge » (Erdoğu 2008). En 2007, l'ouverture d'une nouvelle zone de fouille sur le monticule ouest (Tranchée 8 : figure I.3) dirigée par Burcin Erdoğu (2008) permet de mettre au jour une grande structure (bâtiment 78) : il s'agirait d'un bâtiment sur deux étages qui se serait effondré (Erdoğu 2008, 2010). Le sol des deux étages et les murs de l'étage supérieur sont enduits, peints de rouge. Le bâtiment présente trois contreforts intérieurs (ce qui conduit Burcin Erdoğu à supposer un second étage) dont un très important de près d'un mètre sur un mètre. La « maison rouge » diffère des habituelles architectures domestiques connues pour cette période et à Çatalhöyük. Tout un symbolisme est rattaché au rouge par l'auteur (Erdoğu 2010), couleur très présente à Çatalhöyük. Cette découverte dans la tranchée 8 ouvre de nouvelles questions et perspectives d'étude : la question de l'existence de bâtiments plus larges et plus complexes au Chalcolithique est soulevée : peut-on voir dans « la maison rouge » un lieu de culte ou de rituel ?

[2] Nous n'avons malheureusement eu accès à aucun document concernant cette pièce, ni photographie ou dessin.

4.4.3 - Le sondage de la tranchée 7

Dès 2007, le projet ambitieux d'un sondage permettant d'avoir accès à l'entière stratigraphie du monticule ouest est lancé dans la partie est, au plus près du monticule est (figure I.3). Nous l'avons vu, l'objectif principal est alors de discuter la question de hiatus dans l'occupation du site entre le Néolithique (monticule est) et le Chalcolithique (monticule ouest) avancée par Mellaart (1967). La problématique de ce secteur est clairement axée sur la connaissance stratigraphique du site. Aussi, les techniques de fouille ont été adaptées à ce travail colossal. L'intervention d'une pelle mécanique, la première année, a été nécessaire. Une tranchée de 5 m sur 5 m est alors ouverte sur 6 m de profondeur, jusqu'au substrat naturel, principalement en 2007 et terminée en 2008 (Biehl & Rosenstock 2008) (figure I.7).

Les techniques de fouilles ont considérablement réduit la précision quant aux différents contextes archéologiques observés. Par sa position sur l'un des flancs érodés du monticule, une grande quantité du matériel lithique provient d'accumulations de lessivage du monticule et de dépôts de pente. Une fois ce matériel exclu pour confectionner notre corpus, il ne reste qu'à peine 500 pièces.

Ce compromis entre les techniques de fouille et la problématique, axée sur la connaissance de la stratigraphie dans sa globalité, rend, à cette échelle, le travail dans la diachronie quelque peu limité pour la pierre taillée.

Figure I. 7 : Grand sondage de la tranchée 7, 2008, profil nord. A : photographie profil nord ; B : dessin profil nord (d'après Biehl *et al.* 2008, Archive Report).

Description des niveaux et unités stratigraphiques voir Biehl *et al.* 2008, *Archive Report*.

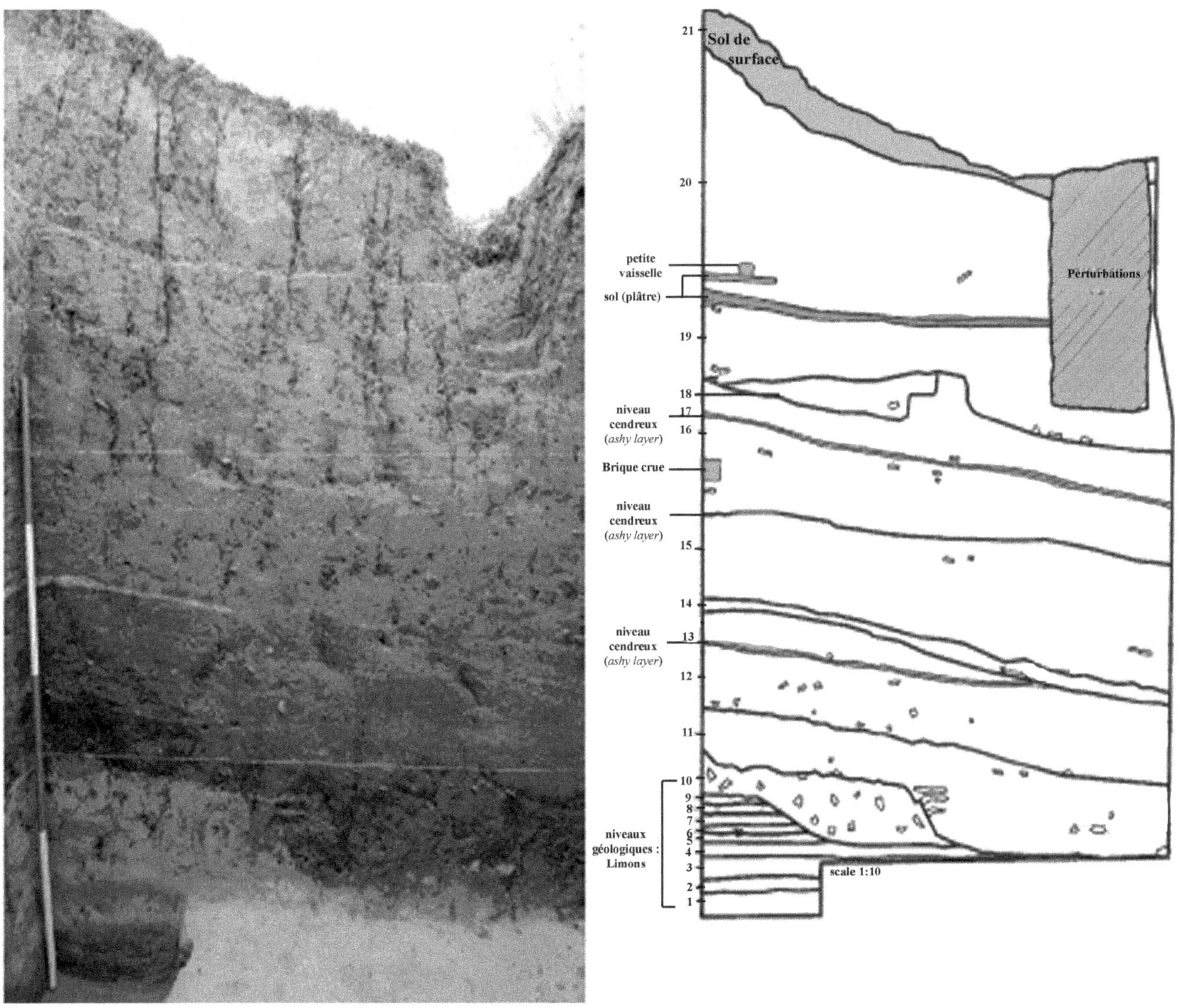

Une tentative fut néanmoins entreprise dans le cadre du rapport de fouille de 2008 selon des découpages arbitraires : le matériel provenant des sépultures récentes (byzantines), le matériel provenant des parties les plus profondes du sondage et enfin le matériel des niveaux intermédiaires (EC I) (Carter *et al.* 2008). Nous avons donc travaillé à partir d'une matrice préliminaire qui fut préparée par Eva Rosenstock. Nous discuterons plus en détail des apports ou non de cette approche diachronique du matériel lithique de la tranchée 7 dans la partie IV.

Il est important de retenir que ces fouilles ont néanmoins permis de mettre en avant des structures rapprochées de la phase EC I du Chalcolithique ancien. Une zone d'activité en extérieur a été mise en évidence (Biehl & Rosenstock 2008). Une série de céramiques de stockage y a été trouvée : Ingmar Franz (2007) mentionne l'essor de grandes céramiques pouvant servir à des stockages en extérieur (résistantes aux intempéries) qu'il oppose au système de corbeille et vannerie du monticule est.

4.4.4 - *Vers une connaissance de l'habitat chalcolithique : les tranchées 6 et 5*

Les deux tranchées, situées dans la partie est du monticule, sont ouvertes en 2006 (Bielh *et al.* 2006). La première saison révéla alors le potentiel de la tranchée 5. La tranchée 6 n'est plus fouillée depuis 2006. Nous ne parlerons que peu de cette dernière et le matériel de ce secteur n'a pas été considéré dans notre étude : il est en très faible quantité et la majeure partie provient des décapages et unités de surface.

Notre attention s'est essentiellement portée sur les fouilles de la tranchée 5 de par l'extension de celles-ci, la richesse du matériel archéologique.[3] Les fouilles sont toujours en cours sous la direction de Peter Biehl, Eva Rosenstock et Jana Rogasch. Les résultats préliminaires sont en partie présentés dans un article publié en 2012 par l'équipe Biehl *et al.* 2012). Néanmoins une large part des données sont en cours de traitement et d'études pour la publication du projet *West-Mound* prévue en 2016 (*comm. pers. Peter Biehl*).

Contexte stratigraphique, temps dépositionnels et datations

L'élaboration de la matrice stratigraphique est en cours. Aussi, aucune matrice stratigraphique définitive pour la tranchée 5 ne sera fournie dans ce travail. Des reconstitutions stratigraphiques ont néanmoins été effectuées à notre demande par Jana Rogasch pour Sp. 449 du bâtiment 98 (figure I.9) afin de documenter et illustrer notre discussion sur la nature des unités stratigraphiques de la Tranchée 5 et les limites d'études qui en découlent.

Dans le cadre d'une présentation, lors d'un *workshop* à l'Université de Kiel, intitulée « *Valuable waste : refuse disposal at Çatalhöyük West (ca. 6000-5500 BC)* », les différents spécialistes du *West Mound Project* se sont affairés à définir et discuter de la nature des unités stratigraphiques (définition des *roomfills*) et des dynamiques de remplissage de ces structures (Rogasch *et al.* 2013). Un article est en cours de préparation.

Unités de remplissage, les *roomfills* sont interprétés dans la tranchée 5 comme étant le résultat de multiples événements dépositionnels à une petite voire très petite échelle. Certains bâtiments, après abandon, semblent avoir été utilisés comme dépotoirs où on venait jeter des outils en fin de vie, poteries, ossements, entreposer des balles d'argile et autres déchets de la vie quotidienne. Ces *roomfills* contiennent en effet un matériel archéologique riche, hétéroclite et frais (en termes de conservation). Rogasch *et al.* (2013) envisagent que le remplissage des structures abandonnées a du s'effectuer, en l'absence d'ouvertures latérales attestées pour ces maisons (fenêtres et portes), depuis le toit et que les sous-bassements de ces structures abandonnées étaient alors détruits ou partiellement exposés. La gestion des refus se fait donc en partie au sein du village. Ce phénomène de réutilisation post-abandon des maisons est commun dans les villages anatoliens actuels (*observations Jana Rogasch*).

De rares traces d'activités sur ces zones sont attestées par des surfaces de piétinement ou encore des zones charbonneuses de probables foyers. Ces zones de refus et d'activités occasionnelles montrent une continuité entre le monticule est et ouest. Les *roomfills* de l'ouest peuvent en effet être rapprochés des *middens*, niveaux micro-stratifiés entre les habitats de l'est (Rogasch *et al.* 2013). Notons néanmoins une différence significative dans la dynamique dépositionnelle : les *middens* du Néolithique se présentent comme une succession de fines unités stratigraphiques montrant une accumulation lente et progressive alors que les *roomfills* ouest montrent une succession d'épisodes d'accumulations massives. Ces unités stratigraphiques se présentent alors sous la forme de couches archéologiques, à l'échelle de la structure, sur des épaisseurs pouvant aller entre une cinquantaine de centimètres et un mètre (voir l'exemple type des U.S 15160 et 15180 de la structure Sp. 449, figure I.9).

Aussi ces *roomfills* du monticule ouest sont à la fois des zones de refus, secteur d'activités et de stockage occasionnel. L'ensemble des unités stratigraphiques considérées dans ce travail sont donc des unités de remplissage de structures et de rares unités d'ensemble de matériel (*cluster*) pour la tranchée 5.

[3] Les données présentées ici (pour la pierre taillée mais aussi le contexte archéologique) prennent en compte les saisons 2007 à 2011 mais celles-ci peuvent être complétées ponctuellement, pour appuyer une argumentation, par des observations sur les récentes données de la saison 2012.

Figure I. 8 : Plan et photographies de la tanchée 5 (P. Willet & J. Rogasch ; Biehl *et al.* 2012).

A : Détail de la structure F3334 type élément de contrefort en briques crues noires foncées construit directement à même le remblai de la structure antérieure ; Sp. 450, B.98. B : Plan général de fin de saison 2011 complété avec les données de la saison 2012. C : Photographie fin de saison 2012 de Sp. 342 montrant les différentes phases de constructions (1 et 2).

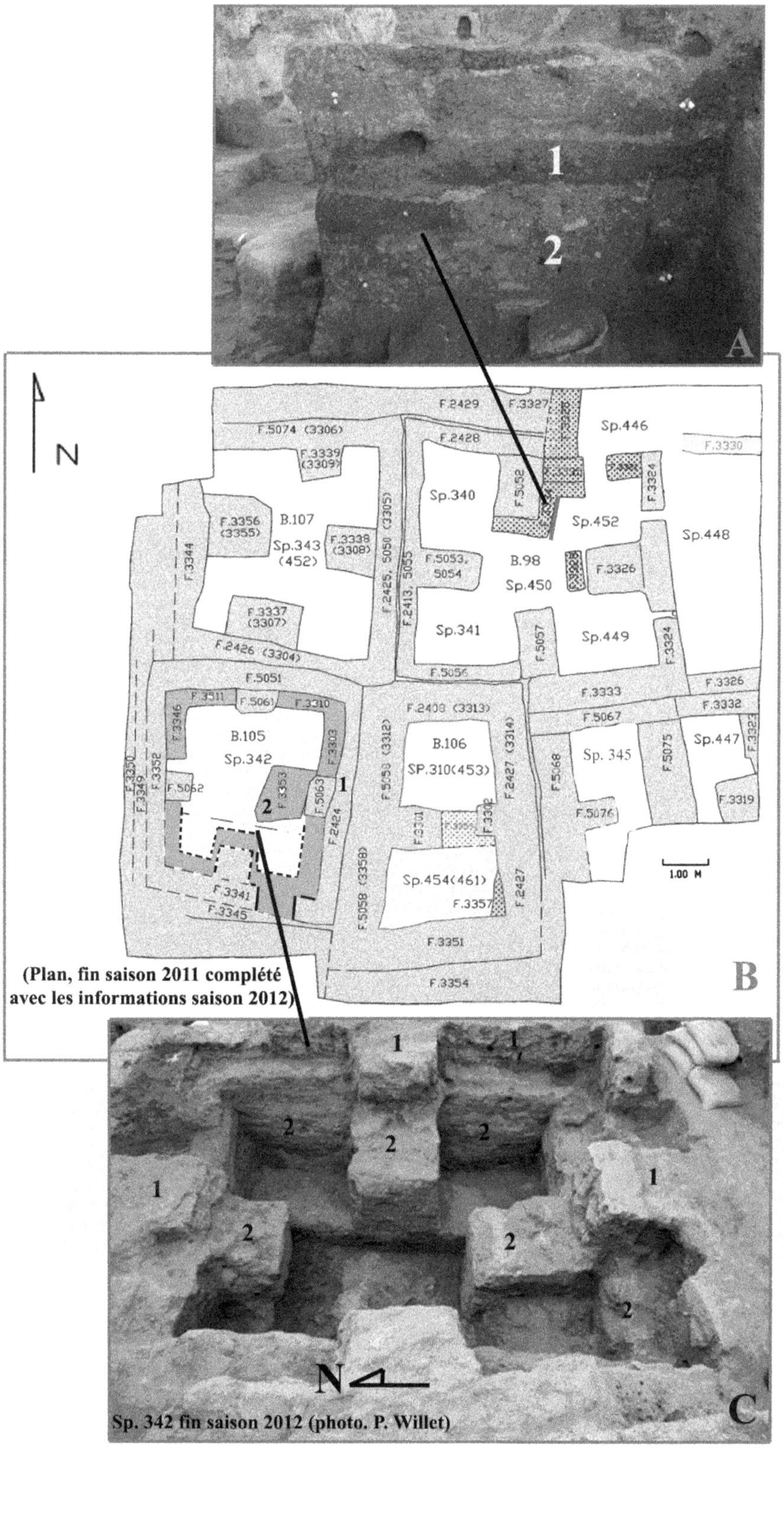

Figure I. 9 : Données stratigraphiques de Sp. 449 (reconstitution : J. Rogasch).

1 : section Est-Ouest localisée sur le plan. 2 : détail de la stratigraphie. Les données dans l'encadré gris, du bâtiment B98, proviennent de la saison 2012 et ne sont pas considérées dans cette étude.

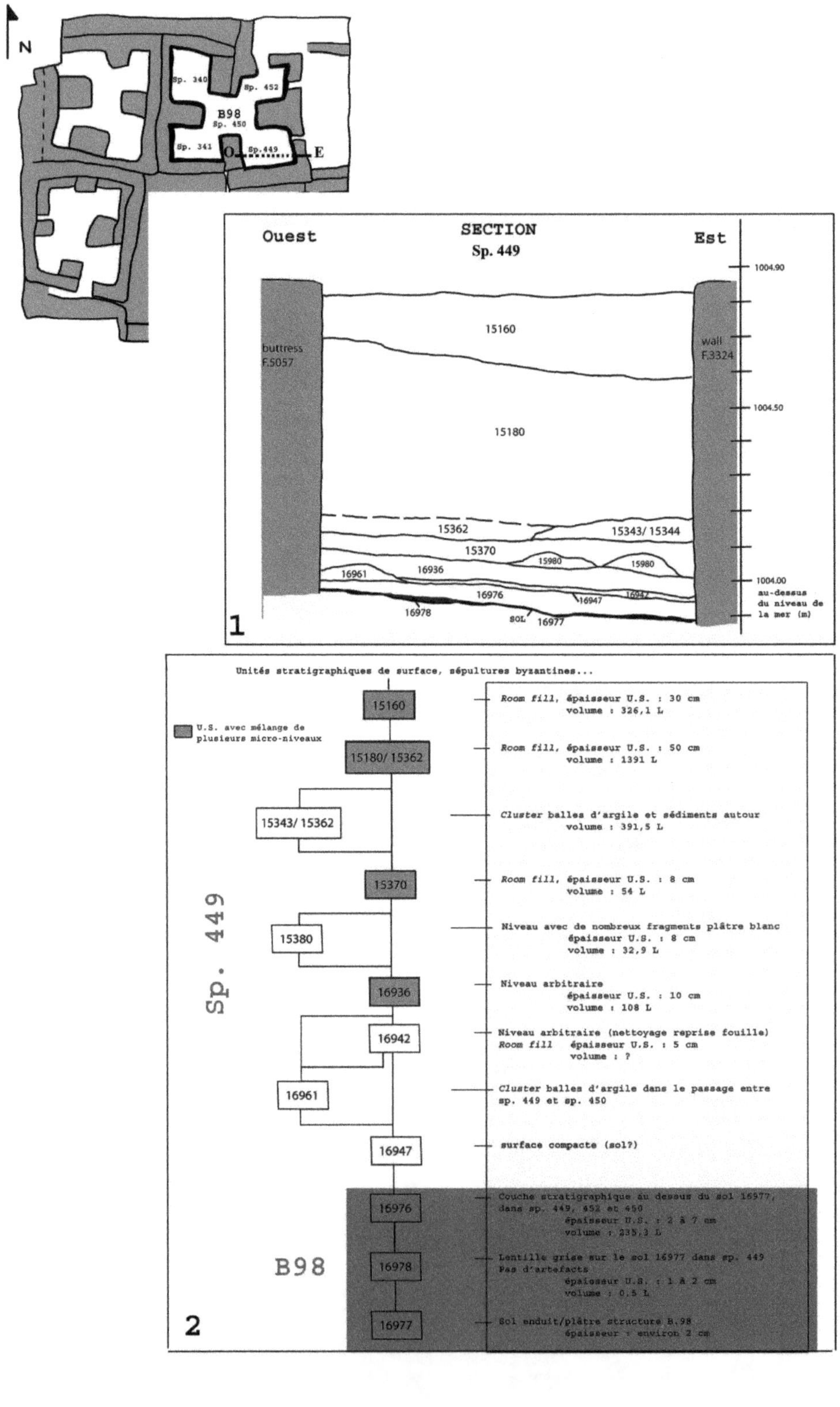

Signalons qu'un programme de datations pour la tranchée 5 est en cours. Les premiers résultats fournissent des dates entre 5950-5850 cal. BC (*comm. pers. Peter Biehl et David Orton*).

Architecture, Structure de l'habitat et techniques de construction

Au cours de ces différentes saisons, la tranchée 5 a connu de nombreuses extensions. La zone de fouille dessine actuellement (fin saison 2011) un rectangle d'environ 11 m sur 10 m. Quatre structures ou bâtiments sont clairement délimités par quatre murs alors que au moins trois autres restent à définir (figure I.8). Seules les grandes cellules montrent un système de contreforts intérieurs donnant aux maisons une structure semblable à celles observées au niveau 2B à Can Hasan 1. Peter Biehl *et al.* (2012) envisagent alors une construction sur deux étages : un soubassement à contreforts soutenant un premier étage à l'image sans doute de la structure Sp. 194 de la tranchée 1 (non observé encore dans la tranchée 5). Le bâtiment 98 a montré en fin de saison 2012 que le sol et les murs étaient recouverts d'un enduit de plâtre blanc. Pour le moment, il est difficile d'envisager un traitement par la couleur des murs. De rares éléments d'enduits peints en rouge ont été retrouvés dans les remblais permettant d'envisager un possible traitement des murs en rouge pour l'étage de l'habitat à l'image de la « maison rouge » de la tranchée 8 (Biehl *et al.* 2012).

Aucune structure de type plateformes, four fermé ovalaire (monticule Est) ou rectangulaire (TP) n'a été observé à ce jour. Mais cela pourrait simplement s'expliquer par le fait que les parties actuellement fouillées sont en fait les parties basses ou du moins des zones secondaires de stockage de l'habitat. Nous n'avons pas encore découvert de pièce principale à l'image de la structure Sp.194 du bâtiment 25 (figure I.6) où l'on peut observer en général ces installations.

Les maisons sont collées les unes aux autres mais aucun mur n'est partagé. Un petit espace (5-7 cm) entre ces murs peut parfois être mesuré (figure I.8). Il existe des briques d'au moins deux variétés (figure I.8 C) présentant les mêmes modules soit 80 x 40 x 10cm. L'étude micromorphologique des briques montrent des inclusions de tessons de céramiques, divers ossements et de rares petits éléments d'obsidienne. Certains tessons franchement néolithiques ont amené Ingmar Franz à envisager la possibilité d'une réutilisation, d'un recyclage de la matière première intra-site disponible aux marges du monticule est pour la confection de ces briques (Biehl *et al.* 2012).

Différentes phases de construction ont pu être observées grâce à un changement dans les matériaux utilisés pour la fabrication des briques (les analyses sont en cours pour préciser la nature des matériaux dans le cadre de la thèse de Jana Rogasch) (figure I.8 C). On observe aussi dans plusieurs bâtiments (B.98, B.107 et B.105) une phase supérieure de briques noires et mortier claire (figure I.8 A et C phase 1) et une phase inférieure à briques et mortier clairs (figure I.8 A et C phase 2).

Les nouvelles structures se superposent aux anciennes respectant strictement le plan global. Avec une attention toutes particulières aux techniques de construction, les dernières saisons de fouille ont permis de souligner des pratiques plus « rustres » qu'au Néolithique quant à l'abandon et l'érection de nouveaux bâtiments. Nous avons vu déjà que la structure connaissait une phase d'abandon devenant un temps une zone de refus. Il n'y a plus aucune trace de pratiques symboliques de fermeture et d'abandon des structures (monticule est : dépôts, incendie ; Tranchée 1 : potentiel dépôts d'ossements et poignard en os). Les structures semblent remplies avec le tout-venant (céramiques, ossements et obsidiennes...).

Enfin, les nouveaux murs sont érigés à même le remblai (figure I.8 A). La base du mur ouest du B.107 montre même qu'un nivelage préalable (pour obtenir une surface de construction un peu plane) est facultatif (*comm. pers. Jana Rogasch, fouilles en cours*).

Les pratiques funéraires

Nous ne pouvons malheureusement fournir aucunes informations concernant les pratiques funéraires. Seuls deux squelettes de nouveaux nés ont été retrouvés près du mur nord du bâtiment 105, dans les niveaux de remplissage. Déjà sur le monticule est de tels restes avaient été retrouvés hors des habitations, dans les zones de *middens*.

Production céramique

Le début du Chalcolithique à Çatalhöyük signe les débuts de la suprématie de la céramique peinte.

Pour les saisons 2008-2012, c'est près de 680 kg de céramique pour 2900 EC I tessons (Tranchées 7, 6 et 5) contre 25 kg de céramique non peinte avec 1216 tessons pour les saisons 1995-1999 sur le monticule est (Franz 2010). Divers éléments caractéristiques des différentes phases de la production de cette céramique ont été repérés dans les assemblages de la tranchée 5 (figure I.10). Des éléments de céramiques non-cuites ont été récoltés. Des roches ayant pu servir de pigments ont été isolées et analysées par spectroscopie infrarouge (Franz & Ostaptchouk 2012). Enfin, Ingmar Franz a rattaché de nombreux outils en os et polissoir ou lissoir en roches de l'étape de traitement des surfaces des céramiques. L'accumulation de balles d'argile dans la zone Sp. 449 du bâtiment 98 (figure I.9 voir U.S.15343) a été interprétée comme un stock potentiel de matières premières argileuses (Biehl *et al.* 2012 ; Franz 2010 ; Franz & Ostaptchouk 2012).

Ingmar Franz parle d'une production domestique bien intégrée aux activités de la maison (Biehl *et al.* 2012 ; Franz 2010 ; Franz & Ostaptchouk 2012).

Figure I. 10 : Éléments de la chaîne opératoire de production de la céramique peinte de la tranchée 5, Çatalhöyük-Ouest (d'après I. Franz, Archive Report 2009, 2011 ; I. Franz & S. Ostaptchouk 2012).

A : Exemple de vaisselles de service ; B : remontage de céramiques non-cuites ; C : pot de préparation culinaire, de cuisson du Néolithique final (1 : TP, sp. 345) et du début du Chalcolithique (2 : T1) ; D : Outils de polissage des surfaces des céramiques ; E : outils en os rapprochés de la production des céramiques (type spatules) par I. Franz ; F : probable pigments.

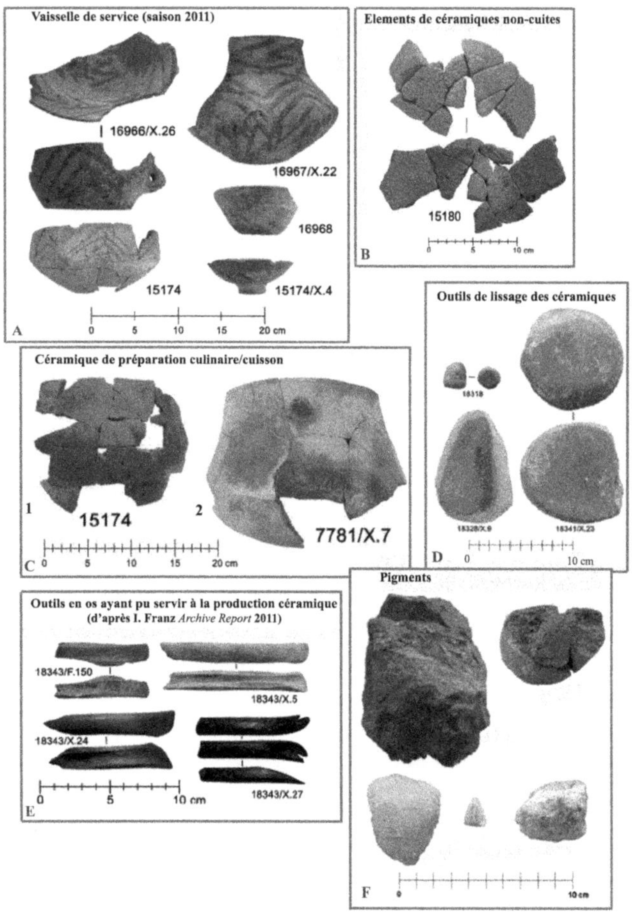

L'ouverture de ces céramiques et leurs décorations sont sans doute à rapprocher de leur fonction, pour le service et la présentation de la nourriture, ce qui les différencient clairement de celles du monticule est, utilisées principalement pour cuisiner (Biehl *et al.* 2012). Signalons néanmoins que même les grandes céramiques dites de stockage en extérieur découvertes dans la tranchée 7 sont elles aussi peintes. Le décor peint est donc un élément clé de la production céramique au Chalcolithique ancien dépassant la simple fonction ostentatoire d'une vaisselle de service. Il s'agit clairement d'une expression identitaire régionale centre anatolienne.

Mode de subsistance

Les analyses des données archéozoologiques en sont encore à leur stade préliminaire. Les premiers résultats montrent un déclin important des bovidés dans le spectre faunique du monticule ouest (5% du total). Ce sont les moutons et les chèvres qui dominent. David Orton signale que ce changement s'amorce dès le niveau V (figure I.4), EN/ECA II.

Pour les bovidés, il parle d'espèces pleinement (morphologiquement parlant) domestiquées (Biehl *et al.* 2012 ; Orton 2010). Si les chèvres domestiquées sont importantes dans ces assemblages de la tranchée 5, il est surprenant de trouver encore une grande part de spécimens de très grande taille. Il n'est à ce jour pas possible de dire s'il s'agit là d'animaux sauvages (très rares sur le monticule est) ou bien d'une part importante de mâles, pouvant révéler des changements dans les stratégies de gestion des troupeaux ou bien l'intégration de différentes variétés de chèvres plus robustes (Biehl *et al.* 2012).

Ainsi pour David Orton, il est possible que le réel changement entre l'est et l'ouest ne tienne pas dans la mise en place progressive de la domestication des bovidés mais plutôt l'arrêt de la chasse de l'auroch (Biehl *et al.* 2012). Il signale aussi une différence taphonomique entre les restes osseux est et ouest. Les ossements du monticule chalcolithique sont extrêmement bien conservés suggérant un processus taphonomique différent de celui du matériel néolithique où la conservation est très mauvaise. Il attribue cela à une différence dans le traitement des carcasses et peut-être des pratiques culinaires différentes : chèvres et moutons chalcolithiques montrent une exploitation moins intensive des carcasses.

Aussi, les changements observés dans les modes de subsistance, l'architecture et les pratiques funéraires sont déjà en branle dès le Néolithique final à Çatalhöyük. Ces données sont synthétisées dans le tableau I.3. Le lithique nous le verrons continue à montrer un changement progressif et lent dans l'industrie malgré un renversement net des matières premières obsidienne exploitées.

5 La méthodologie

Tout au long de la longue occupation du site, la principale matière première utilisée par la communauté pour la pierre taillée est l'obsidienne. Un important programme de caractérisation des obsidiennes dirigé par Tristan Carter a permis de montrer que ce matériel provenait principalement des sources cappadociennes de Göllü Dağ et Nenezi Dağ, à près de 200 km à l'est du site de Çatalhöyük (Carter *et al.* 2005b, 2006b, Carter & Shackley 2007 ; Poupeau *et al.* 2010).

Le reste de la pierre taillée, des monticules est et ouest, est composé d'une diversité de ressources siliceuses non-obsidienne. Mais nos connaissances de ces matières premières (*NOCs* : *Non-Obsidian Components* (Carter *et al.* 2007 ; Doherty & Milić 2007 ; Doherty *et al. In prép.*) sont très limitées. C'est pour cette raison, entre autre, que dans notre étude il est nécessaire d'accorder une large place à la caractérisation et la question de la provenance de ces autres silicifications.

Lorsque l'on fait le bilan des recherches géochimiques sur les archéomatériaux, sitôt, on remarque l'efficacité d'une telle approche et son succès pour l'obsidienne mais aussi les problèmes que cela pose une fois appliquée au silex. Cela peut simplement s'expliquer par les caractéristiques physico-chimiques différentes et propres à chacune de ces matières. On a voulu appliquer au silex des démarches analytiques qui se sont montrées fructueuses avec l'obsidienne oubliant que l'on avait affaire à deux matériaux de nature et de genèse totalement différentes. Il faut donc ici revenir sur leur formation géologique pour comprendre le succès de la géochimie appliquée à l'obsidienne et pourquoi cette approche est inadéquate pour l'étude des silex. Il s'agit donc de définir une stratégie analytique appropriée à chaque matière première mais aussi de tenir compte des contraintes liées à l'analyse d'objets archéologiques (techniques non-destructives, exportation pour analyses soumises à conditions…).

5.1 - L'obsidienne

5.1.1 - Formation de l'obsidienne

L'obsidienne est un verre volcanique naturel : c'est une roche magmatique effusive, saturée en silice. Comme le silex, c'est une roche à fracture conchoïdale. Ses propriétés mécaniques, liées à sa nature (verre), la rendent très appréciable pour la taille. Elle se forme dans les terrains au volcanisme acide. Elle est parmi les roches volcaniques les plus riches en silice (SiO_2 > 65% en masse). Deux facteurs de sa formation sont à considérer : la vitesse et rapidité de refroidissement de la lave et la composition acide de celle-ci. De par sa formation, la composition de l'obsidienne est identique à celle du magma dont elle est issue. Les teneurs élémentaires chimiques secondaires de ce dernier dépendent de processus complexes qui se produisent au cours de la remontée du magma le long de la chambre. Lors d'une remontée lente du magma, celui-ci peut être sujet à plusieurs processus qui modifient ses propriétés : cristallisation fractionnée (en milieu clos), modification de la composition chimique du magma initial, lui-même caractéristique du taux de fusion et de la composition de la roche-mère. Ainsi, l'ensemble de ces processus aboutit à une différenciation des magmas et des obsidiennes qui en découlent leur conférant une signature géochimique spécifique . Néanmoins, il arrive que des volcans séparés de plusieurs kilomètres donnent des obsidiennes de même composition chimique. C'est le cas de certaines obsidiennes d'Anatolie de l'est : les sources de Bingöl et Nemrut Dağ (Le Bourdonnec 2007 ; Poidevin 1998).

On comprend ainsi aisément l'efficacité des analyses chimiques pour l'obsidienne et leur succès. Si l'on sait bien peu de chose concernant le silex en Anatolie, il en est tout autrement pour l'obsidienne. L'état des connaissances sur les sources d'obsidienne et de leur exploitation durant les temps préhistoriques, pour cette région, résulte de nombreuses années de recherche depuis les travaux pionniers de Cann et Renfrew (Renfrew *et al.* 1966, 1968).

5.1.2 - Obsidienne et étude de provenance

Les recherches de provenances des obsidiennes ont débuté dans les années 60 sous l'impulsion de Renfrew et de ses collaborateurs sur les cultures néolithiques du bassin méditerranéen, du Proche et Moyen-Orient (Cann & Renfrew 1964 ; Renfrew *et al.* 1966, 1968). Pendant de longues années, le caractère destructeur des méthodes employées dans ces études limitait le nombre d'analyse et la nature des pièces analysées. Mais, aujourd'hui, on tend à intégrer les études de provenance dans le cadre conceptuel de chaîne opératoire, outil des préhistoriens, et de l'économie des matières premières. Il est donc aujourd'hui nécessaire de pouvoir procéder à l'étude d'échantillons plus larges (et donc de réduire le coût des analyses) et d'avoir accès aussi à des méthodes d'analyse moins destructives afin de pouvoir analyser d'autres pièces que de simples déchets de taille (Carter *et al.* 2005b).

Parmi les nouvelles méthodes développées pour l'étude de la provenance des objets archéologiques, la chimie tient une place importante (tableau I.4). Ces méthodes reposent exclusivement sur la spécificité de la composition chimique de chaque obsidienne-source (Cauvin *et al.* 1998). Bien que des variations intra-sources puissent parfois être importantes, les différences entre les sources demeurent suffisantes pour permettre les recherches de provenance en Anatolie centrale.

Deux méthodes donnant accès à des éléments traces discriminants se sont rapidement imposées : dès la fin des années 1960, des analyses élémentaires partiellement destructives par activation neutronique instrumentale (INAA) (Glascock *et al.* 1998 ; Gordus *et al.* 1967 ; Gordus *et al.* 1968) puis par fluorescence des rayons X (XRF) (Carter & Shackley 2007 ; Francaviglia 1984). C'est seulement vers la fin des années 1990 qu'une troisième méthode, l'analyse par faisceau d'ions (PIXE), largement utilisée depuis, devient populaire en contexte proche-oriental (Abbès *et al.* 2003 ; Poupeau *et al.* 2010).

Parallèlement, d'autres méthodes de détermination des compositions élémentaires sont couramment utilisées. Il s'agit de méthodes utilisant un plasma à induction, sous différentes formes, permettant un dosage rapide de nombreux éléments (tendant à remplacer l'activation neutronique). Sous forme partiellement destructive, il s'agit d'analyses par spectroscopie d'émission atomique (ICP-AES) ou spectrométrie de masse (ICP-MS) (Bressy *et al.* 2005 ; Carter *et al.* 2006b). La quantité d'échantillons nécessaires est détaillée dans le tableau I.4 pour chaque méthode. L'ablation laser permet des mesures quasiment non-destructives (LA-ICP-MS).

Les études de provenance effectuées à Çatalhöyük ont principalement fait appel à l'ICP-MS/ ICP-AES et PIXE (Carter *et al.* 2005b, 2006d ; Poupeau *et al.* 2010). Des tests au moyen d'un système portatif EDXRF (Brucker) ont été effectués (Carter & Shackley 2007).

5.1.3 - Discrimination des sources anatoliennes par la chimie

Malgré les nombreux travaux et l'intérêt porté à l'obsidienne dans cette région depuis les années 1960, la question des sources et leur caractérisation n'est pas close. En effet, la découverte de certaines sources comme Bingöl est récente dans l'histoire de la recherche dans ce domaine (Cauvin 1996 ; Cauvin *et al.* 1986). Ainsi que le signale Jean-Luc Poidevin (1998), certains secteurs sont encore mal connus comme le nord-est de la Turquie et certains édifices volcaniques restent à ré-explorer.

L'ouvrage « Du volcan à l'outil » (Cauvin *et al.* 1998) se pose comme un bilan des recherches sur l'obsidienne, ses sources et son exploitation par l'homme préhistorique. Les auteurs remettent en cause les études de Colin Renfrew qui avait avancé une corrélation entre la distance d'approvisionnement et la quantité d'obsidienne observée sur les sites, définissant ainsi des zones d'approvisionnement (Renfrew 1975, 1977). Ils montrent un rapport plus complexe entre l'homme et les sources qui n'est plus basé sur la simple notion de distance (Cauvin *et al.* 1998).

Les études de provenance sont complexes au Proche-Orient car l'Anatolie offre un nombre important de sources (figure II.3). Les recherches ont souligné la complexité physico-chimique de ces sources posant ainsi des problèmes de discrimination. D'autre part, ces sources présentent des matériaux dont la différenciation entre les textures et les aspects, parfois à l'échelle d'une même source, semble plus difficile à faire à l'œil nu que pour les sources occidentales (Italie, Sardaigne). De plus, les obsidiennes offrent une composition en éléments majeurs, mineurs et traces relativement proche. Les techniques analytiques telles que l'ICP-MS, ICP-AES et la fluorescence X ont fait leur preuve quant à la discrimination des principales sources anatoliennes (Carter *et al.* 2006b ; Carter & Shackley 2007 ; Chataigner 1998 ; Poupeau *et al.* 2010).

Le complexe cappadocien

Deux grandes sources cappadociennes ont principalement été utilisées pour la pierre taillée de Çatalhöyük (Carter *et al.* 2006b ; Carter & Shackley 2007 ; Poupeau *et al.* 2010) : Nenezi Dağ et Göllü Dağ, distantes de quelques kilomètres l'une de l'autre.

Chimiquement parlant, 2 groupes principaux se distinguent nettement, avec des distinctions au sein de chaque groupe (Poidevin 1998) : **East Göllü Dağ** avec Kayırlı-Est, Sırça Deresi, Kömürcü et **Göllü Dağ-Ouest** avec Kayırlı-Village, Bozköy et Gösterli (figure II.2). La discrimination est aisée et essentiellement basée sur les teneurs en Barium (Ba), Thorium (Th), Lanthane (La) et Cérium (Ce). Les obsidiennes de Göllü Dağ-Est paraissent aussi les plus aptes à la taille; les obsidiennes de Kayırlı-Village sont souvent fissurées et celles de Nord-Bozköy contiennent des sphérules de recristallisation. L'homme préhistorique a donc dû privilégier selon Poidevin (1998) l'utilisation des obsidiennes du Göllü Dağ oriental. Les artefacts en obsidienne des sources occidentales de Göllü Dağ semblent plus rares, comme le montrent les études archéologiques récentes régionales (Chataigner 1998).

Au Nord du Göllü Dağ, **Nenezi Dağ** est un dôme-coulée qui domine la plaine de plus de 500 m. L'essentiel de l'obsidienne est noir, mais localement elle peut prendre des couleurs rouge ou gris bleuté. Elle peut être largement perlitique. Le dôme ne présente que de mauvais affleurements d'une rhyolite grise clairsemée de petits fragments d'une obsidienne gris noir à éclat mat. Malgré ces différents faciès (révélés dans un premier temps par les différentes couleurs d'obsidienne), les compositions chimiques sont décrites comme homogènes (Poidevin 1998). Les obsidiennes sont à tendance méta-alumineuses. Elles présentent des teneurs élevées en Calcium (Ca), Barium (Ba) et Thorium (Th).

D'autres sources sont présentes en Cappadoce mais elles sont soit de mauvaise qualité et délaissées par les hommes de la Préhistoire, soit encore mal connues. Plus à l'ouest, au-delà de la faille majeure du Tuz Gölü, le grand stratovolcan de l'**Hasan Dağ** présente de rares sites à obsidienne. Les études minéralogiques ont montré que les obsidiennes du Hasan Dağ sont riches en quartz : "*À notre connaissance, les obsidiennes du Hasan Dağı sont les seules obsidiennes de Cappadoce à présenter du quartz; mais bon nombre de gisements n'a pas fait l'objet d'étude pétrographique*" (Poidevin 1998: 123). Mais les données archéologiques révèlent que ces obsidiennes n'ont pas été utilisées.

Enfin, le second stratovolcan récent de Cappadoce, l'Erciyes Dağı, situé à la limite est de la région, est implanté sur la dépression de Sultansazlığı; jusqu'à très récemment, la présence d'obsidienne sur ce volcan était douteuse; de récents travaux de terrain ont permis de localiser au moins deux gisements mais aucune analyse chimique n'est encore disponible (Poidevin 1998).

Le Sud-Est anatolien : Bingöl et les environs du lac de Van

Cette région présente de nombreuses sources d'obsidienne que nous ne détaillerons pas ici (voir partie II). Ces sources sont en effet anecdotiques dans les assemblages de Çatalhöyük (Carter *et al.* 2005b, 2006d ; Carter & Shackley 2007). Signalons cependant que la distinction entre les obsidiennes péralcalines de Nemrut et de Bingöl reste encore à ce jour problématique (Poidevin 1998), leur chimisme étant très proche.

5.1.4 - Vers une classification sur critères macroscopiques

On observe ces derniers temps un renversement de la situation. Après de nombreuses années d'analyse chimique sur les objets archéologiques afin de discriminer les différentes sources d'obsidienne exploitées, on observe un retour timide sur la question de la pertinence ou non d'une discrimination visuelle des sources d'obsidienne selon des caractères macroscopiques. À Çatalhöyük, le programme de recherche développé par Tristan Carter montre clairement une utilisation quasi unique des obsidiennes cappadociennes. Récemment, l'équipe du laboratoire de lithique, notamment Tristan Carter, Marina Milić et Nurcan Kayacan, s'est penchée sur cette question. Ils ont ainsi décrit environ 20 types d'obsidienne, présentés en détail dans le rapport de fouille de 2008 (Carter *et al.* 2008). Régulièrement, des pièces ont été exportées pour analyse ces dernières années afin de tester cette classification visuelle et d'attribuer les différents types à des sources (ici principalement Nenezi Dağ/ Göllü Dağ). Cette approche reste expérimentale et n'a pas encore fait l'objet de publication. Néanmoins, les premiers résultats se montrent satisfaisants si bien que l'équipe du laboratoire de lithique utilise cette approche mettant à disposition des échantillons de référence analysés, pour décrire les obsidiennes et leur provenance dans la base de données de Çatalhöyük. Les sources de Nenezi Dağ et de Göllü Dağ sont globalement aisément reconnaissables. L'expérience personnelle et un test sur une centaine de pièces (l'ensemble des membres du laboratoire s'y sont soumis sous la direction de Tristan Carter) ont montré que l'erreur tient plus souvent à la différence entre deux types assez proches que de la distinction des sources en elles-mêmes. Les critères macroscopiques de chaque type restent sans doute à préciser pour que la classification soit facilitée et univoque. Ce test a montré la relative reproductibilité de l'approche macroscopique avec une erreur de 3% dans l'attribution détaillée par type et de rares erreurs dans la discrimination visuelle des sources de Nenezi Dağ et de Göllü Dağ (Carter & Milić 2013). Si notre connaissance des obsidiennes de Cappadoce est démontrée, elle reste vague concernant les obsidiennes de l'est anatolien. Aussi, les obsidiennes ne répondant pas aux types observés à Çatalhöyük seront classées comme « autres provenance, probablement Anatolie de l'est ».

Signalons qu'un test a été effectué dans le cadre d'un Master au Muséum national d'Histoire naturelle (Ostaptchouk, 2009) pour valider la fiabilité de la discrimination visuelle des types connus à Çatalhöyük et d'autres sources d'Anatolie de l'est. Ainsi, trois grands groupes visuels avaient été décrits et respectivement attribués comme provenant de Nenezi Dağ, de Göllü Dağ et un type non-observé à Çatalhöyük provenant sans doute d'Anatolie de l'est. Les analyses SEM-EDS élaborées sur l'ensemble de la collection d'un site du nord de la Syrie, Tell Moufech, ont confirmé la présence d'obsidienne de Cappadoce et de l'est anatolien. Notons que les analyses SEM-EDS n'ont cependant pas permis de distinguer les sources de Nenezi Dağ et Göllü Dağ.

Ainsi, cette démarche en est certes à un stade expérimental mais elle a montré sa pertinence et la fiabilité de ses résultats (Carter & Milić 2013). Notre but n'étant pas ici de distinguer les différents types décrits par Nurcan Kayacan, Marina Milić et Tristan Carter (Carter *et al.* 2008) mais juste d'avoir une détermination, une distinction des sources utilisées, nous avons opté pour cette méthode d'attribution des sources d'obsidienne. Nous verrons que les résultats ne vont pas à l'encontre des rares analyses effectuées sur les artefacts du monticule ouest. Il est illusoire d'ailleurs de croire possible l'analyse systématique de toutes les pièces. Aussi cette approche se veut un bon compromis, et à ce jour, la seule réponse pour l'étude systématique de l'ensemble du matériel lithique en obsidienne.

Dans le cadre de ce travail, l'obsidienne n'a donc fait l'objet d'aucune analyse chimique par l'auteur.

L'ensemble du matériel archéologique obsidienne a donc fait l'objet d'une classification par source potentielle sur l'étude des caractères macroscopiques. Ce travail repose sur les travaux et types définis par Nurcan Kayacan, Marina Milić et Tristan Carter dans le cadre de l'étude de la provenance des obsidiennes du monticule est de Çatalhöyük (Carter *et al.* 2008). Ce travail fut effectué sur le terrain durant les saisons de fouille 2009-2011, permettant une comparaison systématique avec une collection de référence (dont l'attribution de chaque pièce a été confirmée par des analyses chimiques) mise à disposition au laboratoire de Çatalhöyük. L'objectif n'était pas, à ce moment, d'attribuer de manière précise à chaque pièce un type. Aussi, il n'existe pas d'inventaire détaillé type par type mais juste une attribution à la source soit Nenezi Dağ, Göllü Dağ ou autres.

5.2 - Silex et autres silicifications

À la lecture de la littérature archéologique francophone et anglophone, il semble nécessaire et primordial de préciser la terminologie utilisée dans le cadre de ce travail et pour cela, de définir ce qu'est un silex, un chert, un jaspe et autres termes liés à ces silicifications (opale-CT, calcédoine…). Car dès que l'on veut s'intéresser aux sources de matières premières, il faut utiliser une nomenclature précise pour désigner des roches dont la nature, la genèse et la position stratigraphique sont autant d'éléments contribuant à définir une matière et à en determiner le gisement d'origine.

5.2.1 - Diagénèse et minéralogie des silex

On a pour habitude de lier le silex aux craies du Crétacé supérieur. Or cette roche de silice est encore plus répandue et ubiquiste que ne l'est la craie (dont l'extension est limitée à celle des plateaux épicontinentaux du Crétacé et des profondeurs modérées dans l'océan) (Fröhlich 1996, 2006). Depuis Lucien Cayeux (1929), le terme *silex* désigne une roche de silice qu'on trouve tel un corps étranger dans la craie ou une roche-hôte, se dissociant nettement de celle-ci. Il distingue deux types de silex en fonction de leur roche encaissante : les silex *stricto sensu (s.s.)* se formant dans la craie. Les silex *largo sensu (l.s.)* peuvent être subordonnés aux dépôts calcaires quelconques. En fait, ces silex *l.s.* se sont formés dans des sédiments calcaires à cristaux de calcite plus grossiers et, comme Lucien Cayeux l'avait déjà remarqué, la taille des cristaux de quartz remplaçant la calcite est plus élevée (Cayeux 1929). En conséquence, la matrice de ces silex *l.s.* n'est plus de la calcédoine mais du microquartz. La différence pétrographique et minéralogique entre les silex *s.s.* et *l.s.* est donc fondamentale et impose de les différencier dans les recherches de provenance en Archéologie.

Il faut donc réserver le terme de silex à des accidents siliceux de la craie qui, comme nous l'avons déjà mentionné, ne font pas corps avec la craie ou avec des roches calcaires très fines appelées micrites (compression pour microcarbonates). Cette restriction a une raison précise qui relève de la diagénèse même du silex.

Les silex (*s.s.*) sont le plus souvent des roches monominérales, c'est-à-dire constituées d'un unique minéral, la calcédoine (Fröhlich 1996, 2006). La calcédoine est un arrangement spatial particulier du quartz (quartz α).[4] Elle consiste en l'organisation de nano-cristallites de quartz en fibres. Les différentes orientations des cristallites au sein des fibres donnent naissance à des types différents (principalement observés ici en lame mince, la pseudo-chalcédonite). Dans le cas des silex, cet ordre organisé en fibres, n'est plus respecté. Les cristallites se développent sans ordre préférentiel (on dit que la calcédoine est mal cristallisée) (Fröhlich 2006). Suivant le modèle de genèse des silex donné par François Fröhlich (2006), la formation du silex est synchrone du dépôt de la craie (micrite). Le processus se passe en milieu plus ou moins fluide (boue) au fond des océans, à proximité de l'interface eau-sédiment, qui constituent de la sorte un milieu où les échanges chimiques sont importants. Le silex aurait pour origine un remplacement direct de la calcite (sous forme de coccolites, foraminifères...) par la silice : la complexité chimique de l'eau de mer (salinité...) entraîne la formation d'une multitude de germes cristallins de quartz.

La croissance cristalline est beaucoup plus lente que la vitesse d'accumulation de la craie. Aussi, à mesure, les rognons de silex en formation s'enfoncent par accumulation de la craie. Le système n'étant plus alimenté (la limite des échanges chimiques étant évaluée à 20-50 cm (Fröhlich 2006)), le processus s'arrête et c'est un nouveau banc de nodules de silex à l'interface eau-sédiment qui s'amorce. C'est donc ce processus diagénètique qui définit la nature minéralogique du silex et le différencie des cherts. Car, en effet, la différence fondamentale entre les silex et les cherts - que l'on observe souvent ensembles dans le pays de Caux (région d'Étretat) ou encore en Touraine - tient à la présence d'une autre phase de silice, l'opale-CT (Fröhlich 2006).

5.2.2 - Diagénèse et minéralogie des cherts

L'opale-CT, autre forme de silice, se présente en cristaux encore plus petits que la calcédoine (2 nanomètres seulement). Il ne s'agit pas de quartz mais d'un autre minéral de silice, la tridymite, très mal cristallisée, et qui a un autre comportement vis-à-vis de la craie au sein de laquelle elle cristallise : contrairement à la calcédoine, l'opale-CT ne dissout pas la calcite mais elle la consolide, la cimente en s'agglomérant autour (Fröhlich 2006).

La formation de ces cherts à opale-CT est relativement complexe et n'empêche pas la cristallisation conjuguée de calcédoine. Il peut en découler donc un mélange des deux phases donnant des roches d'apparence différente. Dans le cas où l'opale-CT est prépondérante, la roche de silice résultante fait corps avec la craie voire même se confond avec elle (ce qui est le cas d'une grande partie du tuffeau de Touraine (Fröhlich 2006 ; Moushine 1994)). Dans le cas où la calcédoine est prépondérante, l'apparence de la roche est celle d'un silex. C'est le cas par exemple des silex du Grand Pressigny dont la singularité tient de l'association d'opale-CT et de calcédoine (Fröhlich 2006).

Ainsi, la cristallisation des microcristaux de quartz de la calcédoine ou de cristaux d'opale-CT dépendrait de la concentration en silice dans l'eau de leur milieu de formation. La calcédoine se forme dans un milieu de sédimentation où la concentration en silice est relativement faible alors que les cherts se formeraient dans un milieu plus concentré en silice. Ainsi, dans les cherts, l'opale-CT se formerait dans un premier temps, la calcédoine se formerait postérieurement, relevant ainsi d'une diminution de la concentration en silice dans les

[4] le quartz est polymorphe : le polymorphisme est la propriété qu'ont certains éléments et composés de cristalliser avec des structures différentes, la stabilité de chacune d'elles dépendant de la température et de la pression. Le quartz α est un quartz de basse température et basse pression

eaux interstitielles au cours de l'enfouissement (Fröhlich 2006).

5.2.3 - Les jaspes

Les jaspes sont des roches sans grain tant ils sont fins, d'aspect terne et d'une grande opacité. La dispersion dans le temps des jaspes à radiolaires, conservés comme tels, est très vaste. Connus dès la base de l'Ordovicien (Arenig), ils présentent, de beaucoup, leur maximum de développement au Jurassique et continuent de se développer au Tertiaire (Cayeux 1929).

Les jaspes sont souvent rapprochés des radiolaires. Car, pour beaucoup d'auteurs, l'origine de la silice est très souvent organique. Elle proviendrait des tests de Radiolaires ; mais l'origine peut aussi être chimique. Les jaspes à radiolaires se rencontrent dans les formations appelées « radiolarites », très généralement associées aux séries ophiolitiques (anciennes croûtes océaniques portées à l'affleurement par le jeu de la tectonique des plaques, lors de la collision entre celles-ci). Les jaspes sont alors associés à des roches de la croûte océanique (gabbros…) plus ou moins métamorphisées (« roches vertes » : serpentinites…).

5.2.4 - Silex et études de provenance : bref bilan et considérations méthodologiques

Toutes les études de provenance des matières premières reposent sur deux temps forts dans leurs approches méthodologiques : (1) la caractérisation des matières premières dont doit découler (2) la donnée « provenance ». La caractérisation se fait en deux temps : la description selon des critères divers (couleur, texture…) et l'identification de la matière première. L'objectif est de dégager un certain nombre de caractères univoques (chimiques, macroscopiques…) permettant de discriminer des groupes, de les différencier. Deuxièmement, il s'agit de préciser la terminologie en identifiant tout simplement la nature même de la roche. Ce travail lorsqu'il est bien mené et surtout lorsque les connaissances de l'archéologue le permettent, peut apporter quelques informations sur son milieu de formation. Il n'y a, dans tous les cas, pas d'informations de provenance sans une caractérisation précise de la matière première et donc son identification.

Malheureusement nous le verrons, le passage de la caractérisation à la donnée « provenance » se fait rarement par déduction directe. La provenance, ou peut-être parlons de sa validation, passe le plus souvent par un recours à un référentiel géologique. Les études de provenance aujourd'hui sont donc essentiellement des études comparatives.

Différentes méthodes de caractérisation des silex se sont développées depuis les premières études des années 1980 (Demars 1980, 1982 ; Masson 1981, 1984 ; Mauger 1984, 1985b ; Torti-Zannoli 1985) (voir tableau synthétique I.5).

Nous ne ferons qu'un bilan général des différentes méthodes utilisées pour la question de la provenance des silex (tableau I.5). Des synthèses existent déjà dans différents ouvrages, thèses ou articles traitant du sujet (Bressy 2003 ; Djindjian 2005 ; Grégoire 2001 ; Simonnet 1999 ; Tykot 2004). Nous mentionnerons donc brièvement les trois grandes familles d'approche méthodologique : les approches macroscopiques souvent complétées de l'approche microscopique et les approches chimiques (tableau I.5).

L'approche macroscopique fut la première développée et est la plus communément appliquée. Elle se veut aujourd'hui l'étape préliminaire de toutes études des matières premières. Elle consiste à décrire le silex d'après une série de caractères macroscopiques (couleur, texture, aspect…). Il est important de rappeler que la donnée de provenance ne peut être ici obtenue que par une comparaison avec un référentiel géologique préalablement constitué. Sans référentiel géologique, la provenance ne peut être obtenue par cette approche. Cette méthode présente cependant de nombreux avantages (tableau I.5) : sa simplicité de mise en œuvre, non-destructive, elle permet l'examen rapide d'un grand nombre de pièces. De nombreux aspects de cette méthode sont critiqués : la subjectivité de l'observation des caractères (couleur, éclat…), les limites d'état de surface des pièces. Enfin des silex d'origines géologiques et géographiques différentes peuvent présenter des aspects macroscopiques identiques ne permettant pas la discrimination des sources entre elles.

La discipline se développe enrichie par les apports de la pétrographie et devient la pétroarchéologie. Cette dernière consiste à identifier les affleurements de matières premières lithiques utilisées par les préhistoriques pour la fabrication de leur outillage au moyen de méthodes diverses d'analyses telles que la pétrographie (Affolter 1989 ; Fernandes & Raynal 2006, 2010 ; Grégoire 2001 ; Masson 1981 ; 1987), la micropaléontologie (Deflandre 1935 ; Rodriguez-Tovar *et al.* 2010 ; Séronie-Vivien & Séronie-Vivien 1987 ; Séronie-Vivien *et al.* 2006 ; Surmely *et al.* 1998 ; Valensi 1955, 1960) ou encore la taphonomie (Fernandes & Raynal 2006). Là encore une bonne connaissance des ressources minérales de la région est indispensable pour mener à bien ce type d'études qui, basées sur une analyse géologique et prétrographique, est avant tout une approche de l'aspect comportemental des groupes préhistoriques dans un environnement donné. Les débuts de la pétroarchéologie en Europe de l'ouest se sont appuyés sur l'emploi de méthodes macroscopiques simples, décrites précédemment, de comparaison des roches.

Au fil des années, de nouveaux besoins ont engendré le recours à des techniques nouvelles. Signalons les travaux de Paul Fernandes s'attachant à l'observation des nanostructures des roches afin de comprendre et restituer leur histoire taphonomique, passant de l'échelle macroscopique à l'échelle microscopique au moyen d'un microscope électronique à balayage (MEB). Il explique que les cristallisations et les stigmates présents à la surface des artefacts préhistoriques résultent de phénomènes physicochimiques et mécaniques complexes. Décryptés, ils permettent d'assigner à l'objet une position stratigraphique génétique, un emplacement paléogéographique et une histoire post-génétique (taphonomie) (Fernandes 2006, 2012 ; Fernandes *et al.* 2007 ; Fernandes & Raynal 2006, 2010). Paul Fernandes et Jean-Paul Raynal (2006) signalent eux aussi l'importance du référentiel dans ce type d'étude.

Comme toutes disciplines nouvelles qui se construisent, la pétroarchéologie connaît encore de nos jours de nombreuses difficultés dans la mise au point d'une méthodologie systématisée qui aboutirait à l'obtention de résultats fiables (Grégoire 2001). L'expérience montre que chaque étude, sur un site, une région et une période différente doit être abordée de manière tout à fait spécifique et qu'une méthodologie mise alors en place au cours d'une étude peut s'avérer tout simplement inefficace dans un autre contexte. Aussi les silex Bergeracois ne s'identifient pas forcément grâce aux mêmes techniques que les silex du Bassin parisien ou du Vercors.

L'approche micropaléontologique est particulièrement adaptée lorsqu'on cherche à discriminer les silex d'une même région mais d'âges ou de faciès différents (Affolter 1989, 2010 ; Bintz & Grünwald 1990 ; Mauger 1984 ; Surmely *et al.* 1998 ; Surmely *et al.* 2004 ; Valensi 1955). Elle s'est avérée pertinente par exemple pour les silex à lepidorbitoïdes en Aquitaine (Séronie-Vivien 2003 ; Séronie-Vivien & Séronie-Vivien 1987 ; Séronie-Vivien *et al.* 2006) ou l'ancienne étude des silex du Bassin parisien à dinoflagellés (Mauger 1984, 1985a). Mais les applications de cette approche restent limitées, les silex azoïques (sans fossiles) la rendant inutile.

À la recherche de données quantitatives fiables, les archéologues se sont alors tournés vers les analyses chimiques élémentaires de la roche (Consigny 1996 ; Glascock & Neff 2003 ; Horan 1977 ; Luedtke 1978, 1979 ; Malyk-Selivanova *et al.* 1998 ; Shackley 1998). On utilise alors des méthodes d'analyses ayant fait leur preuve pour l'étude d'autres matières premières comme l'obsidienne (voir tableau I.4) : citons entre autre l'activation neutronique (INAA); la spectrométrie de masse – ICP-MS, LA-ICP-MS (*Laser Ablation - Inductivly Coupled Plasma Mass Spectrometry*) ou ICP-AES – (Blet 1999 ; Morisset 1996 ; Thompson *et al.* 1986) et la fluorescence X (Gauthier *et al.* 2012). Destructives ou non, elles permettent de détecter les éléments chimiques présents – majeurs et/ou mineurs – dont la répartition quantitative est directement induite par le milieu et les conditions de formation de la roche siliceuse (Rio 1982). Ces analyses reposent donc sur l'hypothèse selon laquelle chaque gîte à silex possède une composition chimique caractéristique qui peut être retrouvée sur le silex en contexte archéologique. Or nous verrons que la taphonomie des silex peut aboutir à la modification en tout ou partie de sa chimie originelle.

L'approche chimique de la provenance des silex s'est néanmoins révélée assez prometteuse dans certaines études de cas. Citons le cas des silex provençaux (Blet 1999 ; Blet *et al.* 2000). Dans le cas des silex est-pyrénéens, elle a mis en évidence une grande homogénéité au sein de silex provenant pourtant de faciès très variés (du Trias au Miocène) sans doute due à des apports terrigènes de même nature spécifique aux Pyrénées (Grégoire 2000, 2001). Cette approche ne semble donc pas être applicable à tous les contextes.

Bien qu'ayant donné ponctuellement des résultats, les analyses chimiques présentent deux inconvénients majeurs : leur coût qui réduit le nombre d'échantillons pouvant être traités et le faible taux de résultats positifs. Tous les objets ne pouvant être analysés, l'essentiel de la détermination repose essentiellement sur une comparaison macroscopique entre les échantillons analysés et le reste des pièces archéologiques. Enfin l'analyse chimique fournit une liste d'éléments chimiques constituants quantifiés mais ne donnent pas directement d'information de provenance. Cette dernière est obtenue là encore par confrontation des données chimiques archéologiques à celles d'un référentiel géologique.

L'expérience d'une longue et riche histoire des études de provenance prône aujourd'hui, avec sagesse, une approche combinée s'adaptant à chaque contexte d'étude. Seul la micro-paléontologie et l'approche minéralogique permettent systématiquement d'obtenir une information directe sur le contexte géologique de formation. Car, nous l'avons systématiquement signalé, l'approche macroscopique, bon nombres des approches microscopiques et les approches chimiques nécessitent un recours à des référentiels géologiques pour obtenir l'information de provenance. Ainsi l'information de provenance ne découle pas de l'étude directe du matériel mais elle est obtenue par comparaison. Les silex d'Anatolie centrale observés en contexte archéologique étant très largement azoïques ou ne présentant pas de microfossiles clairement identifiables, nous avons opté pour une approche minéralogique inédite faisant appel à la spectroscopie infrarouge. Depuis peu de timides travaux se sont lancés dans des études de provenance des silex par spectroscopie infrarouge (Hassler *et al.* 2013 ; Hawkins *et al.* 2008 ; Long *et al.* 2001 ; Parish *et al.* 2013 ; Parish 2001 ; Tourigny *et al.* 2007) ou encore par raman (Olivares *et al.* 2009). Mais leur démarche repose encore entièrement sur le principe de comparaison des données archéologiques et géologiques. Cette étape du travail est certes fondamentale et nécessaire *in fine*. Mais dans notre contexte d'étude, il nous fallait trouver une solution adaptée à l'absence de collections géologiques de référence. Certes un projet de prospections a été effectué mais nous n'avions alors aucune garantie de son succès par la localisation de sources taillables. Notre étude des artefacts ne pouvait alors pas reposer sur une approche méthodologique requérant un référentiel. Il nous fallait obtenir autrement la donnée « provenance ». L'objectif fut donc d'extraire cette dernière directement de l'objet étudié, de la matière première en elle-même. Ainsi, nous le verrons par une caractérisation fine, passant par la description et l'identification de la matière première (différentes phases de silice), nous pouvons extraire grâce à la minéralogie des données quant à la diagénèse et donc aux milieux de formations des roches. Nous obtenons ainsi des données concernant la formation géologique qui complétées par l'étude des surfaces d'altérations nous permettent d'avancer des hypothèses sérieuses quant aux sources potentielles et aux modalités d'acquisition (en position primaire, secondaire…). Là encore cette approche a été développée pour l'étude du matériel de Çatalhöyük et s'est avérée efficace dans ce contexte. Cela a été rendu possible par la diversité des silicifications rencontrées qui demandaient à être identifiées et par la présence de deux éléments carbonatés distincts (dolomite et calcite).

5.2.5 -Pour une approche minéralogique des silex et autres silicifications

Les cherts sont donc constitués d'opale-CT, de carbonates en large part et peuvent présenter de la calcédoine en teneur souvent moindre (Fröhlich 2006). Il s'agit ici de retenir que le silex et le chert présentent des minéralogies différentes, que la spectroscopie infrarouge nous permet de distinguer et de quantifier. L'appellation de chert ne sera utilisée uniquement que lorsque l'observation de cette phase de silice, l'opale-CT, sera identifiée (par spectroscopie infrarouge ou sur lame mince).

Soumia Moushine fut la première à développer cette approche minéralogique par spectroscopie infrarouge pour caractériser les silex et cherts de Touraine, utilisant des diagrammes ternaires considérant l'opale-CT/ calcédoine/ calcite (Moushine 1994).

Elle met ainsi en avant la diversité des faciès du Crétacé supérieur dans la partie sud-ouest du Bassin de Paris, au sud d'Orléans. Il ressort de son bilan minéralogique que l'opale-CT, souvent associée à la calcédoine, est un constituant majeur de ces roches. Les données quantitatives obtenues dans le cadre de sa thèse conduisent à proposer une nouvelle classification très simple qui s'accorde avec les caractères pétrographiques et minéralogiques des roches siliceuses du sud-ouest du Bassin de Paris.

La présence conjointe de plusieurs phases de silice dans ces roches de Touraine a imposé de trouver une méthode de calcul sur des spectres permettant d'une part, de mettre en évidence l'opale-CT, la calcédoine, le quartz et d'autre part, de les doser. Au terme de ce travail, il apparaît que cette méthode permet dans la plupart des cas d'effectuer ces dosages et constitue donc un outil fiable d'analyses et de caractérisation des roches siliceuses.

Quant aux silex, contrairement aux idées généralement admises, leurs silicifications sont calquées sur celles des roches porteuses. En Touraine, au Turonien inférieur où l'opale-CT est prédominante, les silex sont à dominance d'opale-CT ; au Turonien supérieur, dans les tuffeaux purement calcaires, les silex sont exclusivement calcédonieux, la calcédoine prenant alors la place de la calcite (Moushine 1994). De ces données, il ressort que les craies silicifiées, les cherts et les silex sont issus de processus mettant en jeu la concentration en silice dans l'eau de mer ; concentration dont les variations conduiraient tantôt à la croissance cristalline de l'opale-CT à l'interface eau-sédiment pour les concentrations les plus élevées (30ppm?), tantôt à la croissance cristalline de la calcédoine sous l'interface eau-sédiment pour des concentrations plus faibles (une dizaine de ppm ou plus) (Moushine 1994 ; Fröhlich 2006).

La diagenèse par calcédonisation et remplacement ne s'exercerait que pour des sédiments partiellement carbonatés. D'une manière générale, suivant cette étude, il y aurait donc, une relation directe entre la nature de la phase de silice authigénique et la concentration en silice. Les silicifications seraient donc les témoins directs de l'environnement chimique du milieu marin dans lequel elles se sont formées et non le résultat d'une évolution diagénétique (maturation) (Fröhlich 1981 ; Moushine 1994).

Quant aux silicites à opale-CT, suivant le modèle proposé par Soumia Moushine (1994), elles ne représenteraient qu'un faciès allochtone, résultant du dépôt de particules de silice formées dans un environnement littoral à haute énergie, puis transportées et resédimentées dans des chenaux ou des cuvettes en aval pente.

Les silex à calcédoine auraient pour origine initiale le démantèlement littoral de séries à silex, tandis que les silicates à opale-CT auraient pour origine une néoformation en milieu d'estuaire. Les silicifications de Touraine répondent à un schéma typique de formation de bordure de bassin : les pulsations rythmiques des teneurs en opale-CT mis en évidence dans le forage de Civay-de-Touraine pourraient alors être comprises comme des évolutions du climat et/ou du couvert végétal, déterminant les variations des flux de silice dissoute exportée vers le bassin. Si l'on regarde plus au nord dans le Bassin de Paris, on constate des contrastes de silicifications très importants (silicifications faibles au nord-ouest) qui peuvent être dus à un isolement structural du sud-ouest du Bassin.

La situation particulière de cette partie sud-ouest avec ses silicifications intenses serait donc due à des apports de proximité en silice dissoute. Ces apports ne feraient que s'ajouter à un fond général relativement riche en silice, qui paraît être commun à la plupart des bassins sédimentaires au Crétacé supérieur.

Ainsi, les silex sont-ils, malgré leurs formes communes, des accidents siliceux d'une grande variété de composition. On peut penser que leur genèse est étroitement liée à l'environnement sédimentaire des roches porteuses.

Notre travail s'inspire très largement, sur le principe, de celui de Soumia Moushine. Mais sitôt les premières analyses, l'opale-CT n'a pas pu être clairement mise en avant à la lecture des spectres infrarouges (analyses des artefacts). De plus, les lames minces sur les échantillons géologiques de silex d'Anatolie centrale n'ont révélé aucune trace d'opale-CT. Il a fallu abandonner l'idée d'utiliser la donnée opale-CT qui semble se révéler bien moins pertinente en contexte anatolien qu'en Touraine. Aussi notre travail s'est axé dans un premier temps sur les carbonates présents dans ces silex. Car nous le verrons, pour l'étude des artefacts, ces constituants mineurs sont pertinents avec notamment la présence de calcite et de dolomite en proportions différentes.

La présence de dolomite relevant d'un autre processus, indépendant de celui de la formation des silex, il nous semble nécessaire d'expliquer quelque peu le processus de dolomitisation. D'autant plus qu'il peut être considéré comme un très bon exemple de la perméabilité du silex à la chimie de son environnement.

5.2.6 - Dolomitisation des craies à silex

Le phénomène de dolomitisation de la craie consiste en la substitution partielle du carbonate de calcium primitif ($CaCO_3$) par la croissance de cristaux de dolomite ($CaMg(CO_3)_2$). Une telle cristallisation est due à des eaux interstitielles enrichies en magnésium au travers d'un sédiment encore suffisamment perméable. L'origine du fluide reste encore problématique. Il pourrait provenir de lagunes très salées (*sebkhras*) en bordure littorale où la précipitation de la calcite et du gypse aurait appauvri le liquide en ion Ca^{2+}. Il aurait ensuite gagné les cuvettes peu profondes par densité et y aurait stagné en imprégnant la boue.

Cayeux (1929) dissocie très nettement les phénomènes de silicification et de dolomitisation. Il évoque pour la dolomite, non une genèse directe par sédimentation mais une transformation appelée « épigénie ».

Mais il y a, en milieu marin franc (comme c'est le cas pour la craie), une origine différente : la diagénèse dolomitique est alors contemporaine de la sédimentation sans percolation (Fröhlich 1978). C'est pour cette raison que l'on peut retrouver des cristaux de dolomite dans les silex. Car si la diagénèse dolomitique était plus tardive, on ne retrouverait pas la dolomite dans les silex. Ainsi, la dolomitisation modifie clairement la chimie du silex mais aussi celle de sa craie ou du calcaire hôte. Le silex présente alors une signature dolomitique et nous donne accès de-là à des informations capitales quant à son milieu de formation et donc sa gîtologie. Ainsi, l'obsidienne et le silex sont deux matières premières différentes de par leur histoire géologique. Notre intérêt est de tenter de palier aux lacunes importantes quant à la connaissance des autres matières premières exploitées non-obsidienne à Çatalhöyük. Il s'agira de confronter ainsi les données obtenues pour le silex aux données déjà connues pour l'obsidienne dans cette région.

La description et la caractérisation des matières premières, silex, exploitées à Çatalhöyük mais aussi des échantillons géologiques collectés dans le cadre de prospections régionales, se déroulent en trois étapes majeures (tableau I.6) :

(1) Une approche macroscopique et microscopique. Cela va des observations de terrain pour les gîtes prospectés à l'étude pétrographique au microscope polarisant.

    La couleur sera renseignée, nous le verrons, par un terme subjectif mais accessible à tous et d'une manière plus objective par une analyse chromatique fournissant des coordonnées de celle-ci permettant, si nécessaire, un traitement informatique.

(2) Les analyses minéralogiques de laboratoire. La technique principalement utilisée est la spectroscopie infrarouge pour déterminer et quantifier les constituants minéralogiques des matières premières. Nous verrons que des techniques telles que la diffraction des rayons X et le microraman seront utilisées ponctuellement à titre complémentaire pour des questions précises.

(3) Une analyse statistique descriptive des données spectrales.

Nous détaillerons ici les procédures analytiques (tableau I.5) appliquées aux artefacts et aux échantillons géologiques en silex.

5.3 - Procédures analytiques pour les échantillons géologiques en silex

Il s'agit ici de détailler la méthodologie développée pour les collections géologiques. Rappelons que notre objectif principal est de mettre en place une approche analytique qui reste applicable au matériel archéologique notamment par son aspect non-destructif. Néanmoins, dans le cas des échantillons géologiques, il a été nécessaire d'avoir recours à diverses approches telles que la pétrographie par l'étude des lames minces, qui ne seront pas reprises dans l'étude des artefacts. Car il s'agit de mettre à disposition une description précise et complète des gîtes de silex et autres silicifications observés de la région pour la première fois dans le cadre de cette étude lors d'une mission de prospections géologiques (10 jours) en Anatolie centrale.

5.3.1 - Observations de terrain : description des gîtes

Chaque gîte prospecté et échantillons collectés disposent de coordonnées GPS. Les échantillons sont référencés par région de collecte : la région au nord de Konya (KN), région à l'ouest (KW), Karaman (KARA) et la région des lacs près de Beyşehir (BEY). Soit environ 34 échantillons représentatifs des divers gîtes repérés ont été décrits et analysés. Les échantillons sont décrits dans la partie II, tableau II.1.

Nous rappelons qu'une collection de références est conservée au Département de Préhistoire de l'Université d'Istanbul alors qu'une collection d'étude (34 échantillons) et les lames minces sont conservées au Centre de Spectroscopie Infrarouge du Muséum national d'Histoire naturelle.

Sur le terrain, l'objectif était de relever à la fois des informations d'ordre géologique mais aussi de considérer des critères pouvant être jugés comme pertinents par les artisans de l'époque : accessibilité des gîtes, abondance, dimension des blocs/nodules/tables disponibles, qualité à la taille et à l'usage. Il s'agissait de là d'évaluer le potentiel de ces gîtes comme source pour les artisans de la Préhistoire. Dans cette région, la tectonique étant un des facteurs jouant un rôle important sur l'altération des matières premières (par fissuration), nous avons systématiquement signalé son impact en évaluant le degré de fracturation des matériaux collectés.

5.3.2 - Procédures d'échantillonnage

Chaque gîte observé a été systématiquement prélevé et photographié. Premièrement, la stratégie d'échantillonnage a été orientée par la nature même du gîte et son étendue mais aussi par les phénomènes géologiques de transformation de la matière observés *in situ*.

Les gîtes les plus homogènes ont fait l'objet d'au moins deux prélèvements en deux points différents. Pour les gîtes les plus hétérogènes, chaque faciès visuellement différent a été prélevé. Enfin, pour les gîtes les plus riches et les plus vastes (carrière moderne offrant l'opportunité d'une plus large vue), nous avons collecté une série d'échantillons pouvant rendre compte des différents types de dégradation de la matière première à l'échelle d'une même source : avec un prélèvement de différents nodules de silex montrant différents degrés d'altération par le métamorphisme (allant du silex compact à des nodules semi-poudreux très altérés).

Les roches encaissantes (calcaires, roches magnésiennes mais aussi parfois les argiles associées) ont été systématiquement prélevées même si elles ne font pas ici l'objet d'une étude plus poussée.

5.3.3 - Caractères macroscopiques et description des types de matière première

Un examen à l'œil nu et à la loupe de géologue (grossissement x5/x10) de l'ensemble de la collection a été effectué. Les matières premières ont été classées par type ou groupe visuel selon un certain nombre de caractères macroscopiques comme la couleur ou les inclusions.

Notons que cette partie de notre travail est simplement une approche sensible du matériel et ne repose sur aucune connaissance précise en micropaléontologie ou autres disciplines s'en rapprochant.

La couleur a été définie de deux manières différentes : par l'utilisation d'un nom, subjectif, la décrivant (rouge, chocolat...), pour une visualisation rapide et accessible de celle-ci. Enfin, l'utilisation de coordonnées CIEL*a*b obtenues par analyse chromatique permet une définition objective de la donnée couleur mais aussi, le cas échéant, un traitement informatique de celle-ci. Il n'a cependant pas été possible encore à ce jour d'intégrer les données couleurs aux analyses statistiques des données spectrales dont le but aurait été d'ajouter des critères complémentaires de discrimination des groupes. Cette gestion des données de nature différentes dans un même traitement statistique demande encore à être mis au point pour les études à venir.

5.3.4 - L'analyse chromatique

Afin de traiter de la manière la plus objective possible le critère de description de la couleur, un protocole reproductible utilisant un colorimètre a été mis au point. La couleur des échantillons a été mesurée au moyen d'un Spektralphotometer SP820 λ (Techkon). Dans sa configuration de base, ce colorimètre émet un cône de lumière de type D65 (standard européen de la lumière du jour à 6500K) avec un angle d'ouverture de 10° projeté dans une fenêtre d'environ 3 mm de diamètre. La lumière réfléchie est analysée par un détecteur qui en saisit l'intensité à différentes longueurs d'onde (résolution spectrale de 10 nanomètres).

L'espace de couleur CIEL*a*b* a été choisi pour ces mesures. CIEL*a*b* est un modèle de représentation des couleurs développé en 1976 par la Commission internationale de l'éclairage (Sharma 2003 ; Sharma & Trussell 1996). Cet espace de couleur a été choisi pour deux raisons : CIEL*a*b*, tout comme l'espace classique XYZ sur lequel il prend appui, est un modèle absolu et donc indépendant du matériel de mesure (contrairement aux espaces de couleur, type RVB, utilisés en informatique). Contrairement à l'espace XYZ, la différence entre deux couleurs de l'espace CIEL*a*b, représentées par deux points dans un système de coordonnées en trois dimensions, est semblable à la différence entre ces deux couleurs telle qu'elle est perçue par l'œil. Les distances linéaires entre les deux points traduisent les distances ressenties entre les couleurs représentées (Sharma 2003). La donnée couleur se traduit par trois coordonnées (L*, a* et b*) renvoyant à l'espace CIEL*a*b*.

Tous les échantillons géologiques ont été analysés. Les mesures ont été réalisées sur les zones présentant les surfaces les plus régulières possibles. Entre 30 et 50 points de mesure (en fonction de la taille de l'échantillon analysé), ont été pris sur l'ensemble de la pièce afin d'avoir des coordonnées représentatives de la couleur globale. Une moyenne est alors obtenue pour chaque échantillon analysé nous fournissant des coordonnées moyennes reportées en annexe. Pour les silex présentant différentes couleurs très clairement délimitées (type silex zoné ou lité), ce protocole d'analyse est répété indépendamment pour chaque couleur. Nous obtenons alors autant de coordonnées L*a*b* que de couleurs observées. Pour les pièces dont les variations de couleur sont moins nettes (types silex marbré ou moucheté), l'ensemble de la surface est considéré pour une unique mesure, donnant alors une couleur moyenne.

5.3.5 - Pétrographie

19 échantillons, rendant compte des différents gîtes prélevés, mais aussi des grands groupes macroscopiques définis, ont été préparés en lame mince pour une étude au microscope polarisant (à différents grossissements, entre x25-x100). Cette étude permet de définir les microfaciès.

5.3.6 - La spectroscopie infrarouge à transformée de Fourier

La spectroscopie infrarouge à transformée de Fourier (FTIR) est particulièrement intéressante en raison de la variété de l'information contenue dans les spectres - *i.e.* données à la fois organiques et non-organiques - et en raison d'une gamme de diverses techniques permettant de s'adapter aux contraintes de l'échantillon à analyser (en fonction de la possibilité ou non de prélèvements, approche quantitative…).

L'ATR-diamant est un outil rapide pour obtenir une première évaluation complète de la composition de l'échantillon. Un échantillon représentatif, d'environ 1 g de chaque échantillon a été broyé dans un mortier en agate et analysé. Cet échantillon est aussi conservé pour d'autres analyses.

Dans un second temps, les mêmes échantillons ont servi pour la préparation de pastilles de bromide de Potassium (KBr) selon le protocole décrit par Fröhlich (1981, 1989). La préparation des pastilles requiert seulement 2,5 mg de l'échantillon analysé. Cette préparation standardisée permet d'évaluer les teneurs en minéraux : le calcul s'appuyant sur le protocole développé pour les minéraux par Pichard et Fröhlich (Fröhlich 1993 ; Pichard & Fröhlich 1986). Le calcul des constituants minéralogiques est détaillé dans la figure I.11, au travers de l'exemple de la calcite. Cette figure I.11 présente aussi les différents constituants, ici considérés (détail C), soit le quartz, la calcédoine, la calcite et les coefficients d'absorbance de ces constituants calculés sur des échantillons purs de référence tirés de la base de données du Centre de Spectroscopie Infrarouge (détail figure I.11, tableau C). Les éléments mineurs (inférieurs à 1%) sont signalés sous forme de trace. Enfin des données qualitatives quant à l'intensité de la bande à 555 cm^{-1} et 610 cm^{-1} (bandes liées à la calcédoine et aux groupements des silanols) sont aussi reportées dans les tableaux présentant les données minéralogiques.

L'ensemble des spectres a été obtenu en transmission avec un spectromètre à transformée de Fourier (IRTF) de modèle Brucker Vector 22. Ils ont été saisis entre 4000-400 cm^{-1} avec 32 scans et une résolution de 4 cm^{-1}.

5.3.7 - Les analyses microraman

Les excédents de poudres préparées dans le cadre des analyses en spectroscopie infrarouge ont été réutilisés pour les analyses microraman. En tout, cinq échantillons ont été analysés (KARA001, KARA003, KARA011, BEY016, BEYSEC002). Tous avaient en commun de montrer un décalage de la bande majeure du quartz à 1084 cm^{-1} vers des fréquences de 1090 cm^{-1} et de montrer seulement 50% de la composition globale après quantification des éléments. Il s'agissait ici de préciser la phase de silice en présence.

Ces mesures se sont déroulées au Laboratoire de dynamique, interactions et réactivité (LADIR, Jussieu, France) en collaboration avec Ludovic Bellot-Gurlet. Des spectres Raman ont été obtenus sur ces poudres entre 100 cm^{-1} et 1200 cm^{-1} environ à l'aide d'un spectromètre Horiba Jobin Yvon HR800 équipé de filtres. La diffusion raman a été excitée avec la ligne d'émission à 458 nm d'un laser Ar+ à travers un objectif x10, produisant un faisceau d'excitateur d'environ 10µm de diamètre. Le spectromètre équipé de filtre *edge* a été pourvu d'un réseau à 1800 traits/mm, ce qui aboutit à une résolution d'environ 1 cm^{-1}. Plusieurs acquisitions ont été faites par échantillons analysés afin d'en évaluer l'homogénéité.

5.3.8 - Les analyses par diffraction des rayons X

Les mêmes poudres analysées au microraman ont été analysées par diffraction des rayons X (soit 5 échantillons). Environ 1,5 g de ces poudres ont été utilisés. Il s'agissait ici d'expliquer les 50% manquants en spectroscopie infrarouge, sans doute par la présence d'éléments amorphes (feldspaths ou argiles).

Figure I. 11 : quantification des constituants en spectroscopie infrarouge (figure S. Ostaptchouk d'après les données de Fröhlich 1993, Pichard & Fröhlich 1986)

L'ensemble des mesures est effectué sur des spectres en absorbance (voir le calcul pour les spectres en transmission dans l'annexe I, principes de la spectroscopie infrarouge).

Le calcul en pourcentage d'un constituant se fait en deux temps : prenons ici l'exemple de la calcite. La bande d'absorption considérée pour la calcite est celle à 875 cm^{-1}. Les lignes de base des bandes d'absorption considérées sont définies (détail A) afin de calculer leur absorbance (*$Ax = Ao\text{-}A$*; voir détail B) sur l'échantillon analysé dans un premier temps.

Ensuite il s'agit de calculer cette même absorbance mais cette fois sur un échantillon de référence du dit constituant considéré, ici la calcite, pur (soit un spectre à 100% de calcite; voir détail C). Ainsi, l'absorbance obtenue pour l'échantillon analysé (*A*) est confrontée à l'absorbance obtenue pour l'échantillon de référence (*As*) provenant de la base de données MNHN du Centre de Spectroscopie Infrarouge (*non-publiée*). Les différents constituants considérés pour notre étude sont détaillés dans le tableau (C) ainsi que les bandes d'absorption considérées pour le calcul et leur absorbance sur échantillon de référence. Notons que lorsqu'il n'est pas possible de spécifier le carbonate en présence, le parti pris fut de considérer l'absorbance de référence de la calcite pour le calcul.

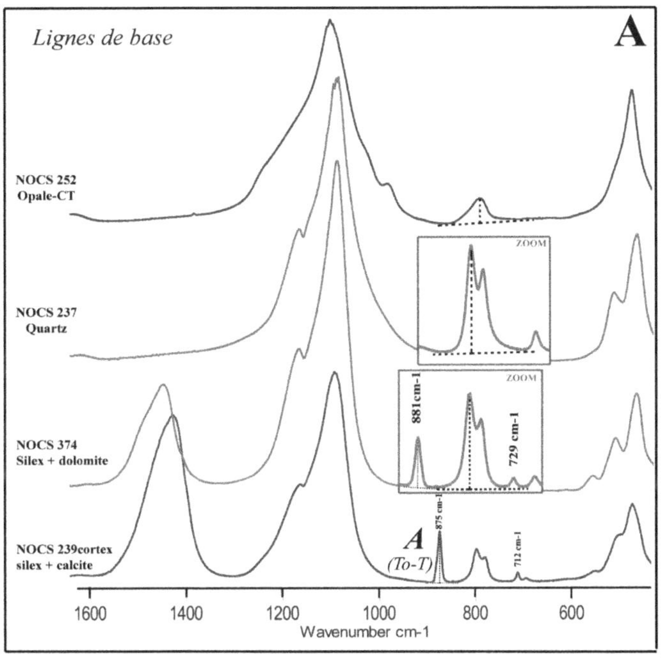

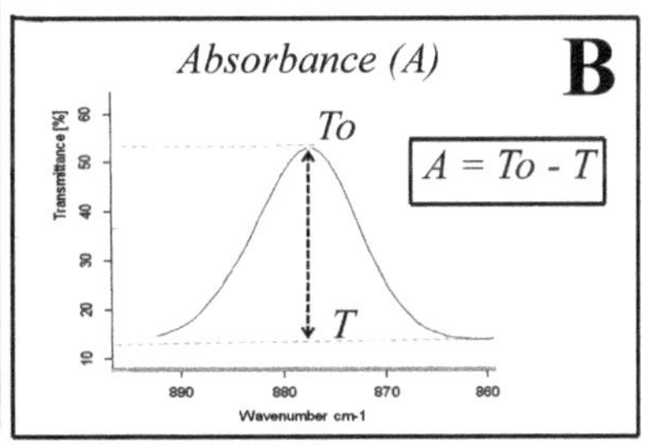

$$\textit{Constituant x (\%)} = (A/As).100$$ (Fröhlich 1993)

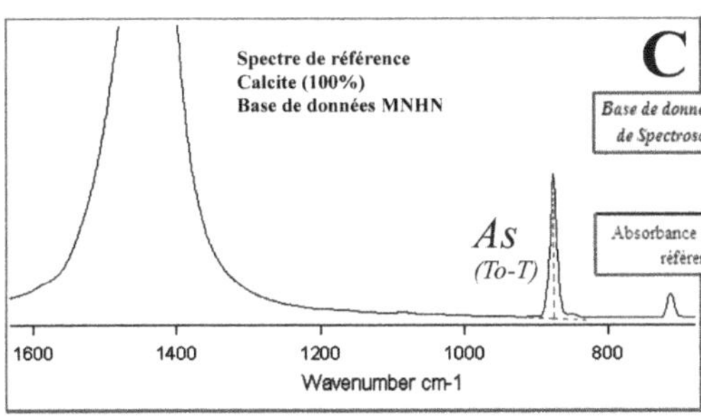

Base de données MNHN, Centre de Spectroscopie Infrarouge	Quartz	Calcédoine	Opale-CT	Calcite	Dolomite	Carbonates non-détrerminés
	bande 800cm^{-1}	bande 800cm^{-1}	bande 800cm^{-1}	bande 875cm^{-1}	bande 875cm^{-1}	bande 875cm^{-1}
Absorbance sur échantillon de référence (100%) *(As)*	0,95	0,818	0,334	1	1,07	1 (calcite)

Un diffractomètre Bruker D2 (utilisant la raie Kα d'une anticathode de cuivre à 1,54 Å) avec un pas de 0,02° et un temps d'acquisition de 38,8° a été utilisé.

5.3.9 - Analyses statistiques descriptives multivariées

La statistique descriptive multidimensionnelle désigne l'ensemble des méthodes de la statistique descriptive (ou exploratoire) permettant de traiter simultanément un nombre quelconque de variables. L'analyse en composantes principales (ACP) et la classification hiérarchique ascendante (CHA) font partie des outils que nous avons utilisés.

La statistique descriptive multidimensionnelle a donc été utilisée dans cette étude pour traiter les données spectrales ATR. Ces méthodes, purement descriptives, permettent de gérer et de confronter un plus grand nombre de variables que ne le permettrait un dépouillement simple spectre par spectre à l'œil nu. Le traitement de cette masse de données est rendu possible par le recours à des méthodes statistiques pour discriminer ou classer les spectres. De plus, la variabilité intrinsèque des échantillons peut parfois cacher l'information recherchée. Les méthodes d'analyse statistique ont pour objectif de décrire les données en assurant la réduction du nombre de variables impliquées, l'extraction d'informations pertinentes pour l'analyse, la classification des spectres, l'établissement et l'exploration de bases de données.

Cette partie de notre travail se veut une approche expérimentale. Il s'agit en effet de tester et d'évaluer l'apport informatif d'un traitement statistique des spectres ATR en les comparant à notre travail de référence sur les pastilles. Cette approche répond au désir de développer une méthode rapide d'analyse (demandant un investissement de temps moindre pour la préparation des échantillons), la moins destructive possible, et de faciliter le traitement, de manière efficace, de grandes séries de spectres.

L'Analyse en Composantes Principales (ACP)

L'analyse en composantes principales (ACP) est particulièrement adaptée à l'étude exploratoire des données spectrales. Elle est une méthode de synthèse des données. Elle permet de remplacer les variables d'origine (ici, absorbance), fortement redondantes, par des variables synthétiques (variables latentes), les ***composantes principales***, qui contiennent la quasi-totalité de l'information (Dunteman 1989). Il est à noter que si les premières composantes principales contiennent une grande part de l'information spectrale globale, les composantes suivantes n'en contiennent qu'une quantité décroissante tandis que les dernières ne sont formées que de bruit.

Dans le cas de l'étude des échantillons géologiques, nous avons considéré, parmi les 5 premières CP, CP1 et CP2 qui cumulent 86% de l'information spectrale.

L'analyse en composantes principales est réalisée à l'aide du logiciel Unscrambler X (Camo©). L'ensemble des spectres ATR est considéré. Un pré-traitement des spectres est effectué afin de réduire le bruit de fond de ces derniers, causé entre autres par l'interférence atmosphérique et la variance instrumentale : une dérive de second ordre Savitsky-Golay est appliquée avec une largeur de filtre de 9 points de données et considérant un ajustement polynomial de quatrième ordre.

La classification hiérarchique ascendante (CHA)

Cette méthode statistique permet de réaliser le regroupement raisonné univoque des données issues des spectres des différentes matières premières analysées en fonction de leurs caractéristiques communes sans prédéfinir de classe. C'est donc une méthode non supervisée qui consiste à regrouper de façon séquentielle les spectres de matière première en classes ou *clusters* emboîtés en fonction de leur similarité par une procédure cyclique en se basant sur les distances respectives entre échantillons. Les résultats obtenus sont présentés sous forme d'un arbre hiérarchique ou dendrogramme. Cette approche se révèle très pertinente pour discriminer de manière objective des groupes au sein des données spectrales et de rendre compte de leurs affinités les uns par rapport aux autres. Appliqué à une étude des matériaux, cela permet de mettre en avant différents groupes minéralogiques et donc types de matière première.

Les graphiques et dendrogrammes obtenus par l'analyse statistique sont expliqués et commentés au moyen des données de référence issues de la quantification grâce au pastillage KBr.

5.4 - Procédures analytiques pour les artefacts archéologiques en silex

Le corpus de notre étude considère 5142 artefacts (tableau III.1) : 4864 (soit 94%) en obsidienne et 278 (soit 6%) en silex provenant des tranchées 1, 5 et 7 du monticule Ouest de Çatalhöyük. Pour l'étude macroscopique, obsidienne et silex, ce sont l'ensemble des pièces qui ont été considérées.

5.4.1 - Description macroscopique et groupes visuels

De nombreuses études sur la matière première se basent sur la seule caractérisation macroscopique pour discriminer les types de silex. Le recours à cette seule approche est souvent remis en cause (Masson 1983). Les avantages de cette approche sont certes multiples. Mais rappelons que la subjectivité de ce type d'approche a souvent été reprochée. Néanmoins, elle demeure une étape préliminaire d'étude indispensable. À l'image de l'étude pilote faite par Chris Doherty et Marina Milić (Doherty & Milić 2007 ; Doherty *et al.* 2007, *in prepa.*) sur les artefacts non-obsidienne (NOCs), il s'agit de faire une classification préliminaire qui sera confrontée aux données minéralogiques (obtenues par spectroscopie infrarouge) voire complétée par celles-ci. Les deux approches sont donc intimement imbriquées.

Divers caractères macroscopiques ont été retenus afin de décrire et de définir des groupes visuels ou types de matière première pour l'assemblage archéologique (et géologique).

La couleur, comme pour les échantillons géologiques, est nommée dans un premier temps et décrite par les coordonnées de l'analyse chromatique. L'analyse chromatique a été effectuée selon la même procédure décrite pour la collection géologique.

La trame rend compte de l'organisation des différentes couleurs entre elles. Le silex peut donc prendre un aspect moucheté ou tacheté, marbré, zoné...

L'éclat renvoie au degré d'opacité du silex (opaque à transparent) mais aussi à son aspect gras ou brillant.

Le grain est largement perçu par le toucher. Il peut être qualifié de très fin à grossier dans l'ordre croissant de son caractère grenu.

Le cortex et les surfaces naturelles altérées sont signalés et décrits. Ils peuvent en effet renseigner sur la nature des sources exploitées (primaires, secondaires...).

Les inclusions sont signalées. Elles peuvent se rapporter à des reliquats calcitiques visibles à l'œil nu qui se présentent sous la forme de taches blanches plus ou moins régulières s'accompagnant ou non d'une variation du grain.

5.4.2 - Spectroscopie Infrarouge

Concernant les analyses en laboratoire, 110 artefacts en silex ont été exportés en France, au Centre de Spectroscopie Infrarouge (MNHN), pour prélèvement et analyse. Soit 40% des artefacts en silex ont été analysés. Il s'agit bien souvent de déchets de taille, de débris, d'éclats, soit des pièces considérées comme n'ayant « aucune valeur muséologique ». Signalons néanmoins qu'il a été possible d'exporter quelques fragments de lames lustrées. Les numéros et contextes des échantillons prélevés sont détaillés dans la partie III (tableau III.3). Un unique prélèvement de l'ordre de quelques milligrammes est fait pour les artefacts. Les silex analysés étant assez homogènes et de grains relativement fins dans l'ensemble, les échantillons prélevés peuvent être considérés comme représentatifs de l'ensemble de la matière.

La procédure analytique est la même que celle décrite pour les échantillons géologiques (ATR, pastillage KBr et quantification). Le calcul des constituants minéralogiques est détaillé dans la figure I.11. Cette figure (I.11) présente aussi les différents constituants ici considérés (détail C) soit le quartz, la calcédoine, l'opale-CT, la calcite, la dolomite et les coefficients d'absorbance de ces constituants calculés sur des échantillons purs de référence de la base de données du Centre de Spectroscopie Infrarouge (détail tableau C).

Les spectres ont été acquis sur le même spectromètre et selon les mêmes paramètres que pour la collection géologique.

5.4.3 - L'analyse statistique descriptive

Les spectres ATR des artefacts ont fait l'objet de la même analyse statistique que les échantillons géologiques. Les deux premières composantes résument 57% de la variance totale de l'ensemble des données, révélant des paramètres de discrimination des spécimens assez satisfaisants. Si ces pourcentages peuvent paraître faibles par rapport à ceux des échantillons géologiques, signalons que cela est dû à la plus grande variabilité de l'ensemble spectral artefact. Lorsqu'un ensemble présente de nombreuses variables, le poids de chaque CP est inévitablement dilué, diminué car il faut plus de variables pour expliquer l'ensemble à hauteur de 100%.

Ainsi, les données du pastillage KBr nous fournissent une "empreinte/carte d'identité » de chaque spécimen avec des données quantitatives permettant de caractériser et d'expliquer les différents groupes que l'ACP et CHA ont graphiquement mis en avant.

Une partie de notre travail tiendra aussi de la confrontation des données obtenues par ces deux approches utilisées en spectroscopie infrarouge. Le pastillage permet une étude précise quantitative. Elle se pose ici comme l'étude de référence. Or notre travail sur l'ATR consiste à mettre en avant le potentiel informatif de cette technique, moins coûteuse en investissement de temps de préparation de l'échantillon et de traitement des données pour la quantification. L'ATR offre la possibilité d'une approche totalement non-destructive ouvrant de multiples possibilités quant à l'étude de la provenance d'artefacts à valeur muséologique non prélevables. Il s'agit donc de confronter les deux méthodes et de voir si elles mettent en avant les mêmes groupes. Notons néanmoins que dans le cadre de notre étude, le pastillage reste nécessaire pour obtenir une fiche identitaire précise et quantitative de chaque échantillon.

5.5 - La technologie lithique

L'un des objectifs de la technologie lithique est de restituer les intentions de l'homme de la Préhistoire, en terme de production et d'utilisation, et les moyens et méthodes mis en jeu (Inizan *et al.* 1995). On s'appuie pour cela sur les propriétés physiques des roches dures à enregistrer les actions de taille auxquelles elles ont été soumises sous forme de stigmates particuliers à la surface des objets. Ces stigmates permettent de replacer chaque objet dans son histoire technique et de reconstruire virtuellement la chaîne opératoire dans laquelle il s'insère en tant que produit ou déchet (Pelegrin *et al.* 1988).

Le concept de chaîne opératoire, proposé par André Leroi-Gourhan dans les années 1960 puis repris par d'autres chercheurs, est un outil méthodologique mis au service du préhistorien pour tenter de décrypter le comportement technique de l'homme préhistorique (Pelegrin *et al.* 1988; Leroi-Gourhan 1964). La chaîne opératoire va donc prendre en compte toutes les étapes de la production depuis la collecte de la matière première jusqu'à l'abandon de l'outil. D'après Geneste (1991) , "*la première utilité de la chaîne opératoire est de permettre une définition du temps dans un processus en distinguant des étapes, des séquences des gestes ou des gestes isolés. C'est possible avec parfois une grande précision parce que chaque fragment de roche taillée possède des caractères techniques qu'il est possible de définir en se référant aux remontages archéologiques, remontage mental et expérimentation*" (Geneste 1991 :10). Le préhistorien traduit alors ces chaînes opératoires de taille en techniques, méthodes et concepts qui représentent les connaissances et savoir-faire mis en jeu par les préhistoriques dans la fabrication de leur outillage en pierre. Il s'agit d'une approche conceptuelle de la culture matérielle (Inizan *et al.* 1995).

En postulant que la technologie lithique, ici, est définie comme un système qui répond à des besoins (Perlès 1987) donc orienté vers un but, la chaîne opératoire se définit alors comme l'enchaînement des opérations mentales et des gestes techniques visant à satisfaire un besoin selon un projet qui préexiste (Perlès 1987).

Elle se présente comme une structure séquentielle hiérarchisée comprenant cinq phases majeures : une phase d'acquisition des matières premières, une phase de configuration du bloc (mise en forme du nucléus, phase d'initialisation volumétrique), une phase de production de supports (des éclats, des lames...), une phase de confection (transformation du support en support outil) et enfin une phase d'utilisation et d'abandon. Ces différentes phases peuvent prendre des positions différentes dans l'espace et le temps. Aussi la transformation des matières premières peut avoir lieu près des sources ou sur le site. Si le débitage a lieu près des sources, la matière première arrivera sur le site en tant que support pour la production de l'outillage, alors qu'une préforme du bloc peut être envisagée aux sources pour faciliter le transport et le débitage effectué sur le site. Ce sont d'autant de scénarios qui sont possibles et qu'il nous faudra expliquer par la reconstitution des chaînes opératoires des productions.

L'acquisition des matières premières s'intéresse aux premières phases de la chaîne opératoire. Depuis une trentaine d'années seulement, les préhistoriens ne s'intéressent plus seulement à la forme des objets archéologiques mais également au matériau qui les constituent. De nos jours, les monographies de sites réservent systématiquement une place à la question des matières premières. Le développement des études technologiques, dans lesquelles la nature des matières premières constitue une composante informative essentielle (Perlès, 1991 ; Pelegrin, 1995), a grandement contribué à la stimulation des recherches dans ce domaine. Les informations apportées par la caractérisation des matières premières concernent deux directions de recherche complémentaires. La première est liée aux questions de provenance et de mobilité des groupes humains tandis que la seconde intéresse la gestion des matières premières en fonction des systèmes techniques. Les déterminations de l'origine des matières premières et plus particulièrement du silex peuvent être exploitées de différentes manières. Elles nous renseignent en premier lieu sur la distance d'éloignement site-gîte(s) et en conséquence, sur l'extension du territoire exploité ou parcouru. En outre elles donnent une idée de l'investissement physique fourni pour l'acquisition du matériau en relation avec le dénivelé et les obstacles naturels jalonnant le parcours entre le site et le gîte. La dimension spatiale des données sur les matières premières témoigne également de l'organisation des déplacements, rayonnants ou unilatéraux (Flébot-Augustin 1997). Au travers le spectre de matières premières et par leur variété d'origines, il est possible de percevoir le mode d'exploitation du territoire : c'est-à-dire de chercher à savoir s'il s'agit d'une exploitation extensive ou au contraire raisonnée du territoire. Le degré de mobilité du groupe considéré peut ainsi être jugé. La nature de l'approvisionnement, opportuniste (réalisé à l'occasion d'une activité autre que l'acquisition de matière lithique) ou orientée, peut également être perçue en considérant l'éventail des matériaux et l'éloignement des sources. Du point de vue des distances mises en jeu, une matière première de provenance locale marque l'étendue du territoire exploité intensivement à partir du site occupé. Le terme local est couramment employé pour désigner des sources dont la distance au site est comprise entre 0 et 5 km, soit une heure de marche (Affolter & Grünwald 1999). Entre 5 et 20 km, les sources sont considérées comme voisines (Geneste 1985) et, au-delà, comme lointaines. Nous reviendrons sur ces définitions dans la discussion finale de cette étude pour l'Anatolie.

Enfin, l'identification de silex allochtones, ayant circulé sur des distances supérieures à 80 km environ, dans une série est souvent délicate à interpréter car elle peut témoigner : de relations ou contacts avec des populations qui ont séjourné à proximité de la zone-source, de réseaux d'échanges plus larges avec une mobilité des populations ou des produits.

Par la mise en relation des données technologiques et celles concernant les matières premières peut également être décelée une éventuelle gestion différenciée de la matière première (Perlès, 1991). Ce point mérite d'être mieux défini et développé étant donné l'intérêt et les travaux que cette question a suscité. Il s'agit, après avoir déterminé la multiplicité des schémas opératoires mis en évidence et la diversité des matériaux composant la série, de reconnaître une utilisation préférentielle de certains matériaux pour telle chaîne opératoire ou la confection de certains supports (Perlès, 1991). L'utilisation préférentielle de certains matériaux peut être liée à la disponibilité régionale en matières premières et/ou aux nécessités techniques (production de différents supports qui va demander des natures particulières de matériaux) (Geneste et Rigaud, 1989).

Dans le cadre de cette étude, une fois les chaînes opératoires définies et les phases de production détaillées par une étude relevant essentiellement de l'approche qualitative, il s'agira de mettre en avant les phases de production qui sont bel et bien représentées sur les sites (approche quantitative). Cette approche en deux temps, qualitative et quantitative, s'inspire des travaux de Catherine Perlès pour les industries de la région égéenne (Perlès 1990; Perlès 1994). Chaque produit de par ses caractéristiques typo-technologiques peut être replacé dans la chaîne opératoire. Ainsi, on peut percevoir les différentes phases de production (dégrossissage, mise en forme du nucléus, débitage à proprement parler, retouche...). Ces données (numériques) sont alors synthétisées sous forme de diagrammes. Le déficit de certains produits ou l'absence de certaines phases sur un site apportent des informations intéressantes dans le cadre de notre problématique notamment quant aux modalités d'importation des pièces et la nature de la production (site de production ou site de consommation des produits). Ainsi, on peut envisager de localiser à l'échelle d'un site les lieux de production (type atelier), les lieux de consommation et d'utilisation de l'outillage (notamment habitat). Parallèlement, il s'agira de considérer le degré de technicité des productions. Des collections expérimentales serviront alors de référentiel. Cela nous permettra de rendre compte des savoir-faire mis en œuvre. Peut-on parler d'une production spécialisée et à quel niveau ?

J'espère, par cette étude technologique systématique des collections, contribuer à la caractérisation et la compréhension du système lithique (obsidienne et silex ici) du Chalcolithique ancien qui reste encore mal connu en Anatolie centrale. Les données minéralogiques viendront compléter notre compréhension des modalités d'approvisionnement des différentes matières premières exploitées à Çatalhöyük-Ouest. Pour répondre à nos questions, nous ferons appel aux outils analytiques de la géologie, de la minéralogie et de la technologie lithique. Le recours à la géologie permettra de faire un inventaire des matières premières disponibles autour du site et d'en évaluer leur potentiel comme source pour les artisans de la Préhistoire.

La minéralogie permettra de renforcer la description de ces gîtes et de les caractériser. Cette dernière sera utilisée pour caractériser les différentes matières premières non-obsidienne retrouvées dans les industries lithiques de Çatalhöyük-Ouest. La question de la provenance de ces matières premières pourra alors être posée.

Enfin, la technologie lithique nous permettra de répondre à des questions telles que : sous quelle forme la matière première circule-t-elle ? Comment est-elle traitée sur le site ?

II Silex et silicifications d'Anatolie centrale

Dans cette partie, il est question dans un premier temps de faire le bilan quant aux connaissances des sources anatoliennes d'obsidienne et de silex. L'objectif principal est de rendre compte des résultats d'une mission de terrain, projet monté dans le cadre de cette thèse. La mission a été rendue possible en grande partie par le soutien financier de la Société des Amis du Muséum mais aussi de l'UMR 7194 (CNRS). La concrétisation du projet en Turquie fut possible grâce à l'aide de Laurence Astruc (IFEA, CNRS UMR 7041), le professeur Dr. H. Nüzhet Dalfes (Istanbul Teknik Űniversitesi/AYBE) et Korhan Erturaç (post-doc IFEA, géologue). Cette mission de terrain a été menée par Sonia Ostaptchouk, Korhan Erturaç et François Fröhlich, pendant 10 jours, en Mai 2011.

Nos connaissances quant à l'exploitation des ressources siliceuses de ce large territoire qu'est l'Anatolie centrale sont bien inégales. L'obsidienne fut la matière première de prédilection des hommes de la Préhistoire pour la pierre taillée mais aussi de l'archéométrie d'aujourd'hui. Par son abondance dans les industries lithiques en Turquie (en général 90%) et par ses propriétés physico-chimiques rendant compte de son milieu de formation, plusieurs projets ont été développés ces dernières décennies concernant l'obsidienne dans cette région. Comme de nombreux projets archéologiques en Turquie, Çatalhöyük dispose d'un programme de caractérisation de l'obsidienne taillée (Carter *et al.* 2006b ; Carter & Shackley 2007). Cependant, nous l'avons déjà mentionné, notre connaissance des autres matières premières siliceuses exploitées pour la pierre taillée, non-obsidienne, est encore limitée tant du point de vue géologique, pétrographique et minéralogique que du point de vue de leur exploitation par les hommes de la Préhistoire.

Pour poser la question des modalités d'approvisionnement à Çatalhöyük, il semble nécessaire dans un premier temps de faire une synthèse des ressources disponibles en Anatolie centrale, obsidienne, silex et autres silicifications. Enfin les prospections organisées dans le cadre de cette thèse vont considérablement enrichir nos connaissances des matières premières siliceuses non-obsidienne de cette région et apporter de nouveaux éléments quant à la question des modalités d'approvisionnement des hommes de Çatalhöyük.

En ce qui concerne les méthodes, le but est d'appliquer aux échantillons géologiques, nous l'avons vu, une méthode transposable à l'analyse de silex archéologiques. Ainsi, au risque de nous répéter le procédé doit être le moins destructif possible et le plus informatif pour la caractérisation de la matière et la discrimination des groupes. L'objectif principal est de pouvoir confronter ces données géologiques aux données archéologiques dans un second temps.

1 L'Anatolie centrale : géologie et environnement

L'Anatolie centrale est bien souvent considérée comme une entité géographique et environnementale unique sur le plateau anatolien. Or, du point de vue géologique, l'endomorphisme qui caractérise l'Anatolie centrale inclut la région des lacs, région qui présente d'ailleurs les mêmes caractéristiques environnementales. Néanmoins, dans la littérature archéologique, les définitions territoriales de l'Anatolie centrale ne tiennent pas compte de ce paramètre géologique et font plutôt référence au plateau anatolien, donc à une définition géographique. Nous retiendrons cette définition qui, au regard des données archéologiques, semble plus pertinente, ne considérant pas la région au-delà des lacs de Beyşehir et de Seydişehir, vers l'ouest. Car en effet, la région des lacs présente des faciès culturels pour les périodes du Néolithique et du Chalcolithique différents de ceux rencontrés en Anatolie centrale (Godon 2008).

Les frontières ici considérées de l'Anatolie centrale sont les suivantes : au sud, la chaîne du Taurus qui sépare le plateau du littoral méditerranéen et au nord, les contreforts de la chaîne des Pontiques. À l'ouest, les limites sont moins marquées par le relief, aussi nous considérerons la limite est des lacs de Beyşehir et de Seydişehir. L'est de l'Anatolie centrale voit son territoire se resserrer à l'approche de l'Anti-Taurus et des Pontiques.

On distingue généralement deux principales régions composant l'Anatolie centrale, régions aux caractéristiques opposées : la plaine de Konya et la Cappadoce (figure II.2 B).Notre étude portera plus particulièrement sur la partie occidentale de l'Anatolie centrale, la région autour de la plaine de Konya (voir encadré de la carte figure II.1 ; figure II.5).

Figure II. 1 : carte simplifiée des sutures et plaques de l'Anatolie (d'après les données de Okay & Tüysüz 1999 ; Robertson & Ustaömer 2009). L'encadré signale la zone d'intérêt pour notre étude.

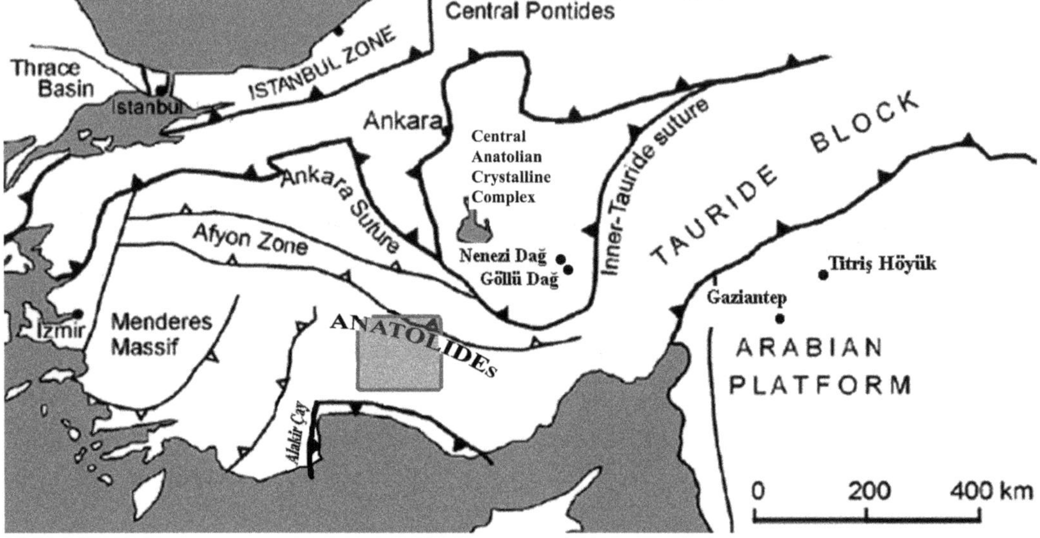

1.1 - Le plateau anatolien : géographie et géologie

La géologie de l'Anatolie centrale et de la Turquie en général est complexe car marquée par la tectonique et des épisodes successifs de métamorphisme (Aydemir 2009 ; Burg *et al.* 1990 ; Poidevin 1998). En effet, cette région de la Méditerranée orientale est une marge active depuis les temps mésozoïques, avec la fermeture de l'océan Néo-Téthys et lors de la convergence des plaques africaines et eurasiennes au Crétacé (Barrier & Vrielynck 2008 ; Dercourt *et al.* 2000 ; Stampfli & Borel 2204 ; Torsvik *et al.* 2008). La plaque anatolienne se trouve à l'intersection des plaques lithosphériques africaines, arabiques et eurasiennes (voir carte figure II.1). Les plaques africaines et arabiques, remontant vers le nord, entrent en contact avec la plaque eurasienne en repoussant la microplaque anatolienne vers l'ouest. Ces zones de contact entre les plaques lithosphériques font partie du complexe de la chaîne allant des Alpes à l'Himalaya. En Anatolie, cela s'est traduit par la formation de la chaîne du Taurus au sud et des Pontiques au nord durant le Tertiaire. La région de l'Anatolie centrale a été sujette aux déformations diverses et au volcanisme durant ces dernières 10 Ma d'années (Aydar 1992 ; *Dhont et al.* 1998 ; Pasquerè *et al.* 1988 ; Sengör *et al.* 1985).

Région contrastée, des zones de hauts reliefs sont associées à des zones de failles tandis que la plaque interne anatolienne, l'Anatolie centrale, présente un relief relativement plat à l'exception de deux importants stratovolcans, Erciyes and Hasandağı.

L'Anatolie centrale est aussi marquée par de larges dépressions comme les bassins de Tüz Gölü et de Konya, bordés de larges zones de faille (figures II.1 et II.2 A).

Le plateau anatolien (altitude moyenne 1000/1200 m), bien que diversifié à l'échelle des micro-régions, présente néanmoins des caractéristiques homogènes actuellement : le climat y est continental, alternant étés chauds et hivers froids, avec des précipitations qui s'échelonnent entre 350 mm/an et 500 mm/an selon que l'on se trouve dans la région semi-aride de la plaine de Konya et du Tuz Gölü ou sur les hauts plateaux de Cappadoce (350 mm/an), ou encore dans la plaine de Beyşehir, vers la région des lacs, où l'humidité et les précipitations sont plus importantes (450 mm/an).

1.2 - La plaine de Konya : paléo-environnement et climat

La plaine de Konya est une dépression ouverte dans les plateaux calcaires et volcaniques d'Anatolie intérieure. La végétation naturelle dans la plaine est la steppe à armoise, plus ou moins arborée sur les plateaux. Au centre de la plaine se dresse le petit massif volcanique du Karadağ qui, signalons-le, ne dispose pas de gîtes d'obsidienne offrant des volumes taillables.

La surface de la plaine correspond au fond d'un ancien lac occupant un fossé d'origine tectonique, d'âge Plio-Pléistocène, évoluant dans un système principalement karstique (figure II.2 A, B). Ce paléo-lac Plio-Pléistocène fut étudié pour la première fois par Erol (1978) et Roberts (Roberts *et al.* 1979). Il fut alors daté dans un premier temps de 18000-21000 BP pour son extension maximale (Roberts *et al.* 1979). Les dépôts côtiers présents dans la plaine de Konya dessinent les contours d'un lac de 4500 km² de superficie et de 20 m de profondeur (figure II.2 B). Ses bords sont ourlés de dépôts de cordons littoraux et dépôts deltaïques (de Meester, 1970).

Figure II. 2 : A - localisation de la plaine de Konya (carte S. Ostaptchouk).

Légende : 1 : lacs ; 2 : extension Pléistocène supérieur des lacs ; 3 : limites du bassin endoréique anatolien.

B : agrandissement sur les principales formations de la plaine de Konya (D'après Roberts 1983 ; de Meester 1990 ; Kuzucuoğlu *et al.* 1998). Légende : 1 : formations calcaires et volcaniques pré-Quaternaire ; 2 : limites du paléo-lac de Konya ; 3 : marnes lacustres, Pléistocène ; 4 : dépôts côtiers ; 5 : cônes alluviaux ; 6 : systèmes dunaires ; 7 : *sebkha* (bassin de fond de dépression à haute salinité) ; le dessin de plantes signalant les marécages.

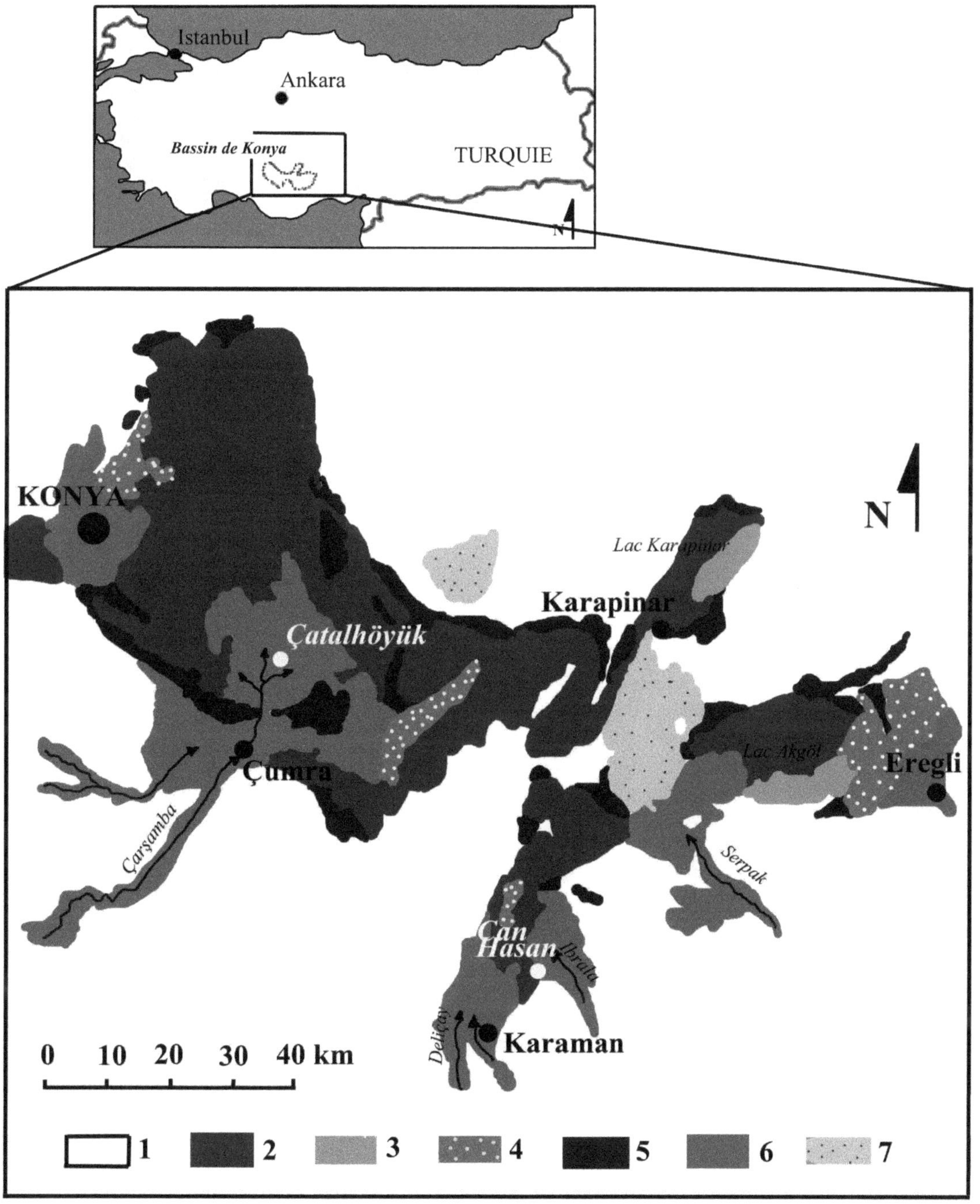

Faisant suite à ces études, le programme de recherche de l'UMR 8591 (Kuzucuoğlu *et al.* 1998 ; Kuzucuoğlu *et al.* 1999 ; Kuzucuoğlu & Servain 1996) s'est attaché, à partir des archives disponibles (dépôts côtiers – plages, cordons, cônes alluviaux, dunes – séquences lacustres et palustres[5]), des formes et des formations dans les bassins versants, à caractériser et dater l'ensemble du système.

C'est à la fin de la dernière glaciation, au début de l'Holocène, que le large lac, certainement connecté à l'actuel lac de Tüz Gölü, a vu sa superficie se réduire au profit de lacs de plus petites dimensions dans la zone de dépression et au profit de zones marécageuses (Roberts *et al.* 1996). Ce phénomène est daté entre 7900-7200 cal. BC (Baird 2002), juste avant l'important processus de sédimentation alluviale de la plaine, principalement localisée autour de la rivière Çarşamba. Cette sédimentation alluviale, alimentée par la rivière Çarşamba et accompagnée de nombreuses inondations aux débouchés de celle-ci dans la plaine (Kuzucuoğlu *et al.* 1999), suggère un environnement fort différent de l'actuel dont, nous l'avons vu en introduction, les hommes de Çatalhöyük ont su tirer parti.

1.3 - La Cappadoce

La Cappadoce est la partie volcanique de l'Anatolie centrale. Cette région est située entre deux failles tectoniques nord et est anatoliennes (voir carte figure II.1, la région des anatolides). Il en résulte aujourd'hui encore de nombreux séismes et déformations du paysage. L'activité volcanique a eu lieu depuis le Néogène jusqu'au Quaternaire. Durant le Quaternaire, cette activité est marquée par la mise en place de stratovolcans au Pléistocène (Hasan Dağ et Erciyes Dağ), probablement toujours actifs durant l'Holocène (Dhont *et al.* 1998).

La Cappadoce présente un environnement bien plus diversifié que la plaine de Konya. Elle présente de multiples divisions micro-régionales comme le bassin de Tüz Gölü, la plaine de Karapınar et les plaines de Niğde et de Bor (continuité de la plaine de Konya), la plaine de Melendiz et ses massifs volcaniques (Çiftlik-Göllü Dağ, Acıgöl, Nenezi Dağ et le Hasan Dağ), le plateau cappadocien (cheminées de fées sculptées dans les tufs par l'érosion), la vallée de la Kızılırmak où s'écoule dans des gorges étroites la plus longue rivière de Turquie.

Nous ne détaillerons pas ces diverses régions mais il s'agit ici de retenir qu'il existe de nombreux paramètres environnementaux et géologiques différencient la plaine de Konya et la Cappadoce et de comprendre ainsi la richesse en ressources disponibles en Anatolie centrale. Parallèlement, il s'agit aussi d'envisager les possibles contraintes et/ou avantages liés à ces différents environnements sans pour autant parler de déterminisme environnemental. Mais cela est un fait que ces deux régions sont très différentes.

1.4 - Les variations climatiques de l'Holocène

Les débuts de l'Holocène sont compris entre 9500-4900 cal. BC, l'optimum climatique étant atteint aux alentours de 8000 cal. BC et perdurant sur plus de trois millénaires. Les études géomorphologiques ainsi que les récents carottages lacustres montrent que globalement les régions anatoliennes ressentent la montée de l'humidité entre 8650 et 5500 cal. BC (Kuzucuoğlu & Roberts 1997) avec néanmoins des contrastes régionaux.

En Cappadoce, la montée de l'humidité atteint son maximum vers 5500 cal. BC après une augmentation continue et rapide dès le début de l'Holocène. Cela contraste avec la situation observée dans la plaine de Konya où cette montée de l'humidité semble plus progressive pour atteindre son maximum vers 5500 cal. BC. Cette période est suivie dans les deux régions par un assèchement du climat (Bottema & Woldring 1984 ; Fontugne et al. 1999 ; Kuzucuoğlu 2002 ; Kuzucuoğlu *et al.* 1999 ; Roberts 1982b). La dessication de la plaine de Konya atteint son maximum vers 5000 cal. BC. Les lacs résiduels sont remplacés par des marais et « playas » et l'essentiel de la flore associée au contexte lacustre remplacée par la steppe.

C'est seulement vers 5100-4300 cal. BC que l'humidité s'accroît dans la plaine, quasiment deux millénaires après la région du Taurus, avec pour effets la construction de cônes alluviaux et le développement de paléosols permettant à la végétation de se développer (Kuzucuoğlu 2002). L'installation des marais et des lacs apparaît vers 4000 cal. BC (Kuzucuoğlu 2002 ; Kuzucuoğlu *et al.* 1998). La décroissance de l'humidité après 5500 cal. BC, associée aux températures élevées, ont eu pour effet une augmentation de l'aridité mais ce processus lent ne semble pas influencer directement sur le milieu naturel à l'échelle du Néolithique et des débuts du Chalcolithique (Kuzucuoğlu 2002).

2 Les sources d'obsidienne

L'Anatolie et la Transcaucasie sont des régions riches en gîtes d'obsidienne. Des gîtes sont connus en Anatolie occidentale (exemple d'Orta), en Cappadoce avec entre autre le complexe volcanique de Göllü Dağ et d'Acıgöl, au nord-est de l'Anatolie (avec des gîtes tels que Erzincan et Pasinler), au sud-est de l'Anatolie avec le complexe volcanique bordant le lac de Van (Nemrut Dağ) et enfin des gîtes en Arménie (figure II.3). Il s'agit ici de rendre compte de la diversité des sources d'obsidienne disponible à l'échelle de l'Anatolie et de discuter de leur discrimination sur la base de leur chimie.

[5] La terminologie dans ce paragraphe est celle qui est employée par Kuzucuoğlu *et al.* (1999)

Figure II. 3 : localisation des principaux gisements d'obsidienne de Turquie et de Transcaucasie avec le découpage géographique utilisé (Carte S. Ostaptchouk d'après les données Bressy *et al.* 2005, Gourgaud 1998, Poidevin 1998). L'encadré A est un agrandissement sur les gîtes de Cappadoce.

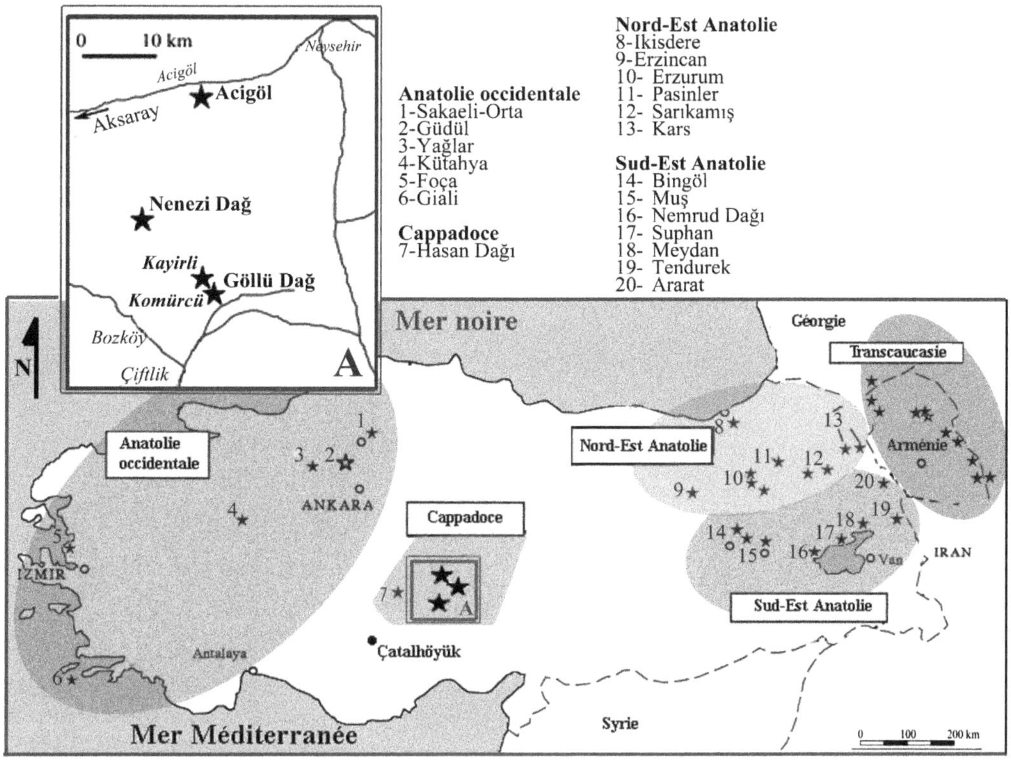

2.1 - Les gîtes d'obsidienne de Cappadoce

La **Cappadoce** est le plus vaste complexe volcanique d'Anatolie centrale et aussi le mieux connu (figure II.3.A) : au nord-est, la région d'**Acıgöl** située de part et d'autre de la route Nevşehir-Aksaray, témoigne d'une activité récente (sans doute de moins de 20 000 ans). Les dômes et coulées d'obsidienne y abondent et sont de compositions étonnamment variables (Gourgaud 1998 ; Poidevin 1998). Il s'agit de la région la mieux connue de Turquie. Des analyses d'obsidienne de la région d'Acigöl ont été réalisées notamment par Keller & Seifried (1990), Olanca (1994), Druitt *et al.* (1995), Gratuze (1999 ; Gratuze *et al.* 1993). La variabilité des teneurs en éléments majeurs et éléments en traces est exceptionnelle.

Cette vaste variabilité se synchronise avec une répartition logique en fonction du cadre volcanologique : les obsidiennes d'Acıgöl-Ouest et d'Acıgöl-Est, par exemple, ne présentent pas les mêmes compositions. À l'intérieur des obsidiennes d'Acıgöl-Est, il est aussi possible de différencier les produits ante-caldera et post-caldera.

Plus au sud, se situe le stratovolcan de **Göllü Dağ**. D'une dizaine de kilomètres de diamètre et culminant à 2143 m, il présente de nombreux gisements d'obsidienne de bonne qualité (comme Kömürcü). L'importance de la source de Göllü Dağ et de ces ateliers de taille durant la période Néolithique a été soulignée dans de nombreuses publications (Binder *et al.* 2011 ; Cauvin & Chataigner 1998 ; Chataigner 1998 ; Gratuze 1999 ; William-Thorpe 1995). L'obsidienne de cette source a été retrouvée sur le site Acéramique Néolithique de Chypre (Briois *et al.* 1997 ; Finlayson *et al.* 1998 ; McCartney & Gratuze 2003 ; Peltenburg *et al.* 2000) et sur divers sites PPNB et PPNA du Levant et de Mesopotamie (Abbès *et al.* 2001 ; Chataigner 1998). Six gisements sont aujourd'hui connus (Binder *et al.* 2011 ; Poidevin 1998) :

- le vaste dôme coulée de *Kayırlı-Est* : l'obsidienne locale est très pauvre en minéraux et présente quelques sphérolites. Quelques faciès gris à éclat gras apparaissent sporadiquement.

- Le dôme éclaté de *Kayırlı-Village* : des produits cendro-ponceux blancs à nombreux blocs décimétriques à métriques de rhyolite rubanée grise et d'obsidienne noire affleurent à la sortie du village du même nom. Plus on s'éloigne du point d'émission, plus les blocs d'obsidienne deviennent rares et de taille réduite (Poidevin 1998).

- Pour la vallée de *Sırça Deresi*, les données volcanologiques et pétrographiques font défaut.

- Enfin le *dôme rhyolitique Nord-Bozköy* : les obsidiennes du dôme et des pyroclastites sont noires et montrent des sphérolites de recristallisation de taille pluri-millimétrique (Poidevin, 1998). Ces roches présentent une nette affinité avec les obsidiennes de Kayırlı-Village dont elles sont pratiquement indifférenciables.

- Les obsidiennes affleurent largement aux alentours du village de *Kömürcü*. Elles présentent un intérêt particulier car elles ont très largement été utilisées comme matière première des industries lithiques de l'homme préhistorique. L'atelier de taille de Kaletepe le montre (Balkan Atlı & Binder 2012, 2001 ; Balkan Atlı *et al.* 1998 ; Balkan Atlı *et al.* 2006 ; Binder *et al.* 2011 ; Slimak *et al.* 2004).

- La structure de *Gösterli*, peu connue et située à l'extrême nord-ouest du massif. Ce gisement a été reconnu récemment par Frogier et Şaroğlu et échantillonné par Balkan-Atlı et Cauvin sur la bordure nord-ouest du Göllü Dağı et à proximité du village de Gösterli.

Conclusions : deux groupes chimiques pour le Göllü Dağ

Chimiquement parlant, deux groupes principaux se distinguent nettement, avec des distinctions au sein de chaque groupe (Poidevin 1998) : **East Göllü Dağ** avec Kayırlı-Est, Sırça Deresi, Kömürcü et **West Göllü Dağ** avec Kayırlı-Village, Bozköy et Gösterli. La discrimination est aisée et essentiellement basée sur les relations Rubidium (Rb) et Thorium (Th) et les nettes anomalies négatives en Niobium (Nb). Les obsidiennes de Göllü Dağ-Est paraissent aussi les plus aptes à la taille : les obsidiennes de Kayırlı-Village sont souvent fissurées et celles de Nord-Bozköy contiennent des sphérules de recristallisation. L'homme préhistorique a donc dû privilégier selon Poidevin (1998) l'utilisation des obsidiennes du Göllü Dağ oriental. Les artefacts provenant du Göllü Dağ occidental semblent plus rares comme le montrent les études archéologiques récentes dans la région (Chataigner 1998).

Au nord du Göllü Dağ, **Nenezi Dağ** est un dôme-coulée qui domine la plaine de plus de 500m. L'essentiel de l'obsidienne est noir mais localement elle peut prendre des couleurs rouges ou gris bleuté. Elle peut être largement perlitique. Le dôme ne présente que de mauvais affleurements, d'une rhyolite grise, clairsemés de petits fragments d'une obsidienne gris noir à éclat mat. Malgré différents faciès (révélés dans un premier temps par les différentes couleurs d'obsidienne), les compositions chimiques sont décrites comme homogènes (Poidevin, 1998). Les obsidiennes sont à tendance méta-alumineuses. Elles présentent des teneurs élevées en Calcium (Ca), Barium (Ba) et Thorium (Th).

Plus à l'ouest, au-delà de la faille majeure du Tüz Gölü, le grand stratovolcan de l'**Hasan Dağ** présente de rares gîtes à obsidienne. Les études minéralogiques ont montré que les obsidiennes du Hasan Dağ sont riches en quartz (Poidevin 1998). Les données archéologiques révèlent une quasi non-exploitation de ces obsidiennes.

Enfin, le second stratovolcan récent de Cappadoce, l'Erciyes Dağı, situé à la limite est de la région, est implanté sur la dépression de Sultansazlığı. Jusqu'à très récemment la présence d'obsidienne sur ce volcan était douteuse. De récents travaux de terrain ont permis de localiser au moins deux gisements mais aucune analyse chimique n'est encore disponible (Poidevin 1998).

*2.2 - **Les obsidiennes du sud-est anatolien : Bingöl et les environs du lac de Van***

Zone maximale de collision continentale entre la plaque asiatique et le bloc arabique, cette région se singularise par la juxtaposition de grands stratovolcans alcalins et calco-alcalins du Quaternaire. Les gisements d'obsidienne y sont nombreux et présentent des affinités chimiques variées. Les gisements de Nemrut Dağ et certains gisements de la région de Bingöl ont des affinités péralcalines nettes. D'autres obsidiennes de la région de Bingöl et celles du Süphan Dağ ont un chimisme calco-alcalin.

Quatre gisements d'obsidienne sont connus dans la région de **Bingöl** (voir détail figure II.3) et les analyses chimiques montrent que ces obsidiennes peuvent être divisées clairement en deux ensemble : les roches d'**Orta Düz** et **Çavuşlar** ont des caractéristiques peralcalines. Elles sont particulièrement enrichies en Fer (F_2O_3) et Sodium (Na) et en éléments tels que Zirconium (Zr), Yttrium (Y), Niobium (Nb). À l'opposé, elles sont appauvries en Aluminium (Al), Barium (Ba) et Strontium (Sr). Elles ne ressemblent, du point de vue chimique, qu'à celles du Nemrut Dağ. Le degré de peralcalinité pourrait constituer un critère discriminant. Alors que celle d'**Alatepe**, **Çatak** et une variété d'obsidienne de Çavuşlar présentent de claires affinités calco-alcalines peralumineuses. Les obsidiennes calco-alcalines d'Alatepe et Çatak ont des compositions chimiques remarquablement similaires et là encore la distinction ne paraît pas possible. Elles présentent des teneurs élevées en Fe_2O_3, Potassium (K), Zircon (Zr), Yttrium (Y) et Rubidium (Rb) alors que les teneurs en Ba sont moyennes et que celles en Sr sont basses. Les termes de Bingöl A et Bingöl B ont fréquemment été utilisés pour ces deux ensembles géochimiques (Cauvin *et al.* 1986 ; Poidevin 1998).

Aussi, la région de Bingöl possède la particularité de comporter deux types d'obsidienne totalement différents. Les recherches géologiques récentes confirment que dans l'ensemble du Proche-Orient et du Caucase, les seules sources d'obsidienne peralcaline se trouvent dans le sud-est anatolien, dans la région de Bingöl. Ce sont les gisements Bingöl et Nemrut Dağ (Chataigner 1994 ; Poidevin 1998). Longtemps la distinction Nemrut/Bingöl peralcalin est resté problématique (Poidevin, 1998), leur chimisme étant très proche. Aujourd'hui il est possible de les différencier (Frahm 2012).

Des obsidiennes peralcalines sont aussi signalées à **Nemrut Dağ**. Les analyses ont montré une variabilité importante : cette variabilité peut être attribuée à une hétérogénéité chimique qui n'aurait rien de surprenant compte tenu du nombre et de l'extension des unités d'obsidienne ainsi que de leur mise en place dans des contextes volcaniques différents, mais aussi à des problèmes de calibration inter-laboratoires (Poidevin, 1998). Franchement peralcalines, elles sont particulièrement enrichies en Fe_2O_3 et Na_2O et avec la présence d'autres éléments tels que Zr, Y, Nb. Elles sont extrêmement appauvries en Al_2O_3, Ba et Sr. De telles particularités font qu'il est très facile de distinguer les obsidiennes de Nemrut Dağ de toutes les obsidiennes calco-alcalines du Proche-Orient, tant à partir de diagrammes binaires qu'en utilisant des diagrammes « étoiles » à plusieurs variables.

Ainsi, même s'il demeure encore des problèmes d'attribution de provenance d'obsidienne à l'échelle intra-complexe ou intra-régionale, la discrimination entre les sources d'obsidienne de Cappadoce et d'Anatolie de l'est est efficace au moyen des analyses chimiques.

3 Prospections géologiques en Anatolie centrale : silex et autres silicifications

3.1 - Bilan des connaissances des sources de silex en Anatolie centrale

3.1.1 - Données géologiques

Le bilan des connaissances des autres sources siliceuses en Anatolie centrale est bien maigre. Il n'existe à ce jour pas de prospections et d'études systématiques de ces roches. Des formations à nodules de silex sont occasionnellement signalées dans quelques rares publications : Blumenthal (1956) a signalé la présence de divers types de nodules de silex dans les formations du Crétacé de la région ouest de Karaman.

Au nord de Konya, dans les formations carbonifères, appelées aussi Complexe de Konya, Robertson et Ustaömer (2009) mentionnent des cherts noirs (lydiennes).
Le bilan est le même pour les formations ophiolitiques. Les publications géologiques sont souvent axées sur des questions générales liées à la géodynamique traitant de la tectonique de la région et les descriptions des formations demeurent donc vagues et peu précises quant à la nature même des roches.

Pour d'autres silicifications comme les opale-CT, les études géologiques de bordure de bassins (études qui nous donneraient de riches informations pour localiser ces roches) sont inexistantes.

Ainsi si les données géologiques sont quasi inexistantes pour les silex les spéculations des archéologues sont diverses (figure II.4). Ne reposant sur aucunes prospections, les archéologues vont donc signaler diverses sources de silex de bonne qualité. Signalons déjà qu'ils parlent de silex mais nous verrons que l'emploi de ce terme est ici utilisé comme un terme générique (silex *s. l.*) et rend compte en fait d'une diversité minéralogique plus grande.

Aussi au plus proche de Çatalhöyük, Mellaart (1967) est le premier à mentionner l'ouest des montagnes du Taurus (figure II.4. 8) comme source de radiolarites. Des formations ophiolitiques sont signalées un peu partout en Anatolie (Bozkurt *et al.* 1997 ; Okay 2008 ; Parlak & Robertson 2004 ; Tekin 2002 ; Waldron 1984) et sont d'autant de sources potentielles (Nazaroff *et al.* 2013). Chris Doherty *et al.* (Doherty & Milić 2007 ; Doherty *et al.* 2007, in *prepa.*) signalent notamment des sources de radiolarites dans la région d'Antalya (figure II.4. 9), autour de Mersin (figure II.4. 11) et au sud du lac de Beyşehir (figure II.4. 7).

Nur Balkan Atlı (1994) mentionne la présence de « cherts » autour d'Ankara.

Enfin, Reynolds (2007) mentionne des gisements observés dans la vallée de Göksu (figure II.4. 10), possible voie d'accès de Çatalhöyük vers la Cilicie (et le site de Can Hasan) et Mersin-Yumuktepe (French 1970).

Bezić (2007) signale récemment des sources de « *chert* » potentielles à l'ouest du lac de Beyşehir (figure II.4. 6) et le sud-est de l'Anatolie.

Concernant cette fois-ci les silex *s.s.* de bonne qualité quelques rares sources potentielles sont avancées et elles se situent toutes dans le sud-est de l'Anatolie où l'on sait que les industries sont composées à près de 90% de silex et donc qu'il existe des sources locales largement disponibles. La région de Kahramanmaraş (figure II.4. 12) et de Gaziantep (figure II.4. 14) sont les plus récurrentes dans les publications (Bezić 2007 ; Doherty & Milić 2007 ; Mellaart 1967). Nous pouvons aussi signaler les sources autour de la région d'Urfa, non loin à l'est de Gaziantep, dont la production de lames en silex et l'exploitation de gisements sont connues jusque dans les années 1960-1970 (Bordaz & Bordaz 1970) et par les nombreux sites archéologiques de production de lames cananéennes dans le secteur (citons notamment le site de Titriş Höyük, figure II.4. 13).

Mais aucune de ces spéculations ne reposent sur des données tangibles issues de prospections systématiques. Bon nombre ne relève d'ailleurs pas d'observations directes sur le terrain. Seul notre projet de prospections géologiques et celui du *The Anatolian Archaeological Raw Material Survey (AARMs)* ont permis d'obtenir des données concrètes de terrain pour l'Anatolie centrale.

Figure II. 4 : Sources potentiels des silex et autres silicifications non-obsidiennes des artefacts de Çatalhöyük mentionnées dans la littérature archéologique (carte S. Ostaptchouk). Encadré A : zone prospectée dans le cadre de cette étude.

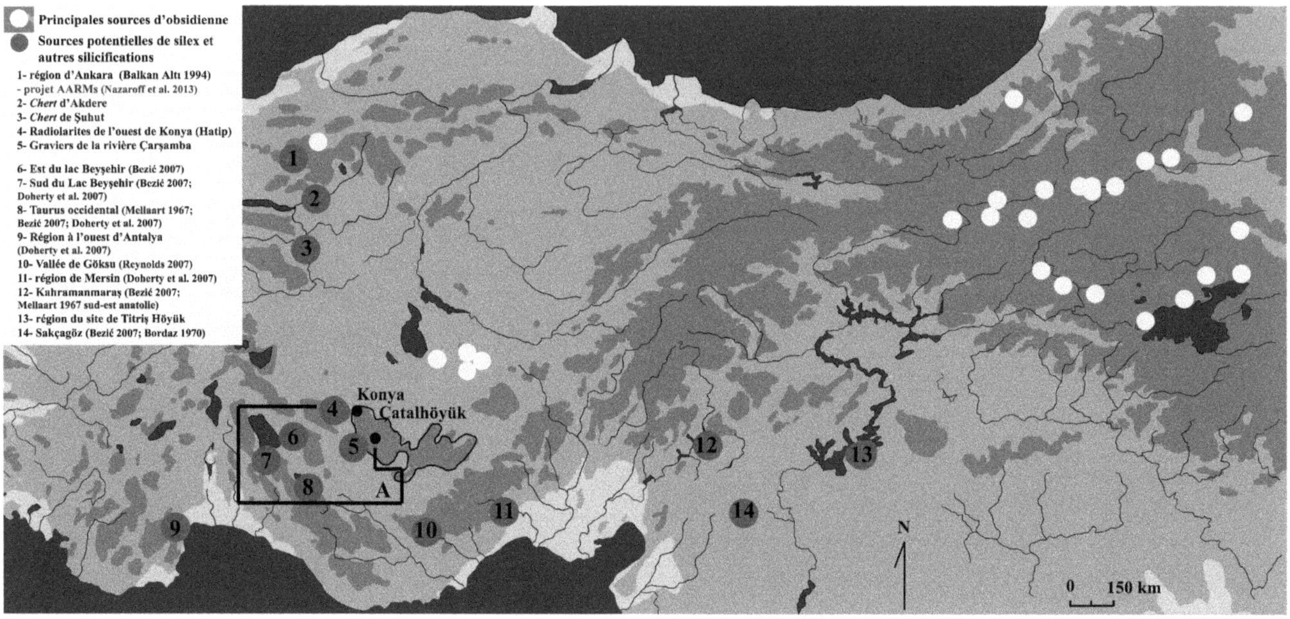

3.1.2 - The Anatolian Archaeological Raw Material Survey (AARMs)

De nouvelles prospections ont été effectuées courant juin 2012 par le nouveau projet *AARMs* développé dans le cadre de la thèse d'Adam Nazaroff (Université de Stanford). L'objectif de ce travail fut de localiser, cartographier et caractériser les sources de *« chert »*. Nous verrons que le terme *chert* est utilisé au sens large de silicifications non-obsidienne (Nazaroff *et al.* 2013).

Les prospections se sont axées autour de la région d'Afyon et d'Eskişehir (figure II.4. 2, 3), sur les formations ophiolitiques à l'ouest du bassin de Konya (figure II.4. 4) et sur l'inspection des dépôts alluviaux de la rivière Çarşamba non loin de Çatalhöyük (figure II.4. 5). Ce sont diverses formations géologiques qui sont alors considérées : silicifications en contexte volcanique qu'Adam Nazaroff *et al.* (2013) nomment « *secondary chert* », dans des roches calcaires, dans les ophiolites.

Mais la position géologique des formations observées et des échantillons prélevés n'est pas toujours clairement signalée. Nous présenterons ici les gîtes localisés et décrits par Adam Nazaroff *et al.* (2013). Et nous discuterons de leur attribution comme sources potentielles de matières premières des hommes de la Préhistoire en conclusion de cette partie confrontant leurs observations de terrain aux nôtres.

La région Afyon-Eskishehir (figure II.4. 2, 3)

Deux sources sont décrites pour la région d'Afyon et d'Eskishehir : Şuhut et Akdere. Elles furent précédemment mentionnées par Akyol *et al.* (1963).

Şuhut est une ville située à environ une vingtaine de kilomètre au sud d'Afyon. Deux gîtes ont été localisés et prélevés dans le prolongement de la route Şuhut-Afyon, au sud de Şuhut. Les auteurs ne précisent pas les formations prélevées. Mais les cartes géologiques montrent essentiellement des formations jurassiques et de rares formations du Crétacé plus importantes vers Dinar, au sud d'Afyon.

Ce premier gîte présente des silicifications dites « *secondary chert* » issues de cendres volcaniques à haute teneur en Zirconium (Zr). Les roches sont décrites comme étant blanches translucides à opaques et de rose pâle à orange, rouge violet à rouge profond. Pour bon nombre de ces blocs, des craquelures comblées d'éléments noirs sont remarquées comme traversant de part en part ces derniers. Mais selon Adam Nazaroff *et al.* (2013), ces craquelures ne nuisent en rien à la taillabilité de la roche. Les blocs font entre 2 à 5 m de diamètre. Signalons que les photographies publiées dans l'article laissent clairement entrevoir une altération à l'échelle de la formation par la tectonique locale. Aussi sommes-nous sceptique quant au fait que cela n'altère pas la taillabilité de la roche. Des petits blocs sont sans doute utilisables mais la matière première reste aussi potentiellement de qualité médiocre et de par son éloignement, cela représente un investissement temps important pour l'acquisition d'un tel matériau qui ne nous convainc pas.

D'ailleurs le second gîte au sud de Şuhut, non loin (à 5 km au sud du village), est là décrit comme présentant de petits nodules d'environ 5 cm de diamètre, pas plus, en position secondaire, rendant compte du processus naturel d'altération du gîte primaire fractionné par la tectonique.

Les sources d'Akdere

Adam Nazaroff *et al.* (2013) décrivent les sources d'Akdere comme contenant la meilleure qualité de « *chert* » observée lors de leurs prospections en 2012. Cette source est située au nord du village portant le même nom. Il s'agit d'une région fortement métamorphique. Ils parlent alors d'une calcédoine translucide à blanc laiteux avec d'importantes inclusions noires (*observ. pers.* dentrites de manganèse) se présentant sous la forme de nodules de 5 à 20 cm ou sous forme de veines d'une épaisseur de 20 cm dans des calcaires. La particularité macroscopique de ces matières premières tient donc de la présence de ces « *blacks snowflakes* » (dentrites de manganèse). Localement des jaspes de petits modules, orange et verts, sont aussi disponibles mais jugés de qualités médiocres.

Les radiolarites de la région de Konya : les cherts d'Hatip et la rivière Çarşamba

L'attribution et la dénomination « radiolarite » reposent ici sur des critères macroscopiques de couleur : « *Standard red and orange color for Anatolian radiolarites, with some instances of green* » (Nazaroff *et al.* 2013 : 345). Aucun fossile type radiolaire n'est identifié pouvant justifier d'une telle appellation.

Trois sources sont localisées : (1) autour de Gedik Tepe au nord de Konya ; (2) les formations ophiolitiques près d'Hatip à l'ouest et (3) les radiolarites retrouvées en position secondaires sur les rives de la rivière Çarşamba. Seules les deux dernières sources ont fournies du matériel jugé taillable (Nazaroff *et al.* 2013).

Les radiolarites d'Hatip (figure II.4. 4) sont localisées dans les formations ophiolitiques. Ils sont orange plus ou moins translucide et orange opaque. Sous forme de nodules entre 8 et 15 cm de diamètre, beaucoup montrent des inclusions de dentrites de manganèse. Cette donnée est signalée comme étant propre aux matières premières d'Hatip. À Hatip, de rares artefacts semblent joncher le sol, témoin de l'exploitation de cette source. Celle-ci est située à 37 km à l'ouest de Çatalhöyük. Ils mentionnent qu'il existe d'autres sources de radiolarites orange dans le secteur ouest de Konya.

Des radiolarites ont été récoltées en position secondaire dans les alluvions de la rivière Çarşamba, à 35 km au sud-ouest de Çatalhöyük. Ils sont rouges et proviennent de la région de Konya. Un unique nodule gris clair de provenance inconnue a été récolté.

Ainsi le projet *AARMs* a permis de localiser récemment trois grandes sources primaires dans la région d'Afyon et de Konya et une source secondaire (la rivière Çarşamba). La description de certains de ces gîtes et un rapport distance/qualité de la matière/ taille des modules disponibles nous laissent quelque peu perplexe quant à leur utilisation par les hommes de Çatalhöyük. Nous reviendrons sur ce point dans la discussion en fin de cette partie.

3.2 - Zone étudiée et objectifs des prospections

Une mission de prospections géologiques autour du site de Çatalhöyük a donc été organisée dans le cadre de ce travail. L'objectif premier fut donc d'évaluer les ressources en matières premières disponibles dans cette région, leur accessibilité et qualité à la taille. Découlant des observations et analyses effectuées sur les matières premières de la pierre taillée de Çatalhöyük-Ouest, les prospections se sont axées principalement sur la recherche des matières premières jaspe et silex (tels qu'ils sont définis dans la partie I). Ainsi, nous avons pour ces premières prospections ciblées les formations du Crétacé supérieur (particulièrement Sénonien supérieur) et les formations ophiolitiques. Après consultation des rares études mentionnant les formations à silex et des cartes géologiques, 3 grandes zones de prospections ont été choisies (figure II.5.) :

La région de Konya, au plus proche du site de Çatalhöyük

Les formations ophiolitiques situées au nord de Konya ont été inspectées afin de rechercher les silicifications qui y sont associées (*i.e.* radiolarite et jaspe) et d'en évaluer la qualité à la taille. Dans cette région, il s'agissait de localiser et prélever notamment les cherts noirs (lydienne) signalés dans les calcaires carbonifères par Robertson et Ustaömer (2009).

Les ophiolites au sud-ouest de Konya furent, elles aussi, systématiquement prospectées. Les quelques formations Crétacé supérieur affleurant dans cette région sont aussi prospectées, aucune documentation n'existant pour ces formations.

La région de Karaman et d'Akören

La région de Karaman présente des formations du Sénonien supérieur pour lesquelles Blumenthal (1956) a signalé la présence de divers types de nodules de silex. La région d'Akören présente un important complexe Crétacé supérieur (calcaire néritique) qui fut entièrement inspecté et les gîtes de silex localisés.

La région de Beyşehir

Les lacunes quant aux connaissances des formations du Crétacé supérieur dans la région au sud du lac de Beyşehir (entre Beyşehir et Akseki), à environ 95 km de Çatalhöyük, nous ont amenés à prospecter aussi cette région.

Figure II. 5 : carte localisant la zone de prospections et les principaux sites mentionnés dans cette partie (Carte S. Ostaptchouk).

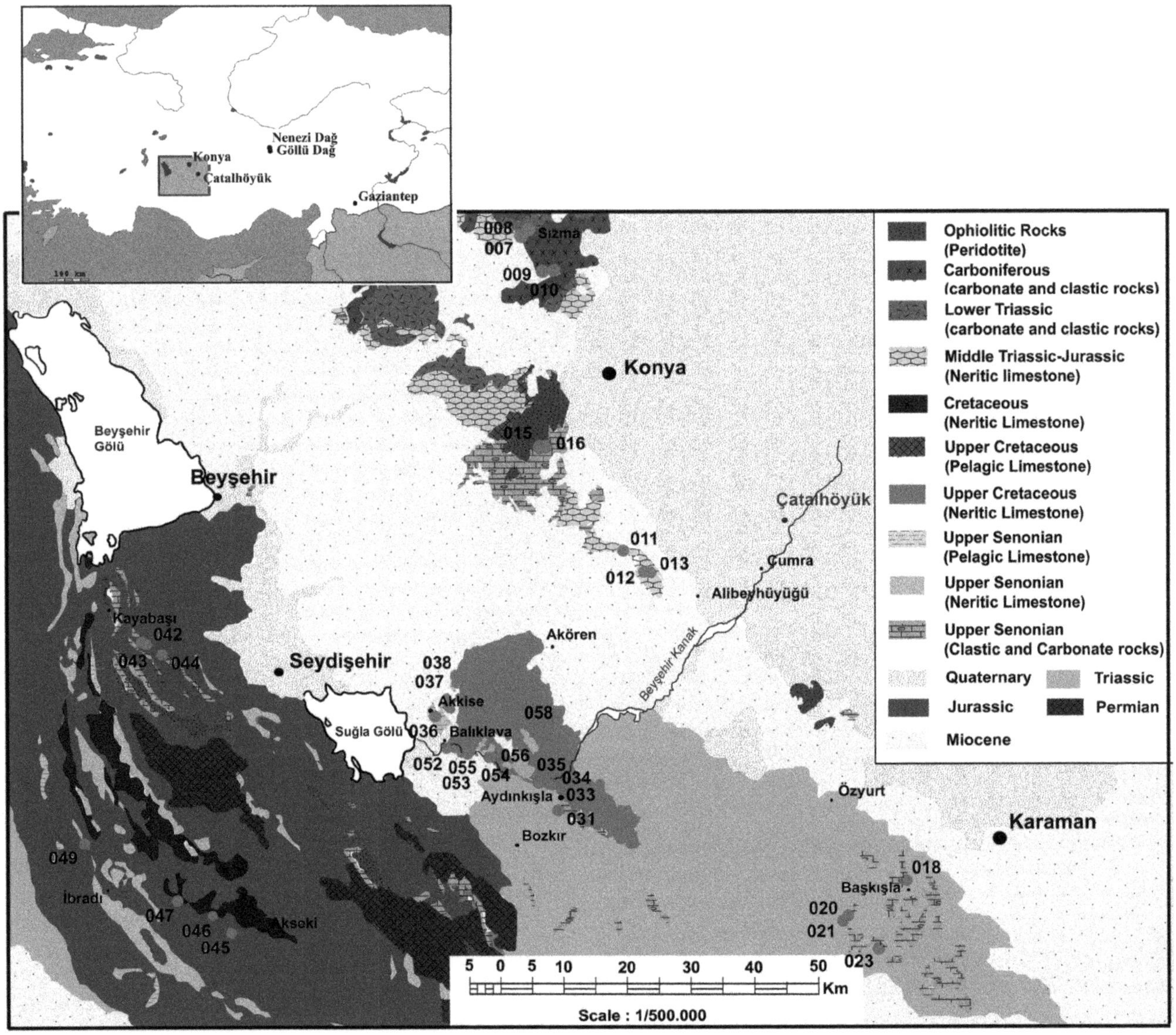

Ainsi pour ces trois grandes régions d'étude, les gîtes primaires potentiels de silex et autres silicifications repérées ont été systématiquement géo-localisés, prélevés et documentés.

L'étude des gîtes secondaires dans ces régions s'est avérée problématique. La prospection des berges de la rivière Beyşehir Kanak, entre Aydınkışla et Alibeyhüyüğü, n'a pas donné de résultat satisfaisant en grande partie à cause de l'aménagement intensif des réseaux hydrauliques en Anatolie centrale (barrages multiples et successifs, chenaux et berges bétonnés en pente rendant l'accès impossible à la rivière...) et le développement intensif de l'agriculture dans la plaine de Konya. Une unique zone de berge fut accessible et un unique échantillon de silex y fut récolté (Beysec001, Tableau II.1).

Enfin, la question de l'exploitation des terrasses comme sources secondaires potentielles d'approvisionnement en matière première n'a pas été approfondie dans le cadre de ce projet. Néanmoins, l'examen rapide d'une importante terrasse, à environ 100 m d'altitude au dessus de la vallée (*comm.pers. Korhan Erturaç*), observée près d'Aydınkışla, après une longue inspection des galets, n'a abouti qu'à la récolte d'un unique échantillon de silex (Beysec002, Tableau II.1).

Ce travail de terrain nous a permis de récolter au total 34 échantillons représentatifs des gîtes observés. Pour les gîtes les plus importants, plusieurs échantillons ont été prélevés en divers endroits afin de rendre compte de l'homogénéité ou pas à l'échelle de la source prélevée. Une collection de références a été envoyée au Département de Préhistoire de l'Université d'Istanbul alors qu'une collection de travail des 34 types, plus modeste, est disponible au Département de Préhistoire,

Laboratoire de Spectroscopie Infrarouge (MNHN) en France. La procédure analytique des échantillons géologiques est présentée en détail dans la partie I.4 méthodologie.

4 Les gîtes de silex d'Anatolie centrale

4.1 - Les différents faciès et leur description macroscopique

Les observations sur le terrain permettent de distinguer 4 principaux types de formation à silicifications (figure II.6) : les silex sous forme de nodules, en banc, en table et les blocs de silicifications massifs.

Les silex sous forme de nodules (figure II.6.A), avec un épais cortex, généralement observés dans des calcaires durs (type marbre à grains fins). Ils sont souvent difficiles voire impossibles à extraire (Kw002, figure II.6.A).

Des silex en banc de nodules plus ou moins réguliers (figure II.6.C) avec ou sans cortex ont été observés dans des calcaires à grains plus fins (micritiques) marqués par la tectonique (fractures et failles observées sur le terrain). Ces nodules n'excèdent pas les 7 cm d'épaisseur pour les plus gros. Ils s'effritent et se fracturent fréquemment lors de l'extraction.

Des silex tabulaires sans cortex viennent de calcaires à grains fins (micritiques) marqués par la tectonique (figure II.6.B montrant une fracture et faille avec décalage d'un nodule de silex) et le métamorphisme (silex poudreux) dans une ancienne carrière près d'Akseki (figure II.5, point GPS 45). Les tables mesurent au maximum 10 cm d'épaisseur (figure II.6.D).

Figure II. 6 : photographies de terrain

A : nodule unique (Kw002) d'un gîte de silex situé à l'ouest de Konya. Le calcaire très compact (marbre ?) a rendu l'extraction quasi impossible. B : gîte de silex dans la région de Karaman, sous forme de table ou de banc de nodules. Nodule (Kara007) très fracturé et décalé par une faille. C : banc de nodules (Kara009). D : table de silex gris foncé très fissurée.

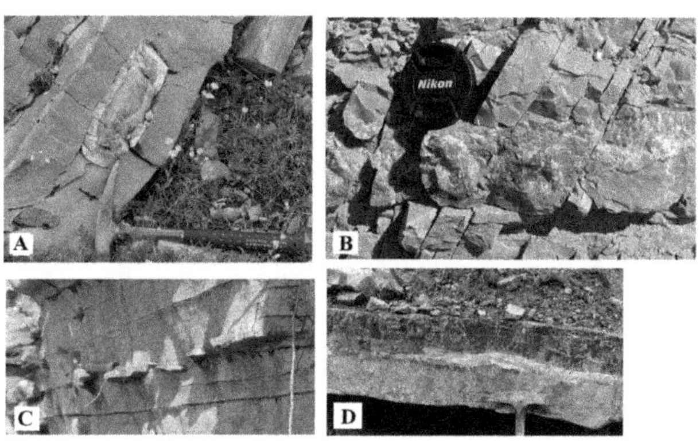

Certains niveaux à silicifications vertes ont été échantillonnés dans la région de Karaman (tableau II.1, Kara001-004). La formation portant ces silicifications montre plusieurs niveaux de diverses roches vertes siliceuses, de duretés diverses, dans un contexte volcanique.

Enfin, des blocs de jaspe (bordeaux ou marron clair) ont été observés dans les ophiolites et parfois autour des formations, en position sub-primaire, jonchant les champs. Les blocs de jaspe peuvent atteindre des tailles diverses (tableau II.2) allant du petit galet à l'échelle de la formation même. Ils sont néanmoins très affectés, là encore, par la tectonique.

Figure II. 7 : photographie de sections des échantillons de Karaman et Konya préparés pour les lames minces (photographies commentées au moyen des observations des lames minces au microscope en lumière polarisée).

1 : silex en table KARA008 montrant une dissociation silex (Ch)/calcaire par une très fine couche calcitique (Cal). 2 : nodule KARA011 montre un cortex très fin et de nombreuses fissures. L'étude pétrographique montre une matrice de micro-quartz (mQtz). 3 : bloc KARA001, jaspe vert très fissuré. 4 : nodule KARA010 de silex très fissuré avec des veines de calcite. 5 : bloc KN003, jaspe avec une porosité importante et quelques filons de calcédoine. 6 : bloc KN006, chert noir (lydienne). 7 : bloc KN002A, jaspe très fissuré, recristallisé (nombreuses veines de calcédoine, Ch).

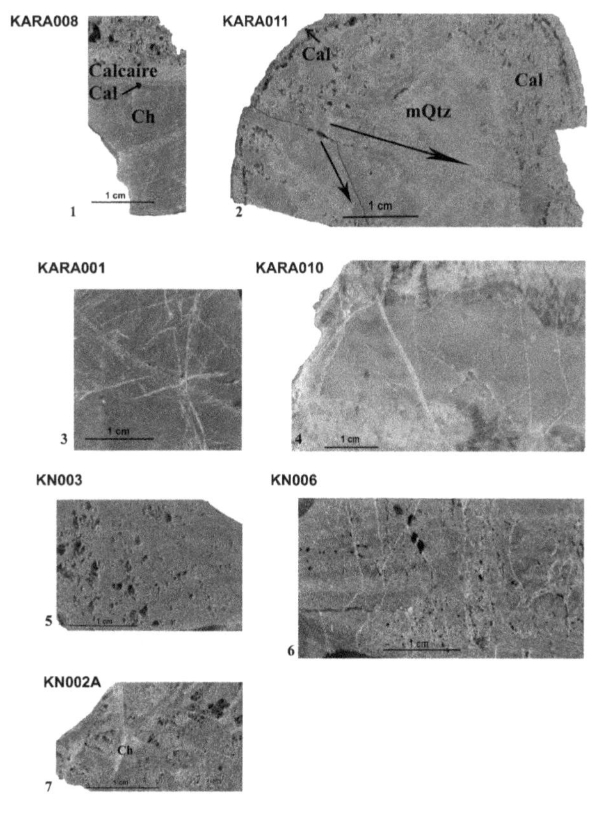

Figure II. 8 : photographies de sections des échantillons de Beyşehir préparés pour les lames minces (photographies commentées au moyen des observations des lames minces au microscope en lumière polarisée)

1 : nodule BEY013. 2 : nodule BEY010 avec de nombreuses micro-fissurations de la matière. Les analyses FTIR et pétrographiques ont permis de mettre en avant un cœur encore calcédonieux (Ch) alors que la périphérie du nodule, plus tendre voire poudreuse par endroit, présente une matrice en micro-quartz (mQtz). 3 : nodule poudreux BEY012 (mis en résine pour la préparation de la lame mince) avec au cœur une matrice en micro-quartz (mQtz). 4 : bloc BEY006, avec filonnets de calcédoine. 5 : nodule BEY016A avec cortex épais (Cal). 6, 7 : nodule BEY016A et BEY008, très tendre avec des parties poudreuses. 8 : nodule BEY015, silex très fissuré. 9 : nodule BEYSEC002.

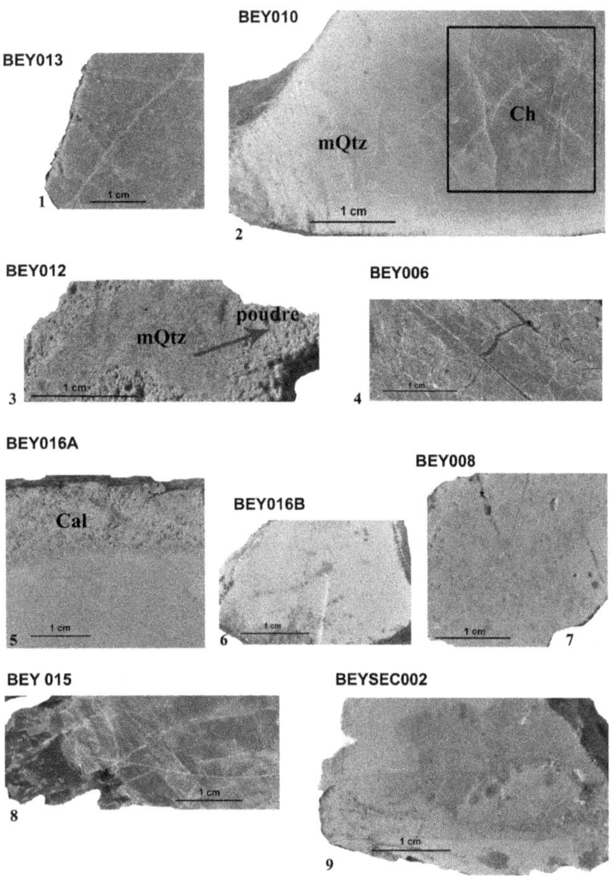

Les caractères macroscopiques (couleur, trame ou inclusions) ont permis de distinguer 10 groupes visuels (détail tableau II.2) dont des jaspes marrons, bordeaux, des cherts noirs -lydiennes- (Robertson & Ustaömer 2009), différents silex essentiellement gris à grains fins, les plus altérés montrant des parties poudreuses, de rares silex gris rosés/bordeaux et des silicifications vertes.

Les figures II.7 et II.8 montrent les défauts et altérations de ces matières premières : fissures (figure II.7.1, l'exemple de Kara011), des nodules dont le cœur seul reste dur (partie poudreuse, exemple figure II.8.2, 3), une porosité importante (figures III.7.5, 6, 7) et les recristallisations sous forme de veines de calcite ou de calcédoine (figure III. 7.7).

Les observations de terrain et des marques sur la matière première laissées par la tectonique, nous permettent de classer deux types de matière première (tableau II.2) : de mauvaise qualité (+) et de très mauvaise qualité (-) impropre à la taille.

4.2 - Pétrographie : microfaciès

Enfin, l'étude pétrographique réalisée sur 19 échantillons a permis de préciser les microfaciès de ces formations. Elle montre 5 principaux faciès pétrographiques (tableau II. 3 et voir quelques exemples figure II.9) :

1- Une matrice de microquartz homogène avec quelques filonnets de pseudo-calcédonite.

2- Une matrice microquartz avec quelques filons de quartz plus grossier, riche en oxyhydroxides ferreux. Quelques rares filonnets de pseudo-calcédonite sont observés. Ce microfaciès est observé sur les lydiennes du nord de Konya.

3- une matrice calcédonieuse riche en oxyhydroxides métaliques avec de nombreux filonnets de pseudo-calcédonite (figure II.9.C). Ce faciès pétrographique est typique de jaspes.

4- Les silex présentent généralement un microfaciès de microquartz riche en calcite :

4 (a) (figure II.9. D) : de la calcite sous forme de nuages micritiques (avec de rares rhomboèdres de calcite). Les microfissures montrent un remplissage avec de la calcite sparitique. Ce microfaciès est généralement observé sur les silex tabulaires (figure II.9.D).

4 (b) (figure II.9.A) : ce même faciès montre des zones sous-corticales considérablement enrichies en calcite micritique et en rhomboèdres partiellement silicifiés. L'attribution de ces rhomboèdres à la calcite a été confirmée par une analyse au microscope infrarouge (ATR) cartographiant la zone. Ce faciès est typique des formations à nodules de silex (figure II.9.A).

5- Un silex hétérogène montrant une matrice de contenu général détritique imparfaitement silicifié : plaques d'équinoderme, amphiboles (?), micas (?). La matrice est micritique, riche en restes organiques.

Figure II. 9 : photographies de lames minces, microscope polarisant.

A : Bey007 montrant la limite cortex (calcitique Ca) et matrice silex en micro-quartz (mQz). La calcite remplit et suit les fissurations de la matière. a/b/c renvoient aux différentes zones analysées (voir spectres Bey007a/b/c figure II.11). B : Bey006 montre une matrice silex en micro-quartz (mQz) avec quelques zones de pseudo-calcédonite (pCh). C : jaspe Kn002 montre une matrice très riche en oxydes (Ox) contenant de nombreuses veines de pseudo-calcédonite (pCh). D : Bey015 montre une matrice silex en micro-quartz (mQz) avec quelques fragments de carbonates (Ca).

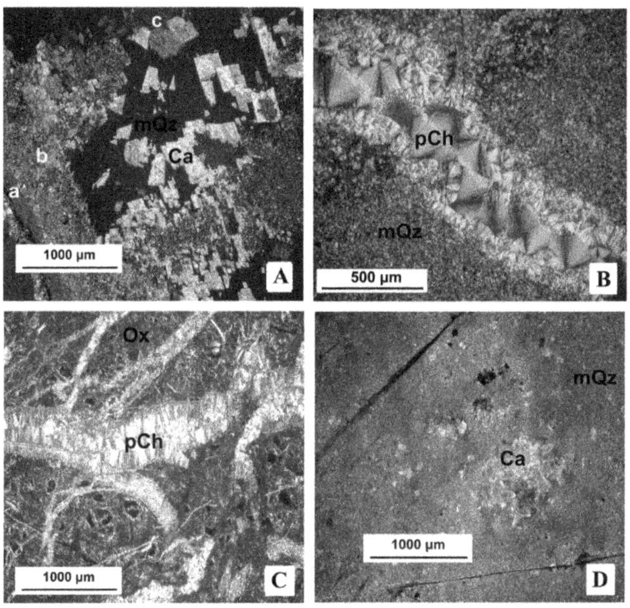

Les silex sont donc globalement caractérisés par un microfaciès montrant une matrice fine de microquartz avec des proportions variées de calcite micritique et sous forme de rhomboèdres. Les cortex sont fins, micritiques, pouvant être compacts ou très friables (pour les pièces étant le plus affectées par le métamorphisme). Les calcaires sont clairement des calcaires micritiques, plus ou moins riches en foraminifères.

La calcédoine est essentiellement observée sous forme de filonnets de recristallisation dans les jaspes.

4.3 - Minéralogie des silex et autres silicifications

Détermination et quantification des principaux constituants minéralogiques

L'étude des spectres d'analyses infrarouges nous permet de distinguer 8 groupes minéralogiques : quartz avec ou sans calcite (en différentes proportions), la calcédoine avec ou sans calcite, opale-CT, un groupe de feldspath et un groupe indéterminé.

Les groupes de calcédoine et de quartz présentent tous les caractéristiques des bandes d'absorption Si-O du α-quartz (figure II.10 spectres 2, 3, 4) : 1085 cm^{-1}, 1150 cm^{-1}, 798 cm^{-1}, 780 cm^{-1}, 695 cm^{-1}, 464 cm^{-1} et enfin 514 cm^{-1} (Farmer 1974 ; Fröhlich 1989).

Néanmoins, les spectres des échantillons calcédoine présentent une bande d'absorption supplémentaire à 555 cm^{-1} (figure II.10 voir le détail des spectres 2, 3, 4) et un déplacement de la fréquence de la bande à 515 cm^{-1} à environ 509 cm^{-1} (Badia & Fröhlich 1975 ; Schmidt *et al.* 2011 ; Schmidt & Fröhlich 2011).

Figure II. 10 : spectres infrarouges (méthode KBr).

Trois spectres de l'échantillon Bey007 (1) renvoyant à trois zones distinctes observées en lames minces (figure II.9) : a- cortex (zone calcitique), b- silex sous-cortical montrant une importante concentration en calcite (Ca), c- la matrice silex.

Spectres des échantillons Bey006 (2) et Kn002 (3) montrant une matrice calcédoine (Ch) avec la bande spécifique à 555 cm^{-1}. Voir détail de la description dans le texte. Spectre de Bey015 montrant les caractéristiques de α-quartz (Qz) et l'absence des bandes de carbonates. Voir détail dans le texte. L'encadré met en avant la présence/absence de la bande à 555 cm^{-1} en fonction des spécimens. Voir discussion dans le texte.

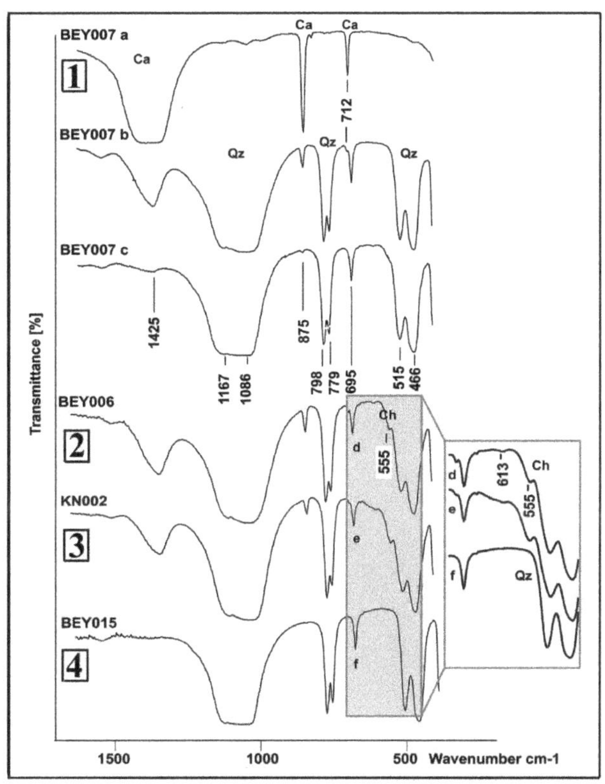

Figure II. 11 : diffractogrammes

A : Kara001, Kara003 montrant la présence de feldspaths, quartz et calcite. B : Kara011, Bey016 et Beysec002 montrant quartz et calcite.

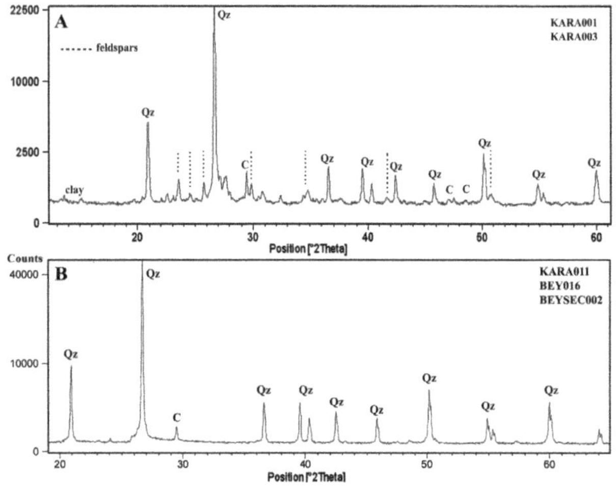

La calcite est présente sous différentes proportions, comme le signalent les bandes caractéristiques à 1450 cm^{-1}, 874 cm^{-1} et 712 cm^{-1} (Farmer 1974 ; Van der Marel & Beutelspacher 1976). Le groupe 1 montre jusqu'à 20-40% de calcite (Tableau II.4, groupe 1), le reste étant du quartz (figure II.10.1 BEY007a) et le groupe 2 entre 10-20% de calcite (Tableau II.4).

Les spécimens KARA001 à KARA006, des jaspes verts, sont caractérisés par l'importante proportion de feldspaths (590 cm^{-1} bande spécifique (Farmer 1974)) et d'argile (essentiellement de la kaolinite (Farmer 1974 ; Van der Marel & Beutelspacher 1976)).

Cinq échantillons montrent un déplacement de la bande 1084 cm^{-1} du quartz à 1094 cm^{-1}. La multiplication de nouvelles préparations de pastille suivant le même protocole ont permis d'éliminer le possible biais lié à la préparation en elle-même. Ainsi, la raison d'un tel décalage n'est toujours pas expliquée. Parallèlement, la quantification des composants de ces échantillons montre seulement 40% de la composition totale, d'autant plus que la diffraction des rayons X (figure II.11) et les analyses au microraman (figure II.12) confirment la composition unique de quartz (rares traces de calcite).

Ainsi, les données minéralogiques permettent de préciser les observations pétrographiques et montrent que les silex sont caractérisés par une minéralogie de type quartz enrichi en calcite. La calcédoine n'est que rarement observée.

4.4 - Analyses statistiques multivariées

L'Analyse en Composantes Principales (ACP) a été utilisée comme un outil permettant d'examiner graphiquement la structure de regroupement des échantillons en termes de composition chimique, en particulier pour faire des correspondances et en déduire des partitions en termes de types de matière première. Seulement cinq composantes principales ont été compilées pour l'ensemble des données spectrales des silex. Les composantes principales les plus significatives en termes de représentation de la variable globale ont été comparées visuellement à l'aide de la représentation graphique montrant que la différenciation la plus significative entre les échantillons existe par la confrontation des composantes principales (PC) PC1 et PC2. Ces deux premières composantes résument 86% de la variance totale de l'ensemble des données (PC1 52%, 34% PC2) révélant de très bons paramètres de discrimination des spécimens.

La projection des individus (graphique II.1) montre que les valeurs les plus positives de l'axe PC1 sont représentées par les groupes 5, 4, suivis de 6, puis les valeurs les plus négatives pour le groupe 1. Les groupes 6 et 5 ont les scores les plus élevés pour l'axe PC2, opposés au score le plus négatif pour le groupe 4 (graphique II.1).

Le groupe 1 est isolé dans la partie gauche de PC1 (graphique II.1 A), totalement à l'opposé du groupe 4 dans le coin inférieur droit.

Figure II. 12 : spectres microraman.

Beysec002 (A/B) et Kara011 (C) montrant du quartz et des traces de calcite

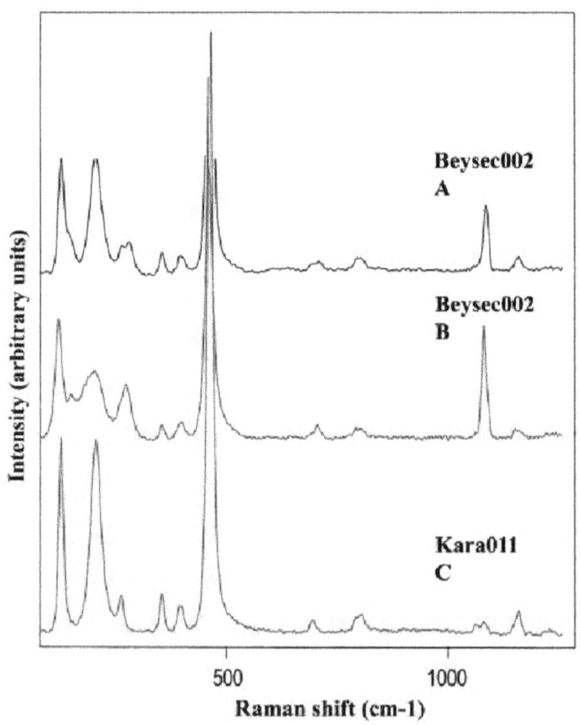

Le groupe principal, composé des groupes 5 et 6, se situe dans la partie en haut à droite de PC1, par opposition au groupe 4. Les groupes 2 et 3 sont situés dans une position intermédiaire entre les groupes 1 et 4.

Nous le verrons plus loin, ces distributions peuvent être attribuées à une signature minéralogique différente des matières premières.

Enfin, la méthode statistique multivariée de l'analyse de classification hiérarchique (CHA) permet de souligner la structure au sein des données, précisant les liens entre les différents groupes. Le groupement hiérarchisé obtenu est présenté dans le dendrogramme graphique II.2. Le résultat du regroupement hiérarchisé est la séparation des échantillons en 6 groupes (graphiques II.1 & 2). Le CHA souligne exactement les mêmes groupes obtenus par *K-means* (*Cluster* graphique II.1), confirmant la validation de la structure des groupes.

Les groupes 5 et 6 sont liés par le CHA. Ils sont composés globalement de silex microquartz avec de la calcite autour de 5-10% d'après les données de la quantification.

Le groupe 1, clairement isolé, se réfère aux échantillons montrant la plus forte proportion de calcite.

Le groupe 2 contient les spécimens riches en feldspaths et en argile alors que le groupe 3 montre des feldspaths en quantité moindre.

En outre, la classification regroupe clairement les échantillons (groupe 4) dont les spectres montrent un décalage de la bande à 1084 cm^{-1} vers 1094 cm^{-1}.

5 Discussion

5.1 - Synthèse : les types de gîte de silex et autres silicifications

Si l'on confronte l'ensemble des données analytiques obtenues, on observe globalement des gîtes de silex assez homogènes du point de vue des constituants minéralogiques déterminés. Ils ont essentiellement une signature microquartz. Ils présentent presque tous, à des teneurs différentes, de la calcite (le plus souvent sous forme micritique). Néanmoins, la confrontation des données minéralogiques aux caractères macroscopiques observés permet de différencier les gîtes (tableau II.5).

Le diagnostic radiolaire n'est pas clair : nous n'avons en effet à aucun moment observé la trace de microfossiles de radiolaires dans les jaspes bordeaux et marron. Pour ces jaspes, les données macroscopiques sont assez homogènes ou monotones. Mais en fonction des régions, la spectroscopie infrarouge met en avant des différences minéralogiques.

Dans la région de Konya, ce sont essentiellement les formations ophiolitiques qui ont fournies des matières premières de qualité, certes médiocre, mais exploitable. Les volumes utilisables pour la taille sont cependant limités : les blocs ayant échappé aux dommages liés à la tectonique dans cette région n'excèdent pas le cube de 10 cm de côté, pour les plus gros blocs (détail des gabarits Tableau II.2). Les mêmes observations ont été faites par Adam Nazaroff *et al.* (2013).

Dans la région au **nord de Konya, près de Sızma**, les jaspes sont colorés par les oxydes et montrent une minéralogie de microquartz avec des zones d'opale-CT pour un échantillon (KN004).
Les lydiennes, cherts noirs, montrent un microfaciès de microquartz et quartz très riche en oxyhydroxides métalliques là aussi. Leur minéralogie est rend compte de quartz.

Les jaspes, de la région ouest de Konya, ont les mêmes microfaciès que ceux de Sızma mais leur minéralogie est différente : ils montrent une constitution essentiellement calcédonieuse (la bande à 555 cm^{-1} étant bien marquée).

Ainsi, pour un même groupe macroscopique (type 1) retrouvé au nord et au sud-ouest de Konya dans les formations ophiolitiques, seule la minéralogie permet ici de les différencier. Cette différence minéralogique rend compte ici d'un impact différent de la tectonique sur les matériaux. Les jaspes de type 1 de l'ouest de Konya semble avoir été plus marqués pas la tectonique et l'importante recristallisation de ces fissures en filon de calcédoine lui confère une signature calcédonieuse alors que les jaspes du nord moins marqués donne des signatures microquartz et opale-CT. Différents prélèvements à l'échelle des gîtes montrent que cette observation est applicable à l'ensemble du gîte prélevé et est donc représentatif de la source.

Les lydiennes de l'ouest de Konya se différencient de celles du Nord par leur minéralogie : elles montrent du quartz, de la calcite mais aussi un peu de feldspaths et des traces d'argile.

Les seul silex observés dans la région au plus proche de Konya proviennent des calcaires néritiques à l'ouest de la ville. Rares, ils présentent un microfaciès de microquartz uniquement, confirmé par l'analyse minéralogique.

La région de Karaman est une appellation large utilisée lors des prospections en référence à la zone d'étude délimitée par Blumenthal (1956). Il convient de distinguer deux secteurs : les formations du Crétacé du Sénonien supérieur au sud-ouest de Karaman (à environ une vingtaine de kilomètres de la ville) et la large formation du Crétacé supérieur (calcaire néritique) à l'est du lac de Suğla Gölü, s'étendant d'Aydınkışla à Akkise (figure II.5).
La région à **l'ouest de Karaman**, autour de Başkışla, contre toute attente, n'a pas fourni beaucoup de silex. Les

silex gris rosâtres sont très tectonisés. Leur minéralogie montre essentiellement du quartz avec des proportions importantes de calcite mais n'excédant pas les 20% (Tableau II.4). Dans cette région, nous avons observé un large horizon de roches vertes avec différents niveaux plus ou moins silicifiés. La pétrographie permet d'identifier des microfaciès de microquartz avec des traces de calcite et d'oxyhydroxides. La minéralogie révèle des roches riches en feldspaths avec des traces d'argile. Ce large horizon est donc interprété comme un faciès volcanique. Il s'agit de cendres volcaniques silicifiées (*comm. pers. F. Fröhlich*). Ce gîte présente l'intérêt d'exposer en position sub-primaire (éboulis, altérations par les eaux de pluie et petit ruisseau) les plus gros blocs observés durant toutes les prospections. Certains pouvaient aisément dépasser le cube de 25-30 cm de côté, semblant très peu fissurés (Tableau II.2).

La région à **l'est du lac de Suğla Gölü** fut la plus riche en gîte de silex (figure II.5). Ils sont assez visibles dans le paysage et accessibles. Notons cependant que c'est aussi dans cette région qu'ont été observés les silex les plus altérés par la tectonique mais aussi par le métamorphisme (avec des silex partiellement réduits en poudre). Les silex de cette région proviennent essentiellement de calcaire néritique. Ils montrent globalement des microfaciès de type microquartz enrichi en calcite (micritique et sous forme de rhomboèdres). Les analyses minéralogiques montrent une composition de quartz et de calcite (autour de 10-20%) (Tableau II.4).

Seul un silex en table observé dans cette région, près d'Akkise, montre une minéralogie différente, calcédonieuse et moins de calcite (moins de 10%).

Au **sud du Lac de Beyşehir**, les silex proviennent essentiellement de roches clastiques (Sénonien). Constitués de quartz, là aussi, ils sont caractérisés par leur haute teneur en calcite (plus de 20%).

Un gîte de jaspe bordeaux a été observé dans les formations ophiolitiques près des gîtes de silex. Ces jaspes présentent le même microfaciès que les jaspes de Konya : une matrice de type microquartz avec des filons de pseudo-chalcédonite. Ils sont néanmoins moins riches en oxyhydroxides métalliques. Là aussi, leur minéralogie permet de les distinguer des autres jaspes de la région de Konya : ils montrent de la calcédoine (comme les jaspes à l'ouest de Konya) mais avec de la calcite autour de 5-10% (Tableau II.4).

Enfin, très peu de silex ont été trouvés dans la région d'Ibradı-Akseki, non loin de la chaîne du Taurus. Leur microfaciès pétrographique et leur minéralogie (détail tableaux II.3-5) mais aussi leurs caractères macroscopiques les rapprochent des silex de la formation Crétacé à l'est du lac de Suğla Gölü. Là aussi, ces silex sont très altérés par la tectonique et le métamorphisme. Certains d'entre eux, comme dans la région d'Akkise, moins altérés, montrent une minéralogie de calcédoine.

Enfin, les silex collectés dans les gîtes secondaires, dans la région à l'est du lac de Suğla Gölü, sont assez proches de par leurs caractères macroscopiques et leur minéralogie, de type observé en position primaire dans la région.

Ainsi, les silex observés dans cette partie occidentale de l'Anatolie centrale présente une minéralogie bien particulière, liée à l'histoire géologique de la région. Ces silex sont en effet bien différents du point de vue minéralogique des silex que l'on a l'habitude d'observer dans le bassin parisien et que nous avons présenté dans la partie I (voir les travaux de Moushine 1994). Il s'agit ici de silex altérés par la tectonique, recristallisés et/ou transformés par le métamorphisme.

5.2 - Implications géologiques

Néanmoins, les observations sur le terrain, combinées aux analyses infrarouges, ont permis de confirmer que nous avons effectivement observé des silex typiques (silex *s.s.* avec une matrice de calcédoine) tel que le définit Lucien Cayeux (1929) et François Fröhlich (2006) : le silex est inclus dans un calcaire à grains fins (micrite, riche en foraminifères) et plus ou moins dissocié par la présence d'un cortex. Mais deux phénomènes observés sur le terrain, la tectonique et le métamorphisme, ont modifié les caractéristiques du silex en lui-même : la tectonique a fracturé, fissuré la roche, sans modifier les faciès tandis que le métamorphisme a modifié la nature même du silex (transformation de la calcédoine en microquartz (Schmidt & Fröhlich 2011).

Il a en effet été possible d'observer à l'échelle d'une même source des nodules montrant différents degrés de fracturation liés à la tectonique et différents degrés de métamorphisme de la matière. Comme le montre la figure II.13, la bande à 555cm^{-1} est moins intense ou manquante sur les échantillons montrant un aspect poudreux dû au métamorphisme tandis qu'elle est plus intense sur les échantillons les moins métamorphisés. Ce phénomène est expliqué par Patrick Schmidt et François Fröhlich (2011) comme étant lié à l'évaporation des silanoles de surface (Si-OH) se produisant lors d'une chauffe à des températures entre 350°C et 600°C. Ainsi, dans ce cas, le silex apparaît aussi comme un bon indicateur de métamorphisme.

Il est ainsi possible, grâce aux analyses infrarouges, d'observer cette transformation des silex via la présence/absence de la bande à 555 cm^{-1} (figure II.13) et d'en évaluer les paramètres des transformations sous-jacentes comme la température (minimum 350-400°C) (Schmidt & Fröhlich 2011).

Figure II. 13 : Les différences d'intensité de la bande à 555 cm^{-1} à l'échelle d'un même gîte de matière première, au sud de Beyşehir. BEY008 et BEY009 renvoient aux spécimens les plus altérés par le métamorphisme.

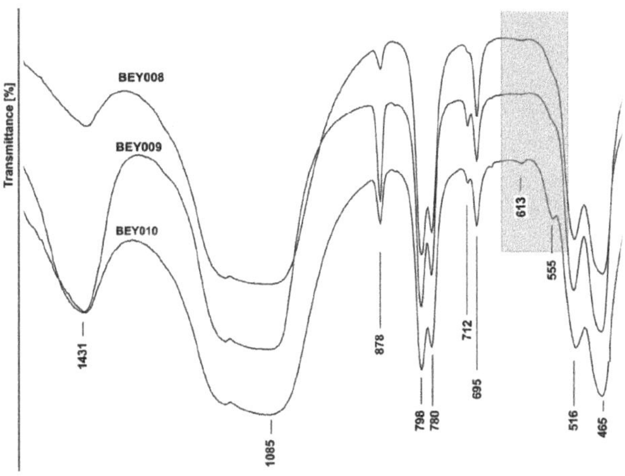

Enfin, confrontant les données de terrain aux rares publications mentionnant des gîtes de silex dans cette région, il nous semble important de signaler que, dans la littérature géologique, le degré de tectonisation ou de métamorphisme de ces matières n'est jamais mentionné : Blumenthal (1956) n'a en effet jamais mentionné le fait que les silex de la région de Karaman-Akören sont hautement affectés par ces deux phénomènes. Il est aussi intéressant de noter que ce problème va souvent de pair avec des propriétés particulières de la roche encaissante : aussi les calcaires sont eux-mêmes métamorphisés, les transformant presque en marbre, dur et compact, rendant l'extraction des nodules quasiment impossible, posant le problème de leur exploitation durant la Préhistoire. Cela appelle donc à un réexamen systématique des gîtes signalés dans la littérature afin de s'assurer de la qualité de taille de ces silex et d'en évaluer leur potentiel comme sources pour les hommes de la Préhistoire.

Ainsi, la tectonique et le métamorphisme sont clairement deux phénomènes qu'il faut prendre en considération pour les études de provenance en Anatolie centrale du fait du contexte géologique régional. Cette région est nettement marquée par les différents épisodes métamorphiques notamment durant le Crétacé supérieur (Burg *et al.* 1990 ; Okay 2008). Ces deux phénomènes expliquent la modification des propriétés physiques du silex et de bon nombre de jaspes les rendant impropres à la taille.

5.3 - Implications archéologiques

Les diverses transformations qu'ont subies les silex et jaspes d'Anatolie centrale les rendent impropres à la taille en large partie. Du moins, ce ne sont plus que des petits modules qui sont disponibles. Cela a de nombreuses implications archéologiques quant aux modalités d'approvisionnement en matière première non-obsidienne.

Premièrement, les prospections géologiques ont permis de confirmer nos premières hypothèses avancées sur la base d'une étude fine des matières premières des artefacts archéologiques de Çatalhöyük-Ouest : des matières premières de mauvaise qualité sont localement présentes. Elles proviennent généralement des ophiolites (jaspes). Pour les rares matières premières de meilleure qualité, les nodules sont trop petits, ne permettant pas une production de grandes lames telles que celles observées à Çatalhöyük.

Ainsi, concernant les matières premières de mauvaise qualité, notamment certains jaspes, nous pouvons envisager l'hypothèse d'un approvisionnement opportuniste lors de l'acquisition d'autres matières premières pour la fabrication de meule ou la récolte de pigments. Une prospection menée par Baysal (1998, 2004) dans la région située entre Çatalhöyük et Akören a mis en avant le potentiel de ce secteur quant aux sources d'approvisionnement en matières premières pour les meules (basalte induré) et pigments (goethite et hématite dans les séries ophiolitiques et volcaniques). Nous y avons nous-même observé de nombreux et larges horizons de serpentines, gabbros et divers schistes verts, matières premières utilisées à Çatalhöyük-Ouest pour de petites haches polies. Mais là encore, il est assez difficile de trouver des formations peu altérées par la tectonique. Cela implique donc une connaissance précise de zones ou secteurs les moins affectés par la géodynamique locale.

Enfin, les prospections géologiques montrent également que les silex de bonne qualité ne sont pas disponibles dans la zone étudiée où l'impact de la tectonique est trop important et où le métamorphisme a transformé ces matières premières. Nous avons vu que de nombreuses sources centre anatoliennes ont néanmoins été signalées dans les publications archéologiques (figure II.4). Il s'agit ici de revenir sur chacune de ces propositions avec un regard critique au vu des nouvelles données géologiques de cette étude et des travaux du *AARMs*.

5.3.1 - Du local à l'extra-régional : retour sur la définition de l'échelle spatiale

Dans un premier temps, il nous semble important de revenir sur la définition spatiale des différentes sphères étudiées.

Nous avons vu que classiquement dans les études d'Europe de l'ouest, la sphère locale d'approvisionnement délimite un territoire entre 0-5 km autour du site, soit une heure de marche, alors qu'entre 5-20 km les sources sont considérées comme voisines. Les sources au-delà de 20 km sont dites lointaines (Affolter & Grünwald 1999 ; Geneste 1985).

Figure II. 14 : Sources des matières premières siliceuses exploitées à Çatalhöyük et distances source-site (carte S. Ostaptchouk).

Les différentes sources potentiellement exploitées à Çatalhöyük, localisées dans le cadre de ce projet et *AARMs*, sont signalées : (1) les sources de la région d'Afyon de Şuhut et Akdere (Nazaroff *et al.* 2013) ; (2) les radiolarites/jaspes bordeaux et caramel de la région nord de Konya (Nazaroff *et al.* 2013 ; projet Ostaptchouk, Fröhlich & Erturaç) ; (3) les radiolarites/jaspes bordeaux et caramel de la région ouest de Konya (source Hatip : Nazaroff et al. 2013 ; projet Ostaptchouk, Fröhlich & Erturaç) ; (4) sources secondaires de radiolarites sur les bords de la rivière Çarşamba (Nazaroff et al. 2013) et terrasses de la rivière (projet Ostaptchouk, Fröhlich & Erturaç) ; (5) silicifications de cendres volcaniques, roches vertes . Les différentes sphères d''approvisionnement sont signalées (I) sphère locale, (II) sphère régionale (il faut ici considérer dans cette sphère les sources d'obsidienne) et (III) sources lointaines.

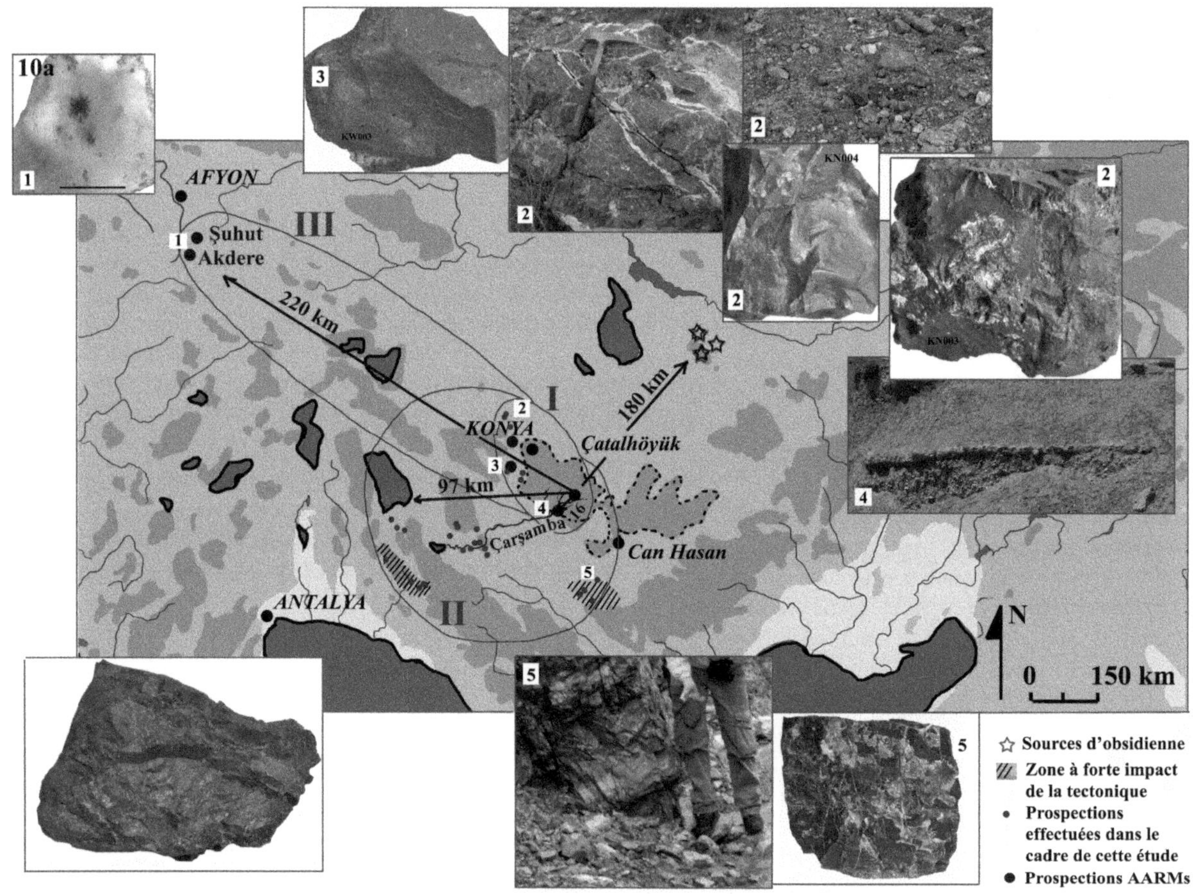

Or dès que l'on considère les sources disponibles au plus proche du site de Çatalhöyük, selon la littérature, soit les formations ophiolitiques de l'ouest et du nord de Konya, on est à une distance site-source d'environ 35-40 km. Ainsi, nous serions classiquement dans une sphère dite lointaine d'approvisionnement. Or cette appellation n'est ici pas appropriée au contexte archéologique et à la dynamique de mobilité des populations centre anatoliennes. Nous nous sommes efforcé tout le long de notre introduction sur la région et le site de mettre en avant l'ampleur de cette dynamique des groupes, de cette mobilité contrastant avec une implantation localisée et ancrée qui semble caractériser ces communautés. L'appellation « territoire local » sous-entend un territoire régulièrement exploité pour les activités et la subsistance du groupe. Or dès le Néolithique, nous avons vu que la particularité de la communauté de Çatalhöyük était son exploitation d'un vaste territoire aux niches écologiques diverses en fonction des saisons (figure 5). Les premières terres arables sont localisées à près de 13 km au sud-ouest du site (Kuzucuoğlu 2002 ; Rosen & Roberts 2006). Une halte de chasse est localisée à 3 jours de marche du site, à Pınarbaşı. Ainsi, dès le Néolithique ce territoire local, apprivoisé, connu et exploité, est vaste. Aussi, dans ce contexte, la définition du territoire local à 3 km nous semble réductrice et ne pas être fidèle à cette mobilité néolithique avérée. De plus pour les sources de Konya ouest et nord, les auteurs parlent déjà de sources locales (Bezić 2007 ; Doherty & Milić 2007 ; Doherty *et al.* 2007, *in prep.* ; Nazaroff *et al.* 2013). Donc pour cette étude, nous intégrerons dans la sphère locale le bassin de Konya dans son ensemble et les formations qui lui sont limitrophes comme les ophiolites au nord et à l'ouest de Konya. N'ayant pas identifié de sources exploitables à ce jour dans la région entre Konya et les lacs de Beyşehir et de Suğla, nous intégrerons cette région à la sphère régionale qui est essentiellement définie par les sources d'obsidienne cappadocienne à 180-190 km au nord-est de Çatalhöyük (figure II.14).

Enfin, au-delà de cette sphère régionale (< 200 km), nous parlerons de sphère extra-régionale rendant compte d'approvisionnement sur de longues distances. Nous verrons que la définition de ces sphères renvoie à des modalités d'acquisition des matières premières bien spécifiques en conclusion de ce travail.

5.3.2 - Les sources potentielles de silex et autres silicifications en Anatolie centrale et dans les régions avoisinantes

Une source de matière première exploitable se doit de répondre à quelques critères de base. Elle doit tout d'abord être accessible. Cette accessibilité repose sur une visibilité du gîte mais aussi sur des données de temps et distance de trajet source-site. Plus une source est éloignée plus il faut envisager des commodités pratiques de déplacements telles que l'accès aux points d'eaux, contraintes topographiques… L'approvisionnement à ces sources éloignées peut aussi reposer sur un système de réseaux, point relais sur un trajet. Enfin, en fonction de la nature des productions, on peut envisager une circulation de produits et non de personnes les exemples archéologiques ne manquant pas pour la région.

Au-delà de l'accessibilité du gîte en lui-même, c'est aussi la matière première qui doit pouvoir être extraite. Car nous avons vu que certain calcaire très métamorphisé ne rendait pas possible l'extraction de nodules de silex.

Enfin, la matière première de ces sources doit être disponible en quantités suffisantes mais doit aussi offrir des modules répondant aux attentes de production. La matière première doit bien évidemment y être de qualité (non tectonisée ou fracturée, sans trop de cavités…).

Aussi, nous reviendrons sur chacun de ces points lorsque les données nous le permettent pour les différentes sources mentionnées dans les publications archéologiques (figure II.14) et les données de terrain aujourd'hui disponibles.

Au plus proche du site de Çatalhöyük, dans la sphère locale, trois sources potentielles ont été retenues au nord et à l'ouest de Konya. Il s'agit de jaspes (« radiolarites », appellation Nazaroff *et al.* 2013) orange et bordeaux. Au nord de Konya (figure II.14 2), ce sont des jaspes orange (type 1) et bordeaux (type 2) qui ne sont exploitables que sous forme de blocs de modules de 10 cm de diamètre au maximum. Les données minéralogiques montrent des blocs moins altérés par la tectonique car présentant moins de filons de calcédoine de recristallisation alors que les jaspes de la région à l'ouest de Konya (figure II.14 3) présentant les mêmes caractères macroscopiques (jaspes orange) montrent un degré plus important de recristallisation nuisant à l'homogénéité de la roche et donc à sa taillabilité. Ce sont des petits modules ne dépassant guère les 10 cm de diamètre qui ont été observés. Ces données sont appuyées par les observations des prospections *AARMs*. Adam Nazaroff *et al.* (2013) signalent aussi la présence de quelques artefacts jonchant le sol pouvant témoigner d'une exploitation de cette source.

Enfin l'autre source locale potentielle d'approvisionnement en ophiolites bordeaux est essentiellement renseignée par les prospections dans les alluvions de la rivière Çarşamba par le projet *AARMs* (figure II.14 4). Mais ils déplorent leur maigre récolte par rapport à leur attente quant au potentiel de cette source secondaire à fournir des matières premières.

Ensuite une source potentielle au sud-ouest de Karaman dans la région de Başkışla (figure II.14 5) fut identifiée lors de notre mission de prospections. Il s'agit de silicifications de cendres volcaniques. La roche est verte. Cette source offre l'avantage d'offrir des blocs en position primaire mais aussi en position sub-primaire (ruisseau et éboulis) de gabarits importants : nous avons évalué qu'il était possible de sélectionner des blocs non tectonisés jusqu'à 25-30 cm de diamètre. Il s'agit des modules de matières premières les plus gros observés lors de nos prospections.

À une échelle plus large, revenons sur les hypothèses de la chaîne du Taurus (Melaart 1963, 1967) comme zone probable d'approvisionnement. Mellaart évoquait, nous l'avons vu, de possibles sources dans les montagnes du Taurus . Notre étude a permis de mettre en avant dans cette région, plus que dans une autre, l'impact de la tectonique et du métamorphisme sur les silex. Aussi cette zone semble très marquée par ces deux phénomènes. Il est difficile et peu plausible qu'elle puisse fournir des matières premières de qualité ou du moins des modules assez importants pour permettre un débitage laminaire.

Si le Taurus semble être tectonisé en Anatolie centrale au sud de Karaman, Juteau a mentionné que ce n'est pas le cas du Taurus lycien (figure II.14 9, source potentielle avancée par Doherty *et al.* 2007) : le Taurus dans sa partie méridionale autour de la baie d'Antalya semble être riche en formations ophiolitiques et du Crétacé exemptes de métamorphisme (MTA 2002). Il a été mentionné des nodules de silex dans l'importante formation d'Alakir Çay (Juteau 1968) (figure II.1). Néanmoins, cette information est à considérer avec prudence car rappelons que, déjà pour la région de Karaman, il avait mentionné des nodules de silex sans faire part de leur état d'altérations (tectonisés et métamorphisés). Néanmoins signalons que des sites du Paléolithique (grotte de Karain) montrent une exploitation privilégiée des jaspes provenant des ophiolites de ce secteur.

Concernant les sources dans la région du lac de Beyşehir mentionnées par Bezić (2007) à l'est (figure II.14 6) et par Doherty *et al.* (2007) au sud (figure II.14 7). Nous avons en effet observé la présence de silex et d'ophiolites dans ce secteur. Mais les gîtes sont très altérés par la tectonique et n'ont donc pas été retenus comme sources potentielles (tableau II.5). Aucune matière première n'a été observée dans la partie est et sud-est du lac de Beyşehir, près d'Isparta et Burdur (Waldron 1984).

Les uniques sources potentielles aujourd'hui signalées au-delà des sources locales de Konya nord et ouest sont des sources extra-régionales dans la région d'Afyon. Nur Balkan Atlı (1994) signalait des gîtes dans la région d'Ankara mais nous ne disposons pas de plus amples informations pour discuter ici de leur statut de sources potentielles.

Les sources de Şuhut et d'Akdere se situent à 220 km au nord-ouest de Çatalhöyük. Deux types de matières premières sont considérées comme de bonne qualité et comme ayant pu être exploitées à Çatalhöyük : une calcédoine blanche opaque à translucide à dendrites de manganèse (Akdere) et des petits blocs de silicifications volcaniques (Şuhut). Pour les roches volcaniques de Şuhut, Adam Nazaroff *et al.* (2013) signalent des fissures et craquelures. L'impact de la tectonique est signalé, minimisant la valeur de cette source en termes de qualité du matériau (d'autant plus si l'on considère la distance importante site-source). Pour les calcédoines d'Akdere, ils décrivent cette source comme la plus belle observée dans le cadre de la mission *AARMs* (Nazaroff *et al.* 2013). Ils mentionnent une extraction possible de blocs de 10-20 cm. Mais ce type de formation qui à la description semble être des calcédoines hydrothermales, sont, comme les ophiolites en Anatolie, assez ubiquistes. Aussi peut-on envisager des sources dans la région volcanique cappadocienne. Ces matières premières observées dans les assemblages lithiques du Néolithique seraient alors acquises lors de l'approvisionnement en obsidienne. Cette idée s'appuie aussi sur la nature de la production sur ce type de matériau : il s'agit d'une production de lames grossières ou d'éclats de production domestique comme on en observe au Chalcolithique. Car si on considére l'investissement technique et le type de matière première, l'hypothèse d'une acquisition à des sources aussi lointaines nous laisse perplexe. Adam Nazaroff envisage une acquisition opportuniste dans le cadre d'activités liées à l'exploitation du bois dans la région d'Ankara (Nazaroff *et al.* 2013).

Ainsi, aucun silex de bonne qualité permettant la production de grandes lames n'a été observée à ce jour en Anatolie centrale. Les silex de très bonne qualité de Çatalhöyük ont très tôt été désignés comme des matières premières exogènes, hypothèse qui perdure encore (Carter *et al.* 2005a). Mellaart (1963, 1967) fut le premier à mentionner le sud-est de la Turquie plus spécialement la région de Gaziantep comme source de ces silex de bonne qualité. Après cette mission de terrain et une compréhension de la géodynamique de l'Anatolie centrale, cette hypothèse reste la plus plausible. De plus, les données archéologiques montrent que les industries lithiques de l'est anatolien sont composées à 70% - 90% de silex (Bezić 2007). De nombreuses publications mentionnent, pour l'Anatolie de l'est, des matières premières locales de bonne qualité permettant un débitage de grandes lames (Edens 1999, 2000 ; Hartenberger *et al.* 2000) durant la Préhistoire et ce jusque dans les années 1980 avec les tailleurs modernes de lames de *tribulum* (Bordaz & Bordaz 1970).

CONCLUSION

Cette étude géologique axée sur les silex a mis en avant l'intérêt d'une approche par spectroscopie infrarouge, donnant de nouvelles possibilités d'études concernant la question de la provenance des artefacts. L'analyse des impuretés ou éléments mineurs, pour reprendre la terminologie des analyses chimiques, présents dans le silex (comme la dolomite ou calcite) est une nouvelle clé d'analyse afin de déterminer l'origine de silex et jaspes, géologiques et archéologiques. Les aspects non-destructifs de la technique ATR, associés au traitement des données par ACP et CHA, permettent clairement de distinguer des groupes de matière première et de mettre en avant leur minéralogie offrant des nouvelles possibilités quant à la question de leur provenance.

De plus, cette étude des collections géologiques a permis de mettre en avant que les données minéralogiques obtenues par spectroscopie infrarouge peuvent permettre de différencier ici deux gîtes différents mais de même critères macroscopiques. C'est le cas des jaspes orange (type 1) retrouvés à l'ouest et au nord de Konya. Même si Adam Nazaroff *et al.* (2013) mentionnent pour la source d'Hatip la présence de filons noires dans la matière première comme critère discriminant de celle-ci, nous avons observé que ce critère n'est pas systématique dans ces ophiolites à l'ouest et se retrouve aussi au nord. Aussi on ne peut se reposer uniquement sur ce critère macroscopique pour différencier les jaspes orange/caramel de la région de Konya. Mais les signatures minéralogiques de ces deux gîtes sont différentes de par leur position géographique : les jaspes du nord ont moins souffert de la tectonique et gardent des signatures micro-quartz alors que les jaspes de l'ouest semblent avoir connus de multiples épisodes tectoniques et phénomènes de recristallisations postérieures leur conférant une signature calcédonieuse.

Puis il a été possible de mettre en avant une différence minéralogique entre les jaspes bordeaux du nord de Konya et ceux du sud de Beyşehir (plus riche en calcite : 5-10%). Aussi comme les silex transformés, les jaspes nous renseignent sur la géodynamique régionale nous permettant d'identifier des faciès plus ou moins altérés et de les différencier. Mais signalons que les données minéralogiques ne se soustraient pas aux observations macroscopiques. Car une mauvaise ou l'absence d'observations macroscopiques pourrait induire en erreur quant à l'interprétation des données minéralogiques obtenues. Car là où la calcédoine peut rendre compte comme ici pour les jaspes d'une importante recristallisation dissimulant la donnée micro-quartz de la matrice (cf lames minces), cette donnée calcédoine peut aussi rendre compte de la matrice même de la matière première. Et là, seule une observation macroscopique permet de faire la différence. Dans ce contexte tectonique, la minéralogie, nous l'avons mentionné avec l'exemple de la région de Konya, peut nous fournir des informations quant au degré de recristallisation de ces jaspes. Donc le contexte tectonique n'est pas incompatible avec une approche minéralogique, il appelle juste à une plus grande vigilance dans l'interprétation des données minéralogiques obtenues.

En ce qui concerne les sources des matières premières non-obsidienne en Anatolie centrale, cette étude confirme la présence locale de jaspes de médiocres qualités semblables à ceux utilisés à Çatalhöyük-Ouest.

Les silex de la partie occidentale de l'Anatolie centrale ne conviennent pas pour la taille en raison de leur transformation, par la tectonique et le métamorphisme, de leurs propriétés physiques et mécaniques. Ainsi, les silex de bonne qualité sont à chercher au-delà des zones d'impact de la tectonique et du métamorphisme sur les matières premières, sans doute à l'est de la Turquie près de la région de Gaziantep et de la frontière syrienne en général. De futures prospections sont donc à envisager en Anatolie orientale toujours dans le but d'obtenir une description minéralogique détaillée des silex et d'autres silicifications non-obsidienne dans cette région.

Graphique II. 1 : analyse en composantes principales. B : agrandissement sur le groupe 5 et 6. L'encadré *Cluster* renvoie aux différents groupes définis par le regroupement (*K-means clustering*).

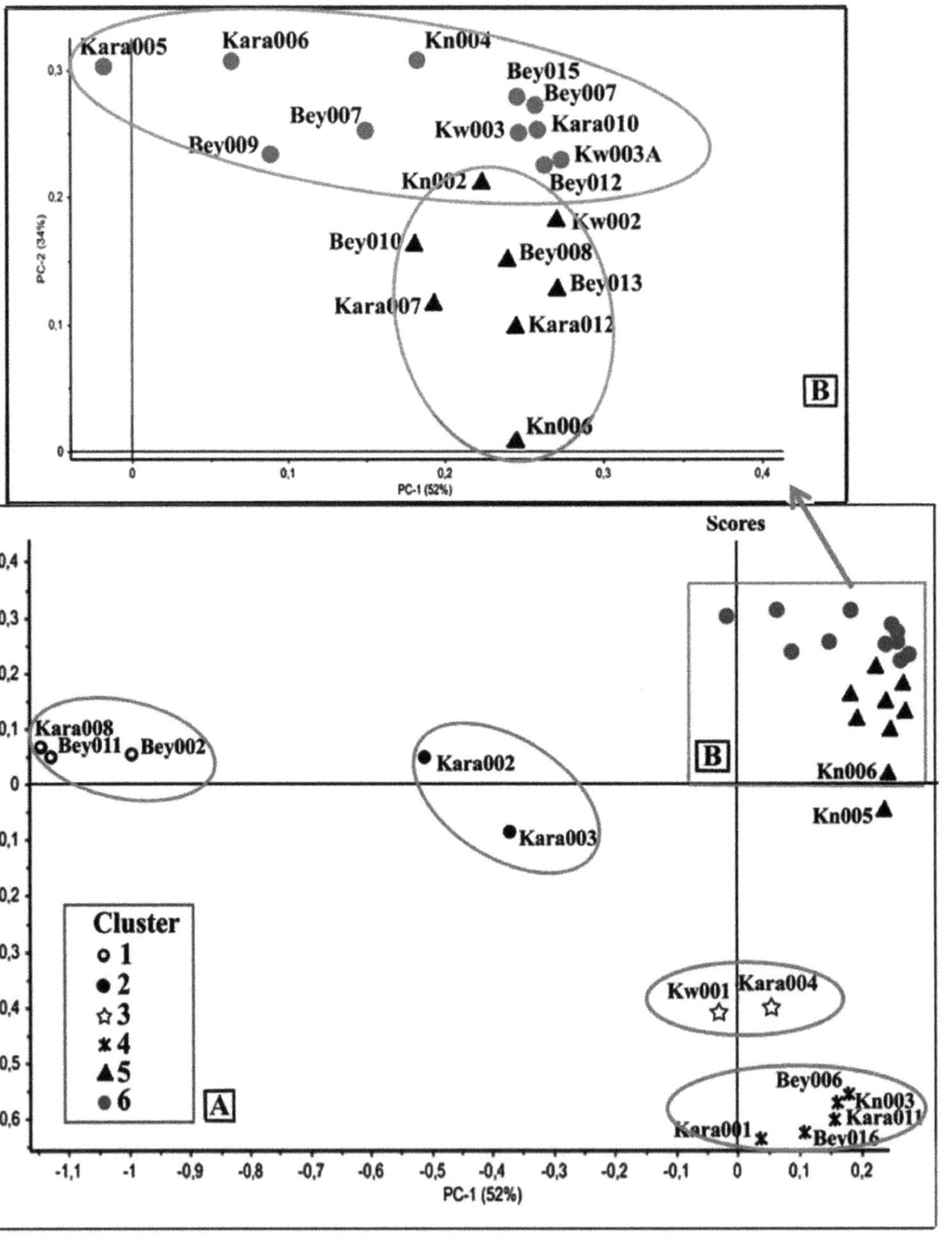

Graphique II. 2 : dendrogramme

Les groupes distingués sont reportés dans la figure II.13 (*cluster*). Ce dendrogramme montre les relations entre les 6 groupes définis.

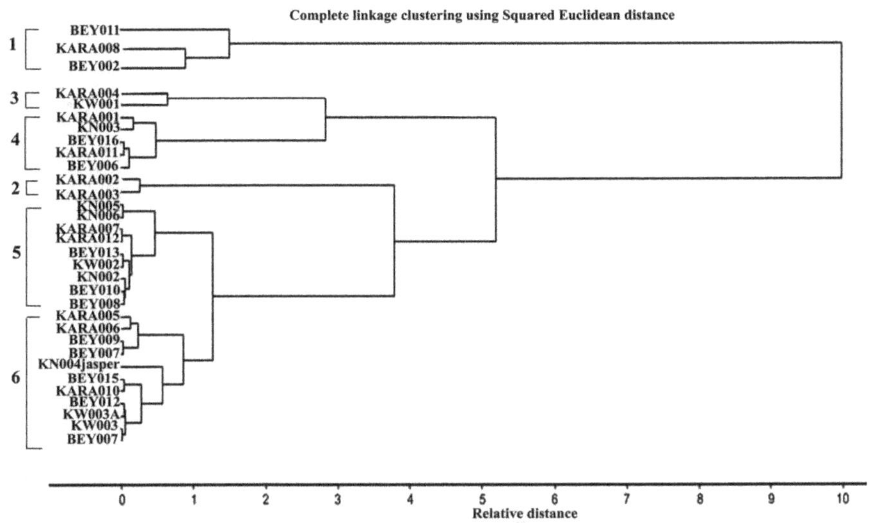

III Les matières premières exploitées à Çatalhöyük-Ouest

L'obsidienne à Çatalhöyük représente entre 90% à 95% de la pierre taillée (tableau III.1), les 5%-10% restants sont longtemps restés classés sous la catégorie « autre » et récemment sous le terme générique de silex (*chert* en anglais, dans le sens général du terme, c'est-à-dire silicification : voir discussion sur la terminologie partie I), baptisés NOCs (*non-obsidians components*) par Chris Doherty et Marina Milić (Doherty & Milić 2007 ; Doherty *et al.* 2007). Or, de récentes études ont mis en avant un ensemble de matières premières bien plus diversifié (Nazaroff *et al.* 2013).

Comme de nombreux projets au Proche-Orient et en Anatolie, le *Çatalhöyük Research Project* a développé son propre programme de caractérisation des obsidiennes (Carter *et al.* 2005b, 2006d ; Carter & Shackley 2007). Ainsi, si l'on dispose de nombreuses informations concernant les obsidiennes d'Anatolie centrale : géochimique des complexes volcaniques (Binder *et al.* 2011 ; Poidevin 1998), ateliers de taille (Balkan Atlı & Binder 2012 , 2001), étude de provenance des artefacts (Carter *et al.* 2006b ; Chataigner 1998), synthèses quant aux réseaux d'échanges (Balkan Atlı *et al.* 1999 ; Cauvin & Balkan Atlı 1996 ; Cauvin *et al.* 1998).

On connaît très peu de choses des autres matières premières, parallèlement utilisées, et de leur provenance. Si cette remarque tient pour les assemblages du Néolithique, elle est d'autant plus vraie pour les industries du Chalcolithique souvent délaissées au profit du matériel céramique. Aussi, bien souvent dans l'étude de la pierre taillée, les industries sur silex sont délaissées au profit de celles en obsidienne. Ce n'est que récemment, ces cinq dernières années, que l'on a commencé à s'intéresser, sur le site de Çatalhöyük, au potentiel informatif de ces matières premières dans la compréhension globale de l'économie des matières premières (encore fallait-il en démontrer l'existence).

C'est donc autour des premiers travaux embryonnaires de Chris Doherty et Marina Milić (Doherty & Milić 2007 ; Doherty *et al.* 2007) sur les NOCs que se sont développées deux nouvelles études : sur le matériel du Néolithique via une approche chimique (Adam Nazaroff) et sur le matériel chalcolithique avec une approche minéralogique, ici présentée.

1 Bilan des études de provenance des artefacts de Çatalhöyük

1.1 - Le programme de caractérisation des obsidiennes

Les premières études de provenance, des artefacts en obsidienne de ce site, datent des années 1960 (Renfrew 1969 ; Wright 1969) par OES (*Optical Emission Spectroscopy*) : Colin Renfrew attribua la provenance de quatre lames aux sources nord cappadociennes d'Acıgöl (3) et d'Arménie (1). Wright (1969) identifie aussi la source d'Acıgöl (4) et de la région de Çiftlik (1).

Les premières analyses par fluorescence X dans les années 1990 (Keller & Seifried 1990) permettent de mettre en avant l'exploitation des sources de Nenezi Dağ et de Göllü Dağ-Kömürcü.

Dès 1999, un nouveau programme de caractérisation des obsidiennes de Çatalhöyük est mis en place par Tristan Carter (Carter *et al.* 2005b, 2006d). L'objectif de celui-ci fut, dans un premier temps, de revenir sur ces anciennes analyses. Il s'agissait d'utiliser les nouvelles techniques développées et appliquées aux archéomatériaux et d'élargir le corpus analysé afin d'avoir une vision plus représentative des sources exploitées. Enfin, il s'agit d'intégrer les résultats obtenus dans une réflexion plus globale, les confrontant aux résultats d'une étude typo-technologique des assemblages pour comprendre la gestion des différentes obsidiennes à Çatalhöyük et leur évolution dans la diachronie. Une nouvelle publication des derniers résultats est en préparation dans le cadre d'une nouvelle publication du site de Çatalhöyük faisant suite à celles entre 1996 et 2005 (Hodder 1996a, c, 2005a, b).

Le matériel considéré pour ce projet provient principalement des niveaux du Néolithique et donc du monticule est. Des changements au cours du temps concernant les proportions des deux principales sources exploitées (Nenezi Dağ et Göllü Dağ) sont alors mis en avant (Carter & Shackley 2007) : les niveaux les plus anciens du monticule-Est montrent une prédominance claire des obsidiennes de Göllü Dağ (Pre-XII à VII). À partir du niveau VII, ces proportions semblent s'inverser et ce sont les obsidiennes de Nenezi Dağ qui sont les plus représentées (graphique III.8).

Les analyses concernant le monticule Ouest demeurent rares à ce jour (tableau III.2).

Wright (1969) est le premier à analyser trois pièces par OES *(Optical Emission Spectroscopy)*. Les récentes analyses des artefacts du monticule Ouest n'excédent guère le nombre de 20 pièces (tableau III.2). Elles ont été analysées par ICP-MS, ICP-AES et fluorescence X. Elles montrent une utilisation à part égale des sources de Nenezi Dağ et de Göllü Dağ.

On comprend aisément qu'il est difficile de s'appuyer sur une vingtaine d'artefacts analysés pour parler d'une égale exploitation de ces deux sources durant le Chalcolithique à Çatalhöyük. Cet échantillon est loin d'être représentatif de l'intégralité du matériel du monticule Ouest, soit plus de 4853 pièces (T1, T5 et T7 considérées : tableau III.1). Néanmoins, un premier examen macroscopique des différents types d'obsidienne de l'assemblage de la tranchée 5, sur un échantillon un peu plus large, par Tristan Carter semble confirmer ces données (Carter *et al.* 2007). Rappelons que nous avons mentionné précédemment (dans la partie I, méthodologie) l'intérêt et la pertinence de l'approche macroscopique pour étudier de grandes séries et en présenterons, dans cette partie, pour la première fois, les résultats de son application à l'ensemble du matériel obsidienne du monticule Ouest.

1.2 - Une étude pilote des silex (ou NOCs) de Çatalhöyük-Est et l'inanité apparente de l'approche chimique

Les premières publications du matériel lithique de Çatalhöyük mentionne déjà la diversité des matières premières non-obsidienne utilisées (Carter *et al.* 2005a ; Carter & Milić 2013 ; Carter *et al.* 2006b ; Conolly 1999a ; Mellaart 1963, 1967). Les auteurs signalent des roches quartzitiques, des radiolarites, des jaspes et des silex dont la provenance est toujours débattue. Des origines diverses sont avancées : les montagnes du Taurus, le sud-est de la Turquie ou encore le nord du Levant (Balkan Atlı 1994 ; Conolly 1999a ; Mellaart 1963, 1967). C'est fondamentalement cette question de la provenance de ces matières premières qui a amenée Doherty et Milić à mettre en place une étude pilote de celles-ci (Doherty & Milić 2007 ; Doherty *et al.* 2007).

Leur étude s'est focalisée sur les silex des niveaux pré-céramique-Néolithique (Pré-XXI) de Çatalhöyük-Est (figure I.4). L'objectif était, à l'image des études sur l'obsidienne, de documenter la consommation de ces différentes ressources siliceuses (dans la synchronie et la diachronie) en utilisant un cadre analytique qui intègre caractères macroscopiques, données archéométriques et étude typo-technologique des artefacts (Carter *et al.* 2006b ; Doherty & Milić 2007 ; Doherty *et al.* 2007). Dans un second temps, il s'agissait de tester la validité de leur classification visuelle préliminaire des types de matière première exploitée (environ une trentaine de groupes) en confrontant les groupes obtenus aux analyses chimiques (SEM-EDS et ICP-MS). Le but était de pouvoir attribuer une « provenance possible » à ces diverses ressources distinguées et d'en comprendre les différentes modalités d'approvisionnement. Les principales difficultés rencontrées relevèrent de la corrélation entre les groupes visuels et les groupes chimiques qui ne fut pas possible.

Une nouvelle étude des silex de ce même corpus, et élargie aux autres niveaux néolithiques, ayant recours à des analyses chimiques, est en cours (Thèse Adam Nazaroff, Université de Stanford). Nous avons vu que le projet *AARMs* a permis de localiser quelques sources potentielles de calcédoines et de jaspes (« radiolarites » terminologie (Nazaroff *et al.* 2013)). Des pièces archéologiques sont sélectionnées pour analyses, soit les artefacts ressemblant le plus aux sources localisées macroscopiquement parlant : « radiolarites » marron et bordeaux et calcédoines blanches à dendrites de manganèse. L'ensemble du matériel géologique et archéologique (19 artefacts) est alors analysé au moyen d'un système portatif par EDXRF (*Energy Dispersive X-Ray*) et par IAA (*Individual Attribute Analysis*). Les sources sont caractérisées sur la base des éléments Zirconium (Zr), oxyde d'Aluminium (Al_2O_3), oxyde de fer (Fe_2O_3) et silicium (SiO_2). Les sources d'Akdere ont une faible teneur en Al, alors que les sources de Şuhut ont peu d'Al et beaucoup de Zr. Les radiolarites de Konya ont des taux plus élevés en fer que ceux de Şuhut. Aussi il est possible de différencier sur la chimie les sources prélevées lors des prospections *AARMs*. La diversité des formations prélevées lors des prospections expliquent cette diversité chimique, par exemple les contextes volcaniques présentent des teneurs fortes en Zirconium.

Si cette différenciation des sources semble donc encourageante de prime abord, cela se complique lorsque les données archéologiques sont intégrées à l'analyse statistique. L'analyse de classification hiérarchique des données chimiques de l'ensemble (CHA) ne permet pas une attribution ou du moins un rapprochement net source-artefact. Nazaroff *et al.* (2013) rapprochent une large part des artefacts analysés, par leur chimie, des sources lointaines d'Akdere. Ils signalent que sur les 22 échantillons archéologiques attribués à Akdere, 16 avaient été visuellement classés en tant que tel. Enfin trois échantillons ont une signature proche des radiolarites de Konya, un des radiolaires de la rivière de Çarşamba et un d'Hatip.

Or, si l'on considère de plus près les 22 échantillons attribués à la source d'Akdere par un examen détaillé du dendrogramme établi par Nazaroff *et al.* (2013), on se rend compte que cette attribution est extrapolée. On observe premièrement que cette source montre une faible variabilité et semble clairement se regrouper sur le dendrogramme et donc se discriminer des autres sources. Le dendrogramme montre en effet une distance très marquée entre les différentes sources (observable par un éloignement et une différenciation des branches de l'arbre). Seul un échantillon d'Akdere est isolé mais nous ne disposons pas d'informations qui pourraient nous permettre de discuter de son isolement par l'analyse statistique. Donc aussi, les sources sont globalement bien définies et discriminées.

Lorsque l'on regarde les artefacts, 3 échantillons sont clairement rapprochés du groupe bien défini d'Akdere alors que 5 échantillons sont rapprochés de l'échantillon d'Akdere isolé, mentionné précédemment. Aussi, 8 échantillons peuvent être rapprochés de la source d'Akdere. Si l'on considère les distances mise en avant par le dendrogramme entre les différents échantillons, on peut dire que les groupes 1 à 6 présentent des affinités chimiques (soit 20). Le dendrogramme éloigne et dissocie clairement les groupes 7 et 8 (soit 11 pièces) (Nazaroff *et al.* 2013).

Il est difficile, dans ce cas où la discrimination des groupes sources semblent très bien définies, d'interpréter la proximité de l'ensemble des sous-groupes du groupe d'Akdere comme une attribution à cette provenance.

Ce dendrogramme permet donc de discriminer des groupes. La non-attribution d'un certain nombre d'échantillons, malgré des critères macroscopiques semblables (dendrites de manganèse), peut tout simplement signifier que la source n'a pas été localisée. Car en effet le critère couleur et dendrites de manganèse sont des critères ubiquistes à l'image de ces formations de calcédoines que l'on pourrait retrouver au plus proche de Çatalhöyük dans la région des complexes volcaniques de Cappadoce. Notre scepticisme quant à l'attribution d'une source aussi éloignée est aussi appuyé, rappelons-le, par la nature même des productions sur ces matières premières : une production domestique essentiellement d'éclats.

Enfin, il est impossible de discriminer les deux différentes sources de radiolarites de la région de Konya. La question est donc plus complexe et la considération d'éléments typo-technologiques peut permettre de discuter ces attributions. Ainsi, face à ce problème artefacts-attribution aux sources par simple chimie, ils prônent une approche pluridisciplinaire en combinant approche macroscopique et chimique : « *we suggest that it is most appropriate to use multiple techniques to assess chert material provenance. While at times different techniques may produce contradictory results, a combined approach holds the most potential for source assignment, especially when results are complementary. Visual and geochemical data from newly discovered chert sources in Central Anatolia and chert artifacts from the Neolithic occupation of Çatalhöyük suggest that at least two sources –Akdere Chert and the Çarşamba Gravels- may have been utilized during the Neolithic*" (Nazaroff *et al.* 2013 : 356).

2 Échantillonnage des artefacts analysés

Le corpus de notre étude considère 5142 artefacts (tableau III.1) : 4864 (soit 94%) en obsidienne et 278 (soit 6%) en silex provenant des tranchées 1, 5 et 7. Pour l'étude macroscopique, obsidienne et silex, c'est l'ensemble des pièces qui a été considéré.

Concernant les analyses en laboratoire, seulement 110 artefacts en silex ont été exportés en France, au Laboratoire de Spectroscopie Infrarouge (MNHN), pour prélèvements et analyses. Soit 40% des artefacts en silex ont été analysés. Il s'agit bien souvent de déchets de taille, de débris, d'éclats, soit des pièces considérées comme n'ayant « aucune valeur muséologique ». Signalons néanmoins qu'il a été possible d'exporter quelques fragments de lames lustrées. Les numéros et contextes des échantillons prélevés sont détaillés dans le tableau III.3.

La sélection de 110 pièces, pour analyse, s'est faite dans le but de rendre compte, au maximum, des différents types macroscopiques déterminés afin d'avoir un aperçu de la diversité minéralogique des matières premières exploitées. Enfin, le nombre d'échantillons a été revu à la hausse pour les groupes macroscopiques les plus représentés dans le matériel et présentant des types d'outil d'intérêt (comme les lames lustrées). Les 110 échantillons de NOCs ont tous fait l'objet d'une analyse chromatique. Ils ont ensuite été prélevés et broyés pour les analyses ATR et le pastillage (voir le détail de la procédure analytique pour les artefacts dans la partie I, méthodologie).

3 L'obsidienne de Çatalhöyük-Ouest

3.1 - Bilan des publications des analyses chimiques des obsidiennes

Nous avons vu précédemment que nous ne disposions d'à peine une vingtaine de pièces analysées pour le monticule Ouest, dans le cadre du programme développé par Tristan Carter (tableau III.2).

Aucune nouvelle analyse chimique n'a été effectuée dans le cadre de cette étude. Néanmoins, les analyses infrarouges ont mis en avant un autre type d'obsidienne grise, mate, totalement opaque, classée dans un premier temps dans les matières premières « autres » avec les silex. Son identification découlant des analyses des « autres » matières premières, les résultats seront présentés en détail avec ces dernières.

Même si cette approche n'a pas été développée dans le cadre de ce travail, signalons néanmoins que l'étude des obsidiennes par spectroscopie infrarouge pourrait être envisagée. François-Xavier Le Bourdonnec a montré son potentiel dans la discrimination de sources au Monte Arci, en Sardaigne (Le Bourdonnec 2007).

3.2 - Description macroscopique

Deux grands groupes sont principalement observés et clairement distingués pour les obsidiennes du monticule Ouest :

- Les **obsidiennes transparentes, rosées** (type 6 (Carter *et al.* 2008)), avec parfois quelques inclusions blanchâtres, grises sous forme de bandes (type 3 ou nuageuses de type 1 (Carter *et al.* 2008)).

- Les **obsidiennes grises, plus ou moins opaques**, pouvant présenter des zones plus sombres, noires, sous forme de bandes (type 2 et type 5 (Carter *et al.* 2008), ou de manière plus diffuse (type 10 (Carter *et al.* 2008)). Certaines sont d'un gris fumé, quasiment opaque, montrant des bandes plus foncées, presque noires, en surface (type 8 (Carter *et al.* 2008)).

D'autres types sont ponctuellement observés :

- Plus rares sont les obsidiennes mattes et présentant un grain assez grossier pour une obsidienne (type 9 (Carter *et al.* 2008)).

- Des obsidiennes quasiment opaques montrant en transparence des bords bleu nuit (type 20 (Carter *et al.* 2008)).

- Une obsidienne transparente, jaunâtre a été observée (type 16).

3.3 - Sources exploitées

D'après les travaux de Nurcan Kayacan, Marina Milić et Tristan Carter (Carter *et al.* 2008), les obsidiennes grises, des plus transparentes (types 2, 5 et 10) aux plus opaques et mates (type 9) sont généralement attribuées comme étant des obsidiennes provenant de Nenezi Dağ.

Les obsidiennes transparentes, rosées, avec parfois des rayures ou zones blanchâtres, sont attribuées aux sources de Göllü Dağ.

L'obsidienne bleu nuit (type 20) proviendrait de Göllü Dağ . Enfin, la provenance des obsidiennes transparentes, jaunes, reste à déterminer. Il s'agirait sans doute d'obsidienne de l'Est anatolien (tableau III.4).

Ainsi, l'étude macroscopique confirme l'exploitation principale des obsidiennes cappadociennes provenant de Nenezi Dağ et de Göllü Dağ (tableau III.4; graphique III.1). Elles semblent clairement exploitées à part égale (tableau III.4; graphique III.1). Le bâtiment 25 montre une légère prédominance de l'obsidienne de Göllü Dağ (tableau III.4; graphique III.1).

4 Les silex de Çatalhöyük-Ouest

4.1 - Description macroscopique des matières premières

4.1.1 - Les types

La classification de l'ensemble des silicifications non-obsidienne du corpus étudié, selon leur caractères macroscopiques, nous a permis de définir 45 types ou groupes. Chacun de ces types est décrit dans le tableau III.6.

Sur les 278 pièces étudiées, neuf groupes dépassent les 4% d'individus (il s'agit ici d'une limite arbitraire) (graphique III.7) : les silex crème à grains très fins (type 2) représentent 17% (n= 45) du corpus silex. Ils sont observés tant dans le matériel de la tranchée 1 que dans la tranchée 5.

Enfin, 9% des silex sont brûlés (type 33, n= 26) : ils sont défigurés par les cupules thermiques et microfissures. Certains présentent des changements clairs de couleur (silex devenu noir ou blanc). Ils proviennent en grande partie de la tranchée 1 (quelques pièces ont été observées dans les tranchées 5 et 7). Mais ils sont issus d'unités stratigraphiques diverses.

Les jaspes bordeaux (radiolarite : type 3, n=27) représentent 7% du matériel. Le groupe 3a à grains plus irréguliers et de moins bonne qualité est observé dans toutes les tranchées alors que le groupe 3b à grains très fins est essentiellement observé dans le matériel de la tranchée 1.

Les silex marron/chocolat (type 19, n=18) à grains fins, représentent 7% des silex du corpus. Ils sont observés dans les trois tranchées.

Les silex dit « Pollock » (type 1, n=10) représentent 4% du matériel. On les retrouve essentiellement dans la tranchée 1. Seuls quelques éléments, type un nucléus grossier à éclats, une lame lustrée complète et un éclat, sont observés dans la tranchée 5.

Les silex caramel (n=12) représentent 4% de l'assemblage silex. Nous avons sans doute ici affaire à deux matières premières différentes : le groupe 4a montre clairement la présence de cortex et il s'agit donc bien de silex. Alors que le groupe 4c, matière première de médiocre qualité (cavités, inclusions de quartz...), regroupe sans doute des jaspes. On observe le groupe 4 essentiellement dans les tranchées 7 et 5.

Diverses calcédoines jaunes à blancs, translucides à transparentes (type 10, n=16), représentent 5,5% de l'assemblage. Des calcédoines blanches, translucides à grains fins (type 16, n=9) mais présentant quelques cavités, représentent 4% du groupe silex.

Des silex blancs (type 9, n=14) représentent 5,5% du matériel. Certaines pièces montrent l'utilisation de blocs de matière première patinée (patine jaunâtre type 9b).

Les autres types sont représentés par quelques individus voire souvent par une unique pièce. Signalons par exemple le cas du type 15 représenté par un silex crème en plaquette, utilisé sans doute comme polissoir pour la céramique (voir détail de la discussion dans l'étude typo-technologique partie IV).

Ainsi, cette première étape de notre étude confirme la diversité (macroscopique/visuelle) des matières premières silex exploitées pour l'industrie lithique du Chalcolithique (diversité déjà signalée pour le matériel du Néolithique par Doherty et Milić (2007a, b)).

Dans un second temps, l'étude des surfaces naturelles conservées sur certaines pièces nous fournit aussi quelques informations quant à la nature des sources exploitées et nous donne un premier aperçu des modalités d'approvisionnement.

4.1.2 - Observation des surfaces naturelles et modalités d'approvisionnement

L'observation plus fine des surfaces naturelles et de leur possible altération peut fournir de nombreuses indications quant à la gîtologie des matières premières. Signalons que nous considérons sous l'appellation « surface naturelle » tant le cortex que les surfaces altérées (souvent appelées néocortex), non-corticales, rendant compte du bloc originel récolté pour être taillé.

L'étude de ces surfaces permet d'avancer des hypothèses quant aux sources exploitées : primaires, sub-primaires et secondaires. S'il existe quelques études, notamment de micro-morphologie des néocortex et cortex (utilisant le MEB (Fernandes *et al.* 2007 ; Fernandes & Raynal 2010)), notre approche relèvera de la simple observation à l'œil nu ou à la loupe (agrandissement x5/x10). Car un tel examen nous semble ici amplement suffisant pour avoir un aperçu général des différents types de sources.

Un rapide examen permet déjà de mettre en avant différents types de source utilisée même si 82% reste indéterminé. Soit donc 11% d'acquisition en position primaire, 7% en position secondaire. L'utilisation de différents types de galet est observée. On observe notamment l'utilisation de galets de silex dont la forme parfaitement ovoïdale et le piquetage régulier de la surface extérieure nous permet d'envisager un transport de la matière première en système fluviatile sans doute. Ainsi, une exploitation d'une source secondaire type bords de rivière mais aussi terrasse peut être envisagée (figure III.1.6)

Notons aussi l'utilisation d'un galet, cette fois, de jaspe bordeaux (radiolarite) (figure III.1.1). Ce galet, assez gros (environ 110 x 90 x 70cm), montre une surface naturelle là aussi intensément piquetée. Néanmoins, le piquetage de la surface semble avoir été altéré dans un second temps, émoussé. Ce bloc de jaspe provenant originellement de formation ophiolitique a connu deux histoires d'altération différentes, rendant compte d'un transport de cette matière première, sans doute en milieu fluviatile, et d'une altération et exposition en surface (terrasse ?). Il rend compte, là, encore d'une récolte sur une source secondaire. Une pièce montre l'utilisation d'un petit bloc très émoussé (figure III.1.4). Les autres jaspes bordeaux ne montrant pas de surface naturelle, il est difficile alors de se prononcer sur le type de source.

Enfin, signalons l'utilisation unique d'un silex patiné (type 9b, tableau III.6). Ce type d'altération rappelle une longue exposition en surface aux intempéries.

Enfin, une série de cortex a pu être observée (types 4a, 13, 18 et 19). Le cortex est plus ou moins compact. Dans l'ensemble, ils ont gardé une certaine épaisseur (figure III.1.2, 1.5). Si dégradations il y a eu, elles restent minimes. La présence de cortex, non altéré, nous permet d'envisager une récolte sur les sources primaires ou sub-primaires (avec un transport relatif n'altérant pas le cortex).

Figure III. 1 : surfaces naturelles des silex de Çatalhöyük-Ouest.

1, 3 : galets de jaspe bordeaux (radiolarite, type 3). 2 : silex marron (type 4a) avec cortex compact, non altéré. 4 : bloc de jaspe très émoussé utilisé comme pièce esquillée grossière. 5 : silex marron (type 19c) avec cortex et zone sous-corticale partiellement silicifiée. La matière première devait se présenter sous la forme de nodule typique de silex. 6 : galet de silex ovoïdal (type 25) provenant sans doute d'une rivière ou d'une terrasse.

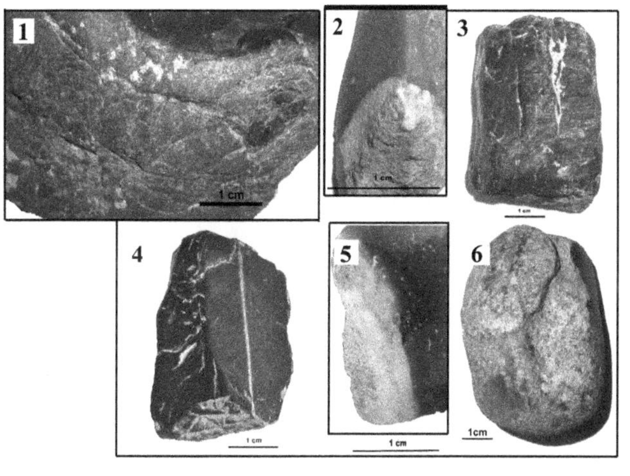

Enfin, il est un autre élément que l'on peut considérer en l'absence de surface naturelle pour avoir des informations, certes partielles, quant à la nature et au type de source utilisée, c'est le gabarit des supports produits. En effet, si l'on considère les grandes lames débitées dans les silex crème à grains fins (type 2) et sur quelques silex blancs (type 9a), d'une largeur d'environ 4 cm pour une longueur évaluée entre 15-20 cm, elles proviennent d'un nucléus d'au moins une vingtaine de centimètres de long et donc d'un bloc légèrement plus conséquent. Cela implique donc des sources de silex offrant des bancs, tables ou nodules homogènes, à grains fins, permettant l'extraction d'un volume suffisant pour l'aménagement de tels nucléus. Or de tels gîtes ne sont pas connus à l'échelle de l'Anatolie centrale.

De plus, rappelons que l'impact de la tectonique et du métamorphisme dans cette région ne permet pas la conservation de l'intégrité de nodules, bancs ou tables aussi importants (seuls des éléments de plus petit gabarit peuvent ponctuellement échapper aux dommages causés par l'histoire géodynamique locale). Ainsi, cette première approche macroscopique des artefacts, reposant essentiellement sur une approche sensible, est riche en informations et met déjà en avant des modalités d'approvisionnement diverses et ne faisant appel à aucune connaissance spécifique.

4.2 - Composition minéralogique des artefacts en silex et autres silicifications

L'étude qualitative de l'ensemble des spectres (ATR et pastilles) nous a permis d'identifier six composants majeurs et, de là, de définir 12 groupes minéralogiques. La quantification (sur spectres issus du pastillage) nous permet de préciser la part de chacun de ces constituants dans les échantillons analysés. Le détail des résultats des quantifications des différents composants par échantillons est présenté dans le tableau III.8.

4.2.1 - Les constituants et leur signature spectrale

Différentes phases de silice ont été identifiées (figure III.2) : l'obsidienne (A), l'opale-CT (B), le quartz (C) et la calcédoine (D).

La calcédoine et le quartz sont identifiés sur les spectres par la présence des bandes d'absorption caractéristiques Si-O du α-quartz (figure III.2 : C ; D) : 1085 cm^{-1}, 1150 cm^{-1}, 798 cm^{-1}, 780 cm^{-1}, 695 cm^{-1}, 464 cm^{-1} et enfin 514 cm^{-1} (Farmer 1974 ; Fröhlich 1989).

Néanmoins, les spectres des échantillons avec calcédoine présentent une bande d'absorption supplémentaire à 555 cm^{-1} (figure III.2 : D) et un déplacement de la fréquence de la bande à 515 cm^{-1} à environ 509 cm^{-1} (Badia & Fröhlich 1975 ; Schmidt & Fröhlich 2011). Signalons aussi sur les spectres de la calcédoine la présence quasi systématique d'une bande à 610 cm^{-1} (figure II.2 : D) dont l'attribution n'est à ce jour toujours pas déterminée. La bande à 555 cm^{-1} est décrite comme spécifique de la calcédoine (Badia & Fröhlich 1975). De récents travaux l'attribuent aux groupements des silanoles (Si-OH), l'eau moléculaire présente dans les silex (Schmidt *et al.* 2011 ; Schmidt & Fröhlich 2011).

L'opale-CT (figure III.2 : B) est identifiable par les trois bandes fondamentales des tétraèdres [SiO_4] à 1101 cm^{-1}, 477 cm^{-1} et 793 cm^{-1} (Fröhlich 1989 ; Van der Marel & Beutelspacher 1976).

L'obsidienne (figure III.2 : A) est marquée elle aussi par les bandes majeures de la silice à 1063 cm^{-1}, 800 cm^{-1} et 476 cm^{-1}. Elle présente aussi une bande à 740 cm^{-1} pouvant être attribuée à un mode de vibration Si-O-X (X = un cation non déterminé encore à ce jour (Le Bourdonnec 2007).

Figure III. 2 : spectres des différentes phases de silice observées pour les artefacts (pastille KBr). A : obsidienne, B : opale-CT, C : quartz, D : calcédoine.

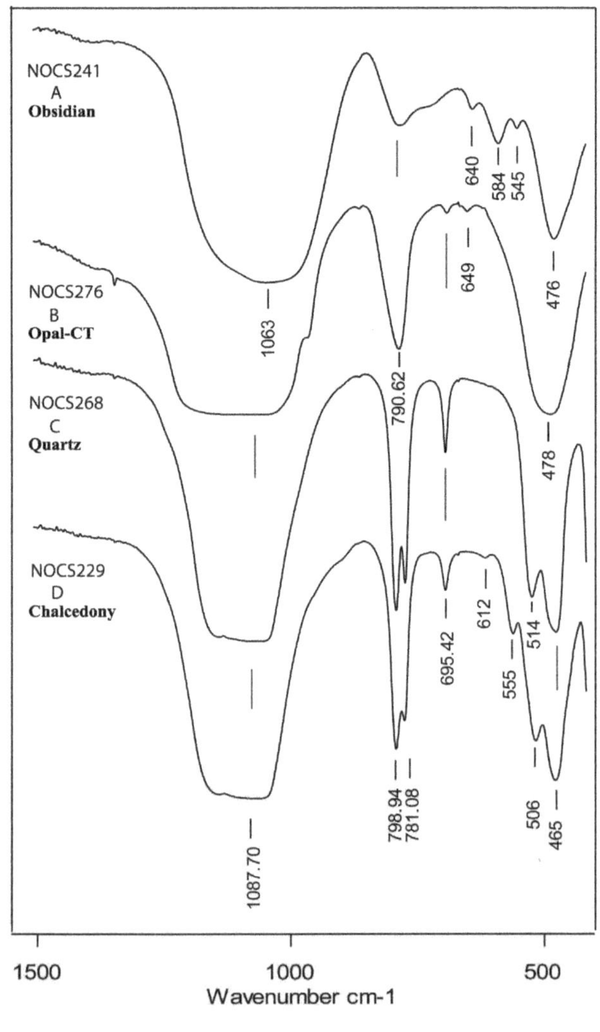

Figure III. 3 : spectres montrant les différents carbonates observés pour les échantillons (pastille KBr). A, B, C : silex avec dolomite (bande à 728 cm^{-1}), D : silex avec calcite (bande à 712 cm^{-1})

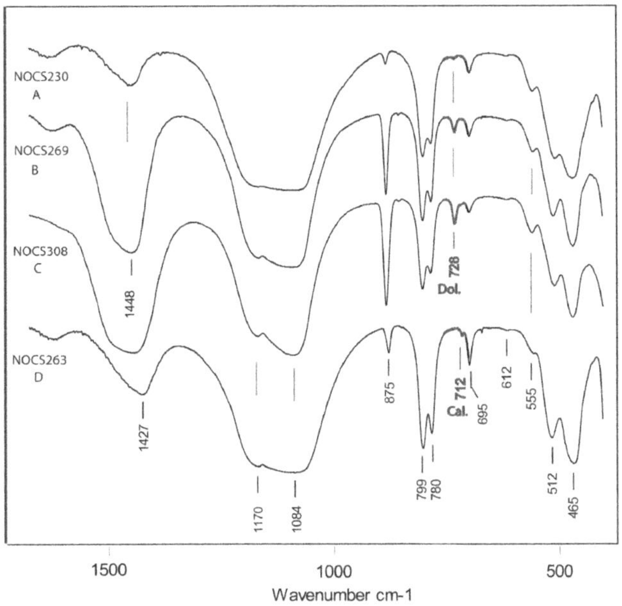

Enfin, deux types de carbonates (figure III.3) , dolomite et calcite, sont observés dans diverses proportions : la calcite avec les bandes majeures d'absorption des carbonates à 1450 cm^{-1}, 874 cm^{-1} et la bande spécifique de la calcite à 712 cm^{-1} et la dolomite avec une bande spécifique à 728 cm^{-1} (Farmer 1974 ; Van der Marel & Beutelspacher 1976).

Les argiles ne sont observées que sous forme de traces et renvoient bien souvent à une pollution liée aux sédiments.

4.2.2 - Les groupes minéralogiques

Ainsi, les artefacts analysés peuvent être regroupés en 12 groupes minéralogiques (voir tableau III.8).

4.3 - Les types de matières premières des artefacts de Çatalhöyük-Ouest

Un certain nombre de corrélations entre les données minéralogiques (tableau III.8) et les types macroscopiques décrits (tableau III.6) sont notés (tableau III.7).

Ainsi, on remarque que les types 1 et 2 regroupent, sans exception, des silex dolomitiques. Le type 1 présente des proportions en moyenne de 25% de dolomite alors que le type 2 des proportions d'environ 6%.

Les groupes minéralogiques de quartz sont généralement cantonnés aux types jaspes clairement identifiés (type 3 les jaspes bordeaux, type 19b jaspe chocolat) et à quelques calcédoines (type 10a, type 16) et deux silex qui pourraient être des jaspes (type 26 et 37).

Le type 5 de silex gréseux, à taches blanchâtres, est clairement composé de silex riche en calcite (soit entre 4 et 11%).

Le problème majeur et la déception de l'étude pilote des NOCs de Doherty et Milić (2007) furent l'impossibilité de corréler les groupes visuels déterminés aux groupes chimiques obtenus par SEM-EDS. Les résultats, ici obtenus, contribuent à mettre en avant la pertinence d'une approche minéralogique dans le cas des silex. De par leur importante porosité, la chimie n'est pas adaptée à l'étude de la provenance des silex : roche poreuse, la signature chimique obtenue est alors une signature taphonomique et non originelle (Fernandes 2012). Dans l'étude ici présentée, il n'y a pas de réelle contradiction entre les données macroscopiques et minéralogiques. Au contraire, les deux approches se révèlent complémentaires et permettent d'établir des fiches détaillées fournissant des données macroscopiques et minéralogiques de chaque type et de chaque artefact (Ostaptchouk 2014).

4.4 - Contribution de l'analyse statistique multivariée

Pour rappel, cette partie de notre travail se veut une approche expérimentale. Il s'agit en effet de tester et d'évaluer l'apport informatif d'un traitement statistique des spectres ATR en les comparant à notre travail de référence sur les pastilles. Cette approche répond au désir de développer une méthode rapide d'analyse (demandant un investissement de temps moindre pour la préparation des échantillons), la moins destructive possible et de faciliter le traitement, de manière efficace, de grandes séries de spectres.

4.4.1 - Classification Hiérarchique (Hierarchical Cluster Grouping)

La construction d'un arbre hiérarchique permet de mettre en exergue les structures intrinsèques à l'ensemble des données spectrales compilées. Les groupes résultant de cette étude statistique sont présentés sous la forme d'un dendrogramme (graphique III.1). Les différents *Cluster* sont alors reportés sur le graphique de l'ACP (graphique III.2). Ainsi, dans ce graphique, les *Cluster* sont à considérer comme le découpage objectif, sur la base de variables spectrales, qu'a effectué le logiciel de traitement statistique. On remarque des concordances entre les *Cluster* générés (utilisant les spectres ATR) et les groupes minéralogiques de référence (obtenus par l'étude des spectres pastilles). Le tableau III.9 montre une série de corrélation entre les données : le *Cluster* 6 est strictement composé d'opale-CT et d'obsidienne.

Le *Cluster* 4 est strictement constitué des échantillons présentant une importante proportion de dolomite. Le

Cluster 3 renvoie à des échantillons présentant des carbonates dans des proportions entre 3%-10% (dolomite et calcite confondues ici).
Le *Cluster* 5 regroupe les silex sans carbonates ou sous forme de traces. Il regroupe les échantillons dont les spectres ont les bandes d'absorption à 555cm^{-1} les plus intenses (graphique III.2 B). Le *Cluster* 1 renvoie au silex présentant les bandes à 555cm^{-1} les moins intenses, soit les groupes de quartz avec des traces de calcédoine et de quartz seul.
Le *Cluster* 2 reste mal défini. Il semble regrouper les pièces montrant des proportions autour de 1% de calcite.

Le dendrogramme (CHA) nous permet de visualiser les liens entre les *Clusters* que le logiciel a compilés. Elle met en avant les différentes corrélations déjà signalées entre les *Clusters* et les groupes minéralogiques. Les différents groupes au sein d'un même large *Cluster* peuvent aussi être distingués. La classification reste cohérente : elle regroupe et montre des affinités entre les groupes carbonatés (isolant encore le groupe dolomitique), les silex pauvres en carbonates et isole les opales-CT et obsidiennes (graphique III.1).

4.4.2 - L'Analyse en Composantes Principales (ACP)

L'ACP permet de visualiser graphiquement la structure des regroupements des échantillons en termes de composition chimique. Cinq composantes principales ont été compilées pour l'ensemble des données spectrales des artefacts (ATR). La différenciation la plus significative entre les échantillons existe par la confrontation des composantes principales (PC) PC1 et PC2.

Les deux premières composantes résument 57% de la variance totale de l'ensemble des données (PC1 32%, PC2 15%), révélant des paramètres de discrimination des spécimens assez satisfaisants.

Ainsi, le graphique (graphique III.2 A et détail B) isole clairement les *Cluster*s 4 et 3, riches en carbonate, le *Cluster* 6 des verres de silice (opale-CT et obsidienne), des groupes silex et quartz (essentiellement *Clusters* 1 et 5).

En confrontant la représentation graphique de l'ACP aux données de référence de la quantification, on observe que l'ACP met en avant tant des données qualitatives minéralogiques que « quantitatives» : **les différentes phases de silice sont distinguées** : premièrement, l'ACP différencie clairement la calcédoine des opales-CT et obsidienne. Deuxièmement, par un examen plus détaillé des groupements *Cluster* 1 et 3, on remarque que les groupes minéralogiques Quartz/trace de calcédoine et calcédoine semble se répartir de part et d'autre de l'axe PC1 avec une dominance « quartz » dans les valeurs négatives et « calcédoine » dans les valeurs positives. Nous avons alors reporté sur le graphique des observations qualitatives quant à l'intensité de la bande à 555cm^{-1} (graphique III.2 B). Considérant les données qui s'opposent nettement, c'est-à-dire les spectres où la bande à 555cm^{-1} est la plus intense et ceux où elle est la moins intense voire absente, on observe une tendance de distribution : les échantillons dont les spectres montrent une bande très peu intense sont globalement localisé dans la partie inférieure droite du carré inférieur gauche du graphique alors que les spectres montrant la bande à 555cm^{-1} la plus intense sont localisés dans la partie supérieure gauche du carré inférieur droit (graphique III.2). Ainsi se dessine une tendance le long d'un axe quartz/calcédoine/opale-CT/obsidienne.

Une quantification relative des carbonates est mis en avant : il existe sur le graphique une claire opposition entre les échantillons riches en carbonate et ceux qui en sont dépourvus. Une comparaison entre les parties supérieures du graphique (graphique III.2 A) avec le graphique issu du traitement des données quantitatives (graphique III.3), montrant la proportion des carbonates dans les silex/quartz, souligne d'autant plus cette idée.

Cette approche reste peu utilisée mais ces premiers résultats sont très encourageants et offrent de nouvelles opportunités quant à un traitement des données spectrales en spectroscopie infrarouge pour la question de la discrimination de groupes de matière première.

Ici, nous utilisons les spectres des analyses ATR pour simuler l'ACP et l'CHA. Cela demande encore un prélèvement même si celui-ci est de l'ordre de quelques milligrammes. L'avantage reste le gain de temps pour la préparation du prélèvement (un unique broyage à la main dans un mortier en agate). Néanmoins, nous pouvons envisager une version non-destructive en utilisant un autre appareillage ou une autre technique. La réflexion spéculaire (RS), non destructive (voir annexe I sur les principes de la spectroscopie infrarouge), n'offre pas des spectres de bonne résolution : la qualité de l'acquisition dépendant largement de la régularité de la surface analysée. Les spectres sont souvent très bruités. Aussi l'utilisation du microscope infrarouge avec objectif ATR pourrait être une solution. Il ne nous a pas été possible, au vu de l'équipement à notre disposition, de tester un traitement statistique des spectres ainsi obtenus : le microscope disponible Centre de Spectroscopie Infrarouge du MNHN est équipé d'un détecteur infrarouge qui ne descend pas en-dessous de 600 cm^{-1}. Or, nous avons vu l'apport informatif de la bande à 555cm^{-1}, indispensable à l'étude des silex. Aussi, l'utilisation d'un microscope équipé d'un détecteur permettant l'observation de cette gamme spectrale offrirait une alternative parfaitement non destructive pour l'étude des artefacts et pièces à « valeur muséologique » pour lesquels aucun prélèvement n'est envisageable.

Le problème majeur lié à l'utilisation du microscope est le changement d'échelle de l'analyse qui pose cette fois le problème de la représentativité de la zone analysée. Ce problème peut être résolu par l'élaboration d'un quadrillage, d'une grille d'analyse (cartographie) multipliant ainsi les points d'analyse et les spectres. Après quoi, les spectres peuvent être moyennés pour n'en obtenir qu'un, représentatif de l'échantillon analysé.

Enfin, le même travail peut être envisagé concernant les spectres obtenus par microraman. Cette technique d'analyse est souvent décrite comme complémentaire de la spectroscopie infrarouge. Un rapide test sur des artefacts montrant des signatures minéralogiques différentes en spectroscopie infrarouge (silex dolomitiques, silex sans carbonates…) a fourni les mêmes caractéristiques par les analyses microraman. Malheureusement, ce test n'a porté que sur très peu d'échantillons (à peine 10) et sur des poudres restant du traitement pour la spectroscopie infrarouge (posant des problèmes de fluorescence pour bon nombre des échantillons). Néanmoins, des analyses sur artefacts sont envisageables. Le microraman pose le même problème d'échelle d'analyse que le microscope infrarouge. La même démarche (quadrillage et moyenne des spectres) peut être envisagée pour palier à ce problème.

Toutes ces approches sont bien entendues à expérimenter d'une manière plus systématique. Il s'agit là d'ouvrir une voie et de proposer des alternatives non destructives aux archéologues. Les résultats de ces analyses donnent des résultats intéressants et satisfaisants. En ce qui concerne la méthodologie, l'étude souligne la contribution et l'intérêt de l'analyse en composantes principales (ACP) et le traitement de regroupement de *cluster* (*k-means, CHA*) sur les spectres ATR. Ces analyses ont permis de discriminer les mêmes grands groupes minéralogiques que l'étude quantitative. Parish a déjà signalé l'intérêt d'un traitement statistique des spectres ATR pour l'étude de la discrimination de groupes dits « homogènes » de chert noir du Centre du Tennessee (Parish 2011) et notre étude a confirmé son efficacité. De plus, l'ACP a permis d'identifier graphiquement les différentes phases de silice présentes : l'obsidienne, l'opale-CT, le quartz et la calcédoine. Les groupes avec carbonates sont clairement regroupés par l'CHA et différenciés avec l'APC en fonction de la proportion de carbonates des matières premières. En outre, dans cette étude, la confrontation de la méthode pastille de KBr et de l'APC sur les spectres ATR a mis en avant pour la première fois, du moins pour les groupes à carbonates, le potentiel de l'analyse en composantes principales pour la quantification relative (graphiques III.2 et 3). Néanmoins, à ce stade de notre étude, la quantification, par le pastillage, reste l'unique moyen efficace d'obtenir une carte d'identité quantitative des différents constituants de la matière analysée.

Ainsi, cette étude nous a permis de caractériser chaque matière première exploitée et d'en définir la terminologie, mais, elle nous a aussi apporté indirectement des informations quant aux milieux de formation de ces matières premières et donc de leur provenance.

5 Discussion et synthèse

Cette première étape de notre travail souligne la diversité des matières premières utilisées à Çatalhöyük-Ouest au Chalcolithique ancien. Les assemblages sont composés de 94,61% d'obsidienne et 5,39 % d'autres matières premières siliceuses non-obsidienne très diverses (graphique III.3). Citons notamment les silex qui représentent 3,2% de l'ensemble des assemblages alors que les autres matières premières telles que calcédoine, jaspes et opale-CT n'atteignent à peine les 1% chacune (voir le détail graphique III.5).

Pour l'obsidienne, l'observation des critères macroscopiques a permis de distinguer une utilisation globale à part égale des obsidiennes cappadociennes de Nenezi Dağ et de Göllü Dağ. Les obsidiennes de l'est anatolien sont anecdotiques. Enfin, la présence d'un type singulier d'obsidienne, grise et mate, est révélée par l'analyse infrarouge. Des obsidiennes de ce type ont été observées à Nenezi Dağ (*comm. pers. L. Bellot-Gurlet*).

Du point de vue des différentes sources d'obsidienne exploitées, notre travail n'apporte pas de réelles nouveautés. Il confirme, sur un échantillon beaucoup plus large, les premières observations effectuées par Tristan Carter (Carter *et al.* 2007) et les rares analyses (Bressy 2002 ; Carter *et al.* 2005b, 2006d ; Carter & Shackley 2007) (tableau III.2). Ce travail montre, toutefois, pour la pierre taillée provenant du bâtiment 25, une nette prédominance de l'obsidienne de Göllü Dağ. Ainsi, il y a clairement une inversion dans les proportions quant à l'exploitation de ces deux sources entre le Néolithique final et le Chalcolithique ancien. Nous reviendrons sur ce point lors de notre discussion sur les changements diachroniques des matières premières exploitées à Çatalhöyük.

Pour les autres matières premières et notamment les silicifications, néanmoins, les données sont inédites. Les analyses par spectroscopie infrarouge ont permis de mettre en avant une diversité minéralogique (voir résumé dans le tableau III.10). Six grands groupes sont observés : les basaltes, les calcaires, les jaspes, les calcédoines, les opales-CT et les silex (tableau III.10).

Nous reviendrons en détail sur ces différents groupes minéralogiques et sur l'information de provenance qu'il a été possible d'en extraire. Mais dans un premier temps il nous semble necessaire de revenir sur des considérations méthodologiques car comme nous l'avons signalé en introduction de notre méthodologie il existe un réel problème silex pour les études de provenance. À l'issu de cette étude se voulant novatrice, par une approche combinée macroscopique et minéralogique, il nous semblait important de dresser un premier bilan avec un regard critique afin de rendre compte de apports et limites d'une telle approche dans ce contexte d'étude du matériel lithique de Çatalhöyük.

5.1- De la caractérisation à la donnée provenance : pour une approche combinée de l'étude des matières premières de la pierre taillée de Çatalhöyük

Aspects méthodologiques

Nous avons vu que l'expérience montre que pour les études de provenance du silex, chaque étude sur un site, une région et une période différente doit être abordée de manière tout à fait spécifique. Une méthodologie alors élaborée au cours d'une étude peut s'avérer parfaitement inefficace pour une autre. Nous avons vu au cours de notre exposé les difficultés rencontrées par Adam Nazaroff *et al.* (2013) et avant lui par Chris Doherty *et al.* (Doherty & Milić 2007 ; Doherty *et al.* 2007, *in prep.*) en ayant recours à la chimie pour aborder ce problème. L'étude de Nazaroff *et al.* (2013) a néanmoins mis en avant la contribution majeure de l'approche macroscopique : son attribution d'artefacts à la source d'Akdere pour le matériel néolithique repose principalement sur des critères macroscopiques. Face aux difficultés de faire concorder ces observations macroscopiques aux données chimiques sur artefacts et collections géologiques, ils prônent une approche combinée.

Il s'agit donc ici de faire un bilan quant à la méthodologie mis en œuvre dans ce travail pour l'étude de provenance des matières premières non-obsidienne essentiellement. Il nous faut discuter de la contribution de l'approche macroscopique et minéralogique sur les différents points clés d'une étude de provenance : une contribution quant à :

1- La caractérisation des matières premières
2- La provenance
3- La question de la discrimination des sources entre elles
4- L'attribution sources-artefacts avec un référentiel géologique

Notre discussion sur les deux derniers points sera limitée de par l'absence de lithothèque ou de collections de référence de matières premières taillables à ce jour. Nous axerons donc essentiellement notre propos sur les deux premiers points. En effet, nous avions déjà signalé dans notre partie méthodologie que les études de provenance se faisaient en deux temps : la caractérisation et l'obtention de la donnée provenance. Il s'agit donc ici de discuter de la contribution de l'approche macroscopique et minéralogique et de hiérarchiser la pertinence de l'information obtenue quant à la caractérisation et la question de la provenance des matières premières de la pierre taillée de Çatalhöyük.

Caractériser des matières premières, c'est avant tout les décrire et ensuite identifier les roches dont il s'agit. L'approche macroscopique dans toute étude des matières premières répond le mieux à cet impératif de description. Une série de critères macroscopiques peut ainsi être mise en place allant d'une observation à l'œil nu à une observation microscopique. Dans le cadre de l'étude de Çatalhöyük, un examen à l'oeil nu est suffisant et efficace pour une classification visuelle univoque et reproductible. Les critères les plus pertinents sont la couleur, la texture, l'éclat et l'observation des inclusions. Certaines de ces inclusions sont même à la base de la création de sous-groupes ou de groupes apparentières : c'est le cas des silex dit « Pollock » qui sont reconnus essentiellement par un clairsemé de filaments blanc sur l'ensemble des pièces (type 1a ; tableau III.6).

Sur la base de l'observation macroscopique, l'identification de la roche en elle-même repose sur l'expérience personnelle de chaque observateur et peut donc être sujette à l'erreur ou victime d'*a priori.* Pour illustrer ce dernier point, signalons ici l'exemple de groupe macroscopique type 4 (tableau III.6). L'étude préliminaire de cette matière première nous a amené à identifier un jaspe : opaque, assez gras, huileux et de couleur caramel. Or, à l'image des « jaspes » de Fontmaure, si ceux-ci présentent les critères macroscopiques reconnus pour les jaspes, il n'en s'agit pas moins de silex de la craie dans leur définition stricte (Cayeux 1929). Le doute, pour ces pièces de Çatalhöyük, découle de l'observation d'une pièce de ces « jaspes » caramel présentant un cortex calcitique. Aussi l'étude minéralogique a confirmé la signature calcédonieuse et donc l'attribution de silex. Les analyses par spectroscopie infrarouge ont aussi permis de rapprocher l'ensemble de ces pièces caramel à l'unique pièce corticale. Aussi ici pour la question de l'identification de la matière première, la spectroscopie infrarouge a rendu univoque l'attribution silex.

Pour la partie caractérisation de notre étude, la spectroscopie infrarouge est non seulement complémentaire mais elle enrichit considérablement la description des matières premières. Là où l'approche macroscopique fournie des données descriptives subjectives, la spectroscopie infrarouge fournit des données minéralogiques qualitatives (permettant une identification sûre et précise des phases de silice en présence) et quantitative.

La spectroscopie infrarouge a permis d'identifier différentes phases de silice : calcédoine, opale-CT, obsidienne et micro-quartz rendant compte de processus diagénétiques différents et donc de milieux de formation différents. Car en effet, dans ce contexte d'étude, en l'absence de collections géologiques de référence, c'est l'approche minéralogique qui est la plus pertinente pour l'obtention de l'information provenance.

Mais si la minéralogie nous apporte le plus d'informations concernant la provenance géologique, là encore, d'une manière complémentaire, l'observation macroscopique nous apporte des informations gîtologiques : c'est-à-dire que l'étude macroscopique et surtout l'étude des surfaces naturelles nous renseignent sur la position d'acquisition des blocs exploités, soit en position primaire ou en position secondaire. Mais ici, nous avons vu que 82% de l'assemblage ne présentent pas de surfaces naturelles et restent indéterminés.

Enfin, l'étude typo-technologique peut elle aussi indirectement nous donner des informations de provenance par des considérations confrontant investissement technique/investissement d'acquisition. Nous reviendrons sur ce dernier point dans le cadre de l'étude typo-technologique.

5.2- Diversité minéralogique et sphères d'approvisionnement à Çatalhöyük durant le début du Chalcolithique/ECA IV

Aspects gîtologiques et archéologiques

Les analyses par spectroscopie infrarouge soulignent une diversité minéralogique (voir résumé dans le tableau III.10) : les basaltes, les calcaires, les jaspes, les calcédoines, les opales-CT et les silex.

Les basaltes (0,06%) et les calcaires (0,16%) n'ont que ponctuellement été utilisés (graphique III.5). Ils sont généralement présents sous la forme de gros éclats ou de débris. Des basaltes sont localement très largement observés (Baysal 1998, 2004). Cette roche volcanique est notamment signalée au sud-ouest de Çatalhöyük autour du Hasan Dağ. À une échelle plus large, ce sont des roches communes en Anatolie, autour des complexes volcaniques cappadociens de Göllü Dağ et de Nenezi Dağ, sources d'obsidienne.

Les calcaires, ici observés dans les assemblages de Çatalhöyük-ouest, sont tendres. Le calcaire est localement présent dans différentes zones : au nord et à l'ouest de Konya, au sud-ouest de Çatalhöyük et au sud de Karaman. Il est intéressant de voir que malgré l'abondance des calcaires compacts, très métamorphisés (presque devenus des marbres), ceux-ci n'ont pas été utilisés. On leur a préféré des calcaires plus friables et plus rares dans la région de Konya. Nous en avons observé dans la région au sud-ouest de Karaman vers Başkışla (voir carte figure II.5). À une échelle plus large, les calcaires (formations Crétacé essentiellement) se retrouvent aussi dans l'ensemble du Taurus. Ces calcaires dans le Taurus, à l'image des silex sont très altérés par la tectonique et le métamorphisme à des degrés différents selon les gîtes. Le gîte de Karaman est très affecté par la tectonique. Aussi le calcaire est très fracturé. Néanmoins, à l'échelle de cette immense gîte de calcaire crème rosâtre, il est possible de récolter des blocs décamétriques. D'autres calcaires dans la région d'Ibradı et d'Akseki, en bordure occidentale du Taurus, sont broyés, reduit en petits cubes centimétriques inexploitables. Dans la région sud-ouest de Konya, les calcaires sont métamorphisés devenu très compacts rendant leur exploitation complexe et l'extraction de silex impossible.

Les éclats en calcaire de Çatalhöyük ne montrent pas de claires traces d'utilisation. Un unique éclat montre une retouche discréte. À quoi cette matière première tendre pouvait servir ? signalons parmi d'autres possibilités que James Mellaart mentionne la fabrication de perles en calcaire pour le Néolithique (Mellaart 1967) ; Cependant, aucune trace de cette production n'a été observée à ce jour sur le monticule Ouest.

Des silicifications les plus exploitées, c'est le jaspe (0,54%) qui est la matière première locale, au plus proche du site, la plus disponible. Les principales formations ophiolitiques sont observées à l'ouest, au nord-ouest du site de Çatalhöyük et une formation moins importante au sud de celui-ci. Les observations sur les gîtes ont mis en avant, là aussi, l'impact de la tectonique sur ces formations. Aussi, les modules disponibles sont souvent de petites tailles et ne permettent pas un débitage laminaire systématique. En abondance dans les secteurs mentionnés, les jaspes bordeaux à caramel sont abondan : observé en position primaire, ils jonchent aussi les terrains alentours en abondance.

À Çatalhöyük, ce sont des jaspes bordeaux qui ont essentiellement été utilisés (plus rarement des jaspes gris, gris vert). Nous n'avons pas utilisé le terme de radiolarites, à la différence d'Adam Nazaroff *et al.* (2013), pour les décrire, n'ayant pas observé et identifié de radiolaires même après examen à la loupe binoculaire. Nous avons vu que certains nucléus sur galet de jaspe (type 3, tableau III.6) montrent, au mieux, un débitage grossier d'éclats sur ce type de matière première. Nous avons vu, grâce à l'étude des surfaces naturelles, une diversité dans les types de sources exploitées. Une part importante est accordée aux sources secondaires malgré tout (galet d'ébouli, de rivière, blocs émoussés...) (graphique III.6 et tableau III.11).

Si le type 3a des jaspes bordeaux de Çatalhöyük peut être considéré d'un approvisionnement sans nul doute local, avec des surfaces d'altérations montrant une acquisition de galets en position secondaire. Cela est moins sûr pour le type 3b. En effet, il s'agit de jaspes bordeaux, présentant globalement les mêmes critères macroscopiques que le groupe 3a mais la matière première est néanmoins plus fine, plus homogène et constante dans ses qualités.

Quelques rares jaspes de bonne qualité, utilisés pour débiter de petites lames irrégulières, laissent supposer l'existence de sources moins affectées par la tectonique, présentant des modules de blocs un peu plus grands. Il s'agit de quelques jaspes bordeaux (type 3b, tableau III.6) et d'une lame lustrée en jaspe marron (type 19b, tableau III.6). Leur exploitation pourrait rendre compte de connaissances concernant la localisation de sources locales de bonne qualité. Aucune source de ce type n'a encore été observée dans la région entre Konya et Beyşehir. Les formations ophiolitiques à l'échelle de l'Anatolie sont très nombreuses. Aussi de nombreuses sources régionales peuvent être envisagées au-delà de la zone ici étudiée.

Les calcédoines (0,75%) et les opales-CT (0,16%) sont rares (tableau 7). De par leur transparence et leur couleur miel, il serait intéressant de voir si on ne retrouve pas ces matières premières parmi les perles en pierre du monticule-Est. À ce jour de rares fragments de perles ont été observés dans les niveaux de la tranchée 5 mais le contexte n'est pas clairement avéré Chalcolithique ancien. Certains petits débris carré, d'à peine 1 cm de côté, nous laisse envisager une possible utilisation de ce matériel pour les perles. Mellaart (1967) mentionne des perles en pierre (souvent des roches vertes, blanches et rouge-orangées, parfois de l'obsidienne) dont le travail de perforation montre un très haut degré de technicité. Nous reviendrons plus amplement sur ces calcédoines qui ont connu une exploitation bien plus massive au Néolithique qu'au Chalcolithique.

La calcédoine est très proche du silex. En effet, la calcédoine est un assemblage de très fins cristaux de quartz (cristallites) d'une taille régulière d'environ 200 nanomètres. Mais contrairement au silex dans lequel ils sont disposés sans ordre, les cristallites de quartz de la calcédoine sont empilées suivant une même orientation des réseaux cristallins conduisant à la formation de pseudo-fibres. Cette particularité de cette calcédoine dite noble tient à son mode de formation, géodique : en effet, les cristallites de quartz cristallisent à l'intérieur de cavités géodiques à partir de la silice en solution, soit dans l'eau de mer, soit par circulations hydrothermales dans les basaltes par exemple (Fröhlich 2011 *precieux.mnhn.fr*). Les calcédoines ici observées à Çatalhöyük, notamment le type 10, sont des calcédoines dites fibreuses et comme l'opale-CT, elles sont des roches de formations hydrothermales.

En effet, l'opale, en tant que roche, est une variété de silice hydratée résultant d'un agencement complexe de tridymite et/ou de cristobalite et/ou de silice amorphe hydratée. L'opale se forme dans les basaltes ou des tuffs volcaniques altérés par circulations hydrothermales. Aussi, l'acquisition des opales, calcédoines nobles et des basaltes à Çatalhöyük a pu s'effectuer dans les mêmes régions, ces matières premières répondant à une logique dans leur milieu de formations. Les calcédoines et les opales sont associées aux formations volcaniques et peuvent être observées par exemple en filons dans des basaltes. C'est l'exemple de la source d'Akdere, à laquelle nous pouvons rapprocher, macroscopiquement, notre type 10, calcédoines observées par Adam Nazaroff *et al.* (2013) en contexte volcanique.

Les silex de Çatalhöyük, soit 3,2% de l'assemblage, présentent eux aussi des minéralogies très diverses rendant compte d'une gîtologie diverses : des silex riches en carbonates, des silex pauvres en carbonates et des silex dolomitiques. Nous avons vu en introduction que les silex sont associés aux formations du Crétacé supérieur. Nous ne reviendrons pas sur leur diagénèse ici. Nous avions aussi mentionné que les craies, de signatures calcitiques, pouvaient connaître une modification de leur propriété chimique par le processus de dolomitisation. Nous avions alors souligné que la dolomitisation est un phénomène localisé de marge de bassin.

Nous nous attarderons donc ici sur les silex dolomitiques de Çatalhöyük qui représentent à eux seuls 17% des silicifications non-obsidienne étudiées ici. Les caractères macroscopiques nous permettent de distinguer deux grands groupes : les silex « Pollock » (type 1, tableau III.6) et les silex crème à grains fins de très bonne qualité pour la taille (présents sous la forme de lames lustrées, carrées, type 2, tableau III.6). Une étude plus fine de ces matières premières nous permet de rendre compte de processus diagénétiques différent, pour la dolomitisation, et nous renseigne sur la gîtologie de ces sites.

La dolomite des silex « Pollock » est localisée au niveau de grandes inclusions blanchâtres qui tâchent la matière. La dolomite est donc sans doute venue se substituer à la calcite provenant des restes de micro-organismes. Tout laisse à supposer que le processus de dolomitisation est donc ici chimique. Des eaux interstitielles ont pu engendrer ce processus. Alors que les silex crème sont extrêmement fins et ne montrent aucune inclusion ou de micro-restes visibles à la loupe binoculaire. La dolomite semble faire partie intégrante de la matière. On peut alors dans ce cas envisager un processus de dolomitisation plus ou moins contemporain de celui de la silicification (voir les processus de dolomitisation dans la partie I, méthodologie).

Ainsi, nous avons ici clairement deux contextes de formation différents. La provenance de ces matières premières reste à déterminer mais elles ont une signature minéralogique particulière qui permet dans un premier temps d'orienter la recherche des sources. La présence de dolomite dans les silex n'est pas si fréquente (*comm. Pers. F. Fröhlich*), aussi cette donnée peut clairement être considérée comme un traceur minéralogique.

Ce traceur prend alors tout son importance lors que l'on considère plus en détail les pièces sur lesquelles il est observé. Nous ne détaillerons ici que le cas de silex dolomitiques crème à grains fins (type 2, tableau III.6). Car c'est sur cette matière première que sont débitées de grandes lames en silex. Nous le verrons en détail dans la partie qui suit (partie IV, étude typo-technologique), ces lames sont à rapprocher des productions de lames cananéennes de l'est anatolien et du nord de la Syrie (au plus près de notre région d'étude). De telles lames n'ont jamais été décrites dans les assemblages lithiques d'Anatolie centrale à notre connaissance.

L'utilisation de diverses matières premières pour cette production spécialisée, des procédés de préparation et des techniques de taille divers ont permis d'avancer l'hypothèse de multiples ateliers de taille avec des traditions locales différentes (Chabot & Pelegrin 2012). Nous retrouvons cette diversité des matières premières utilisées dans les assemblages de Çatalhöyük-Ouest (rappelons qu'il nous a été possible de faire des analyses sur des fragments de ces lames). Les silex dolomitiques de type 2 ne sont quasiment présents que sous forme de fragment ou d'outils sur lames cananéennes. On retrouve aussi ces éléments sur des silex blancs (type 9, tableau III.6), de signature silex avec des traces de carbonates.

Ainsi, il nous est possible de distinguer du point de vue des constituants minéralogiques ces différentes matières premières.

Si on croise les données minéralogiques connues et les données géologiques (figure III.4), on peut ainsi observer les secteurs où la dolomite est associée aux formations du Crétacé supérieur. Ainsi, on observe cette association en Anatolie de l'est, non loin du site d'Arslantepe et à la frontière avec la Syrie. Au plus près de Çatalhöyük, on observe de la dolomite associée à des formations du Crétacé en Cilicie, à l'ouest de Mersin-Yumuktepe. N'oublions pas que nous disposons de deux types de silex dolomitiques. Les lames cananéennes, de par la production en elle-même, tourne clairement notre regard vers l'Est anatolien ou la Syrie. Les silex « Pollock » peuvent très bien provenir d'une région intermédiaire, type la Cilicie. Il s'agit là d'hypothèses bien évidement. Une reconnaissance de terrain est nécessaire. Il s'agit de vérifier que ces formations du Crétacé contiennent bien des silex, d'une signature dolomitique et d'en évaluer leur potentiel comme source (module disponible, impact de la tectonique…).

Ainsi, au-delà de leur signature minéralogique, nous verrons que les aspects techniques de production de ces lames nous fournissent aussi des éléments complémentaires qui permettent de différencier ces produits et les rendent « traçables ». Cela nous offre une opportunité unique d'observer la circulation de ces lames et d'appréhender les systèmes d'échanges sous-jacents à une échelle aussi large que celle du phénomène cananéen, soit le Proche-Orient.

Figure III. 4 : formations du Crétacé supérieur d'Anatolie centrale et de l'Est (carte S. Ostaptchouk).

Cette carte géologique simplifiée ne signale que les formations du Crétacé supérieur (en vert) (d'après MTA, carte géologique de la région d'Hatay et de Konya 1/200 000) et les quelques sources de dolomite (MTA, carte des minéraux de Turquie). Á ces données sont ajoutées des informations archéologiques : sont signalés les sites anatoliens et du Nord de la Syrie pour lesquels des lames cananéennes ont été décrites .

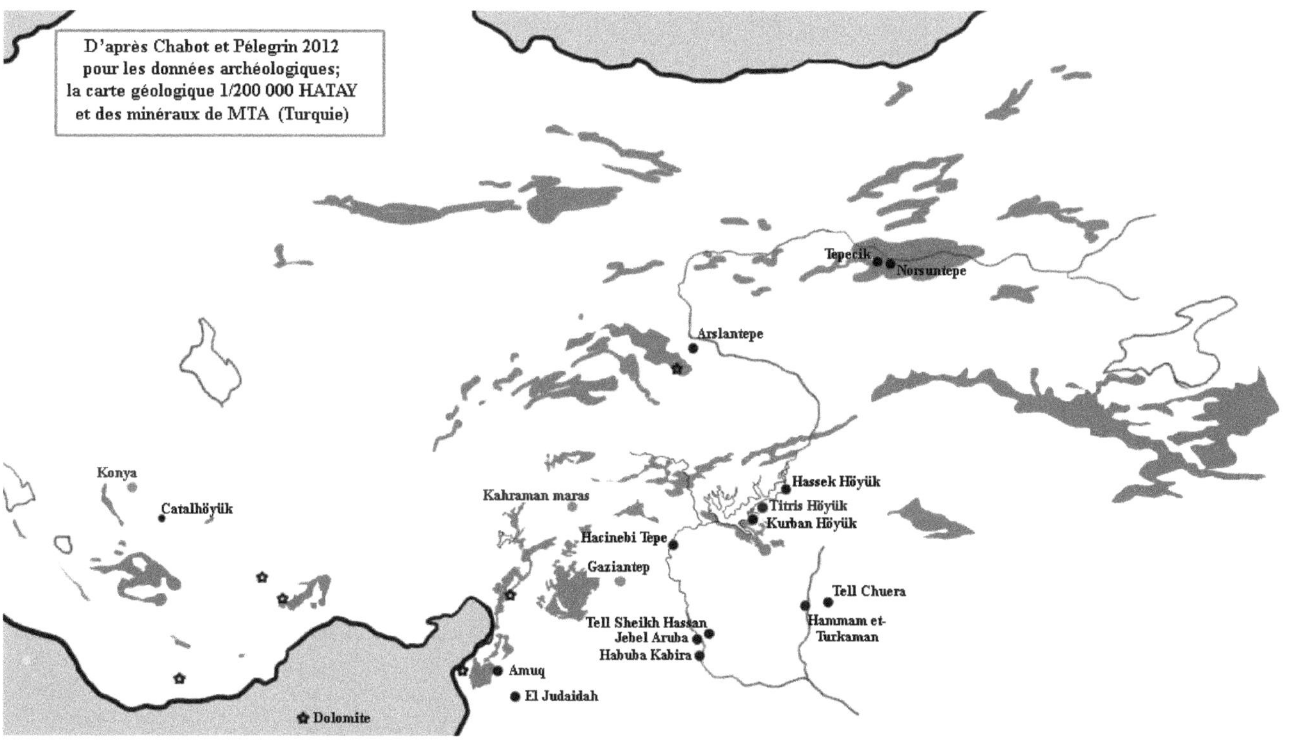

Les différentes sphères d'approvisionnement

Cette étude nous a donc permis de mettre en avant une diversité minéralogique dans les matières premières exploitées pour la pierre taillée. L'étude des surfaces d'altérations combinée à une série de considérations quant à la qualité des matières premières, l'investissement technique et les savoir-faire mis en œuvre dans leur débitage, nous a permis de distinguer différentes modalités d'acquisition. Nous reviendrons plus en détail sur ces sphères d'approvisionnement dans la partie V car les modalités de circulation des matières premières et de leur exploitation seront précisées par l'étude typo-technologique.

Quelques observations préliminaires combinées à l'étude des matières premières nous permettent néanmoins de distinguer ici trois grands groupes de provenance :

- Les matières premières locales
- Les matières premières locales à régionales
- Et les matières premières extra-régionales

Les attributions de provenance par groupe macroscopique sont détaillées dans le tableau III.11 et le graphique III.6A synthétise l'information.

Les matières premières dites locales regroupent essentiellement les jaspes bordeaux (groupe macroscopique 3), les silex caramel (type 4), les calcaires (type 14), les calcédoines blanches (type 16) et des silex marron (type 40) (graphique III.6 A). On retrouve en quantité moindre divers groupes visuels de silex (groupes macroscopiques 29, 30 et 32 entreautre). Dans les groupes macroscopiques 9 et 10, une large part des matières premières est attribuée comme étant locale (graphique III.6 A).

Les matières premières régionales sont composées principalement des obsidiennes de Cappadoce de Nenezi Dağ et Göllü Dağ, dans des proportions assez proches. Pour les autres matières premières régionales, il s'agit essentiellement de silex dolomitiques « Pollock » (type 1) montrant un débitage laminaire grossier, des silex et jaspes marron (type 19) (graphique III.6 A).

Enfin, les matières premières dites extra-régionales regroupent les silex crème dolomitiques à grains fins (groupe macroscopique 2) observés sous forme de fragment de grandes lames, quelques silex marron (type 19), des silex blancs (type 9) et des silex gréseux (type 5) (graphique III.6 A).

Près de 82% des matières premières exploitées à Çatalhöyük ne permettent pas de discuter de la position de récolte de celles-ci (graphique III.6 B). Les autres matières premières montrent des surfaces naturelles rendant compte là encore d'une diversité dans les modalités d'acquisition. Le type macroscopique 10 par exemple, des calcédoines jaunes translucides, montre une acquisition possible en position primaire et en position secondaire (graphique III.6 B). Il en est de même pour les silex marron (groupes macroscopiques 40, 43 et 45).

Les silex dolomitiques de type 1 et 2 montrent essentiellement une acquisition en position primaire. Mais quelques pièces laissent supposer une acquisition en position sub-primaire type éboulis.

On observe donc une sphère d'approvisionnement très large du local à l'extra-régional. La plus petite sphère d'acquisition, locale, est évaluée à au moins 50 km autour du site alors que la sphère régionale englobe des territoires dans un rayon de 180 km considérant en priorité le complexe volcanique, sources d'obsidiennes, au nord-est du site. Enfin la sphère extra-régionale s'étend bien au-delà de 200 km.

Malheureusement, les données pour ces matières premières sur le monticule est sont encore rares. Aussi il n'est pas possible de discuter de manière plus poussée d'un éventuel changement dans l'exploitation de ces différentes sphères dans la diachronie. Le récent article de Nazaroff *et al.* (2013) nous offre néanmoins quelques éléments nouveaux de discussion nous permettant l'ébauche d'une perception diachronique.

5.3 - Un changement dans les sources de matières premières exploitées : Çatalhöyük Est versus Çatalhöyük Ouest

5.3.1- Une approche synchronique des matières premières du monticule ouest

Les assemblages du monticule ouest (T5, T7 et T1) montrent une diversité minéralogique bien plus importante qu'au Néolithique. Il s'agit ici par une approche synchronique de dégager des tendances de distribution par secteur (T5, T1 et T7) des différents groupes macroscopiques observés. Cette partie de notre travail se focalisera essentiellement sur les matières premières non-obsidienne. Nous discuterons plus amplement des obsidiennes dans la partie concernant l'étude typo-technologique. Signalons néanmoins que les sources cappadociennes de Nenezi Dağ et de Göllü Dağ sont présentes dans des pourcentages assez similaires dans les assemblages du monticule ouest. Pour la tranchée 1, la source de Göllü Dağ représente près de 70% de l'assemblage.

Nous ne reviendrons pas plus amplement sur les silex brûlés. Signalons qu'ils proviennent en grande partie de la tranchée 1 (graphique III.7). Mais les données stratigraphiques dont nous disposons ne nous permettent pas d'associer cela à la présence de foyers par exemple. Pour la tranchée 5, nous savons que cela n'est pas le cas.

Premièrement on remarque que les jaspes bordeaux (groupe macroscopique 3), sur lesquels nous reviendrons dans une approche diachronique de l'étude de ces matières premières, sont essentiellement représentés dans la tranchée 1. On précisera d'ailleurs que les jaspes retrouvés dans la tranchée 5 et 7 appartiennent tous au groupe 3a. Le groupe macroscopique 3b, qui est un jaspe plus fin et de meilleure qualité montrant un débitage de petites lames, n'est observé que dans le bâtiment 25/T.1.

Concernant les silex dolomitiques, le groupe macroscopique 2 est présent dans l'ensemble des secteurs du monticule ouest. Mais on remarque qu'il est néanmoins le groupe le plus représenté de la tranchée 5.

Enfin les silex dits « Pollock » du groupe macroscopique 1 sont représentés dans les secteurs T1 et T5. Mais notons que les pièces du groupe macroscopique 1a sont seulement présentes dans le secteur T1. Elles rendent compte d'un débitage laminaire domestique sur une matière première locale à régionale (tableau III.12) non localisée à ce jour. On envisage qu'elles puissent provenir des formations du Crétacé en bordure sud du bassin de Konya, au sud-est de Karaman où des formations de dolomite sont signalées par les cartes de minéraux de la Turquie (MTA).

Enfin, les trois autres types macroscopiques les plus observés sont les types 9, 10 et 19 (graphique III.7). Le type 9 renvoie à des silex blancs. On remarque qu'ils sont essentiellement présents dans la tranchée 5. Le type 10 est absent de la tranchée 7. Il s'agit de calcédoine translucide pure sans doute de formation hydrothermale. Cette matière première est présente uniquement sous forme d'éclats. Le groupe macroscopique 19 rapproche des silex marron. On le retrouve là aussi principalement dans la tranchée 1.

Ainsi, il existe 24 types macroscopiques communs à T1 et T5 (graphique III.7). Parmi ceux que nous n'avons pas encore mentionné, citons le groupe 23 un silex marron translucide, le groupe 24 un silex marron gras, le groupe 25 un silex crème ou encore les calcaires (groupe macroscopique 14).

Puis, il existe des groupes macroscopiques uniquement observés dans la tranchée 1, 5 ou 7. Pour T7, il s'agit uniquement du type 29 un silex noir et blanc qui ressemble beaucoup aux lydiennes observées lors de nos prospections dans le nord de Konya.

Huit groupes macroscopiques sont uniquement observés dans la tranchée 5 : essentiellement des silex (groupes macroscopiques 45, 36, 32, 22, 21 et 15) mais aussi quelques calcédoines (groupe 28) et des basaltes (groupe 31). Remarquons que ces silex sont globalement marron (tachetés ou zonés).

Nous avions déjà signalé la présence strictement dans le secteur T1 du type 1a des silex « Pollock ». On dénombre aussi 8 autres types macroscopiques : il s'agit là aussi essentiellement de silex (groupes macroscopiques 41, 37, 30, 26 et 13) présentant une plus grande diversité visuelle (gris, gris vert, marron, lités, tachetés, marbrés), une variété d'opale-CT marron (groupe 6) et quelques calcédoines orange (groupe 42).

Aussi, si aujourd'hui encore la provenance de bon nombre de ces matières premières reste encore à préciser, on remarque à l'échelle des secteurs T1 et T5 une différence dans les matières premières non-obsidienne exploitées. Mais cependant l'étude typo-technologique nous permettra de montrer que malgré ces différences minéralogiques importantes entre les secteurs du monticule ouest, il existe une constante dans une coexistence d'une production spécialisée sur silex de qualité et une production domestique sur des matières premières locales de moins bonnes qualités pour chaque secteur. Il ne sera pas possible de mettre en avant une spatialisation de ces productions à l'échelle des différents bâtiments fouillés en T1 et T5.

5.3.2 - Vers une approche diachronique des matières premières de Çatalhöyük

Tristan Carter *et al.* (2005) ont mis en avant un changement au cours du temps des proportions des sources cappadociennes de Nenezi Dağ et de Göllü Dağ. Comme précédemment, nous ne mentionnerons ici que les grandes tendances. Les obsidiennes et les changements diachroniques dans leur gestion seront précisés en conclusion de la partie IV de l'étude typo-technologique. Car la variation de ces taux est à éclairer avec le support des données typo-technologiques. Signalons cependant pour les niveaux les plus anciens du Néolithique la dominance des obsidiennes de Göllü Dağ. Puis vers les niveaux V-IV c'est l'obsidienne de Nenezi Dağ qui va prédominer et ceux jusqu'au Néolithique final. Au Chalcolithique, nous l'avons vu, ce sont les obsidiennes de Göllü Dağ qui sont les plus importantes (voir graphique III.8).

Aussi si nous disposons des données nécessaires pour une approche diachronique de l'exploitation des obsidiennes, cela est plus difficile pour les autres matières premières.

Il est aujourd'hui difficile de discuter des différences dans l'exploitation des matières non-obsidienne (silex, jaspes…) dans une perspective diachronique à Çatalhöyük car l'étude de ces dernières sur le monticule est commence à l'heure où se termine cette thèse. La récente publication de Nazaroff *et al.* (2013) nous offre néanmoins quelques éléments de discussion.

Dans le cadre de cette première étude pour le monticule est, Nazaroff *et al.* (2013) distinguent 23 types macroscopiques sur 686 pièces étudiées pour le Néolithique (graphique III. 9) là où les assemblages du Chalcolithique montrent 45 types pour 280 pièces au total (tableau III.6). Ainsi, de primes abords, la diversité des matières premières exploitées durant le chalcolithique est visuellement plus importante.

Pour le Néolithique, on observe donc, une étude sur un échantillon plus large, rendant compte d'une diversité visuelle bien moindre. Trois types majeurs prédominent représentant 64% du matériel étudié : type 1, 20 et 21 (graphique III. 9). Le type 1 est décrit comme regroupant des « chert » brun clair, le type 20 des calcédoines blanches transparentes à translucides avec des inclusions noires (dentrites de manganèse), le type 21 un ensemble de radiolarites orange/vert/rouge et marron interprété comme appartenant à la sphère centre anatolienne (Nazaroff *et al.* 2013). Nous nous focaliserons donc ici, dans cette comparaison, sur ces trois grands types macroscopiques. Les auteurs de l'étude rapprochent le groupe macroscopique 20 de la source d'Akdere et le groupe 21 des sources de la région de Konya. Ces deux groupes représentent 53% de l'assemblage étudié d'où le fait que l'étude se soit focalisée sur ceux-ci. Ces groupes macroscopiques décrits pas Nazaroff *et al.* (2013) peuvent trouver des correspondances dans nos groupes macroscopiques : le type 20 (Nazaroff *et al.* 2013) correspond avec notre type 10. Le type 20 (Nazaroff *et al.* 2013) représente 33% (soit 232 pièces) de l'assemblage néolithique alors que notre type 10 représente 6% (soit seulement 16 pièces). Il est difficile de trouver une correspondance avec le type 1 (Nazaroff *et al.* 2013). Enfin, le type 21 (Nazaroff *et al.* 2013) est une vaste catégorie regroupant l'ensemble des « radiolarites » verts, bordeaux, marrons...soit 17% de l'assemblage (117 pièces). Si l'on considère nos types, nous pouvons regrouper sur la base des critères macroscopiques de couleur et de texture essentiellement le type 3 (jaspes bordeaux), 4 (jaspes marron), 26 (jaspes gris) et 37 (jaspes verts) soit 37 pièces. Ces 4 types représentent 13% de notre assemblage chalcolithique.

Ainsi, l'exploitation locale des ophiolites de la région de Konya semble être une constante entre le Néolithique et le Chalcolithique. S'il est difficile en l'état des connaissances de corréler ces données est/ouest sur les groupes macroscopiques, nous pouvons néanmoins discuter un fait important : cette différence de la représentation « source Akdere » type 20 (Nazaroff *et al.* 2013) entre le Néolithique et le Chalcolithique. Au Néolithique, cette source représente donc nous l'avons vu 33% de l'assemblage contre 6% au Chalcolithique.

Nous avons discuté déjà des problèmes de l'attribution par analyses chimiques des 22 artefacts à cette sources par comparaison aux données géologiques, publiée dans l'article Nazaroff *et al.* 2013. Néanmoins, une série de critères macroscopiques assez pertinent (dentrite de manganèse, texture et couleur...) et univoque nous permettent d'envisager la possibilité d'un approvisionnement majeur à cette source lointaine (près de 220 km au nord-ouest du site soit sur une distance plus longue que pour l'obsidienne) au Néolithique, c'est du moins l'argument que défend Nazaroff *et al.* (2013).

Pourquoi si peu d'éléments de la « source d'Akdere » au Chalcolithique ? De plus, il s'agit ici d'une industrie grossière, un débitage jugé opportuniste et expédient. Ce type de comportement nous a fait attribuer ce groupe macroscopique à une source probable locale à régionale. Aussi ce faible investissement technique quant au devenir de cette matière première à Çatalhöyük durant le Chalcolithique nous fait remettre en cause son rattachement à une source aussi lointaine dans la région d'Afyon, engendrant un déséquilibre, un contraste trop grand, entre investissement dans l'acquisition et investissement technique pour le débitage. Aussi, il ne faut pas rejeter et cela nous semble plus probable l'existence de ce type de formations à calcédoines hydrothermales plus proche du site. Nous ne disposons pas des données typo-technologiques pour ce groupe de matières premières car en effet une production expédiente et domestique grossière dès le Néolithique remettrait assuremment en compte cette approvisionnement à une source lointaine.

Entre les niveaux G à P au Néolithique sur le monticule est, on observe une disparition progressive d'un recours aux radiolarites (quasi absent au niveau P) et une part importante avec une légère augmentation du type Akdere. Nazaroff *et al.* (2013) soulignent que l'utilisation de ces sources vers l'ouest repose sur un lien profond entre l'Anatolie centrale et cette région. Ils rappellent que déjà Thissen suggèrait « *a relationship between Çatalhöyük and populations in north-west of Anatolia during the site's later Neolithic occupation. The occurrence of Akdere chert (located in between the regions) in Çatalhöyük's earlier levels indicates interactions with this regions, and perhaps with such groups, earlier than Thissen had proposed* » (Nazaroff *et al.* 2013 : p. 357). Or nous avons vu en introduction que ces contacts sont ténus et sont de plus en plus nuancés et minimisés.

On aurait donc au Chalcolithique un retour aux sources plus locales avec la reprise d'un approvisionnement local en radiolarites et jaspes de la région. Il y a donc une diminution voir un abandon de la source d'Akdere, à supposer qu'il s'agisse de la source, au Chalcolithique avec une acquisition de divers matériaux de qualités médiocres et de petits modules récoltés de manière opportuniste lors d'autres activités par exemple agro-pastorales.

Concernant les silex de bonnes qualités dits exogènes observés dans les assemblages lithiques du Chalcolithique. Qu'en est-il au Néolithique ? On a très peu d'informations dans les publications permettant de corréler un type de matière première de qualité à un type d'outil ou une production spécialisée tels que les éléments de faucille observés pour le Chalcolithique Pourtant, on sait que ces éléments de faucilles et quelques poignards en silex sont connus et signalés pour le Néolithique. Mais les informations disponibles ne nous permettent pas de discuter plus en détail ce point. Signalons néanmoins que la partie du matériel qualifié d'extra régionale est importante pour ce petit assemblage du Chalcolithique: soit 22%.

Aussi seule une étude typo-technologique précise de la pierre taillée de Çatalhöyük nous permettra de discuter de la nature de ces changements et de-là d'apporter à une échelle plus large des arguments quant aux transformations socio-économiques qui semblent s'opérer à Çatalhöyük entre le Néolithique et le Chalcolithique.

L'étude typo-technologique nous permettra de comprendre les modalités d'acquisition de ces matières premières au sein de chacune de ces sphères d'approvisionnement potentielles définies à ce niveau de notre étude. Nous avons déjà souligné l'importance de l'étude typo-technologique pour discuter des hypothèses de provenance de matières premières considérant l'investissement technique et l'investissement d'acquisition qui sont intimement liés. Car en effet, nous prônons l'idée qu'un investissement (temps/distance/humain) important dans l'acquisition d'une matière première confère à celle-ci une valeur (type de roche recherchée, qualité de matière première recherchée, module recherchée, couleur recherchée…) et donc de-là cette matière première faisait l'objet de soins particuliers, proportionnels à ces difficultés ou cet investissement dans son acquisition. À l'opposé, une matière première qui ne montrent pas d'investissement technique dans son exploitation, par un débitage grossier, expédient, rentre dans un processus du 'moindre effort' pour son acquisition. De-là nous avons vu que ces considérations nous ont amené à discuter voir à remettre sérieusement en question l'attribution d'Akdere comme source majeure des calcédoines du Néolithique de Çatalhöyük avancée par Nazaroff *et al.* (2013).

Aussi si l'on observe des changements dans les matières premières exploitées au cours du temps du Néolithique au Chalcolithique il reste difficile sur la simple base de l'étude de provenance des matières premières de saisir la nature même de ces changements.

Graphique III. 1 : proportions des différentes sources d'obsidienne observées à Çatalhöyük-Ouest par tranchée

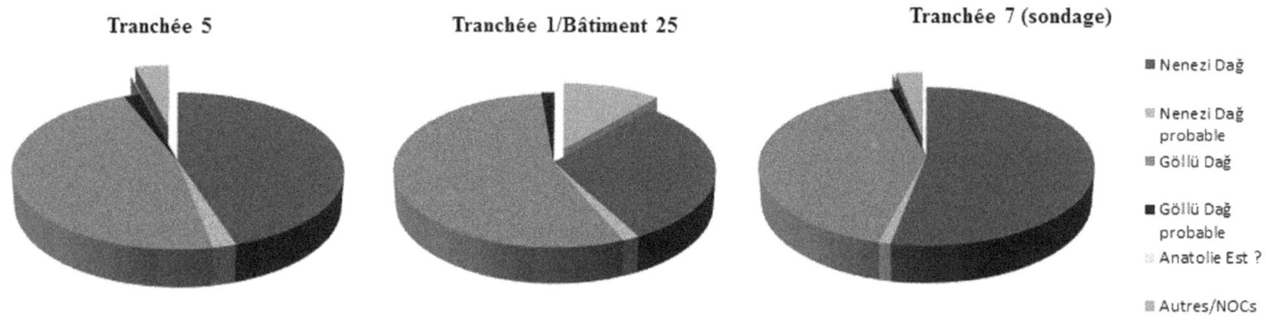

Graphique III. 2 : Dendrogramme de classification des groupes d'artefacts en silex.

Les groupes distingués sont reportés dans la figure III.6 (Cluster). Ce dendrogramme montre les relations entre les 7 groupes définis par l'analyse hiérarchique des composants (HCA). Les groupes minéralogiques y sont reportés (voir la légende).

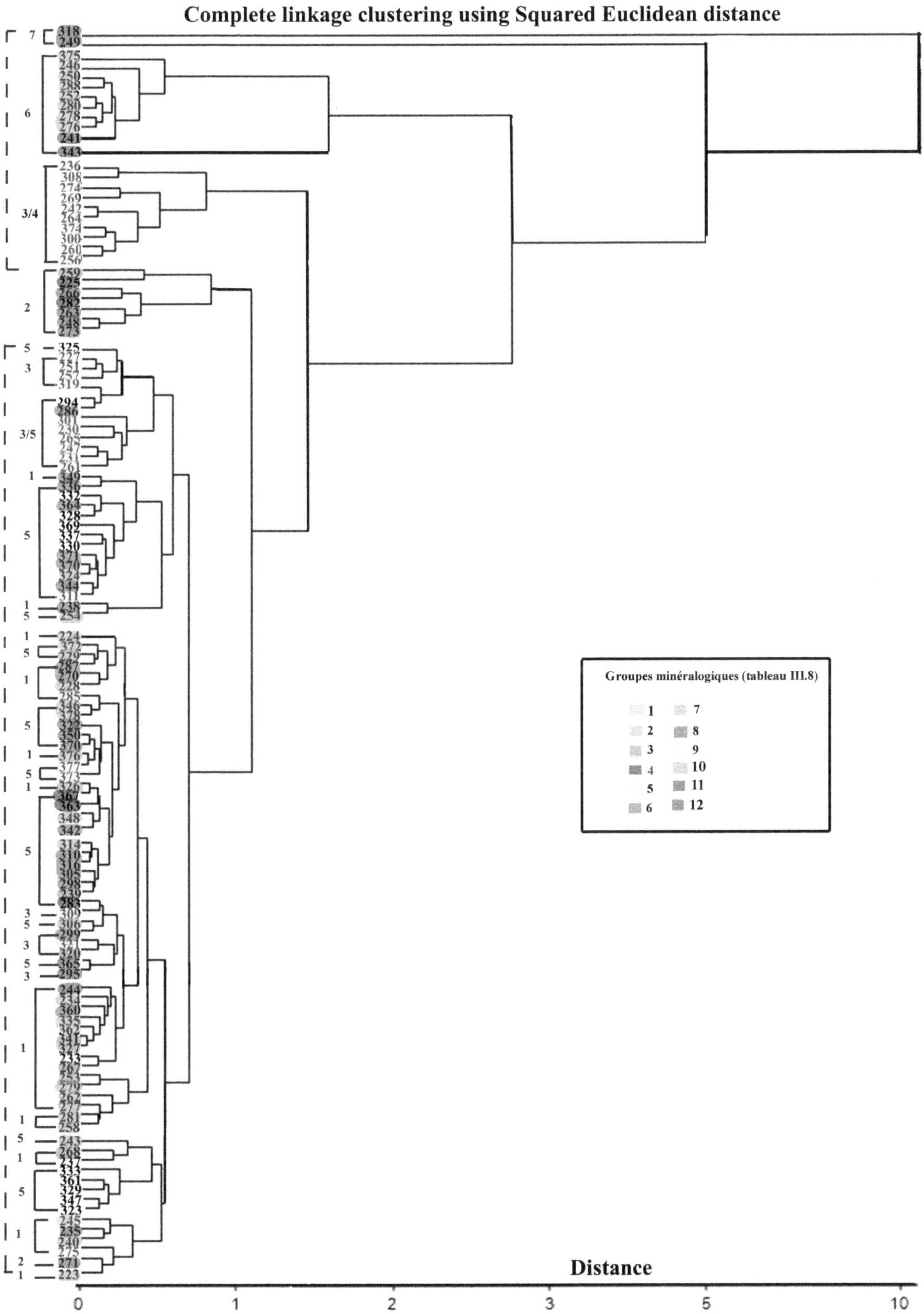

Graphique III. 3 : Analyse en Composantes Principales (PCA) des artefacts en silex. A : bloc représentant l'ensemble du corpus ; B : agrandissement de la zone centrale du bloc A. L'encadré *Cluster* renvoie aux différents groupes définis par l'Analyse Hiérarchique des Composants (HCA) (figure III.5). Les échantillons sont répartis autour de deux grands axes définissant leur composition en carbonate et les phases de silice identifiées. Notons le report de données qualitatives telles que l'intensité de la bande à 555cm^{-1}.

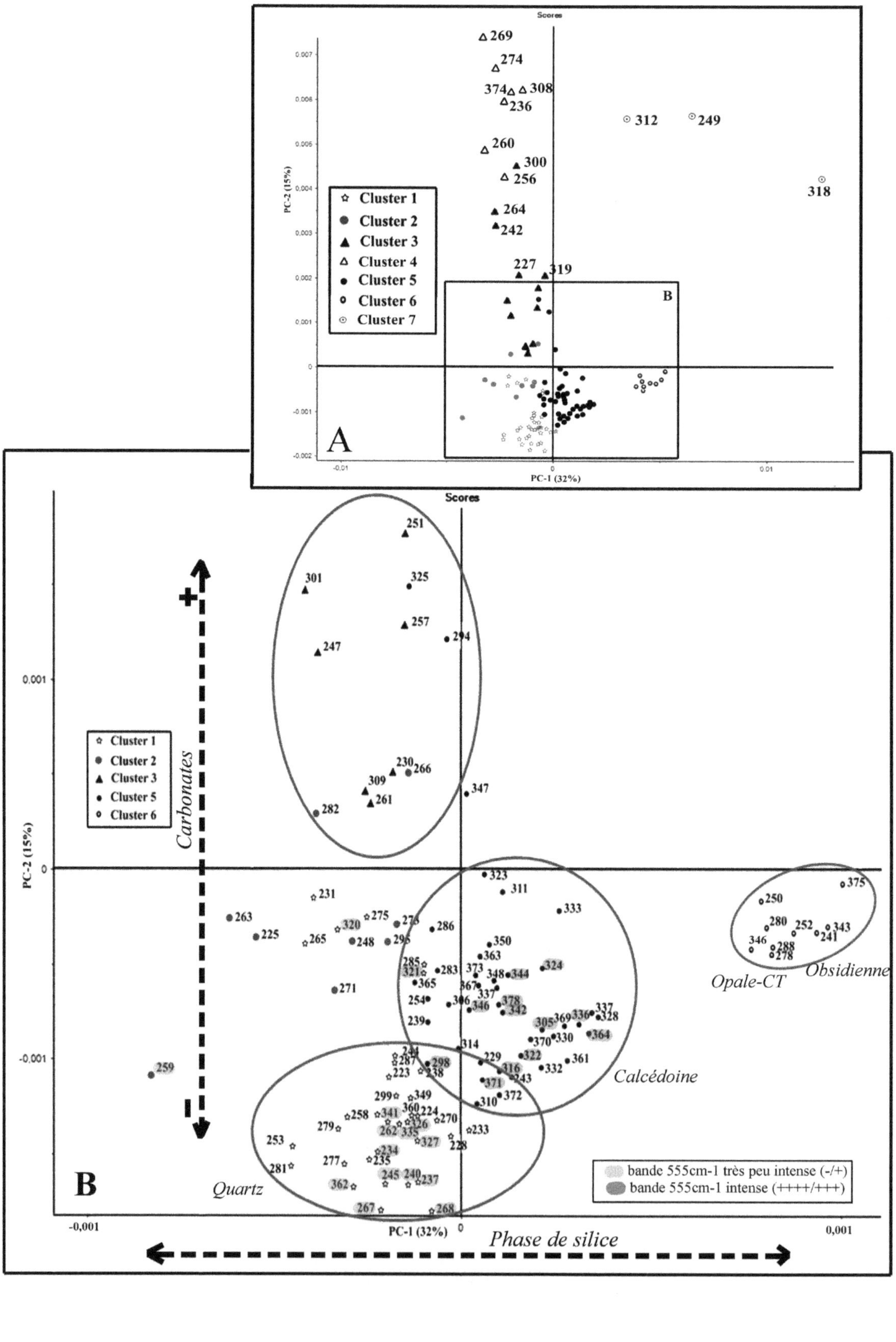

Graphique III. 4 : silex carbonatés.

Ce graphique montre la part des carbonates (dolomite et calcite) dans les silex les plus riches en carbonate. Ces données sont à confronter à la distribution des silex carbonatés obtenue par l'ACP (figure III.3 A).

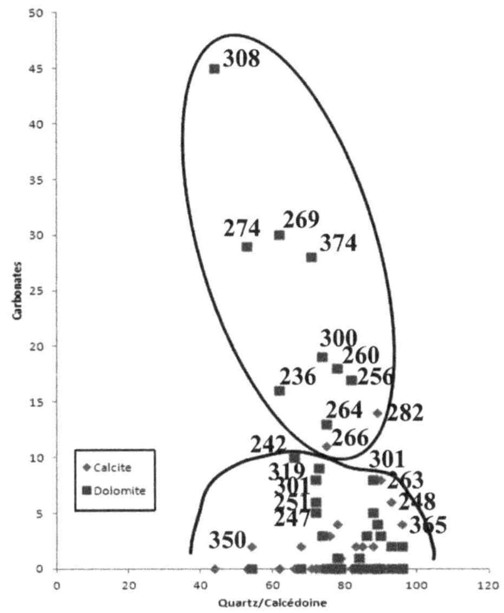

Graphique III. 5 : Pourcentage des matières premières siliceuses exploitées pour la pierre taillée de Çatalhöyük-Ouest, début Chalcolithique-ECA IV.

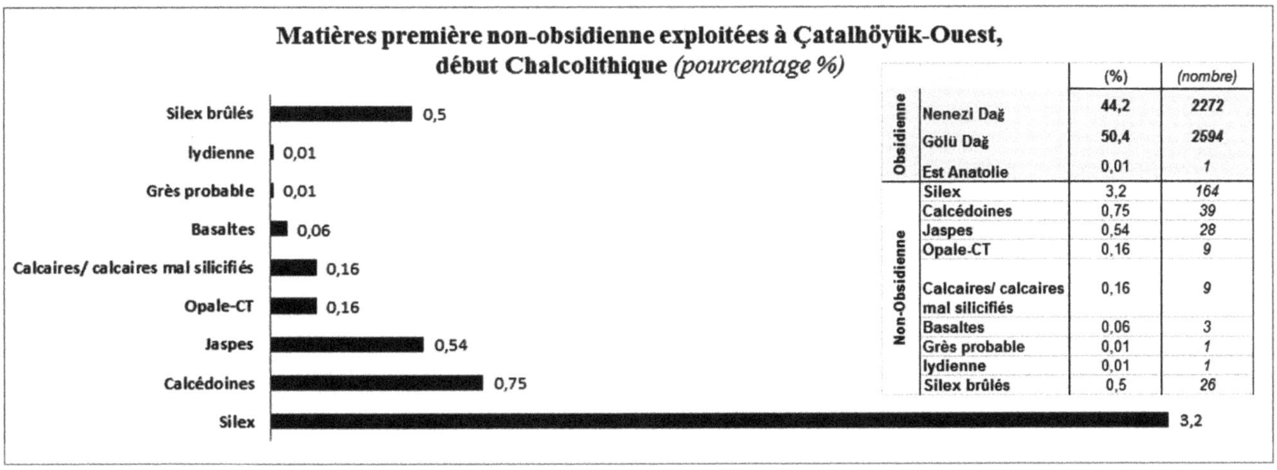

		(%)	*(nombre)*
Obsidienne	Nenezi Dağ	44,2	*2272*
	Gölü Dağ	50,4	*2594*
	Est Anatolie	0,01	*1*
Non-Obsidienne	Silex	3,2	*164*
	Calcédoines	0,75	*39*
	Jaspes	0,54	*28*
	Opale-CT	0,16	*9*
	Calcaires/ calcaires mal silicifiés	0,16	*9*
	Basaltes	0,06	*3*
	Grès probable	0,01	*1*
	lydienne	0,01	*1*
	Silex brûlés	0,5	*26*

Graphique III. 6 : Provenance des matières premières exploitées à Çatalhöyük-Ouest par types macroscopiques. 1 : Sphère de provenance probable (locale-régionale-extra régionale). 2 : Position primaire ou secondaire d'acquisition de la matière première (voir détail tableau III.1).

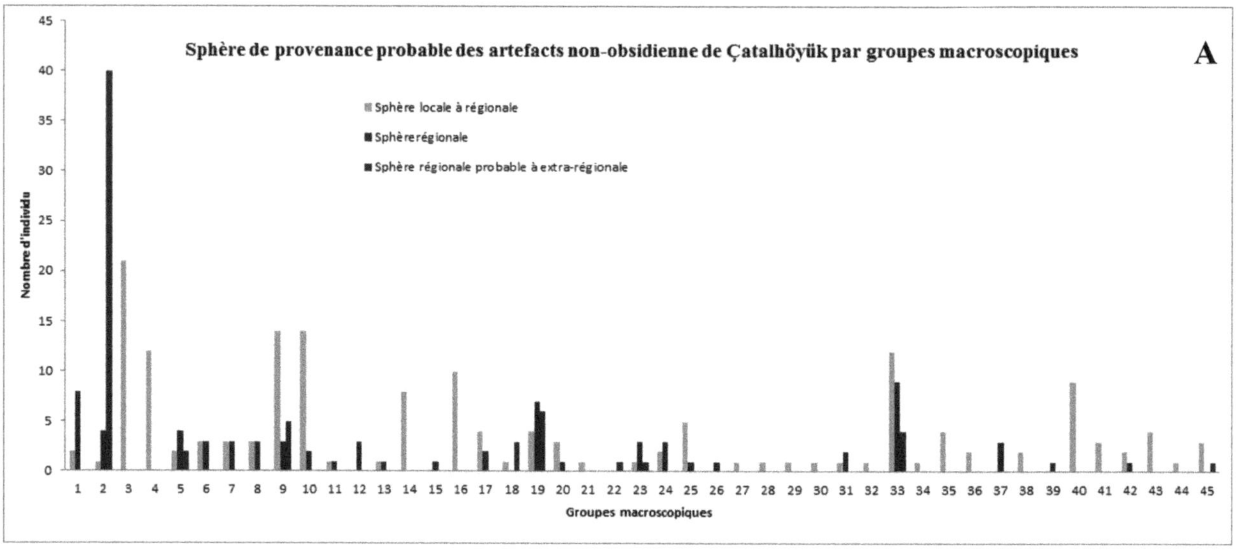

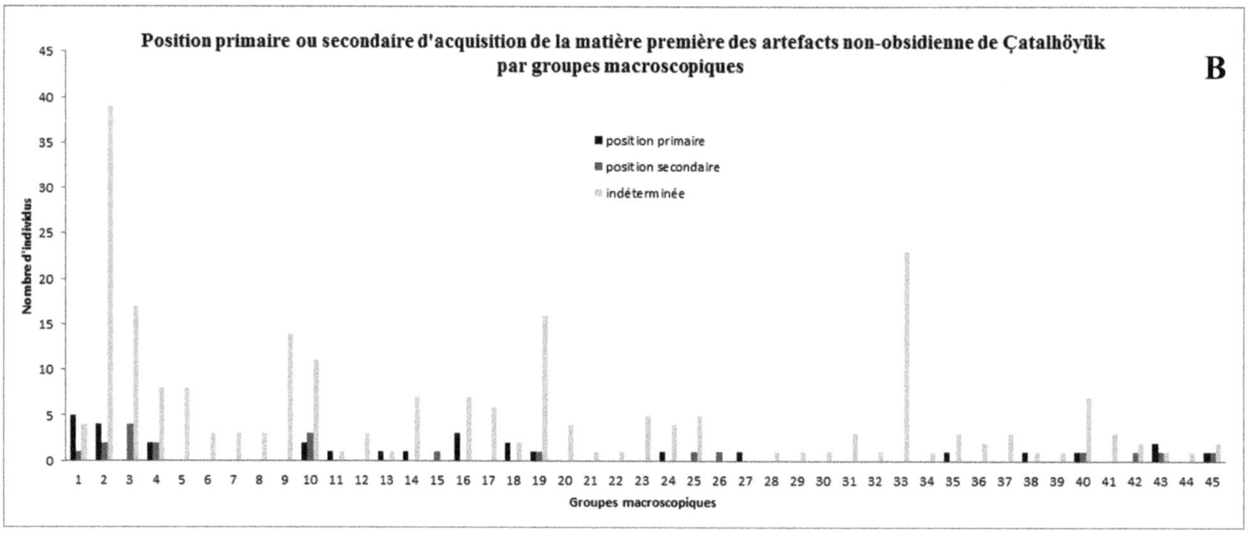

Graphique III. 7 : Groupes macroscopiques des matières premières non-obsidienne par secteur de fouille (T5, T7 et T1) sur le monticule ouest.

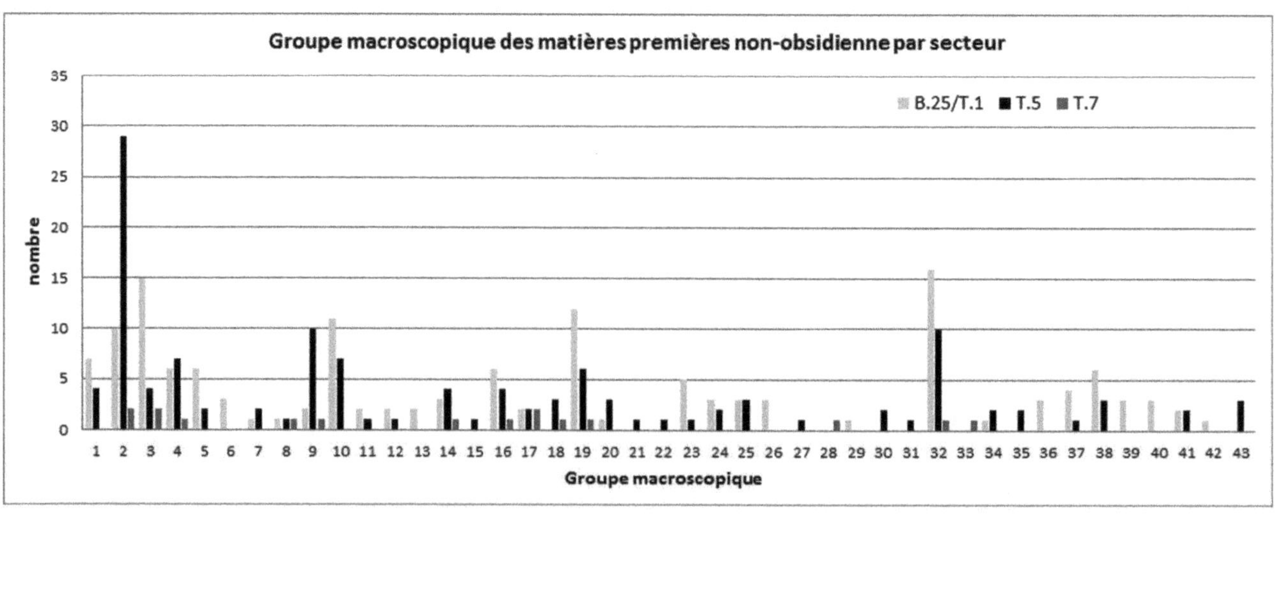

Graphique III. 8 : Graphique des changements quantitatifs dans l'exploitation des sources d'obsidienne de Cappadoce et de l'est anatolien au Chalcolithique.

Les données pour le monticule est sont disponible dans les publications de Carter *et al.* 2005, Carter et Milić 2013, Conolly 1999a, b : Une mise à jour de ces données sera disponible dans la nouvelle publication en préparation de Çatalhöyük, aussi ces données n'ont pu être exploitées dans ce travail mais elles restent sensiblement les mêmes que celles ici présentées. Ces données du monticule ouest sont originales.

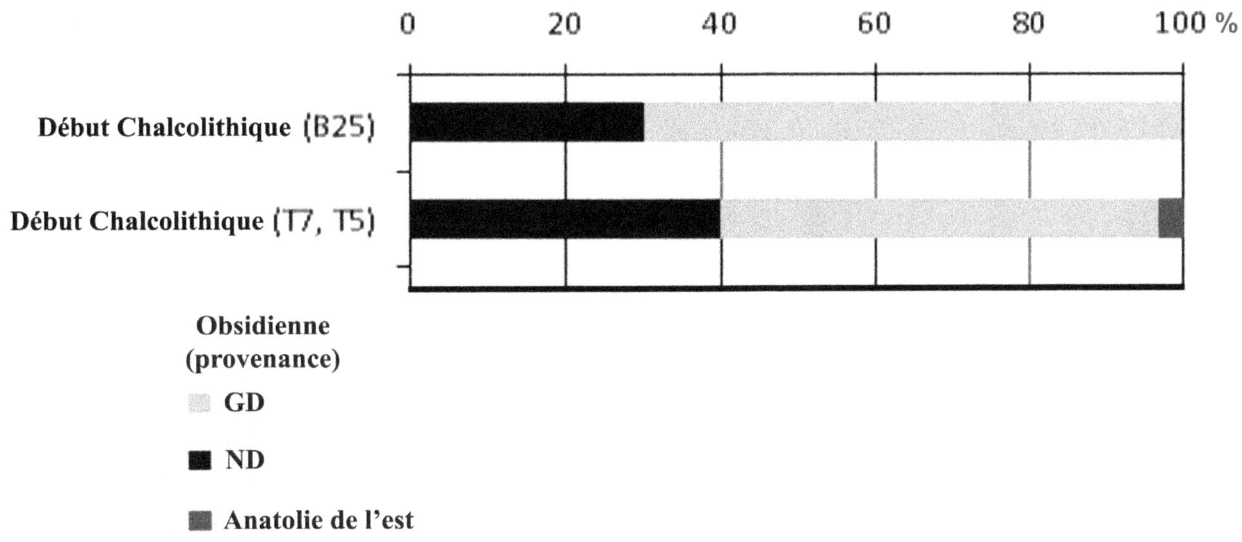

Graphique III. 9 : Groupes macroscopiques définis pour les matières premières non-obsidienne de Çatalhöyük-Est, Néolithique (niveaux G-P), secteur South-Area (graphique effectué d'après les données de Nazaroff *et al.* 2013).

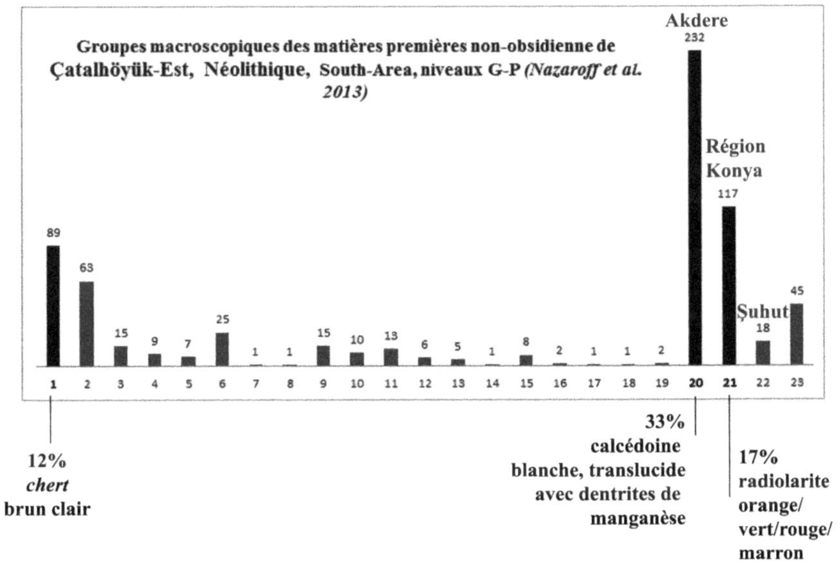

Graphique III. 10 : Exploitation des radiolarites de la région de Konya et des silicifications d'Akdere à Çatalhöyük, du Néolithique au Chalcolithique (complété d'après les données Nazaroff *et al.* 2013). South Area, niveaux G-P pour le monticule Est et Tranchées 5, 7 et 1 pour le monticule ouest.

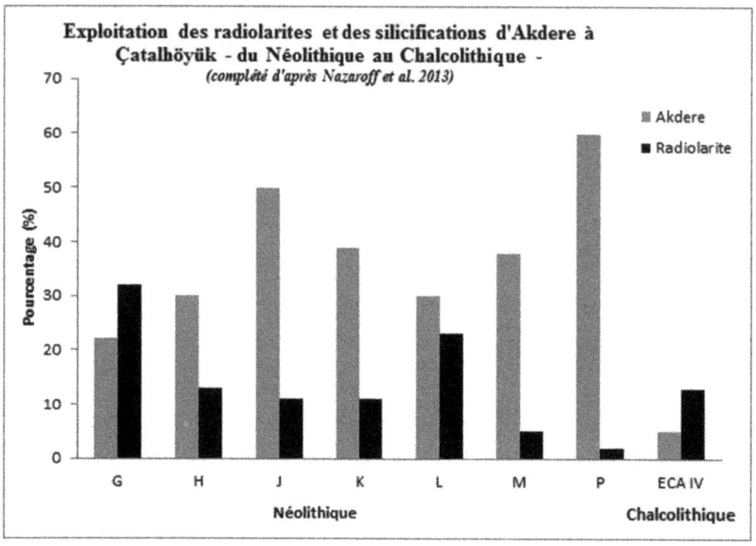

IV Étude typo-technologique de la pierre taillée de Çatalhöyük-Ouest

1 Les premières études de l'industrie lithique du monticule Ouest

Lors des premières fouilles de Çatalhöyük par James Mellaart, le monticule Ouest n'a fait l'objet que d'un petit sondage ou de ramassages de surface. Dans la publication de la pierre taillée du site, le matériel du monticule ouest est à peine mentionné (Bialor 1962). Il parle cependant d'un appauvrissement global de la pierre taillée au même titre que David French pour le lithique de Can Hasan 1 (French 1967, 1968). Il signale notamment un appauvrissement en pointes de projectile (Bialor 1962). Mellaart (1967) parlait déjà de « déclin » (dont la nature n'est pas précisée) pour les niveaux les plus récents III et II.

Il faut attendre les premières lignes de Tiffany Raszick (2001, 2004), étudiante à l'Université de Liverpool, pour avoir un premier aperçu de ce matériel. Cette étude est clairement une étude préliminaire et soulève de nombreuses questions. Elle s'inscrit dans la cadre des premières fouilles sur le monticule ouest par Catriona Gibson et Jonathan Last (Gibson & Last 2003b ; Last 1998).

L'assemblage est composé à 95% d'obsidienne et 5% de silex. Aucune étude sur les sources d'obsidienne n'est alors faite. Il est vrai que le programme de caractérisation de l'obsidienne commence à peine (Carter *et al.* 2005b, 2006d). Sa description du matériel et des chaînes opératoires restent sommaires et reposent alors sur des types de supports décrits pour la pierre taillée du monticule est par Tristan Carter, dans la publication des saisons 1995-1999 (Carter *et al.* 2005a). Nous ne disposons donc que de conclusions assez générales sur la production du bâtiment 25. Trop de données quantitatives et de nombreuses données qualitatives sont manquantes pour permettre une comparaison avec celles obtenues par l'étude typo-technologique des tranchées 5 et 7.

À cela s'ajoute des remarques de Tiffany Raszick (2001, 2004), qui nous ont amenés à demander l'autorisation auprès de Catriona Gibson et Jonathan Last de réétudier la collection du bâtiment 25. Elle distingue une production de lames par percussion et de lames par pression. La question du rapport entre ces deux productions n'est pas abordée (une ou deux chaînes opératoires différentes). Elle signale une production de lames bipolaires (3% des lames). Or notre première étude du lithique des tranchées 5 et 7 n'a fourni que quelques pièces anecdotiques (au nombre de 4). Enfin les techniques de taille identifiées ne correspondaient pas à celles observées dans les tranchées 5 et 7.

Tiffany Raszick (2001, 2004) mentionne une possible production sur le site, les nucléus arrivant sous-forme de préformes pour les lames en obsidienne obtenues par percussion et pression. Elle signale une production de grandes lames dont rien ne laisse supposer une production sur le site. Aussi, ce rapport laissait supposer d'ores et déjà des différences quant aux aspects techniques de production qui nous ont interpellés rendant nécessaire une nouvelle étude de cet assemblage afin de confirmer ou infirmer ces observations .

En 2006, à la demande de Peter Biehl, Tristan Carter rédige un rapport préliminaire du matériel lithique de la tranchée 6 et des premières fouilles de la tranchée 5. C'est donc à Tristan Carter que nous devons le premier aperçu, plus détaillé, de l'assemblage lithique du monticule Ouest (Carter *et al.* 2006c). Il est alors le premier à esquisser une gestion différenciée des matières premières, obsidienne et silex, mais aussi au sein même du groupe silex. Il souligne que l'assemblage silex présente essentiellement des produits finis (des lames lustrées qu'il rapproche du groupe typologique des faucilles). Il mentionne que parallèlement il existe des éléments corticaux qui permettent d'envisager un débitage *in situ* pour le silex (Carter *et al.* 2006c).

Pour l'obsidienne, il parle d'une utilisation, à part plus ou moins égale, des sources cappadociennes de Nenezi Dağ et Göllü Dağ. Il décrit un outillage essentiellement de lames retouchées et lames à coches. Contrairement aux propos de Tiffany Raszick pour les assemblages du bâtiment 25, Tristan Carter parle d'une présence anecdotique, une quasi- absence, des lames issues d'un débitage bipolaire. Il attribue cela à une disparition des ateliers spécialisés de production de larges lames sur des nucléus naviformes de Nenezi Dağ. Il corrèle la disparition de ces supports avec la diminution flagrante des pointes de projectiles produites sur ceux-ci.

Il décrit donc une production laminaire unipolaire. Il accorde une large part à la percussion indirecte dans cette production (Carter *et al.* 2006c). Nous reviendrons sur les difficultés de l'identification de cette technique sur obsidienne en l'état des connaissances, les collections expérimentales et publications à ce sujet demeurant rares. Il les distingue des lames obtenues par pression, plus rares, de lames obtenues par percussion (avec des talons lisses et épais). Ces dernières sont généralement plus robustes que les lames par pression. Il signale enfin de rares fragments de nucléus.

Rappelons donc que dans le cadre de notre problématique d'économie des matières premières, nous reviendrons donc sur les questions suivantes :

- Sous quelles formes (à quel degré de transformation) étaient introduites les diverses matières premières rencontrées dans l'assemblage lithique ?

- Quelle était la nature des produits manufacturés à partir de chacune d'entre elles, et quelles étaient les méthodes et techniques de production employées ?
- Peut-on reconnaître dans l'exploitation de ces matières premières une véritable « économie des matières premières », c'est-à-dire une gestion systématique et différenciée de chacune d'entre elles ?

2 Structure d'ensemble du matériel lithique

2.1 - Le contexte archéologique

Dans un premier temps, il est capital de garder à l'esprit que la majeure partie du matériel lithique de Çatalhöyük-Ouest, notamment de la tranchée 5 et tranchée 7, provient d'un contexte de remblai de structure d'habitat (maison en briques crues). Il est constitué de divers matériaux volontairement apportés pour un comblement ou nivellement. Ce remblai contient de la céramique peinte en grande quantité, de l'obsidienne, des restes fauniques (os et rares bois de cervidés), meules, balles d'argile... Ce contexte est clairement attribué, par son matériel, au début du Chalcolithique. Des fosses et des sépultures postérieures (époque byzantine) coupent ponctuellement ce remblai. L'ensemble du matériel de ces unités plus récentes a été, tant que faire ce peux, écarté.

Seules les deux dernières saisons de fouilles dans la tranchée 5, et de rares unités stratigraphiques de la tranchée 7, ont commencé à fournir des unités stratigraphiques attribuables à des remplissages d'occupation, soit des accumulations volontaires de matériaux et objets correspondant à l'activité sur le site. Mais ces unités sont souvent très pauvres en pierre taillée. La structure (Sp.449) est un bon exemple de ce type d'unité stratigraphique montrant une accumulation de balles d'argile et d'outils dont un racloir/polissoir en silex. Un unique ensemble ou « *cluster* » d'obsidienne fut mis au jour (Sp. 342). Un gros bloc de silex noir fut trouvé dans un remplissage de céramiques accumulées dans la structure 310.

Aucun sol d'occupation n'a clairement été observé à ce jour.

Les méthodes de fouilles ont donc été adaptées à ces contextes archéologiques : le tamisage à sec des remblais supérieurs, proche du sol de surface, n'est pas systématique. Il le devient néanmoins dès la délimitation claire d'espace (par une série de murs) ou à l'approche de sol d'occupation potentiel (guidé par les profils stratigraphiques de la tranchée). Les remplissages d'occupation sont systématiquement tamisés à sec. Le tamisage à l'eau n'est pas possible sur le site. Le premier biais d'échantillonnage pour l'industrie lithique tient donc d'un possible déficit en petits éléments non vus lors du tamisage. Néanmoins, signalons que des prélèvements sont effectués pour chaque unité stratigraphique fouillée, soit environ 7-8 kg de sédiments, pour être traiter par flottaison (par voie humide) afin de récupérer les petits éléments (obsidienne, os, graines...). Le descriptif de l'ensemble des techniques de fouilles, du traitement du matériel et de la gestion de l'information, est détaillé dans les premières publications du site (Hodder 1996a, c, 2005a, b). Le tri des résidus de la flottaison de chaque tranchée entre dans un processus plus large de traitement, à l'échelle de l'organisation du site. Ce traitement est donc long. Si nous disposons de ce matériel pour la tranchée 1, fouilles plus anciennes, les premiers résidus des fouilles de la tranchée 5 ne nous sont parvenus qu'en 2011. De plus, le contenu de ces derniers est souvent décevant : micro-débris de l'ordre de quelques millimètres. Aucun de ces éléments n'a pu être rapproché d'un éventuel travail de retouche sur le site. Aussi ils ne seront pas présentés dans le cadre de cette étude.

Ainsi, de par la nature même des unités stratigraphiques de ces dernières saisons et la pauvreté en obsidienne des remplissages d'occupation à ce jour, une approche spatiale est quelque peu limitée. Des remblais de secteurs très pauvres en matériel (l'exemple du secteur Sp. 343) peuvent être fouillés en niveaux arbitraires sur des épaisseurs conséquentes. Ainsi, nous présenterons juste une vision globale de la répartition spatiale de l'industrie lithique par secteur en considérant le volume de sédiment fouillé (quand les données nécessaires à son évaluation sont disponibles) (tableau IV.9).

2.2 - Présentation du corpus

L'assemblage considéré pour l'étude typo-technologique, regroupe le lithique de la tranchée 1/bâtiment 25 (Gibson et Last), tranchée 5 et 7 (Biehl, Rosenstock et Rogasch). Le corpus détaillé est présenté de façon synthétique dans le tableau III.1 et détaillé dans les tableaux qui suivent IV.1-3.

L'obsidienne représente en général 96% de l'assemblage alors que le silex n'excède pas les 5%. Signalons que le pourcentage élevé de silex pour la tranchée 1 tient à l'échantillonnage même. En effet, si pour les tranchées 7 et 5, c'est l'ensemble du matériel obsidienne et silex, en contexte chalcolithique, qui est étudié, nous avons considéré pour la tranchée 1 l'ensemble du matériel silex mais effectué un échantillonnage pour l'obsidienne. Cet échantillon de 1136 pièces représente un peu plus de la moitié de l'assemblage de la tranchée 1 : il regroupe presque la quasi-totalité du lithique en contexte avéré début du Chalcolithique par Catriona Gibson et Jonathan Last (données stratigraphiques des fouilles de Gibson et Last, *base de données de Çatalhöyük*). Il se veut représentatif de l'ensemble tant du point de vue quantitatif que qualitatif.

L'industrie lithique de Çatalhöyük-Ouest présente une grande homogénéité dans les aspects techniques de la production. Aussi nous considérerons l'assemblage lithique dans son ensemble, sans distinction par tranchée, pour la première partie de notre travail visant, à décrire les produits recherchés et les différentes phases des chaînes opératoires. Nous traiterons ensuite séparément les données par secteur de fouille afin de rendre compte d'éventuelles variations des aspects économiques des assemblages. Puis nous concluerons par une approche diachronique des productions lithiques à Çatalhöyük du Néolithique au Chalcolithique.

L'obsidienne

La production en obsidienne est exclusivement tournée vers la recherche de produits laminaires, obtenus par un débitage unipolaire, utilisés brut de taille ou retouchés. Les éclats peuvent tous, à de très rares exceptions, être identifiés comme sous-produits de la chaîne opératoire de production des lames. Ils sont essentiellement rattachés au ravivage et reprise du plan de frappe du nucléus en cours de débitage. Il n'y a pas pour l'obsidienne de production d'éclats en soi, indépendante.

Cette production laminaire répond à un outillage lui-même essentiellement laminaire (quelques éclats sont néanmoins retouchés). La structure d'ensemble de l'industrie montre clairement plusieurs caractéristiques communes aux trois secteurs de fouille : avec un déficit en éléments corticaux- ou avec surfaces naturelles (plus difficile à déceler), éclats et pièces techniques (tablettes, lames à crête, lames sous-crêtes, nucléus…), l'abondance de lames de plein débitage et la forte proportion de lames retouchées.

Le silex et autres matières premières

La production en matières premières non-obsidienne est plus diversifiée : type de supports produits, méthodes et technique de taille, procédé de prépartion... Cet assemblage est largement composé de produits finis.

Des matières premières locales de mauvaises qualités rendent compte d'une production grossière d'éclats voire un aménagement direct des blocs récoltés en outil. Le débitage d'éclat est grossier et opportuniste. Il s'agit essentiellement de jaspes, de silex mais aussi d'éclats d'opale-CT, de calcédoine et de basalte.

Le silex dolomitique dit « Pollock » (type macroscopique 1a) et les jaspes (types 3b), de qualités relativement correctes, montrent un débitage laminaire irrégulier.

Enfin, des silex de très bonnes qualités (essentiellement des silex dolomitiques, voir partie III pour leur description) montrent une production exclusivement tournée vers la recherche de produits laminaires dépassant de loin le gabarit des supports produits sur obsidienne. Cette production laminaire répond à un outillage particulier, non-observé sur l'obsidienne, de type éléments de faucilles ou outils sur « éléments cananéens ». Ces pièces ne sont présentes sur le site que sous la forme de lames lustrées rendant la reconstitution de leur chaîne opératoire quelque peu limitée.

3 Les aspects techniques de la production de l'outillage de Çatalhöyük-Ouest

3.1 - Les produits recherchés

Il nous semble nécessaire de commencer notre étude par la description des supports laminaires recherchés avant d'aborder la question des chaînes opératoires même si cela doit engendrer quelques redites par la suite. Car la reconstitution de ces dernières, au vue de la structure de l'ensemble de l'industrie et notamment des déficits de classes technologiques signalés, va largement reposer sur une lecture approfondie des stigmates techniques présents sur ces lames.

Un intérêt tout particulier est aussi accordé à la question des critères de diagnose des techniques de taille tant sur obsidienne que sur silex. Car cette question a fait l'objet de nombreuses discussions au sein du laboratoire de lithique de Çatalhöyük. Il s'agira donc, dans la description des produits recherchés, de rendre compte d'un maximum de critères et observations pouvant aider à la diagnose de la technique de taille ou permettant du moins d'ouvrir la discussion sur cette question, en offrant aux lecteurs les arguments nécessaires.

Cependant, il est important de rappeler que les publications concernant les données expérimentales, mais aussi les collections en elles-mêmes, concernant les différentes techniques de taille (et leur critère de diagnose) pour l'obsidienne, sont bien moindres que pour le silex. Nos connaissances de la percussion indirecte sont limitées. Les publications à ce sujet sont rares (Pelegrin 2003, 2012). Nous avons pu observer une collection expérimentale par percussion indirecte taillée par Jacques Pelegrin (MAE, Université Paris-Ouest, Nanterre).

L'intérêt pour la pression au levier sur obsidienne s'est rapidement développé ces dernières années en Anatolie et dans ces régions avoisinantes (Pelegrin 2012), en Arménie (Chabot & Pelegrin 2012) et en Syrie du Nord (Altınbilek-Algül *et al.*2012).

De cet état des connaissances découlera dans notre discours, bien souvent, de réels problèmes quant à l'attribution d'une technique plutôt qu'une autre et aux critères jugés pertinents pour la diagnose.

3.1.1 - Les lames en obsidienne

Principalement deux grands types de support laminaire sont différenciés : les lames débitées par pression et les lames débitées par percussion.

Les **lames débitées par pression** sont majoritairement présentes dans le groupe des lames brutes, sans doute utilisées, telles quelles. On les retrouve aussi dans les pièces retouchées. Elles sont très régulières et relativement standardisées : elles présentent une rectitude prononcée nervure-bord-profil ôtant tout doute quant à la technique de taille utilisée (Pelegrin 1988, 2012 ; Tixier 1984). Ce groupe est constitué essentiellement de lames de plein débitage à section trapézoïdale (principalement de code 212') et de quelques lames de sections triangulaires (détail encadrés tableaux IV.1-3).

Nous n'avons pas effectué au sein de ce groupe de distinction lame-lamelle sur la base des critères de dimension. L'étude statistique de ce groupe n'a pas mis en avant de réelle scission dans la gamme des gabarits des produits (graphiques IV.1 et 2). Un découpage arbitraire aurait pu être effectué mais il ne nous a pas semblé pertinent dans cet ensemble continu.

Les produits sont d'une épaisseur constante et la largeur maximum est atteinte dès les premiers millimètres après le talon. Les graphiques montrent des lames de largeur centrées entre 5-15 mm et des épaisseurs entre 1-4 mm (graphique IV.1 : Tranchée 5). L'intégralité des données des dimensions des lames est présentée dans les graphiques IV.1 et 2.

Les lames sont essentiellement présentes sous forme de fragments mésiaux et quelques fragments proximaux. De rares pièces, presque complètes, permettent d'apprécier les lames dans leur longueur et d'évaluer des supports entre 8-12 cm de long. Nous verrons qu'il existe des lames plus grandes.

Les fragments proximaux montrent des bulbes hauts, peu marqués. Les talons sont généralement linéaires (de l'ordre de quelques millimètres) à punctiformes. Ils sont lisses et orthogonaux (formant un angle à 90° plan de frappe/ surface de débitage). La préparation de la corniche par abrasion, avant le débitage de chaque lame, est systématique. Cette abrasion est assez soignée et semble se substituer à l'émoussé du bord, qui est très rare. L'émoussé est un procédé de préparation, nous le verrons, que l'on observe généralement sur les supports de gabarit plus important (graphiques IV.1 et 2).

Les données morphomètriques comparées aux données issues des collections expérimentales , montrent qu'un débitage par pression à la béquille debout (mode 4 : Pelegrin 2012) permettrait de couvrir l'ensemble de la gamme de dimension des supports ici observés (graphiques IV.1 et 2). Ce mode de pression permet l'obtention de produits plus longs (et/ou larges) allant jusqu'à 2,6- 2,8 cm de large. L'utilisation d'une pointe en cuivre n'a pas été décelée pour ce groupe de lame.

Le groupe des **lames débitées par percussion** s'oppose à celui des lames par pression par leur irrégularité bord-nervure-profil. Leur gamme de gabarit est légèrement plus large que pour les lames du premier groupe (graphiques IV.3 et 4). Cependant, elles restent globalement dans de dimensions proches. Les graphiques montrent des lames d'une largeur centrée entre 5- 20 mm et une épaisseur de 1 à 5 mm. Quelques lames tendent vers des largeurs de 20- 30 mm. Il n'est cependant pas possible de faire deux groupes clairement distincts (graphiques IV 3 et 4).

Les faces inférieures de ces lames mais aussi les négatifs d'enlèvement sur les faces supérieures montrent de nombreuses ondulations.

Là aussi, les lames sont très fragmentées. Les fragments proximaux montrent globalement des talons plus épais que ceux des lames du premier groupe (mais demeurant de l'ordre de quelques millimètres). Ils rendent compte des mêmes procédés de préparation avant débitage par abrasion. Si l'abrasion est là encore systématique, l'émoussé reste occasionnel et discret. Certains talons montrent de micro-point d'impact multiples mais diffus du percuteur. Cela relève de l'écrasement des grains d'un percuteur en pierre dit « tendre » . La présence d'une lèvre en arrière du talon est plus ou moins marquée.

Quelques rares lames plus grossières montrent des stigmates de percussion directe plus accentués : bulbe bien marqué et souligné par des moustaches latérales, point d'impact marqué au niveau du talon avec une fissuration se prolongeant dans la matière détourant le cône incipient (figure IV.1). On retrouve plus fréquemment ces stigmates plus prononcés sur les éclats et tablettes.

Figure IV. 1 : talons de lames et éclat en obsdienne.

OB11et OB4 sont de grandes lames. Elles montrent un talon lisse préparé par abrasion et par émoussé très marqué. OB5 est un éclat avec un talon lisse et épais. Le talon ne montre aucune préparation au niveau de la corniche.

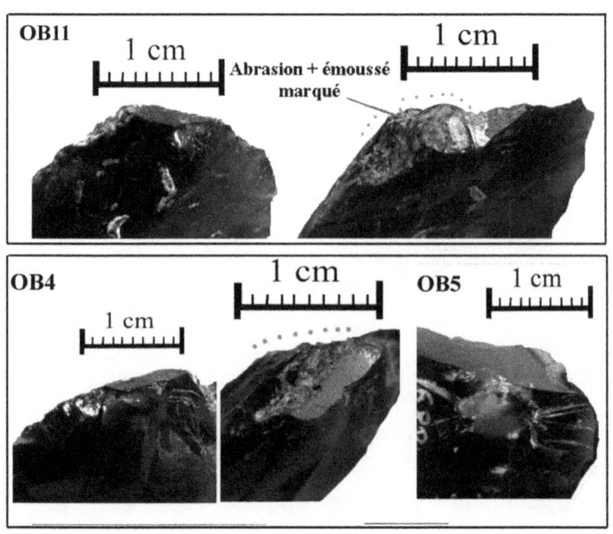

Puis, il existe un **large groupe qui présente des critères de régularité intermédiaires** aux deux groupes déjà décrits. Ce groupe pose clairement le problème de la différentiation des techniques de taille employées. Ces lames s'insèrent parfaitement dans la gamme des dimensions des supports précédemment décrits. Elles présentent à la fois des talons punctiformes, signalés sur le groupe des lames par pression et des talons plus notables. Les mêmes procédés de préparation sont observés avec, là aussi, un recours discret à l'émoussé non-systématique.

Il s'agit clairement d'un groupe intermédiaire. Une subdivision a été effectuée, pression probable et percussion directe probable, sur une série de critères tels que la régularité, l'observation des talons et bulbes.

La question du statut de ces lames et de leur place dans la chaîne opératoire se pose : s'agit-il de lames d'amorce ou de début de débitage par pression ou un plein débitage par percussion directe. Cette distinction n'est pas aisée. L'homogénéité technique de ces supports produits soulève de nombreuses questions quant à leur intégration et leur place au sein de la ou des chaînes opératoires de production.

Un ensemble de supports laminaires a été constitué posant la question d'un recours occasionnel à la **percussion indirecte** pour leur débitage. Là encore leurs dimensions les mêlent aux supports décrits précédemment. Les procédés de préparation sont les mêmes. Les talons sont généralement beaucoup plus épais. L'aspect irrégulier de ces lames, les ondulations sur la face inférieure, une épaisseur et largeur maximale, souvent mésiales et qui se conservent au-delà, sont autant de critères permettant d'envisager un débitage par percussion indirecte. On retrouve essentiellement ces supports parmi les lames retouchées des tranchées 5 et 1. Notons l'exemple d'une large lame lustrée (lame de faucille) sur une obsidienne de Göllü Dağ parfaitement transparente provenant de la tranchée 1. La tranchée 5 montre d'ailleurs que ces lames ont tendances à être produites sur les obsidiennes de Göllü Dağ (tableau IV.1).

D'autres supports laminaires, **de grandes lames**, plus anecdotiques, se distinguent essentiellement par leurs dimensions mais aussi par leur régularité (graphique IV.2). Ces éléments ne sont malheureusement présents que sous forme très fragmentée, soit de courts éléments mésiaux, entamés par la retouche, soit sous forme de fragments proximaux. Une unique lame est présente du talon jusque dans une large partie mésiale. Dans notre tableau des classes technologiques, ces lames sont classées parmi les lames par pression (tableaux IV.1, 2 et 3).

Elles sont néanmoins distinguées sur les graphiques des gabarits par les encadrés gris (graphiques IV.1, 2 et 3). Les graphiques permettent d'isoler clairement au moins six de ces lames pour leur dimension. Mais d'autres éléments de dimensions moindres peuvent en être rapprochés (graphique IV.2).

Les talons sont lisses, assez épais et orthogonaux (angle de 90°). Ils sont préparés par abrasion et un émoussé soigné (figures IV.1 et 2).

Notre première hypothèse pour la technique de taille employée pour produire ces lames fut la percussion indirecte. Or la régularité de la lame complète (figure IV.2.4), bord, nervure et profil et l'absence d'ondulations sur la face inférieure permettent d'envisager la pression. Les quelques expérimentations par percussion indirecte sur obsidienne ont révélé que pour de tel gabarit de support, on est bien loin d'obtenir la régularité des lames par pression (Pelegrin 2003, 2012).

Les lames ont souvent de nombreuses ondulations sur leur face inférieure (*comm.pers. J. Pelegrin*), la régularité bord-nervure-profil est difficile à gérer. Certaines de ces lames ont des largeurs à cheval avec celles obtenues par pression à la béquille debout. Pour d'autres, l'hypothèse d'un recours à la pression au levier peut être sérieusement envisagée sur la base de leur largeur (figure IV.2.1-3).

L'utilisation de la pression au levier est attestée dès le PPNB en Anatolie orientale (Altınbilek-Algül *et al.* 2012), au Néolithique et au Chalcolithique en Arménie (Chabot & Pelegrin 2012) sur des obsidiennes décrites comme vertes et transparentes, provenant de la région du lac de Van.. La plus ancienne identification de pression au levier est avérée à Çayönü Tepesi (7340-7080 cal BC) (Altınbilek-Algül *et al.* 2012). Aucune publication, à ce jour, ne mentionne de pression au levier dans les assemblages de notre région d'étude. De plus signalons que les obsidiennes utilisées ici proviennent des sources de Cappadoce (Nenezi Dağ et Göllü Dağ) et non de l'est anatolien. L'étude des assemblages du Néolithique de Çatalhöyük n'a pas permis d'identifier ou de mettre en avant de tel support pour le moment. On observe ce type de production de grandes lames en obsidienne au Néolithique céramique sur le site de Sabi Abyad (*comm. pers. L. Astruc*).

Ainsi, on remarquera que nos connaissances des critères de diagnose des techniques de taille sur obsidienne sont limitées les rares expérimentations. Aussi, il serait maladroit de tenter de calquer les critères de diagnose de ces techniques de taille admises pour le silex à l'obsidienne. Car les deux matières premières n'offrent pas exactement les mêmes propriétés à la taille : l'obsidienne semble plus sensible et il semble moins évident d'obtenir des supports très réguliers par d'autres techniques que la pression. Aussi nous sommes conscients que cette étape de notre travail sur la diagnose des différentes techniques reste ouverte à discussion. Notre objectif fut de fournir assez d'éléments pouvant se révéler comme étant des critères de diagnose pertinents.

Figure IV. 2 : grandes lames en obsidienne, Çatalhöyük-Ouest (dessin S. Ostaptchouk).

1 : (GD) u.s. 15379 ; 2 : (GD) u.s. 16953 ; 3 : (GD) 15152.A2 ; 4 : (GD) 15139.X1 ; 5 : (GD) 18343.A13 ; 6 : (GD) 16936.X8 ; 7 : 15138.A9 ; 8 : (GD) 16936.X10.

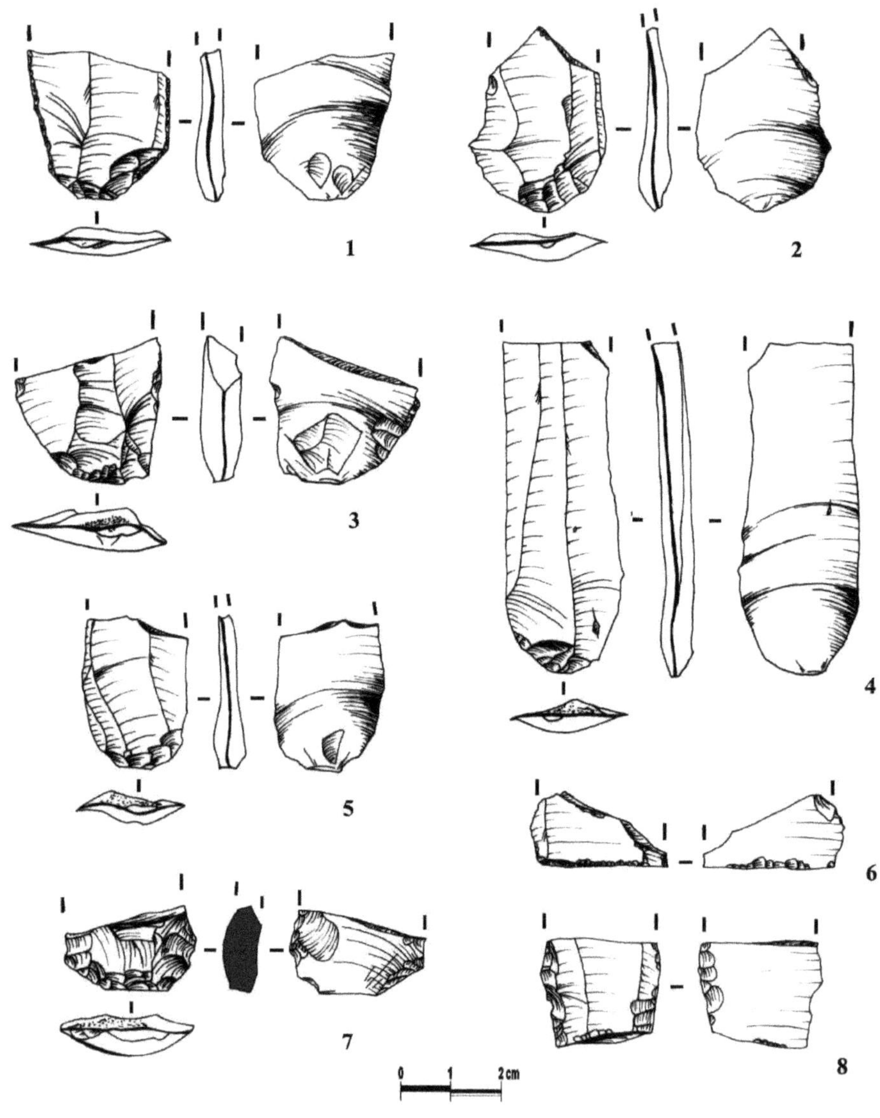

Nous disposons donc d'une série de lames d'un même gabarit montrant à la fois des stigmates de tailles par pression, percussion directe et percussion indirecte. Enfin de grandes lames qui semblent produites probablement pour certaines, par percussion indirecte et d'autres plus régulières par pression (la question du mode de pression restant posée).

3.1.2 - Les produits recherchés sur silex

Les produits recherchés sur silex sont beaucoup plus variés. Nous traiterons ici des produits issus du débitage. Car dans l'assemblage en silex de Çatalhöyük-Ouest, il est possible d'observer une production d'outil sur des blocs de diverses formes (galet, blocs altérés...) relevant plus du façonnage que du débitage. Nous reviendrons sur ces outils lors de l'analyse typologique. Les produits recherchés pour les assemblages en silex sont de diverses natures et répondent à un outillage tout aussi diversifié : on distingue une production d'éclat, de lames plus ou moins régulières débitées par percussion directe et de grandes lames, sur un silex à grains fins (décrit dans la partie III), débitées par percussion indirecte et/ou pression.

Figure IV. 3 : outils sur grandes lames en silex de type lames cananéennes ou « éléments cananéens », Çatalhöyük-Ouest (dessin S. Ostaptchouk).

1 : u.s. 18343, T5 ; 2 : 9028.X1, T1/B25 ; 3 : 15107.X12, T7 ; 4 : 15138.A1, T5 ; 5 : u.s. 15139, T5 ; 6 : 9026.X6, T1/B25.

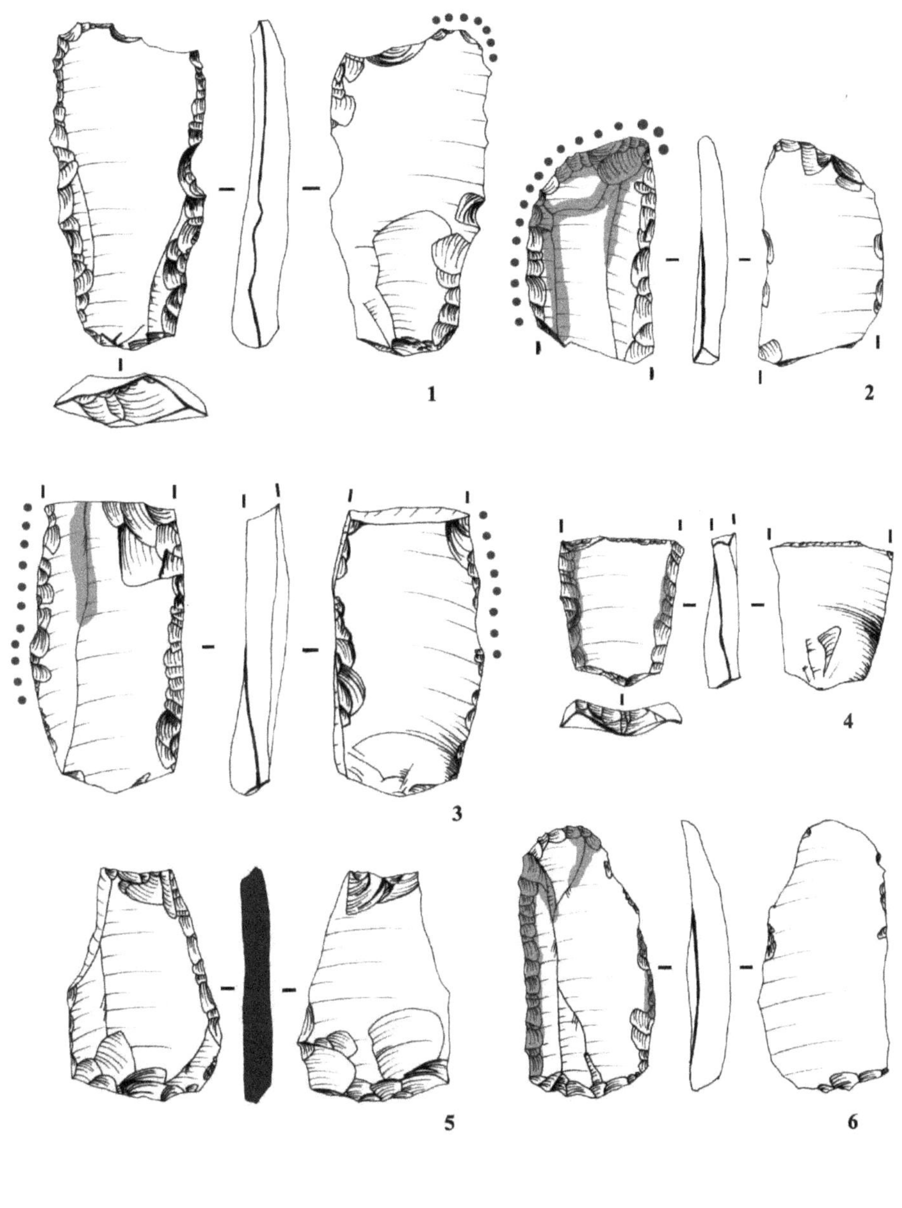

Les **éclats** sont grossiers, courts et irréguliers. Ils sont obtenus généralement sur des matières premières locales de médiocre qualité (provenant en grande partie des formations ophiolitiques locales). Ils montrent de nombreuses impuretés. Ces éclats répondent à un outillage rustre montrant un faible investissement en retouche. Quelques grattoirs grossiers sont observés.

Une série de **lames plus ou moins irrégulières débitées par percussion directe** est observée. Du point de vue des dimensions, les plus grandes mesurent environ 9 cm de long, 2 cm de large pour une épaisseur dépassant 1 cm.

Dans ce groupe, il faut néanmoins distinguer une production de petites lames sur une matière première à grains assez fins (silex dit « pollock », type 1, voir partie III). Elles ne sont pas systématiquement retouchées mais une de ces lames montre un tranchant brut lustré.

Enfin, on peut observer une production de **grandes lames en silex** (figure IV.3) répondant à un type d'outillage particulier observé uniquement sur des silex à grains fins, offrant de bonne qualité de taille. Notons néanmoins l'utilisation de différents types de silex laissant supposer différentes sources d'exploitation (figure IV.14).

Ces lames montrent la recherche de produits assez larges et réguliers permettant d'obtenir des outils de module assez similaire : soit une fois retouchée, des outils de morphologie carré ou rectangulaire, d'une largeur moyenne de 3 à 3,5 cm, d'une épaisseur relativement constante inférieure à 1 cm. La longueur de ces lames, avant retouche, est estimée au minimum à 15 cm. Elles sont au nombre de 20, sous forme de fragment ou d'outil complet.

Des différences dans les talons et la régularité des supports laissent envisager la possibilité de l'emploi de différentes techniques de taille. Une grande partie de ces lames peut être rapprochée d'un débitage par percussion indirecte. Ces lames montrent une largeur maximale souvent atteinte en partie mésiale (figure IV.3.1) et des talons très épais. Ces derniers sont préparés par des enlèvements qui créent d'importantes zones concaves. Néanmoins, le point d'impact s'effectue clairement sur la partie dièdre aménagée.

La lame (figure IV.3.4.) montre une préparation plus soignée du facettage du talon, légèrement en chapeau de gendarme. Le bulbe est diffus mais marqué de moustache. On peut observer la présence d'une lèvre marquée et localisée.

La régularité de certains fragments de lames laisse penser à l'emploi de la pression pour leur débitage. Mais les talons sont manquants. Leur largeur, pouvant dépasser 3 cm malgré la retouche, permettrait d'envisager un débitage par pression au levier (Pelegrin 1988, 2012).

La production de grandes lames en silex (et l'utilisation de la percussion indirecte et/ou de la pression au levier pour leur débitage) n'est pas avérée ou non signalée en Anatolie centrale, à ce jour. Elle l'est cependant en Anatolie du sud-est et dans le reste du Proche-Orient par l'intermédiaire des lames dites « cananéennes ».

Les lames cananéennes furent distinguées pour la première fois sur la base de leur dimensions (large lame) et de leur régularité au Levant par Neuville puis décrites ensuite par J. Cauvin (1968) à Byblos au Liban . Bon nombre de ces lames semblent avoir été débitées par pression (Chabot & Pelegrin 2012), leur largeur dépassant le plus souvent les 2,5 cm permet d'envisager une pression au levier.

Les récentes publications ont considérablement enrichi nos connaissances quant à la production de tels supports. Elles rendent compte, de plus, d'un phénomène bien plus complexe : les nouvelles études montrent effectivement des variations dans les procédés de préparation des talons et dans les techniques de taille employées. Deux techniques sont aujourd'hui attestées pour leur débitage : la pression au levier et la percussion indirecte (Chabot & Pelegrin 2012). Les récentes données de Tell'Atij et Tell Gudeda se posent comme référence.

Des lames montrant des talons dièdres semblent avoir été débitées par pression au levier avec une pointe en cuivre. D'autres lames, qui montrent des talons plus épais, orthogonaux, sont rapprochées d'un débitage par percussion indirecte. Ces derniers éléments sont d'ailleurs distingués sous l'appellation « d'éléments cananéens ». Il est avancé la possibilité que ces derniers soient des produits secondaires de la chaîne opératoire de production des lames cananéennes au sens stricte (Chabot & Pelegrin 2012). De plus, en fonction de la région et des périodes chronologiques, différents types de silex sont utilisés pour le débitage de ces lames. Cela pourrait signifier l'existence de différents ateliers ou aires de production au sein desquels différentes traditions techniques ont pu être développées.

3.2 - Vers une reconstitution des chaînes opératoires

Le concept de la chaîne opératoire, dans l'étude d'une industrie lithique, prend en compte tous les processus, allant de l'approvisionnement en matière première jusqu'à son abandon, en passant par toutes les étapes de fabrication et d'utilisation d'un outillage. La chaîne opératoire permet de structurer l'utilisation des matériaux par l'homme, en repositionnant chaque objet dans un contexte technique. Elle offre un cadre méthodologique à chaque niveau d'interprétation (Inizan *et al.* 1995 ; Pelegrin *et al.* 1988).

Dans le cadre de l'étude de l'industrie de Çatalhöyük-Ouest, la reconstitution des chaînes opératoires dans leur intégralité est quelque peu difficile. Elle ne peut effectivement pas s'appuyer sur les produits caractéristiques de chacune des phases de la chaîne opératoire de production : celle-ci est en effet très incomplètement et inégalement représentée en fonction des matières premières. Cette reconstitution repose largement sur la quantité de matériel disponible et la richesse informative de celui-ci : aussi elle sera beaucoup plus aboutie et poussée pour l'obsidienne que pour le silex. La difficulté de la reconstitution des chaînes opératoires dans ce contexte tient principalement de la structure globale de l'assemblage avec une représentation très inégale des différentes phases de la chaine opératoire. Elle tient aussi pour le silex de la richesse des supports produits (éclats, lames grossières, lames ou « éléments cananéens », galets aménagés…) couplée à des lacunes encore plus importantes que pour l'obsidienne, quant à certaines phases de production. Aussi, ce sont les grandes lignes de ces chaînes opératoires qui seront retranscrites dans les paragraphes suivants.

3.2.1 - L'industrie en obsidienne

Le matériel en obsidienne, à la fois plus homogène dans les supports produits mais plus varié dans les catégories de classes technologiques représentées, se prête mieux que le silex à la reconstitution des chaînes opératoires à partir de la lecture des stigmates techniques sur les lames et éclats. À partir d'observations qualitatives, il est donc possible de reconstituer dans les grandes lignes les modalités de production de ces lames. Nous ne disposons que de rares nucléus. De petites dimensions, ils sont repris de manière quasi-systématique en pièces esquillées. Un unique nucléus, trouvé en surface en 2006 sur le monticule ouest, montre un débitage par percussion et confirme les grandes lignes de cette analyse, tout du moins pour les lames produites par percussion. Ce dernier n'a malheureusement pas fait l'objet de dessin ou de photographie.

Cette première étape de l'analyse, la reconstitution qualitative des chaînes opératoires principales, permettra, dans une seconde partie, une approche quantitative des assemblages afin de rendre compte des phases de travail non représentées dans ceux-ci, et de mettre en évidence le caractère très partiel du travail de la taille effectué sur le site même, ou du moins dans les secteurs de fouille étudiés. Cette étude en deux temps du matériel s'inspire de l'étude du matériel de par Tharrounia (Eubée) Catherine Perlès (1994). Elle peut certes engendrer quelques redondances, mais il nous semble necessaire de dissocier ces deux aspects des assemblages lithiques.

Nous avons décrit les caractéristiques des différents supports produits et recherchés. Nous tenterons de dégager simultanément les données pouvant relever de la production des lames par pression et des lames par percussion, la relation entre ces deux productions, nous le verrons, soulevant des problèmes.

Le dégrossissage et le décorticage du nucléus

Cette étape vise à préparer les blocs tout en testant leur qualité à la taille, généralement à la source. Elle consiste en une élimination plus ou moins complète des surfaces naturelles du bloc d'obsidienne. Cette phase de préparation du bloc est absente dans les assemblages de Çatalhöyük-ouest. La présence de lames corticales dès les premières phases de production des lames par pression montre que le décorticage n'est pas une fin en soi (figure IV.7).

Certains talons de ces lames restent en surface naturelle. Certains petits nucléus montrent sur le dos de larges plages de surface naturelle.

Ces observations tiennent aussi pour les premières phases de débitage par percussion. Les rares éclats corticaux montrent que le dégrossissage du nucléus, lorsqu'il a lieu, est effectué par percussion directe avec un percuteur en pierre, au moins dans sa phase initiale.

La mise en forme du nucléus

La mise en forme du nucléus permet de passer d'un bloc de morphologie aléatoire à un volume prédéterminé permettant d'extraire des lames régulières en série. C'est durant cette phase que les plans de frappe sont mis en place et les crêtes installées.

Il est difficile ici de rendre compte de la géométrie complète du nucléus. Les observations sur les assemblages permettent de mettre en avant : l'aménagement d'un plan de frappe unique. Mais celui-ci peut être dans les premières phases du débitage laminaire (exemple sur quelques lames par pression et percussion) encore naturel (figure IV.7). Sinon, les talons rendent globalement compte d'un plan de frappe ouvert (talons lisses) assez tôt au cours du débitage. Le plan de frappe et la surface de débitage offre un angle d'environ 90° (figure 6).

Aucun élément ne laisse supposer l'existence d'un second plan de frappe pour le débitage de ces lames. Une unique lame de débitage bipolaire sur obsidienne de Nenezi Dağ a été isolée. Elle est présente sous la forme d'un outil type couteau. Ces indications écartent la possibilité d'une production sur le site.

La préparation d'une lame à crête est avérée par quelques pièces observées dans l'assemblage. De facture très grossière, elles sont soit semi-corticales à un pan soit à deux pans. Aucun élément ne nous permet d'attester d'une possible lame à crête dorsale. Le nucléus trouvé en surface en 2006 montre un dos largement cortical, plat.

Les négatifs d'enlèvement sur les lames à crête, notamment, montrent que la mise en forme est effectuée principalement par percussion directe.
Ces observations sont valables tant pour les lames de gabarit moyen, percussion et pression, que pour les plus grandes lames.

Module et gestion du nucléus

Les supports nous montrent que les nucléus prêts à être débités peuvent présenter différents gabarits. Pour la principale production de lames par pression et percussion de gabarit moyen, le nucléus ne devait guère excéder les 20 cm de long. La production de grandes lames par pression laisse envisager des modules plus grands.

Un unique fragment de nucléus par pression (voir figure IV.4 3 et figure IV 6) montre une morphologie globale similaire aux nucléus de débitage par pression observés au Néolithique sur le monticule Est : la surface de débitage montre un « carénage » caractéristique qui devra être maintenu tout au long du débitage sous réserve d'accident de taille. Tous ces nucléus, sur le monticule Est, présentent un plan de frappe préférentiel, circulaire, qui sera utilisé tout au long du débitage laminaire.

Figure IV. 4 : produits de débitage et fragment de nucléus en obsidienne (T5) (dessin S. Ostaptchouk).

1 : Tablette reprise en grattoir ; 2 : éclat (de préparation du plan de frappe ?) utilisé. 3 : fragment de nucléus repris en outil type burin, débitage par pression ; 4 : probable fragment de nucléus, retouché. 5 : tablette robuste reprise en pièce esquillée. 1 : (GD) 15172.X6, T5 ; 2 : 15159.X18 ; 3 : (GD) 15391 ; 4 : (GD) 15180.A25, T5 ; 5 : (GD) 15358.X2, T5.

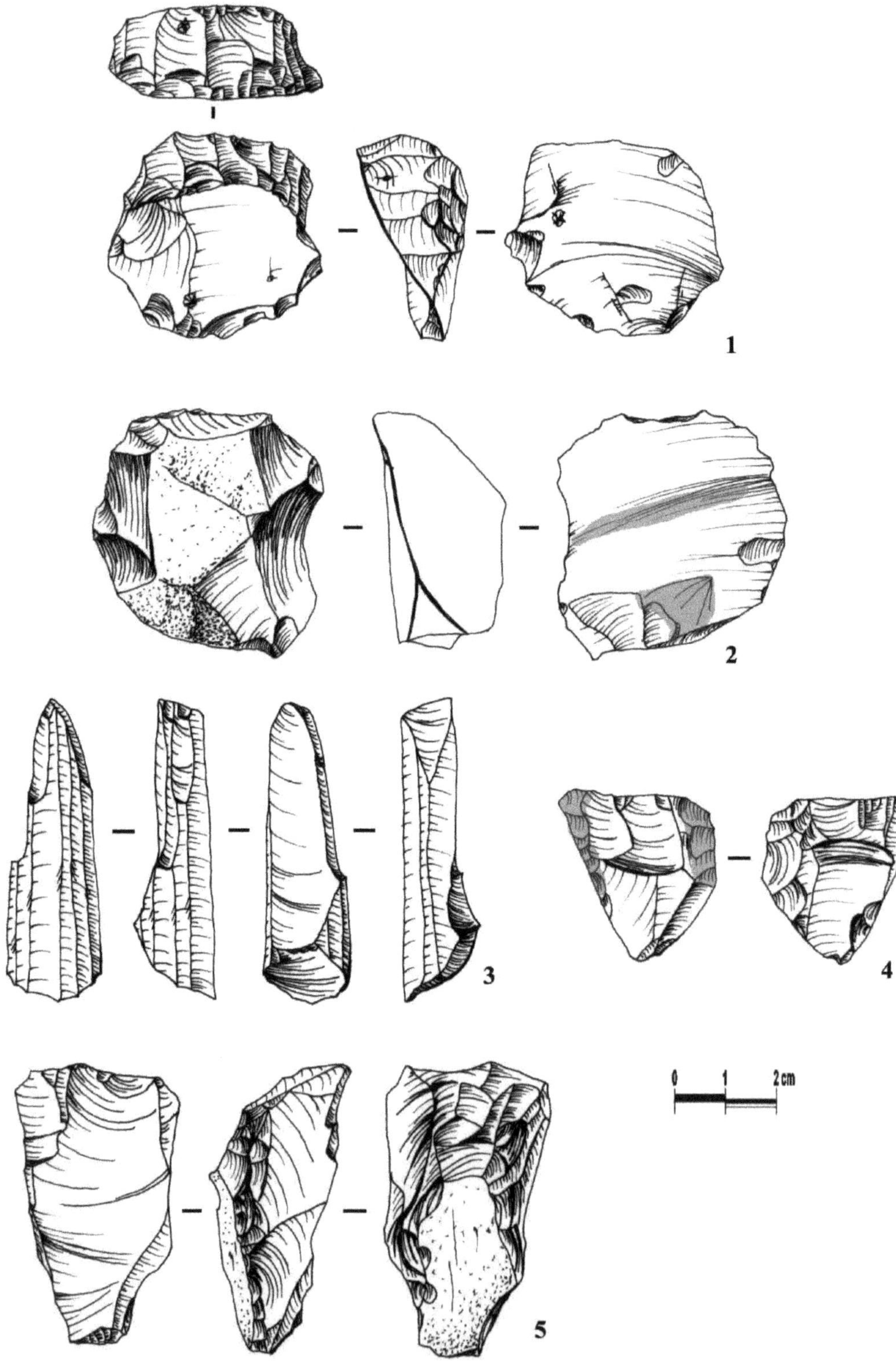

Figure IV. 5 : nucléus et pièces de débitage en obsidienne (T5) (dessin S. Ostaptchouk).

1 : petit nucléus à lamelles, repris en pièce esquillée ; 2 : petit nucléus à dos naturel, repris en pièce esquillée ; 3 : fragment probable de nucléus repris en pièce esquillée montrant des traces d'utilisation au niveau de certaines arêtes ; 4, 6 : tablettes ; 5 : fragment de nucléus. 1 : (GD) 16967.X2 ; 2 : 15137.X1 ; 3 : 15161.X1 ; 4 : (GD) 15137.A18 ; 5 : 15172.X7 ; 6 : (ND) 15165.A47.

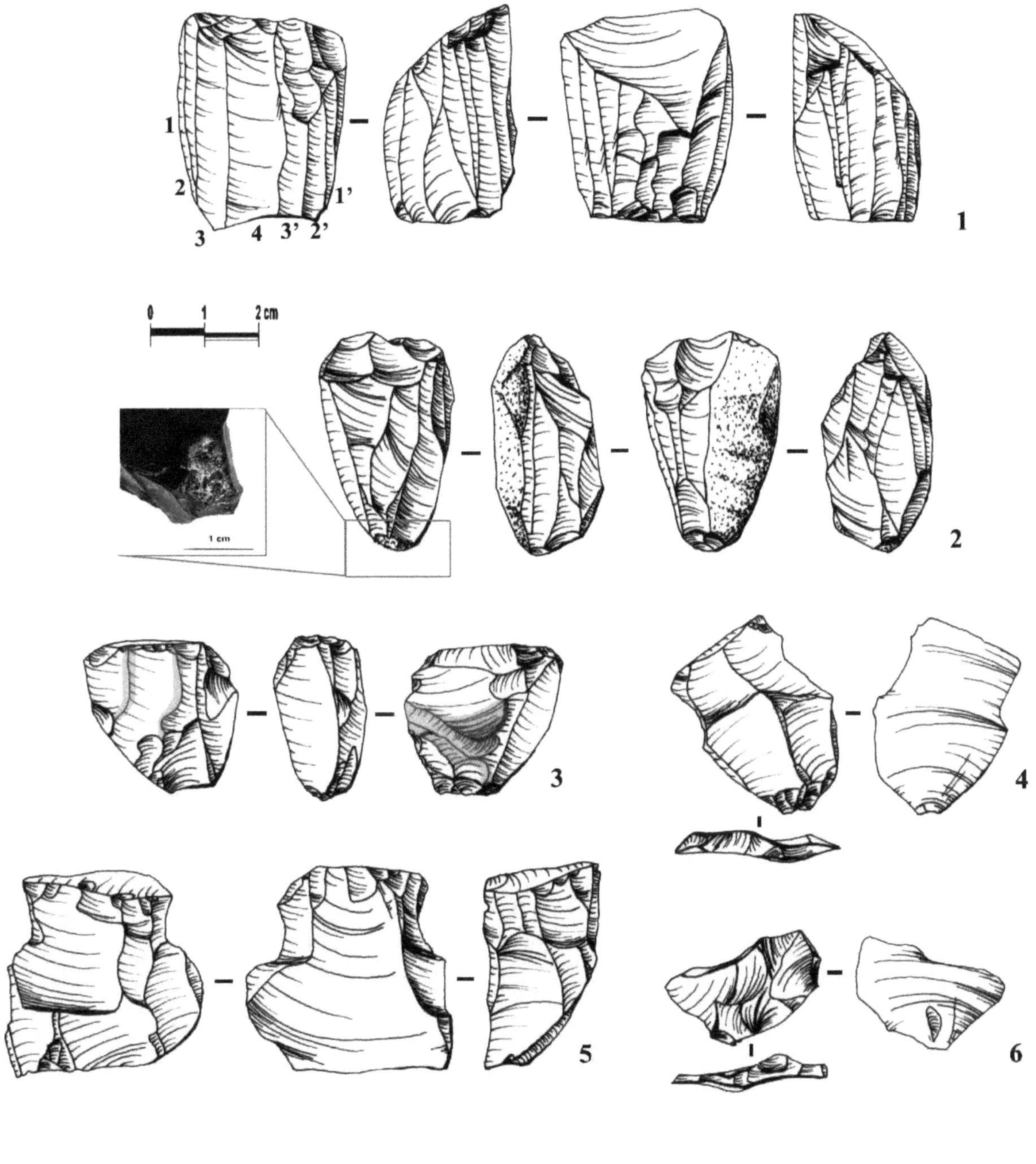

Ces nucléus, sont coniques ou sub-coniques, à débitage de lames sur la plus grande partie de sa périphérie voire sur l'intégralité.

Le nucléus de surface, à rapprocher d'un débitage par percussion, rend compte de nucléus sub-coniques plus larges, permettant l'obtention de lame plus robustes. La surface de débitage est alors semi-circulaire. Il pèse 710 grammes et mesure 13 cm de long pour un plan de frappe plus ou moins circulaire d'un diamètre de 8- 7 cm. Seize négatifs d'enlèvement sont comptés (Carter *et al.* 2006a).

Les petits nucléus montrent deux morphologies différentes : sub-coniques et carré. Le nucléus carré montre une extrémité plate (figure IV.5 1, 16967.X2). Le plan de frappe a été ouvert par un large éclat. Ce dernier montre un débitage de petites lamelles plus ou moins régulières (3,5 cm de long et 1,2 cm de large) obtenues sans doute par pression.

Figure IV. 6: aspects techniques de la production des lames par pression.

1 : La reconstitution de ce nucléus s'appuie sur la lecture fine des stigmates techniques de la lame ici considérée mais aussi s'inspire largement du nucléus trouvé en surface sur le monticule ouest en 2006 (dessin S. Ostaptchouk). 2 : Fragment de nucléus de débitage par pression provenant de la tranchée 5. Ces caractéristiques morphologiques et techniques permettent de le rapprocher des nucléus observés sur le monticule est (Archive Report 2006, photo de Jason Quinlan). Une série de supports (T5) peuvent être rapprochée de ce type de nucléus.

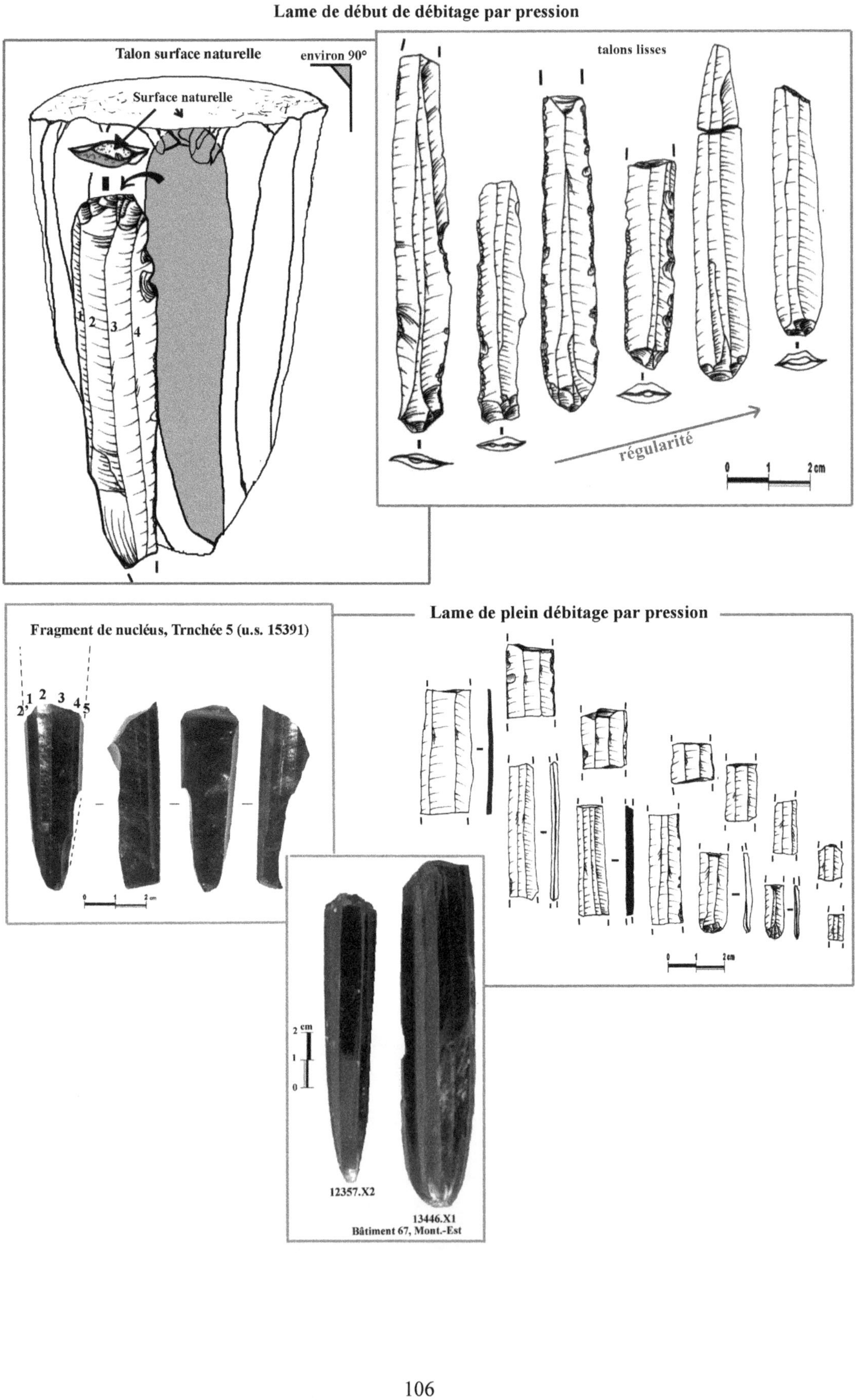

Figure IV. 7 : Lames semi-corticales (dessin S. Ostaptchouk).

Les lames 1 et 2 montrent un début de débitage par percussion indirecte ici. La lame 3, débitée par pression, montre un bord du nucléus encore naturel.

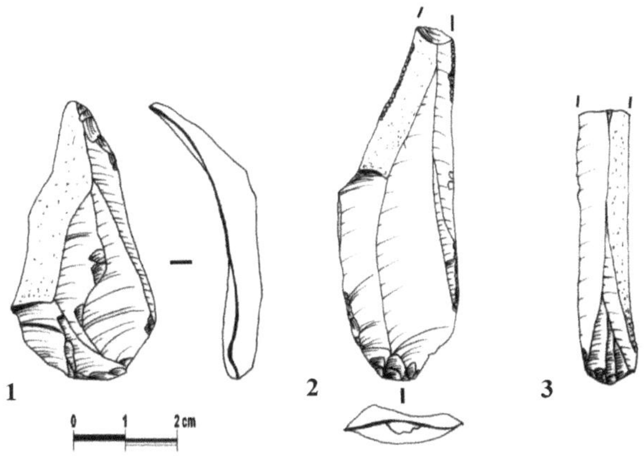

Le début de la production laminaire, plein débitage et rythmicité

Le plein débitage (c'est-à-dire la phase de production véritable des supports recherchés) débute par l'enlèvement de la lame à crête. Or nous avons vu que les lames à crêtes sont très rares et sous forme de petits fragments mésiaux dans les assemblages de Çatalhöyük-Ouest. De facture grossière, elles ne rendent sans doute pas vraiment compte de ce qu'elles pouvaient vraiment être. Toutefois, dans le cas de blocs de morphologie appropriée (nervure-guide naturelle), la préparation est réduite au minimum et des lames corticales peuvent être directement extraites.

La série de lames d'amorces (l'exemple d'une lame sous crête ici) présentée dans les figures IV.6 (encadré 1) et IV.7 3, montre que la régularité des lames par pression est vite atteinte. Mais l'existence d'un groupe de lames de régularité intermédiaire, précédemment décrit, nous amène à nous poser la question de leur intégration ou non à la chaîne opératoire de production des lames par pression. A-t-on affaire à une chaîne opératoire en deux temps : un débitage par percussion de lames plus ou moins régulières amorçant un débitage de lames plus régulières par pression dans un second temps. Ou a-t-on affaire à deux chaînes opératoires distinctes et indépendantes. Des produits laminaires de plein débitage montrant les stigmates de taille de la percussion nous amène à envisager la possibilité de deux chaînes opératoires distinctes. Le nucléus trouvé en surface renverrait à cette production par percussion alors que les nucléus coniques à celle par pression.

Les graphiques IV.5 et 6 nous illustrent que la confrontation des dimensions des lames par percussion et pression montre un recouvrement des deux groupes pour la majorité des supports. Néanmoins, on remarque que les supports les plus robustes sont des lames débitées par percussion.

Enfin, lorsque l'on considére les données quantitatives, on remarque que les lames par percussion (251 GD et 283 ND) sont présentes dans des proportions importantes par rapport aux lames par pression (869 ND, 678 GD) (tableaux IV.1-3). Aussi les lames par percussion sont beaucoup trop nombreuses par rapport aux lames par pression pour répondre à une suite logique de production d'une seule et même chaîne opératoire en deux temps.

Néanmoins, dans le cas d'une même chaîne opératoire, il est difficile d'évaluer la place du débitage par percussion et son importance. De par la présence de ce groupe de lames de régularité intermédiaire (très répandues dans l'outillage), il est difficile dans le cas de cette étude de mettre en avant un passage successif d'une phase de débitage par percussion à l'amorce du débitage par pression. Les produits de début de débitage par pression ne sont pas toujours très réguliers (même si les assemblages de Çatalhöyük-ouest nous montrent quelques exemples d'une régularité atteinte dès les lames sous-crête). Ce passage successif n'a pas pu être identifié sur les négatifs d'enlèvement des lames.

Ces deux données, gabarit de lames et quantité de lames par pression et percussion, nous permettent d'envisager l'existence de deux chaînes opératoires distinctes. Aussi nous pourrons suivre Didier Binder pour qui il est plus prudent de « *se limiter à évoquer des systèmes de débitage laminaire dans lesquels la pression intervient, en convenant que les limites strictes de l'opération 'pression' ne [peuvent] être précisées mais seulement cernées* » (Binder 1984). Les deux scénarii (une chaîne opératoire en deux temps de productions ou deux chaînes opératoires distinctes) peuvent avoir coexisté. Il est donc ici difficile d'être plus précis sur cette question dans le cadre de ce travail. Dans tous les cas, elles montrent des traditions communes. La description des produits recherchés montre que, pour un détachement par pression comme par percussion, les procédés de préparation du point de contact sont similaires : ils consistent en une abrasion fine, systématique, de la corniche. Nous avons déjà mentionné que l'émoussé n'est pas systématique et est surtout observé sur les supports les plus larges. Les lames sont enlevées en série, apparemment continues, le long du front de débitage. L'étude de l'ordre des enlèvements sur la face supérieure des lames trapézoïdales (mais aussi triangulaires) de plein débitage nous permet d'apprécier la rythmicité du débitage.

Le groupe des lames débitées par pression se prête très bien à ce type d'étude. Elles montrent une proportion importante de lame de code 212' (Binder & Gassin 1988). Ce type de code dominant peut découler d'un agencement en balayage unidirectionnel mais aussi d'agencements « convergents » et divergent (Astruc *et al.* 2007). Les lames issues de séries de rythme unidirectionnel (123/321) restent plus rares (figure IV.6

et tableaux IV.1-3). Quelques fragments de nucléus de l'assemblage montrent clairement un débitage de séries continues de lame unidirectionnel (à droite puis à gauche ou inversement) comme le montre la figure IV.6 2. Les lames débitées par percussion montrent elles aussi une large part de lame de code 212'.

Ravivage du nucléus lors du plein débitage

Quelques tablettes et des éclats s'en rapprochant, rend compte de l'entretien du plan de frappe. Leur détachement se fait depuis la surface de débitage, toujours par percussion directe. Ceci aboutit à une diminution progressive et régulière de la hauteur du nucléus et des lames qui peuvent en être extraites.

La nature de l'assemblage ne permet pas d'observer ou de discuter de procédés de re-cintrage du nucléus notamment par divers enlèvements axiaux.

Signalons néanmoins que les nucléus coniques, de par leur morphologie (avec une surface de débitage sur l'ensemble de sa périphérie) et la rythmicité du débitage semble auto-entretenir les convexités nécessaires à la production de lames en séries. Enfin, le nucléus trouvé en surface en 2006, montre à son état d'abandon une surface de débitage qui s'est aplatie, perdant de sa convexité latérale (le dos de ce dernier demeurant largement naturelle).

Choix des supports pour la retouche

Nous discuterons en détail du choix et de la gestion des supports pour l'outillage dans la partie dédiée à l'analyse typologique. Signalons d'ores et déjà que l'outillage est composé essentiellement de lames de plein débitage de section trapézoïdale débitées par pression et percussion. Les lames brutes, présentant les mêmes caractéristiques, ont pu être utilisées brutes de taille pour les propriétés de leur tranchant.

Figure IV. 8 : schémas diacritiques des nucléus à éclats (dessin S. Ostaptchouk).

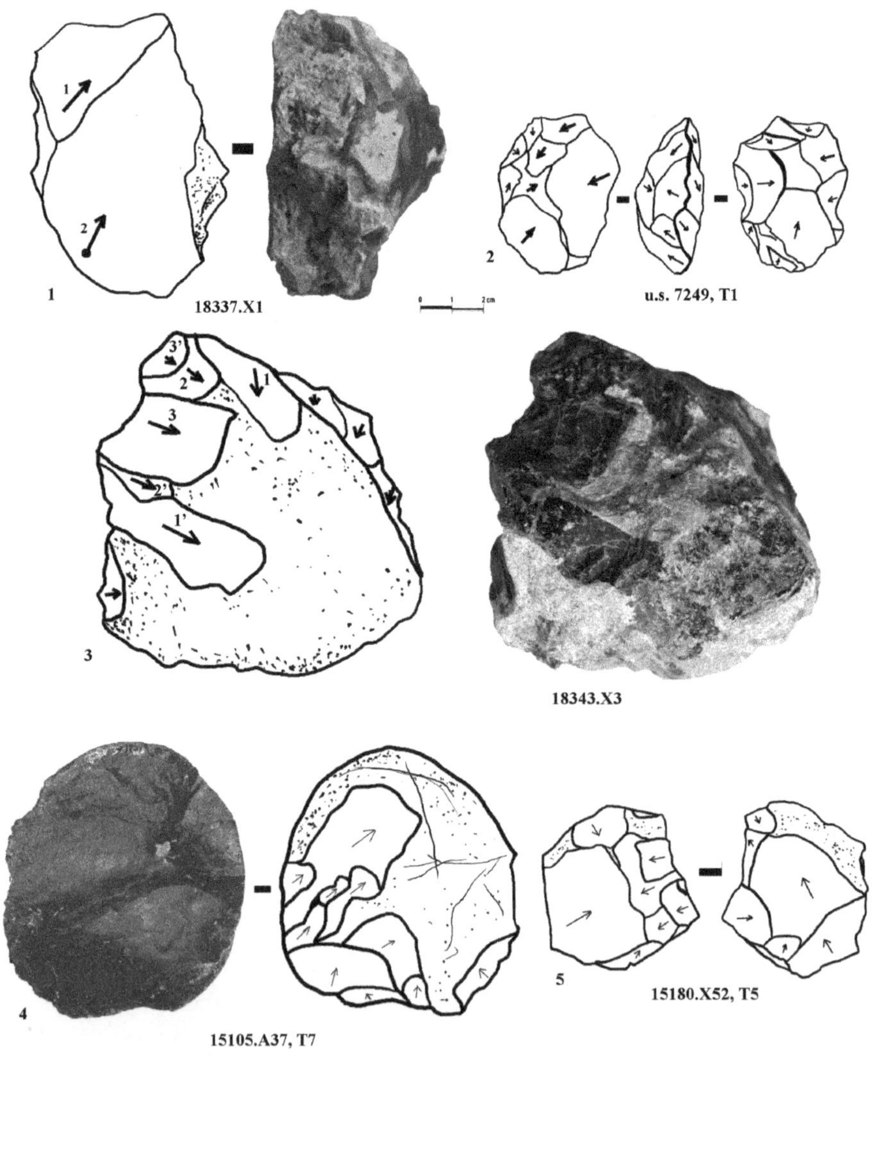

Figure IV. 9 : lames irrégulières et éclat en silex (dessin S. Ostaptchouk).

Une production de lames épaisses et irrégulières (1 et 2) provenant de la tranchée 1, montrant une lame sous crête (2). Production de petites lames (3-7) plus régulières, sur silex dolomitiques de type « pollock » (T1 et T5) montrant une lame lustrée (6). Production de large éclat (8) sur une matière première locale de qualité à la taille médiocre.

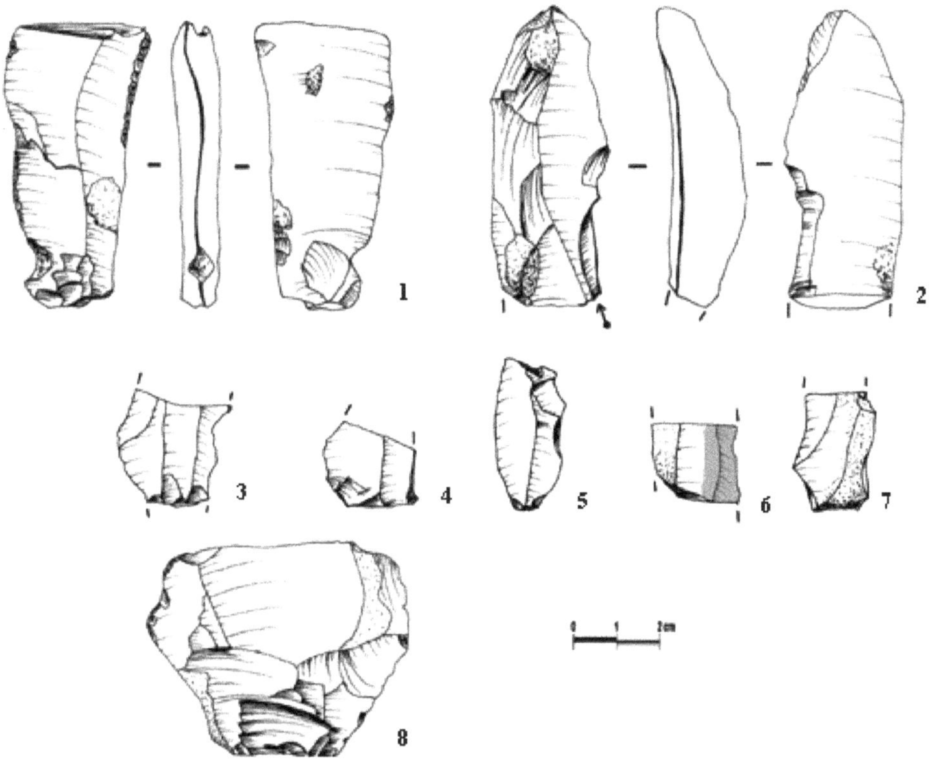

La fin du débitage

Il est intéressant de noter que les éléments de nucléus observés sur le monticule-Ouest semblent tous avoir été repris dans un second temps pour un travail grossier de percussion (pour briser et casser). De petits nucléus montrent une fin de débitage laminaire ou lamellaire (figure IV.5). Il n'y a pas de repris des nucléus en fin de chaîne opératoire pour une production d'éclat. Mais ils sont repris en outil : tous montrent des zones de piquetage, de percussion intense trop importante pour rendre compte d'une éventuelle zone de contact avec un système de maintien du nucléus lors de son débitage. Certains sont clairement transformés en pièces esquillées. Même le seul fragment de nucléus conique dont nous disposons montre une percussion verticale importante au niveau du pyramidion (figure IV.5.2). Cette pratique révèle ce qui pourrait être une volonté de ne pas gâcher la matière première par une récupération des blocs et un recyclage.

3.2.2 - L'industrie en silex et autres silicifications non-obsidienne

De par la structure des assemblages en matières premières non-obsidienne et leur faible quantité, la reconstitution de leur chaîne opératoire est plus complexe et limitée. Nous ne disposons, pour ce matériel, que de quelques pièces et souvent des produits finis. De plus la présence combinée de production d'éclats, de façonnage de blocs, de productions laminaires de différentes natures soulignent la complexité de ce petit assemblage. Nous distinguerons globalement trois grandes chaînes opératoires clairement différentes dans les objectifs de production et procédés mis en œuvre :

Une production d'éclats

Deux types de nucléus à éclats sont observés : des nucléus grossier d'un volume assez important (s'insérant pour le plus gros aisément dans un cube de 12-13 cm de côté) (Figure IV.8.1, 3-5). Ils montrent un débitage opportuniste, les éclats étant obtenus au gré des possibilités offertes par le bloc. Pour les matières premières souvent de mauvaises qualités (figure IV.8.3), les blocs conservant un volume important (mais non géré ou aménagé pour un débitage en série) sont abandonnés après parfois de multiples tentatives vaines (Figure IV.8.3) ou l'obtention de quelques éclats plus allongés (figure IV.8.4) ou larges (figure IV.8.1 et 5). Il s'agit de jaspes bordeaux (groupe macroscopique 3) (figure IV.8.4), de silex marron zonés (1b et 45) (figure IV.8.1) et de silex marron (groupe macroscopique 19) (figure IV.8.3).

Le décorticage est une phase mineure de cette production. Les nucléus montrent en général plus de 50% de leur surface encore naturelle. De là, on peut observer une exploitation de galet fluviatile, de bloc avec cortex, de pièces altérées. L'ensemble de la chaîne opératoire semble avoir lieu sur le site. De par le savoir-faire mis en œuvre pour cette production, on peut aisément dire qu'il s'agit d'une production d'appoint, qui est sans doute produite à l'échelle domestique.

Enfin, un unique nucléus provenant de la tranchée 1, montre un débitage plus organisé (figure IV.8.2). Ce dernier, de morphologie discoïde, montre un débitage alterné sur les deux faces aménagées (figure IV.8.2). Il mesure environ 5 cm de long, 4 cm de large et environ 2 cm d'épaisseur. Il a permis l'obtention d'au moins une dizaine de petits éclats. Ce nucléus implique un savoir-faire plus poussé dans la gestion de son volume que pour les nucléus précédemment décrits.

L'observation des stigmates de taille sur le talon des éclats mais aussi la considération des bulbes (marqués, présence de moustaches le soulignant, esquilles bulbaires importantes) montrent un débitage exclusivement par percussion directe à la pierre. Les talons sont épais et ne montrent aucune préparation avant débitage.

Une production de lames par percussion directe au percuteur en pierre

Deux types de productions laminaires sont à distinguer, pour cette catégorie, en rapport à la régularité des produits obtenus, régularité liée elle-même à la nature de la matière première utilisée.

Quelques lames irrégulières ont été obtenues sur un silex dolomitique, matière première locale ou régionale, de qualité à la taille assez médiocre : le grain est plus ou moins grossier et la présence d'impuretés assez importantes est récurrente. Cette production est représentée essentiellement par deux lames (bâtiment 25, figure IV.9.1, 2). L'une d'elle (lame sous-crête) rend compte de plages corticales et de l'aménagement d'une lame à crête. Les éclats liés au décorticage et la mise en forme de ces nucléus ne sont pas observés sur le site. Aussi, on peut envisager une préparation partielle des blocs près de la source, lors de la récolte. Ces lames ont été débitées par percussion directe au percuteur en pierre. L'un d'elles montre une légère préparation avant le débitage de la corniche par quelques enlèvements vers la surface de débitage.

Une série de petites lames plus ou moins régulières a été débitée sur une matière première, sans doute locale ou régionale (silex « pollock », groupe macroscopique 1 partie III). Elles montrent un débitage unipolaire. Les lames montrent des talons linéaires assez épais. Les bulbes sont très marqués. Le débitage se fait exclusivement par percussion directe à la pierre sans préparation préalable du bord. L'absence de nucléus se rapprochant de cette production mais la présence de lames semi-corticales laisse envisager une chaîne opératoire ayant en grande partie lieu sur le site. Cette production a essentiellement été identifiée dans la tranchée 1 mais une lame est observée dans la tranchée 5.

Les grandes lames en silex

Il est difficile de reconstituer la chaîne opératoire de production de ces supports. Car ils ne sont présents sur le site que sous forme de produits finis. Ces lames laissent supposer des nucléus d'un gabarit autour de 20-30 cm de long. Nous avons vu lors de la description des produits recherchés que ce groupe de lame est complexe et qu'une étude détaillée de celles-ci montrent différentes préparations du talon et sans doute différentes techniques de taille. Ces différences présumées dans les méthodes et techniques de production ne doivent pas surprendre : l'origine géologique des matériaux couplée aux observations technologiques (les types d'outils) indiquent des centres de production éloignés dans l'espace, et relevant éventuellement de sphères culturelles différentes.

Nous avons vu, lors de la description des produits recherchés que ces lames rendaient compte de différents procédés de préparation des talons. La percussion indirecte est envisagée pour une majeure partie d'entre elles alors que la pression au levier reste hypothétique. Ces différences corrélées aux différentes matières premières exploitées (mais demeurant des silex à grains fins de très bonne qualité à la taille) laissent supposer divers ateliers de tradition de production différentes.

Ce groupe de lames est à rapprocher des lames cananéennes de l'Est anatolien et du Proche-Orient. Nous retiendrons ici le terme « d'éléments cananéens » au vue de l'importance de la percussion indirecte (terminologie retenue à Tell' Atij et Tell Gudeda (Chabot et Pelegrin 2012). Leur présence en Anatolie centrale, rappelons-le, est singulière. En effet, la production des lames cananéennes est localisée autour de l'est Anatolien et du Proche-Orient. Aucun de ces types de lames n'est signalé pour l'Anatolie centrale, à l'exception de ces produits ici mentionnés à Çatalhöyük. Cela ne fait que mettre en exergue de grandes lacunes quant à nos connaissances sur la diffusion de tels produits jusqu'en Anatolie centrale.

Les « éléments cananéens » sont perçus comme de probable produits secondaires issus de la chaîne de production des lames cananéennes (Chabot & Pelegrin 2012). Il s'agit néanmoins de produits rendant compte d'un savoir-faire hautement supérieur à celui mis en œuvre dans la production des éclats et autres lames sur silex de Çatalhöyük-Ouest.

4 Les aspects économiques de la production

4.1 -Les phases de la production lithique représentées à Çatalhöyük-Ouest

L'analyse technologique, qui précède, visait à définir, dans la mesure du possible, les différentes étapes des chaînes opératoires de la production laminaire en obsidienne et des productions sur silex. À chacune de celles-ci sont associées des produits caractéristiques sur lesquels ont été fondées les reconstitutions technologiques proposées. Cette phase de l'analyse, essentiellement qualitative, permet maintenant de passer à une analyse quantitative. L'objectif est de définir non plus les étapes de la chaîne opératoire, mais celles qui sont effectivement représentées dans le matériel de Çatalhöyük-ouest.

Cette analyse globale à partir des classes technologiques synthétiques va permettre de définir globalement l'état d'importation du matériel et les phases de production représentées dans l'industrie. Des histogrammes synthétiques (graphiques IV.7-9) reprennent les classes technologiques définies lors de la description des chaînes opératoires.

Les classes sont présentées sur les histogrammes dans l'ordre de leur place dans la chaîne opératoire afin de visualiser rapidement les étapes manquantes : ainsi à gauche sont présentées les pièces techniques (tablettes, lame à crêtes et éclats corticaux) permettant de rendre compte d'une éventuelle production sur le site, au centre les éléments du débitage (lames) et à droite les outils.

Pour les trois tranchées, les histogrammes d'ensemble montrent une structure très déséquilibrée dans la représentation des différentes classes technologiques et donc des différentes phases techniques de la production laminaire.

4.1.1 - L'obsidienne

Les observations faites ici tiennent tant pour les obsidiennes de Nenezi Dağ que de Göllü Dağ. La phase de dégrossissage n'est représentée que par quelques rares éclats retouchés manifestement introduits tels quels dans le site. La sous-représentation de cette phase dans un site comme Çatalhöyük assez éloigné des sources d'obsidienne est normale. Cette étape se pratique à la source au moins pour une question pratique d'allégement de la matière à transporter et pour s'assurer que l'on ne transporte pas sur de longues distances des blocs impropres à la taille.

La phase de mise en forme est également sous-représentée ; la quasi-absence d'éclats corticaux est particulièrement significative à cet égard. Les lames corticales sont anecdotiques de même que les lames à crête, aisément identifiables. Le début de la chaîne opératoire de production laminaire est donc virtuellement absent dans le matériel des tranchées 5 et 7 et du bâtiment 25.

Par contraste, le plein débitage laminaire paraît surreprésenté. Les histogrammes de la tranchée 7 en sont un bon exemple (graphique IV.9) L'expérience montre en plus que les raccords de lames cassées sont rares, et que le nombre de lames obtenues en décomptant tous les fragments est plus proche de la réalité. La fin de la chaîne opératoire (nucléus, débris de nucléus, éclats de reprise de nucléus, pièces esquillées sur nucléus) est clairement sous-représentée. Enfin, les petits débris et cassons sont totalement absents, ce qui constitue une indication supplémentaire que les activités de taille dans ces tranchées et zones d'habitations étaient pour le moins limitées.

Ainsi, la comparaison entre la chaîne opératoire, telle qu'elle a été reconstituée à partir des observations qualitatives, et les données quantitatives, démontre sans ambiguïté que celle-ci n'est que très imparfaitement représentée dans ce matériel. Or il reste possible d'envisager que cela résulte d'une répartition spatiale des activités. Néanmoins, les tranchées 1 et 5 sont à des positions opposées sur le monticule et fournissent toujours la même impression. On peut envisager un travail dans les environs immédiats du site même si la connaissance des ateliers de taille près des sources peut aussi laisser envisager un débitage des lames sur gîtes et une exportation majeure du matériel sous forme de lame, allégeant pour le transport. Néanmoins, la présence de quelques pièces techniques et de rares fragments de nucléus permettent d'envisager une production partielle, sur nucléus préformé, hors des habitats agglutinés. La question de la réutilisation de produits provenant du monticule est où l'obsidienne est sortie en quantité importante des *midden*,[6] partie du site alors largement

[6] Il s'agit d'un ensemble stratifié très riche en matériel archéologique observé sur le monticule est dont la nature reste mal cernée

abandonné au début du chalcolithique a été envisagée. Or il nous semble impossible d'étayer cette idée aussi elle ne sera ici que mentionnée. Nous ne disposons malheureusement pas d'éléments de comparaison avec d'autres sites de la même période afin de voir s'il s'agit d'une constante ou de traits propres aux assemblages du Chalcolithique de Çatalhöyük.

4.1.2 - Le silex et autres silicifications non-obsidienne

Nous avons clairement mis en avant trois chaînes opératoires différentes pour le silex : une production d'éclat sur matière première locale, une production de lame par percussion sur une matière première locale ou régionale et enfin une production de grande lame.

Les grandes lames « cananéennes » ne sont présentes sur l'ensemble des tranchées que sous la forme de produits finis. Les différentes phases de la chaîne opératoire de leur production sont clairement absentes sur le site. Nous n'avons malheureusement pas de réponse plus précise quant à la forme sous laquelle elles arrivent en Anatolie centrale (lames brutes ou sous forme d'outils finis). Cette vision de la chaîne opératoire tient de la nature même de la production de ces lames. Nous avons déjà discuté du fait qu'il s'agit de lames produites au plus près dans l'est de la Turquie (en l'état des connaissances) sur des ateliers spécialisés ou du moins par des spécialistes. Aussi l'ensemble des phases de la chaîne opératoire se trouve essentiellement hors de la région.

Enfin, une majeure partie des phases de la chaîne opératoire de la production d'éclats est représenté dans les tranchées 5 et 7. On observe l'intégration de blocs d'environ 3 kg presque entièrement corticaux, ou de gros demi-galets pour en faire des nucléus. Si les produits de ce type de débitage sont clairement présents, ils ne correspondent pas toujours avec la matière première des dits nucléus.

La production de lame par percussion, sur une matière première de qualité relativement bonne, est signifiée par la présence des lames, de lames semi-corticales aussi, et d'une lame à crête. Les nucléus s'en rapprochant n'ont pas été trouvés à ce jour.

Les assemblages en matières premières non-obsidienne mettent clairement en avant deux types de production différente sur silex. En confrontant les données sur le matériel en obsidienne et en silex, on voit se dessiner une réelle économie des matières premières sur le site, par une gestion différenciée des matières premières en fonction de leur modalité d'approvisionnement.

Cette approche quantitative de l'assemblage met clairement en avant la surreprésentation de la classe outil. Ainsi nous sommes clairement dans un comportement à dominance de consommation, où la production est marginale, voire inexistante (sauf sur quelques silex de mauvaise qualité pouvant faire l'objet d'un débitage domestique occasionnel par de petits groupes. Dans la partie qui suit, il s'agit de voir comment et pourquoi (de manière limitée en l'absence d'étude tracéologique) l'outillage est-il utilisé ?

5 De la production à l'utilisation : l'outillage

L'outillage retouché dans les assemblages du monticule Ouest est abondant. La gamme d'outil est néanmoins assez monotone : essentiellement des lames partiellement retouchées et des pièces esquillées (soit à près de 79% de l'outillage). Les perçoirs, racloirs, grattoirs et burins sont anecdotiques. Cette gamme d'outil est la même pour les trois tranchées étudiées. Seule la présence ponctuelle de certains types d'outil particulier (parfois sous forme de pièce unique) les différencie.

La description de certaines catégories pourra sembler quelque peu expéditive. Car il s'agira en effet de porter notre attention sur les groupes d'outils majeurs des assemblages ou sur des types particuliers. Aussi seront développées la description des lames retouchées et lustrées, celles des pièces esquillées et des pointes (projectile et autres).

5.1 - L'outillage en obsidienne

L'outillage en obsidienne comporte 2498 pièces. Les différents types d'outil sont détaillés dans le tableau de gestion des supports IV.1-3 et IV.5-7.

Le groupe des lames retouchées

Tranchée 5 : 934
Tranchée 1 : 356
Tranchée 7 : 166

Les lames retouchées : Cette catégorie d'outil est la plus importante dans l'assemblage lithique de monticule Ouest. Elle constitue près de 59% de l'outillage. Elle regroupe l'ensemble des lames dont la retouche, partielle, discontinue ou totale, toujours semi-abrupte et courte, ne modifie que peu le support. Une large part de ces lames montre donc une retouche discrète, partielle (figure IV.10), rasante, une retouche d'utilisation (Perlès 2004) plus qu'une retouche au sens stricte. Des histogrammes ont été créés afin de mettre en avant d'éventuelles tendances dans le type de retouche (figure IV.10). La retouche est essentiellement directe. Lorsqu'elle est inverse, elle est, généralement partielle et sur un seul bord. Quelques pièces montrent des retouches alternes discrètes. Les histogrammes ne mettent pas en avant une différenciation dans le traitement des lames de Göllü Dağ et de Nenezi Dağ, ni non plus entre les lames obtenues

Figure IV. 10 : exemple d'outils de Çatalhöyük-Ouest (dessin S. Ostaptchouk).

1 : grattoir sur lame retouchée (15158.X3, T5). 2 : pièce esquillée sur fragment probable de nucléus (15158.A30, T5). 3 : pièce esquillée probablement sur lame retouchée montrant des zones émoussées (15159.A51, T5). 4 : pièce esquillée. 5 : grattoir sur lame (15172.X4, T5). 6 : perçoir (15172.A4, T5). 7, 11 : lame lustrée (15379, T5). 8, 9 : lame retouchée (15379, T5). 10 : pièce esquillée sur lame (15379, T5). 12 : perçoir double (15139.X2, T5).

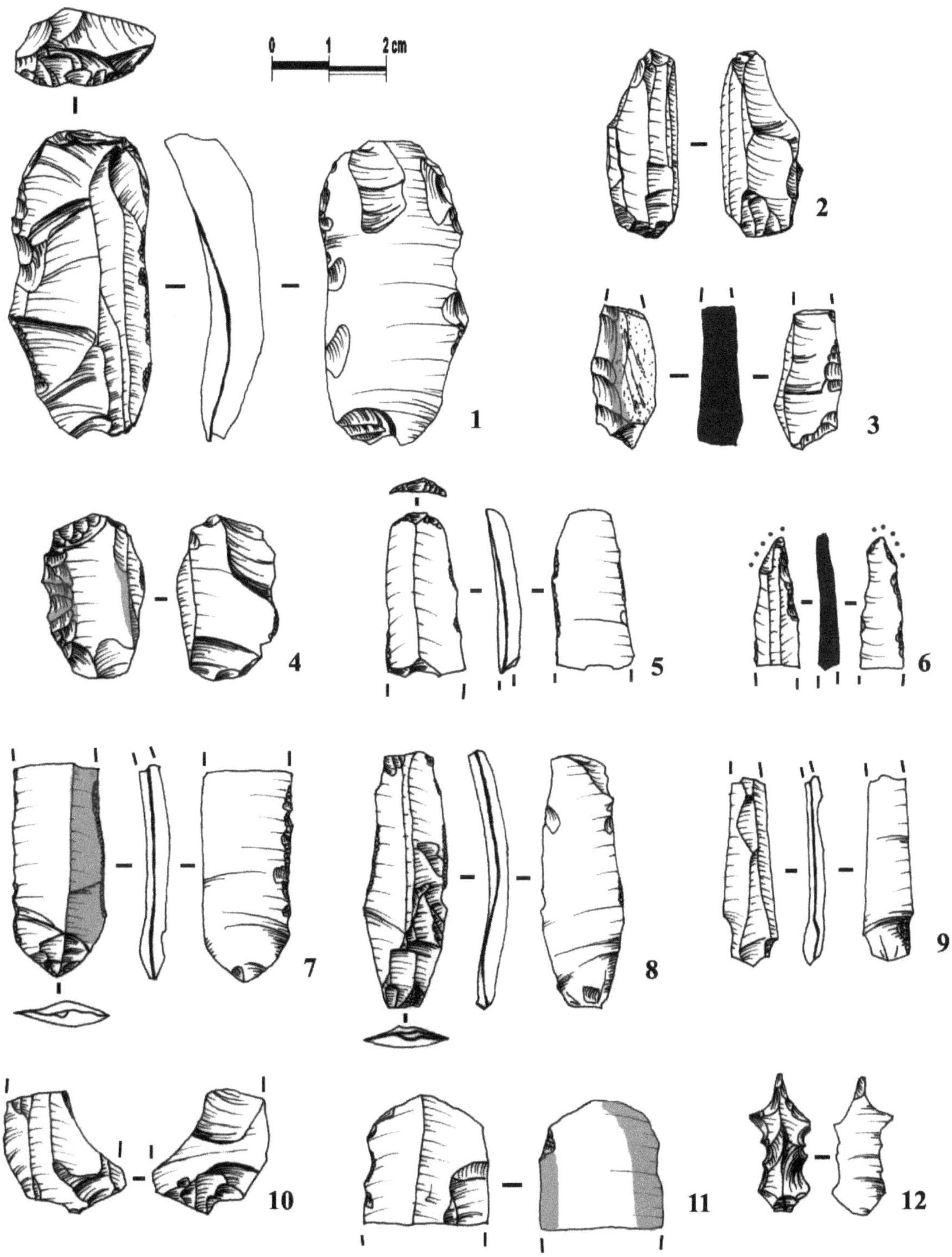

Figure IV. 11 : exemple d'outils de Çatalhöyük-Ouest (T5) (dessin S. Ostaptchouk).

1 : lame retouchée ; 2 : chute de burin retouchée; 3 : trapèze ; 4 : pièce esquillée ; 5-14 : piéces esquillées ; 15 : grattoir denticulé ; 16, 18 : piéces esquillées.

1 : (GD) 15380.X9 ; 2 : (ND) 15152.A11 ; 3 : 18314.166 ; 4 : 18343.179 ; 5 : u.s. 16930 ; 6 : (GD) u.s. 15360 ; 7, 10, 18 : u.s. 16896 ; 8 : 18314.89 ; 9 : (ND) 16936.X11 ; 11 : (ND) 18301.A22 ; 12 : 15138.A3 ; 13 : (GD) 18301.A67 ; 14 : (GD) 18301.A26 ; 15 : (GD) 15138.X6 ; 16 : u.s. 16898 ; 17 : (ND) 15139.A3.

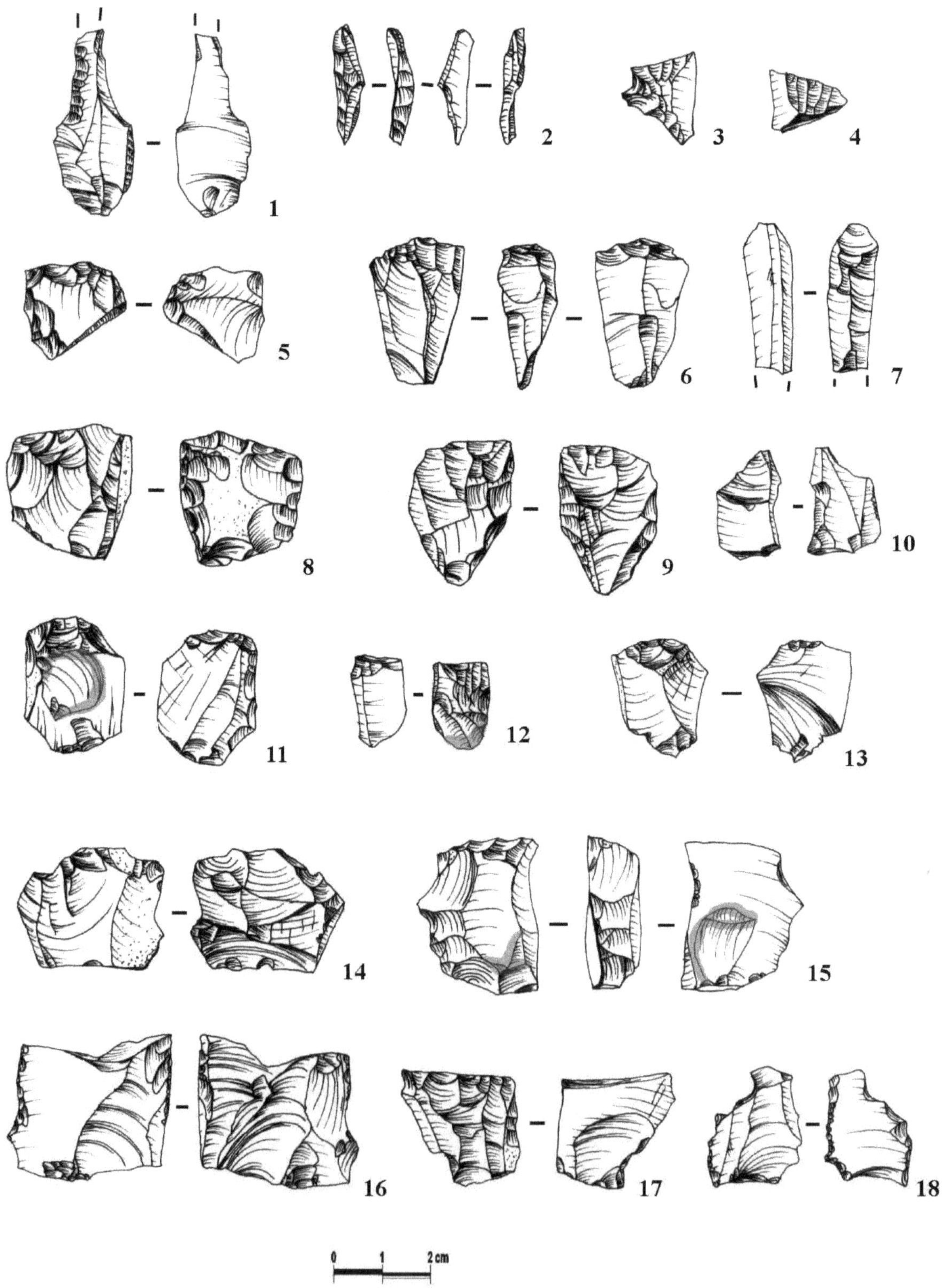

par pression ou percussion. Seules les lames de Nenezi Dağ, débitées par percussion, provenant de la tranchée 1, semblent presque exclusivement retouchées (partiellement) sur le bord gauche.

Les lames retouchées lustrées (figure IV. 10 7 et 11) : Les lames lustrées sur obsidienne sont rares (soit 6 pièces). Elles montrent un ou deux bords lustrées. Il s'agit de lames débitées par pression de gabarit moyen. On remarquera que généralement, les pièces à deux bords lustrés montrent une retouche plus importante (longue retouche semi-abrupte).

Les lames denticulées : La retouche irrégulière engendre une délinéation du bord en forme plus ou moins irrégulière de dents de scie. Au nombre de dix, elles sont généralement sur des supports laminaires obtenus tant par pression que percussion. La retouche n'est jamais totale.

Les lames à coches : Une série de lames montre des aménagements par la retouche de petites coches localisées. Les lames utilisées sont de gabarit moyen, débitées par pression essentiellement.

Les lames tronquées : nous parlons de troncature en présence d'une ligne de retouche continue, régulière presque toujours abrupte, formant deux angles plus ou moins nets avec les bords de la lame qu'elle recoupe (Tixier 1963). La troncature est ici toujours distale. Absentes dans le matériel de la tranchée 7, on les retrouve essentiellement sur des lames débitées par pression de gabarit moyen dans les autres secteurs de fouille.

Lame retouchée de type poignard : Il s'agit d'une lame robuste, le seul exemple d'un débitage bipolaire, sur obsidienne de Nenezi Dağ. Nous l'avons nommé « poignard » car sa morphologie rappelle celle de pièces de ce type observées sur le monticule est. Elle provient de l'unique ensemble ou « *cluster* » trouvé dans la tranchée 5 (secteur Sp.342). Elle montre une retouche longue bifaciale en partie distale. Le bulbe montre des races d'usure ou de frottement. Au même niveau, les tranchants des deux bords montrent aussi des traces de frottement. L'existence d'un système d'emmanchement peut être envisagée.

Lamelle retouchée : une unique lamelle retouchée, obtenue par pression, a été observée dans l'assemblage de la Tranchée 5.

Lame à bord partiellement abattu : Cette petite lame présente la partie proximale du bord gauche abattu (retouche abrupte). C'est l'unique pièce de ce type. Elle a été trouvée dans le matériel de la tranchée 1.

Les pièces esquillées

Tranchée 5 : 350
Tranchée 1 : 126
Tranchée 7 : 26

À la suite de Jacques Tixier (1963), Dinder Binder a proposé la définition suivante : « *pièces présentant des enlèvements bifaciaux, distaux et proximaux, plus rarement senestres et dextres, de morphologie en générale écailleuse, et dont la face d'éclatement ou son négatif présente le plus souvent des ondes de fracture « vibrée », Fabrication (aux dépens de supports de morphologie variable) : par interposition de la pièce entre un percuteur manuel et un percuteur dormant (ce dernier au sens large : il pourrait par exemple s'agir d'un objet à fendre, bois ou os ?)* » (Binder 1987). Il s'agit de pièces présentant sur une ou deux extrémités opposées, tranchantes, des stigmates bifaciaux de percussion posée sur enclume (Tixier 1963). Les déchets qui découlent de leur utilisation sont classés sous l'appellation « esquille ». Les pièces esquillées, à Çatalhöyük-Ouest, ont autant de morphologies différentes que de supports possibles.

Après la catégorie des lames retouchées, les pièces esquillées sont les plus nombreuses dans l'outillage en obsidienne de Çatalhöyük-Ouest, soit 20% de l'outillage. Les tableaux de gestion des supports (tableaux IV.5-7) montrent clairement l'utilisation de divers supports pour les pièces esquillées. Elles peuvent être faites sur lames, tablettes, fragments de nucléus ou de pointe de projectile. Pour la tranchée 5, 36% des pièces esquillées sont sur support laminaire, 30% pour la tranchée 7 et 40% pour la tranchée 1. Notons que leur exploitation parfois très poussée, rend impossible la détermination du support d'origine : soit 45% des supports de pièces esquillées pour la Tranchée 5 sont indéterminés, 69% pour la tranchée 7 et 50% pour la tranchée 1 (tableau IV.5-7).

Les sous-groupes seraient trop nombreux si on considérait la nature des supports exploités et le nombre de partie active. Nous avons donc juste opéré une classification rendant compte du nombre de partie active. Les pièces esquillées peuvent donc présentées dans des portions diverses un ou deux extrémités de percussion.

Il est clair que la pièce esquillée apparaît souvent comme une seconde vie pour des sous-produits de débitage (tablette) ou peut-être certains outils en fin de vie, cassés (pointe de projectile, lames...). La notion de récupération semble liée à la gestion des supports en ce qui concerne les pièces esquillées.

Ce groupe typologique est directement lié à un fonctionnement précis. Si la fonction des pièces esquillées fait l'objet de débat (dans d'autres contextes archéologiques, certaines d'entre elles ont pu être interprétées comme étant des nucléus bipolaires débités sur enclume (Chauchat 1991 ; Hayden 1980 ; Haynes 1977)), elles peuvent clairement ici être considérées comme étant des outils. Seules cinq esquilles provenant de la tranchée 5 montrent une réutilisation, une retouche, des plus grosses pièces (qui s'apparenterait plutôt à des fragments de pièces esquillées récupérés).

Dans le cadre d'une analyse fonctionnelle de l'industrie de Khirokitia, Laurence Astruc souligne deux utilisations possibles des pièces esquillées se distinguant par l'opération réalisée et le mode d'action : ciseaux-gouges-bédanes d'une part et coins à fendre de l'autre. « *Les coins travaillent essentiellement en percussion posée perpendiculaire avec percuteur tandis que les ciseaux sont utilisés en percussion posée oblique avec percuteur (en coupe positive, c'est-à-dire que l'angle d'attaque est supérieur à 90°)* » (Astruc 2002). Plus le module d'une pièce est important, plus son utilisation en tant que ciseau est envisageable (Astruc 2002). Car un bon maintien est nécessaire pour cet outil. Du point de vue technique, elle repose cette distinction sur les parties actives mises en place et les traces d'utilisation sur celles-ci. L'étude fonctionnelle ne fait pas partie de nos objectifs d'étude. Néanmoins, la considération des zones actives et leur exploitation plus ou moins poussée nous permet de subodorer un travail sur des matières « dures » (végétales ou osseuses).

Les pièces esquillées montrant deux zones actives opposées ont pu être utilisées comme outil intermédiaire de type coins, pour le fendage de matières plus ou moins dures. Tandis que celles possédant une seule extrémité active ont pu être utilisées comme gouges ou ciseaux.

Le groupe des pointes

Tranchée 5 : 10
Tranchée 1 : 2
Tranchée 7 : 2

L'appellation de cette catégorie se veut générale. Elle regroupe les pièces identifiées à Çatalhöyük comme des pointes de projectile. Mais, l'appauvrissement des types de ces pointes au Chalcolithique au profit quasiment d'un type unique (à une exception près) concordant plus ou moins avec la disparition progressive de la chasse comme mode de subsistance majeure, et l'observation de trace d'utilisation particulière, nous amène à repenser la fonctionnalité réelle de ces « pointes de projectiles » (figures IV.12 et IV.13).

Il s'agit de pièces qui se présentent sous la forme d'amande étirée. La retouche est généralement bifaciale, envahissante à couvrante. Il existe différents gabarits les plus petites mesurent environ 6 cm de long et les plus grandes 10 cm. Certaines sont de section ovale et d'autres de section hémi-sphérique (figure IV.13).

Sur le monticule Est, Triantafyllia Eirini Dogiama distingue clairement sur des critères morphomètriques les pointes de flèche des pointes de javeline (*travaux en cours, thèse, comm.pers. Triantafyllia Eirini Dogiama*). Elles ne présentent pas les traces d'utilisation observées sur trois pointes (figure IV.13.1-3) provenant de la tranchée 5, toutes du secteur 340 (figure I.10) Cela nous a amené à reconsidérer notre première attribution de pointe de projectile. Ces pièces présentent en effet des traces nettes et caractéristiques d'utilisation des extrémités comme foret. Une pointe de section en demi-cercle montre sur sa face inférieure non retouchée, des traces de frottement renforcées par des stries importantes visibles à l'œil nu (figure IV.13.10).

Sur le silex, l'émoussé est généralisé rendant la lecture des enlèvements quasi-impossible.

Il est vraisemblable que certaine de ces pièces sont ou furent des pointes de projectile. Ainsi, ce type d'outil, que l'on connaît très bien à Tepeçik-Höyük (Bıçakçı *et al.* 2012 ; Carter *et al.* 2006c) en contexte où la châsse tient toujours une place importante dans leur mode de subsistance, semble avoir une autre fonctionnalité (du moins à ce stade d'utilisation qui nous est montré) à Çatalhöyük, au début du Chalcolithique, dans un contexte où la chasse est moindre voire quasiment plus attestée comme mode de subsistance.

Les grattoirs et racloirs

Tranchée 5 : 17
Tranchée 1 : 2
Tranchée 7 : 1

Les racloirs sont essentiellement des éclats robustes montrant un ou deux tranchants aménagés par une retouche écailleuse.

Les grattoirs regroupent les pièces présentant une retouche dégageant un front de forme plus ou moins semi-circulaire, continu et régulier.

Les grattoirs de Çatalhöyük-Ouest présentent des fronts convexes. On les retrouve généralement sur des éclats et plus rarement sur des lames débitées par percussion et pression (figure IV.10.1, 5). On peut observer la récupération de tablettes comme grattoir : profitant des restes du « carénage » de la surface de débitage, quelques retouches complémentaires suffisent à aménager un grattoir (voir l'exemple de la figure IV.4 1).

Enfin, les racloirs sont aménagés sur des éclats robustes ou gros débris (voir l'exemple de la tranchée 7). C'est dans cette catégorie que l'on trouve les outils les plus robustes.

Figure IV. 12 : les pointes de Çatalhöyük.

J. Conolly décrit différents types pour le Néolithique, présentés ici, en haut. Marcin Waś (Çatalhöyük Archive Report, 2006) signale encore une certaine diversité dans les types observés sur le monticule-Est, dans les assemblages du secteur de l'équipe de Póznan (TP). Mais cette diversité disparaît au débu du Chalcolithique laissant place à quasiment un unique type. Ces pièces montrent de plus des traces d'utilisation laissant envisager une utilisation en rotation pour perforer. Les encadrés gris montrent le détail de ces usures. (voir les dessins figure IV.13.1-3).

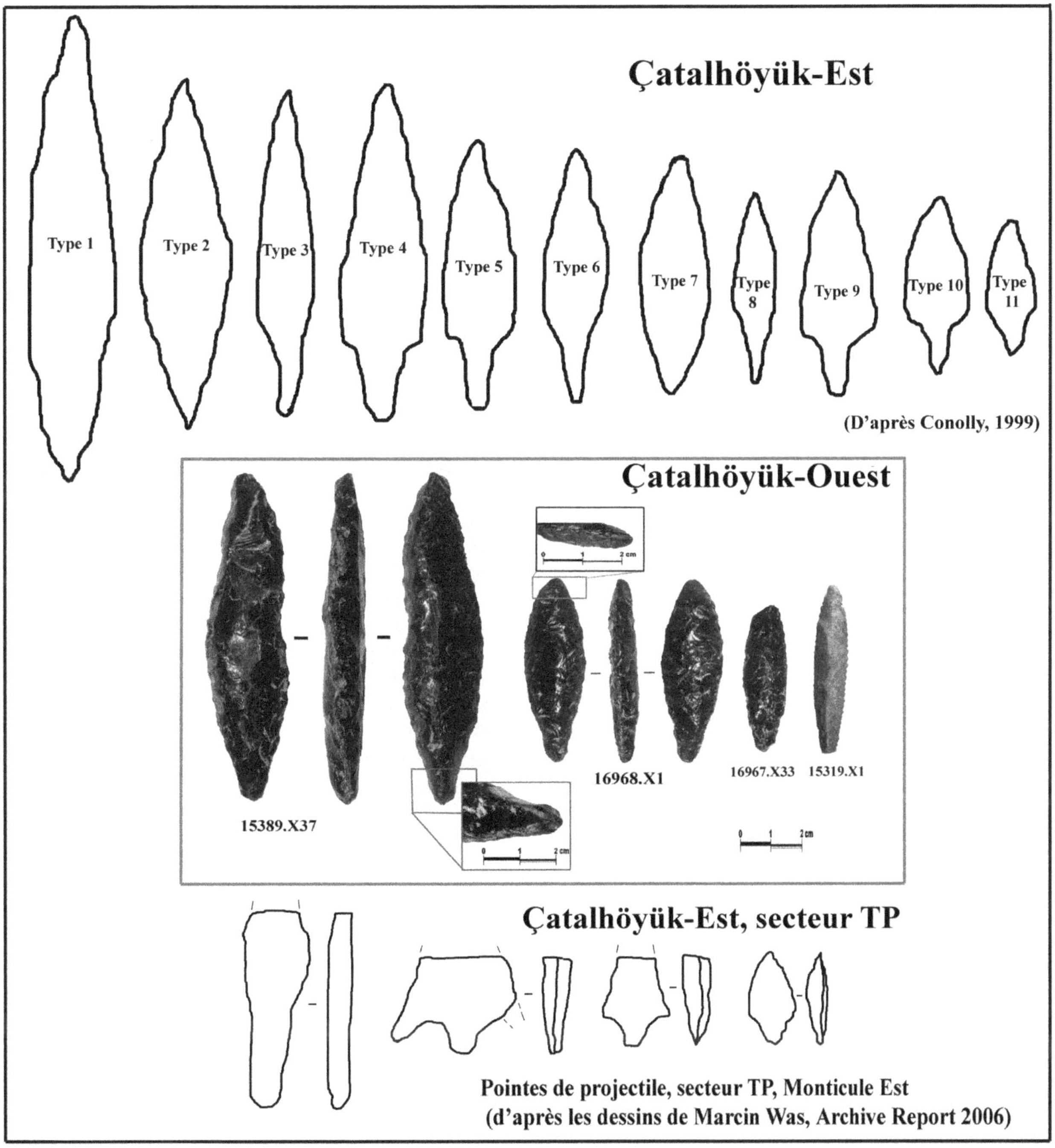

Figure IV. 13 : Les pointes en obsidienne de Çatalhöyük-Ouest (dessin S. Ostaptchouk).

Des pointes sans doute de projectile (6, 8, 9) sont différenciées des pointes montrant des traces d'utilisation comme foret ou perçoir (1, 2, 3 et 5). Certaines de ces pointes, dont la retouche n'a été effectuée que sur une seule face, montrent sur l'autre face, souvent plane, des traces d'usure de type frottement (des stries sont d'ailleurs observables à l'œil nu).

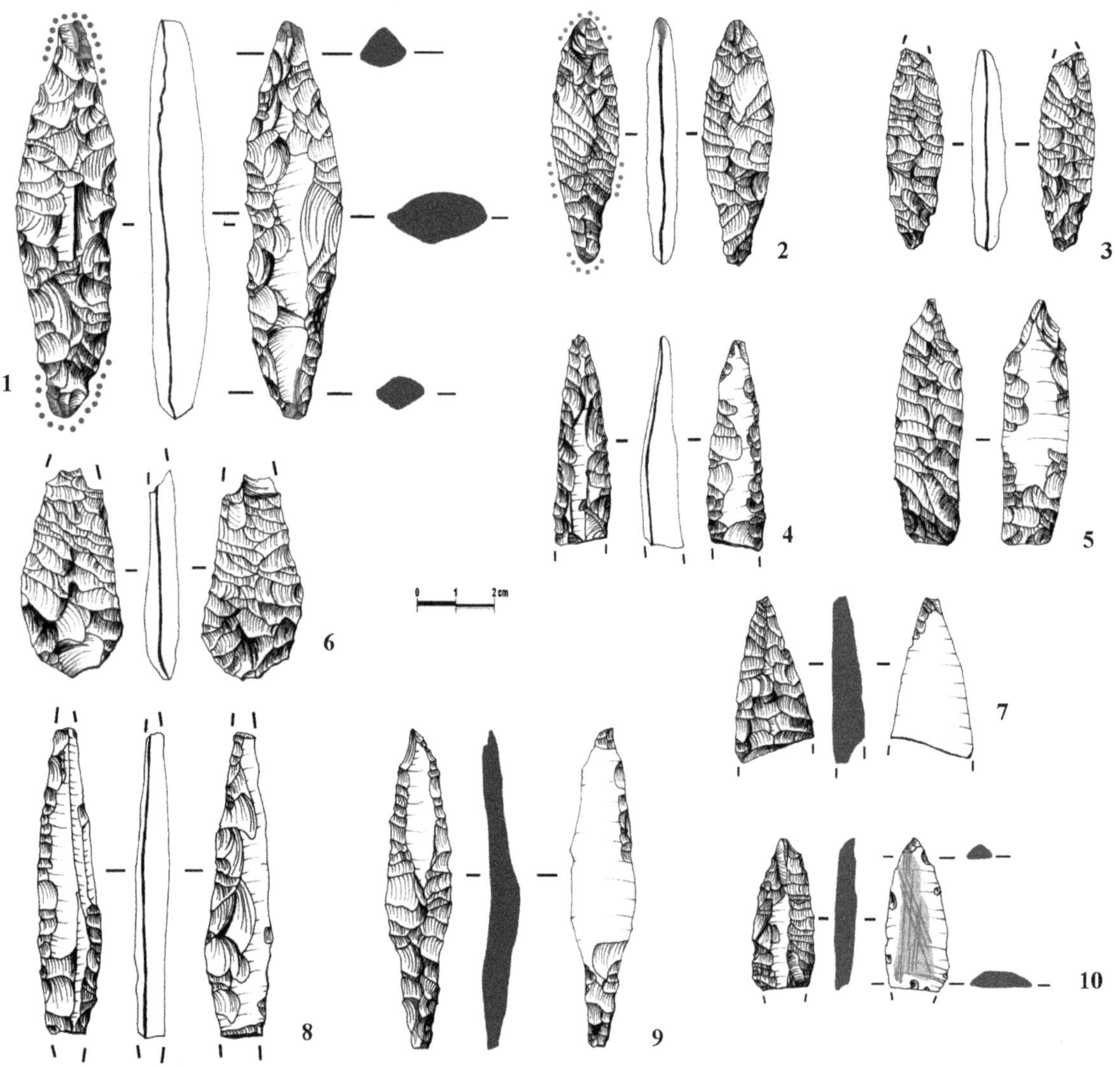

Les burins et chutes de burin

Tranchée 5 : 16
Tranchée 1 : 4
Tranchée 7 : 6

Les burins renvoient à des pièces comportant, nettement visible, la trace d'au moins un enlèvement obtenu par la technique du « coup de burin ».

Les burins sont au nombre de 26 (figure IV.11 2). On les retrouve sur des lames débitées par pression dans les tranchées 1 et 5 mais sur des lames débitées par percussion dans la tranchée 7 (tableaux IV.5-7).

On en dénombre 20 chutes de burin. Elles sont le plus souvent retouchées. Elles sont à rapprocher du groupe des perçoirs.

Les trapèzes

Tranchée 5 : 3
Tranchée 1 : 0
Tranchée 7 : 0

Il s'agit de microlithes de forme trapézoïdale obtenus par troncatures abruptes non-adjacentes. Au nombre de trois et uniquement observés dans les assemblages de la tranchée 5, ces trapèzes ont pour support des lames débitées par pression. Les microlithes type trapèze et segments sont anecdotiques dans l'industrie de Çatalhöyük (figure IV.11. 3 et 4).

Les perçoirs

Tranchée 5 : 8
Tranchée 1 : 7
Tranchée 7 : 5

Cette catégorie (figure IV.10.6, 12) regroupe les éclats ou lames présentant une saillie aiguë obtenue par retouche bilatérale formant un épaulement simple ou double . Au nombre de 20 dans l'outillage du monticule Ouest, ils ont pour support des lames débitées par pression ou percussion. Il s'agit de petit perçoir, n'excédant pas les 4 cm de long. Un perçoir double est à signaler dans l'assemblage de la tranchée 5 (figure IV.10.12).

Les éclats retouchés

Tranchée 5 : 47
Tranchée 1 : 14
Tranchée 7 : 17

Il s'agit d'éclat présentant une retouche dont l'organisation ne permet pas l'attribution à une catégorie d'outil en particulier. Dans cette catégorie sont regroupés les éclats retouchés mais aussi d'autres éléments comme les tablettes retouchées. Un éclat à coche est observé dans le matériel de la tranchée 7.

5.2 - Une gestion différenciée des sources d'obsidienne et des supports produits ?

Il est difficile de dégager une réelle gestion différenciée des supports en obsidienne pour l'outillage comme le montrent les tableaux IV.5, 6 et 7. De même, il est difficile de parler d'une gestion différenciée des sources de Nenezi Dağ et Göllü Dağ. De rares tendances peuvent être dégagées. On soulignera surtout que les lames débitées par pression (Nenezi Dağ et Göllü Dağ) les plus régulières sont généralement celles qui sont le moins retouchées. Elles sont le plus souvent utilisées brutes. Enfin, sont retouchées tant les lames par pression que par percussion. Nous avons vu que la gestion des supports des pièces esquillées révèle plutôt un comportement de « récupération ». Les tableaux IV.5 et IV.7 montrent la gestion des supports pour l'outillage. Les graphiques IV.11 et 12 nous permettent de discuter s'il existe une sélection des supports laminaires obtenus par pression pour l'outillage.

Pour l'obsidienne de Nenezi Dağ, les gabarits des lames brutes et des lames retouchées se supperposent et ne permettent pas de mettre en avant une sélection préférentielle de certain type de support (voir les linéaires tracés sur les nuages de points : graphiques IV.11 A et 12 B) dans les assemblages des tranchées 1 et 5.

Cette observation vaut aussi pour les lames par pression sur obsidienne de Göllü Dağ. On remarque cependant une tendance, plus marquée d'ailleurs pour les assemblages de la tranchée 1 : une sélection de supports d'une plus large gamme de dimensions et une part légèrement plus importante des grands supports pour les pièces retouchées. Mais il ne s'agit là que de tendances et il n'est pas possible de dégager une réelle différence dans la gestion des supports entre les obsidiennes de Göllü Dağ et de Nenezi Dağ pour l'outillage.

5.3 - Silex

L'assemblage en silex des trois tranchées, est composé à 46% d'outils. Nous distinguerons les outils retouchées des outils façonnés ou galets utilisés. L'outillage en silex montre lui aussi une part importante de lames retouchées et de pièces esquillées. Néanmoins, les gabarits ne sont pas les mêmes. En moyenne, les outils en silex sont beaucoup plus grands et robustes que les outils en obsidienne.

Le groupe des lames lustrées

Lames à tranchant brute lustrée : Il s'agit de lames brutes montrant sur un de leur tranchant un lustre d'utilisation parallèle à celui-ci. Cela comprend une série de lame d'un gabarit moyen sur une matière première sans doute locale d'assez bonne qualité à la taille (silex « pollock », voir partie III).

Les éléments cananéens ou outil carré lustré : Les lames cananéennes furent distinguées pour la première fois sur la base de leur dimensions (larges lame) et de leur régularité au Levant par Neuville (1930) puis décrites ensuite par J. Cauvin (1968) à Byblos au Liban .

Dans la description fine de ces supports, nous avons déjà souligné les aspects techniques de la production de ces grandes lames. Nous ne reviendrons pas sur ce point. Soulignons que la retouche vise à obtenir des outils de morphologie carré ou rectangulaire d'une largeur moyenne de 3 à 3,5 cm, une épaisseur régulière inférieure à 1 cm. Quelques unes des lames, présentées dans la figure IV.14 (2-6) qui suit, montrent les modules dimensionnels (surtout en termes de largeur et épaisseur) qui semblent respectés. Il s'agit en général de fragment mésiaux ou proximaux-mésiaux. Cela répond sans doute à un système d'emmanchement particulier (*tribulum* ?). Notons que ce type de module d'outil est assez proche de ceux observés à Kutan-Ninive V, en Mésopotamie (Inizan & Anderson 1994). L'étude des micro-traces sur les outils de Kutan a permis d'avancer l'hypothèse d'une utilisation de *tribulum* (Anderson *et al.* 2004 ; Anderson & Inizan 1994 ; Inizan & Anderson 1994).

Figure IV. 14 : éléments de lames cananéennes et lames lustrées. Une série d'outil sur élément de lame cananéenne semble répondre à un standard de taille (2-6), alors que d'autres lames sont plus allongées et montrent un lustre sur tout leur pourtour (1, 7) (S. Ostaptchouk).

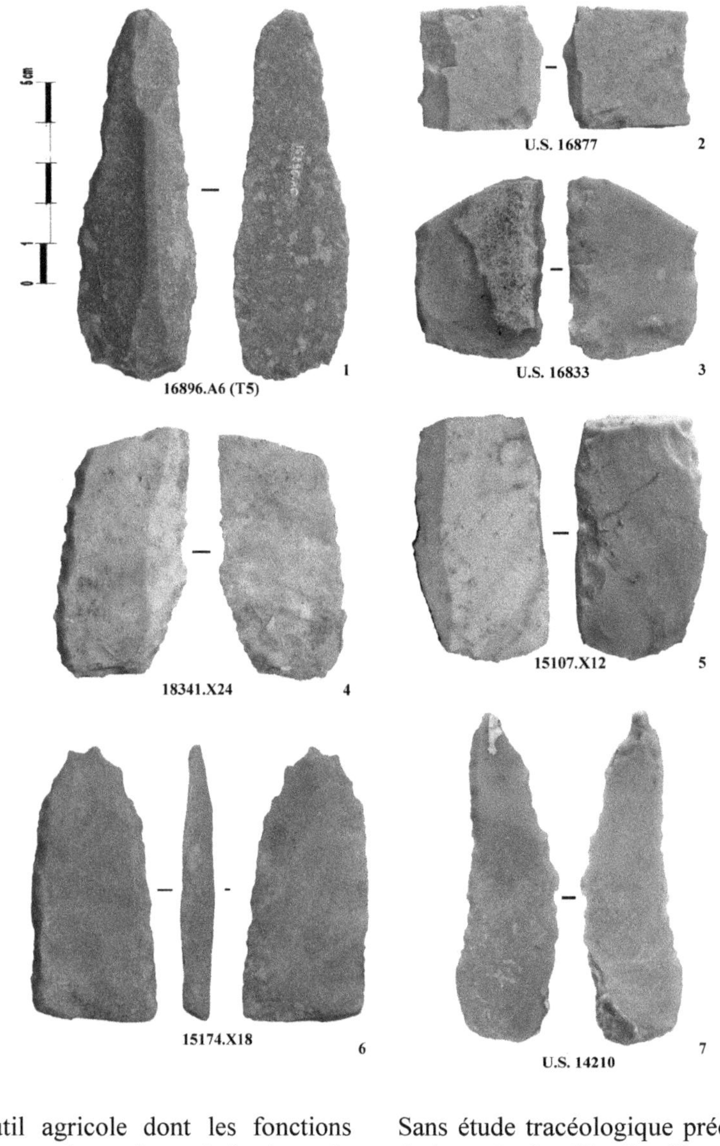

Le *tribulum* est un outil agricole dont les fonctions principales sont le dépiquage des grains et le hachage de la paille (Anderson *et al.* 2004). Ce traineau en bois, généralement de forme trapézoïdale ou rectangulaire (modèles ethnologiques) est armé sur sa face inférieure de silex encastrés en quinconce dans le bois de telle manière que leur grand axe soit parallèle à l'axe antéro-postérieur de l'appareil (Inizan & Anderson 1994). Il fonctionne généralement sur une grande aire circulaire en terre battue où sont répandues les tiges coupées, tracté par un ou deux animaux.

Certaines de ces lames sont plus larges et de forme plus allongée (figures IV.14.1 et 7), rompant avec ce « standard » de gabarit (figure IV.14.2-6). Elles montrent un lustre sur tout leur pourtour. Ce groupe d'outil renvoie à des outils ou élément d'outil pour le travail des céréales que l'on retrouve dans les assemblages du Néolithique.

Sans étude tracéologique précise, la question d'éléments de lame de faucille, faucille ou élément de *tribulum* reste en suspens.

Les éclats retouchés

Il s'agit d'éclats irréguliers, grossiers sur une matière première locale. Ils représentent 16% de l'outillage. La retouche est le plus souvent directe et partielle. Bon nombre des éclats semblent avoir été utilisés bruts de taille. Un éclat montre l'aménagement d'une coche. Cette dernière montre un lustre limité à sa zone d'aménagement.

Les pièces esquillées

Cette catégorie d'outil est bien moins présente dans l'assemblage en silex que dans celui en obsidienne. Elles représentent 18% de l'outillage. Là aussi, il s'agit clairement d'outil, l'assemblage ne présentant d'ailleurs quasiment pas d'esquille. Ces pièces esquillées sont globalement plus robustes que celles sur obsidienne renforçant l'idée d'un travail de matériaux « durs ». On les retrouve sur des galets ou blocs émoussés, fragments de lame et de petit nucléus.

Une boucharde en silex

Une unique pièce de cette nature a été trouvée dans la tranchée 5. Il s'agit d'un petit galet en silex montrant un piquetage régulier sur l'ensemble de sa surface sans doute lié à un transport en rivière.

Les deux extrémités de ce galet montrent des zones de piquetage très intenses liées à son utilisation comme boucharde. Ce type d'outil est commun dans le Néolithique du Bassin parisien pour reprendre, piqueter les surfaces des meules par exemple. Quelques fragments de meules ont été retrouvés dans ce même contexte.

Le polissoir

Cet outil se présente sous la forme d'une plaquette de silex très plate dont la retouche à dessiner les contours pour lui donner une forme ovale. Nous pensons que c'est la forme même de la matière première qui a amené à sa récolte. Qu'il s'agisse d'un produit recherché ou qu'il provienne d'un ramassage opportuniste, du silex sous cette forme est difficile à trouver. Il s'agit d'une plaque de silex altérée par son transport. Elle montre sur les deux faces des rainures importantes. Certaines d'entre elles sont largement effacées par un large émoussé de la partie centrale et d'un bord (figure IV.15).

Figure IV. 15 : racloir en silex ou polissoir pour céramique.

Cette figure présente une hypothèse d'interprétation des traces d'utilisation observées sur cet outil. Cette plaquette en silex montre de larges plages de lustre d'utilisation. Cet outil a été trouvé avec l'amas de balles d'argile envisagées par I. Franz comme matière première pour la production de céramiques (structure sp. 449, Bâtiment 98, Tranchée 5).

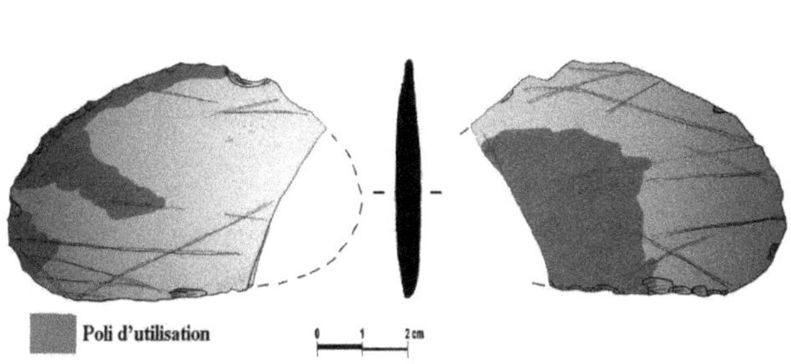

La prise en main de cet outil est optimale et laisse sitôt, intuitivement, subodorer le geste qui l'accompagnait, permettant d'envisager une utilisation comme raclette ou polissoir pour céramique. Il a été trouvé dans la structure 449, dans un remplissage d'occupation, parmi des balles d'argile qui s'y répendaient. I. Franz (2010) a avancé l'hypothèse d'une production de céramique dans la tranchée 5 appuyée par l'identification de bon nombre des phases de la chaîne opératoire de celle-ci. De là, l'hypothèse qu'une partie de l'outillage lithique ait pu être utilisé pour le traitement des céramiques n'est pas incohérent. D'autant plus que l'on connaît des exemples archéologiques d'utilisation de lames en silex pour le lissage (Méry *et al.* 2007).

Les grattoirs et racloirs

Ce groupe est composé de quatre grattoirs à front convexe assez épais, d'un grattoir denticulé et de deux racloirs sur éclat robuste.

Perçoirs

Les perçoirs en silex sont peu nombreux. On en dénombre quatre sur support laminaire. Notons que le silex semble privilégié pour l'aménagement de petits perçoirs. En effet déjà au Néolithique, sur le monticule-Est, une série d'environ 19 perçoirs a été observée dans le bâtiment 75. Ils ont été interprétés comme outil de perforation des perles (Carter *et al.* 2008) .

Les pointes en silex

Elles présentent les mêmes caractéristiques que les pointes en obsidienne. Elles sont cependant de petites tailles et n'excèdent pas 7-8 cm de long. Elles sont généralement très émoussées rendant la distinction des différents négatifs difficile.

Une pointe de flèche à tranchant transversal est unique à l'assemblage du Bâtiment. Tristan Carter rapproche sa typologie des productions du Levant (Carter *et al.* 2007, Archive Report).

Ainsi, l'outillage observé dans les tranchées 5, 7 et 1 rend compte de diverses activités. Un outillage robuste, sur silex le plus souvent, est utilisé pour le travail de matières dures pour des actions de percussion, pour casser ou briser, mais aussi pour piqueter.

Une gamme d'outils est observée pour des actions de raclage ou pour gratter.

Des outils perforant ont aussi été décrits. Enfin, une série de lame et d'outils lustrés rendent compte d'un travail des plantes (supposons ici un travail des céréales). Pour certains de ces outils, ils supposent des systèmes d'emmanchement que ce soit des éléments de faucilles ou de *tribulum* .(Anderson *et al.* 2004 ; Anderson & Inizan 1994 ; Cauvin 1983).

Enfin, quelques outils peuvent être rapprochés du traitement des céramiques. Nous avons décrits le polissoir mais deux éclats en obsidienne montrent des traces d'usures similaires : ils ont été retrouvés dans le secteur 310, le plus riche en céramique, dont la disposition de l'ensemble laisse penser à un rebus de céramiques déposé le long des parois de la pièce. Ces deux éclats sont des éclats réfléchis. Le réfléchissement à donner un arrondi très prononcé qui montre un lustre sur toute la largeur de l'éclat. Celui-ci ressemble à un poli évoquant un travail de matière tendre (et sans doute argileuse).

Aussi l'outillage rend compte de multiples activités mais notre perception de celles-ci est limitée en l'absence d'étude tracéologique plus fine.

5.4 Économie de l'outillage : obsidienne versus silex

5.4.1 Stratégies de production et gestion de l'outillage

Si on considère uniquement l'ensemble obsidienne, il n'est pas possible de mettre en avant une réelle gestion différenciée des supports et des différentes sources d'obsidienne. Néanmoins, si on confronte les assemblages obsidienne et silex, les considérant comme un tout, une réelle stratégie de production de l'outillage semble émerger. Que produit-on et sur quel support ? Peut-on en dégager des tendances voire une stratégie de gestion différentiée des supports et des matières premières pour la production de l'outillage.

Les stratégies de production sont effectivement très contrastées : c'est une gestion différenciée des matières premières et des supports produits sur chacune d'elles qui est clairement observée ici. Cette observation, à une fois encore, été possible uniquement par la considération de l'assemblage lithique comme un ensemble, obsidienne et silex, faisant tous deux parties intégrantes du système lithique.

Il existe en général un lien très étroit entre stratégies d'acquisition des matières premières, stratégies de production et stratégies de gestion des outillages. Nous avons vu tout au long de notre discours se dessiner, se mettre en place une réelle économie des matières premières à Çatalhöyük-Ouest. Outre les nécessités fonctionnelles, l'un des facteurs essentiels dans la mise en œuvre des stratégies de gestion de l'outillage semble être le « coût » de l'outil, « *valeur synthétique qui intègre les coûts d'acquisition des matières premières et de production des supports* » (Perlès 2004 : 146). On observe ainsi en règle générale, que les outils qui ont fait l'objet d'investissements techniques importants dans la production du support ou de sa retouche seront utilisés au maximum de leur potentiel : c'est le cas des lames lustrées sur support cananéen qui sont les outils rendant le plus compte d'une utilisation intensive et de durée (large lustre très prononcé).

L'obsidienne et les silex de bonne qualité, débités par pression, font l'objet d'investissement technique important, voire exceptionnel pour les outils sur lames cananéennes. Alors que inversement, les roches locales sont exploitées de manière opportuniste ou de manière à fournir rapidement et sans trop de préparation élaborée des nucléus, des éclats et lames à tranchants exploitables.

Une part de la production sur silex rend compte d'un « manque de savoir-faire » ou plus simplement d'un savoir-faire minimal répondant de façon suffisante à des besoins techniques peu contraignants au niveau de l'outil lui-même. Alors que les outils sur lame cananéenne, montre un savoir-faire « spécialisé » (soit accessible à un petit groupe d'individu) répondant à des exigences, des attentes pour des besoins techniques contraignants au niveau de l'outil lui-même. Cela peut passer par exemple par la nécessité de support standard pour une insertion optimale dans un plateau de *tribulum* ou d'un emmanchement particulier pour les éléments de lame faucille.
Concernant l'obsidienne, bon nombre des supports sont laissés brut de débitage. Celle-ci peut être recherchée pour un travail de découpe.

Dans les différents paramètres influant sur les stratégies de production de l'outillage, Catherine Perlès (2004) soulève les questions de la disponibilité locale des matières premières, des besoins fonctionnels et des contraintes techniques des tâches à effectuer. En conclusion, de cette étude typo-technologique, nous reviendrons sur ces trois points en portant un intérêt plus particulier au silex qui révèle des comportements plus complexes et divers. La disponibilité locale ou plutôt l'indisponibilité locale de silex de bonne qualité et de module assez grand pour un débitage laminaire de grandes lames (voir partie II, les silex d'Anatolie centrale) a forcé les hommes du Chalcolithique à aller chercher cette matière première ailleurs. Mais pourquoi importer de telles lames ? Elles doivent répondre à un besoin. Nous avons vu qu'elles servaient pour un outillage particulier, « standardisé », rectangulaire.

L'obsidienne ne répondraient pas aux contraintes techniques (et mécaniques) nécessaires pour ce type d'outil ? Car si l'obsidienne est appréciée pour les propriétés de ces tranchants, elle n'en reste pas moins un verre et donc fragile.

De plus, l'hypothèse de l'utilisation de ce type de support relève clairement d'une tradition culturelle très ancrée dans ces régions est-anatoliennes. C'est par tradition sur silex que l'on fait ces éléments à plateau de *tribulum*. Les exemples ethnologiques aujourd'hui encore en Turquie, en Grèce, à Chypre l'attestent (Anderson *et al.* 2004 ; Anderson & Inizan 1994). Le film tourné dans les années 1970 par Bordaz (Bordaz & Bordaz 1970) montre l'exploitation encore récente de source de silex dans la région de Gaziantep, non loin de la frontière nord-syrienne, pour produire ces lames pour les *tribulum*. L'utilisation du silex est donc sans doute due à l'origine à une réponse à des contraintes techniques particulières, pratique.

Du silex de bonne qualité mais de module moindre peut localement être disponible, plutôt sous forme de jaspes. La production lithique de Çatlhöyük-ouest montre une exploitation de ces derniers pour une production domestique, d'appoint.

Néanmoins notons que même les jaspes de bonne qualité sont difficiles à trouver à proximité du site. S'il existe des sources de qualité, leur utilisation implique des connaissances territoriales (pour leur localisation). Car une prospection systématique en Anatolie centrale jusqu'au lac Beyşehir n'a pas permis de mettre en avant de telles sources. Les sources de jaspes de bonne qualité n'ont donc pas été localisées. Notons aussi néanmoins que les aménagements modernes du réseau hydraulique ne nous permet pas d'apprécier à sa juste valeur le potentiel de ce système dans le transport des matières premières, blocs de qualité et provenant d'horizons différents. Car rappelons que la plaine de Konya est une plaine alluviale dont le système hydraulique est à la base de sa sédimentation. Aussi un problème qui nous semble aujourd'hui complexe, trouvait peut être une simple réponse par l'exploitation des lits des rivières comme sources de matières premières à la production domestique.

Ainsi, on observe que le silex local est lié aux activités ponctuelles domestiques, donc de la maisonnée. Le silex « exogène » et les outils sur lames cananéennes sont intimement liés au travail des végétaux, supposons ici des céréales, qu'il s'agisse de lames de faucilles, éléments de faucilles ou de *tribulum*.

5.4.2 - La fonction de l'outillage lithique : les activités

Il s'agit ici de comprendre l'intégration de ces productions domestiques (production conçue et réalisée pour répondre aux besoins de l'artisan lui-même ou de ses proches) et spécialisées (production conçue dès le début pour être diffusée au-delà du groupe producteur lui-même) dans l'activité du site. On pourrait en effet penser qu'il existe un lien entre le degré d'investissement technique dans la production de l'outil et l'investissement dans la tâche à laquelle il était consacré. Autrement dit, qu'aux tâches les plus spécialisées correspondraient les outils les plus investis techniquement et les plus normalisés. L'analyse des assemblages de Çatalhöyük montre que, au-delà de certains outils particuliers (comme le polissoir), ce n'est pas le cas.

L'impossibilité d'effectuer une étude tracéologique de l'ensemble de l'outillage rend délicate son interprétation en termes d'usages domestiques ou spécialisés. Une étude est prévue dans le cadre d'un Master. Mais pour certains outils, les traces d'usage étant nettement visible à l'œil nu, des interprétations fonctionnelles peuvent être avancées. C'est notamment le cas des lames lustrées. On peut confirmer l'usage quasi-systématique de celles-ci pour le travail des plantes (généralement coupe de céréales). Ici, les outils les plus investis, techniquement, relèvent donc du traitement des céréales.

La faible quantité du matériel, de plus, peut aisément correspondre aux besoins et à la consommation nécessaire d'un petit groupe familial soit d'usage domestique.

Lorsque l'on considère les assemblages de Çatalhöyük-ouest à l'échelle des différents secteurs de fouilles considérés, il est difficile de dégager des différences majeures tant sur les aspects techniques qu'économiques de la production du début du Chalcolithique. Les trois secteurs (T7, T5 et T1) rendent compte des mêmes déficits déjà signalés dans les phases de la chaîne opératoire qui sont représentées sur le site et offrent la même gamme d'outils. Après cette étude globale des aspects techniques et économiques de la production, il s'agit de faire donc quelques remarques sur des tendances néanmoins observées dans une recontextualisation archéologique à l'échelle du monticule-ouest.

Mais nous verrons qu'une approche plus large, dans une perspective de confrontation des données chalcolithiques aux données néolithiques dont nous disposons, permettra de discuter de la variabilité diachronique et synchronique de la production lithique à Çatalhöyük.

6 Approche synchronique : production lithique au début du Chalcolithique et évaluation de la consommation annuelle à Çatalhöyük (tranchées 5 et 1)

6.1 - Distribution spatiale de l'industrie lithique : l'étude de cas de la tranchée 5

6.1.1 - L'obsidienne

Nous avons vu que pour le Néolithique céramique Tristan Carter *et al.* (Carter *et al.* 2005a ; Carter & Milić 2013) mentionnent un débitage au sein de la structure d'habitat localisé en « *dirty area* » sur les sols enduits. Nous avons signalé que pour la tranchée 5, fouilles majeures de l'équipe de P. Biehl, E. Rosenstock et J. Rogasch sur le monticule ouest, l'avancée des fouilles n'a pas encore permis l'accès à d'éventuels sols enduits. Les fouilles sont toujours en cours. Pour la tranchée 5, nous sommes donc en contexte archéologique d'unités stratigraphiques de remplissage de structures.

Afin de discuter d'une répartition spatiale différenciée de l'assemblage lithique dans les structures, nous avons uniquement considéré ici le matériel lithique provenant des unités stratigraphiques de remplissage dont leur attribution à une structure, définie par ses murs, est avérée. Nous avons considéré les assemblages des deux petites cellules communicantes Sp. 310 et Sp. 454 (B.106) et des trois grands bâtiments présentant la même structure interne à contreforts, B.107, B.105 à l'ouest et B.98 à l'est de la tranchée 5. Chaque assemblage sera décrit et discuté par secteur considérant les matières premières exploitées, les classes technologiques et les types d'outils représentés. Il s'agira d'observer s'il existe une distribution spatiale différenciée entre les différentes structures observées : les petits et les grands bâtiments. Rappelons sitôt que les bâtiments B.107 et B.105 montrent, par un changement dans les matériaux de constructions des murs, deux phases distinctes de construction et sans doute d'occupation. La définition de ces différentes phases et la construction de la matrice stratigraphique sont en cours. Ces données ne pourront donc pas être considérées dans ce travail et les assemblages de ces secteurs sont susceptibles d'être le mélange de deux phases d'occupations différentes. Néanmoins, mentionnons que le matériel céramique est homogène et confirme une occupation du début du Chalcolithique.

Cette première approche synchronique de la production se présente donc comme une étude préliminaire qui sera complétée avec les données de fouilles post-saison 2011 et rediscutée pour la future publication de la tranchée 5 prévue dans les années à venir (*comm. pers. P. Biehl*).

Dans toutes considérations quantitatives des assemblages par secteur, il est important de garder à l'esprit la différence de taille des structures et donc la différence de quantité de sédiments fouillés pouvant influer sur la quantité d'obsidienne. Nous avons pour cela calculé la densité d'obsidienne par volume de sédiments fouillés (grs/m^3) (tableau IV.9). Cela nous permet d'avoir une vision pondérée de la quantité d'obsidienne par structure. Nous verrons ultérieurement que ces données nous permettront d'évaluer la quantité annuelle d'obsidienne consommée.

Aussi on remarque d'ores et déjà que les petites structures sont plus denses en obsidienne. Nous avons vu lors de la présentation des secteurs qu'il était envisagé, par leur accumulation de matériel (ossements, céramiques…), que ces petites cellules aient pu servir à un moment donné de zones de dépotoir. Enfin, il existe des différences de densités importantes entre les grands bâtiments : le bâtiment 105 montre une densité de 217grs/m^3 soit 3,7 fois plus que pour B.98 et 10 fois plus que pour B.107 (tableau IV.9).

Les assemblages des petites cellules communicantes : B.106

Donc nous l'avons vu ces deux cellules présentent une importante densité d'obsidienne (tableau IV.9). L'assemblage lithique de Sp.310 montre des différences avec l'assemblage de Sp. 454 dans les proportions des sources Nenezi Dağ et Göllü Dağ pour certaines classes technologiques (graphique IV.13). Globalement, la source de Nenezi Dağ représente 44% de l'obsidienne de Sp. 310 et 49% de Sp. 454. L'obsidienne de Göllü Dağ représente 56% de l'assemblage de Sp. 310 et 51% pour Sp. 454.

La différence majeure se situe au niveau des sources exploitées dans ces deux secteurs pour les lames par pression, brutes et retouchées (graphique IV.13). Dans les assemblages Sp. 310, les proportions Nenezi Dağ/Göllü Dağ sont plus ou moins égales pour les lames par pression : soit 46% de ces lames proviennent de Nenezi Dağ et 54% de Göllü Dağ. Pour la cellule Sp. 454, la source de Nenezi Dağ domine nettement : soit 62% de ces lames par pression sont de Nenezi Dağ et 38% de Göllü Dağ.

Les différentes classes technologiques représentées sont détaillées dans le graphique IV.13. Sp.310 montre essentiellement des lames brutes débitées par pression et des lames débitées par percussion. Deux lames plus robustes peuvent avoir été débitées par percussion indirecte. On retrouve aussi des lames débitées par percussion indirecte dans Sp. 454. Mais nous avons discuté lors de l'étude globale des problèmes d'identification de la technique de taille par percussion indirecte sur obsidienne.

Les deux secteurs présentent quelques éclats. Pour Sp. 454, ils proviennent uniquement de Göllü Dağ (graphique IV.13).

Quelques lames à crêtes sont présentes dans les deux secteurs et là encore pour Sp. 454 la source de Nenezi Dağ est la seule représentée. Quelques autres pièces techniques du débitage sont observées : tablettes, éclats de préparation et débris. Pour le secteur 454, cette fois il ne s'agit que d'obsidienne de Nenezi Dağ. Pour le secteur Sp. 310, la source de Göllü Dağ est plus présente pour ces éléments techniques.

Aussi dans le secteur Sp. 454, une plus grande présence de pièces techniques de Nenezi Dağ est associée à une plus grande proportion de lames par pression, brutes et retouchées, en obsidienne de Nenezi Dağ. Aucun remontage n'a été possible.

Dans le secteur Sp. 310, cet équilibre Nenezi/Göllü Dağ est retrouvé dans l'ensemble des catégories technologiques décrites. Aussi, même l'outillage de ce secteur montre des proportions égales des deux sources : pour les lames retouchées, les pièces esquillées, les burins/chutes de burin qui sont les principaux outils (graphique IV.13).

On observe clairement une certaine constance dans une exploitation à part égale des deux sources d'obsidienne dans Sp. 310. Mais la répartition de ces deux matières premières par catégories technologiques est plus complexe : à l'image des lames brutes, les lames retouchées sont principalement des obsidiennes de Nenezi Dağ alors que le reste des éléments techniques et l'outillage montrent une prédominance de Göllü Dağ.

Pour le secteur Sp. 454, l'outillage est essentiellement composé de lames retouchées montrant une dominance de lames en obsidienne de Nenezi Dağ. Le reste de l'outillage montre néanmoins une proportion légèrement plus importante d'obsidienne de Göllü Dağ : les éclats retouchés et les pièces esquillées qui sont les deux autres type d'outils les plus observés. Les chutes de burins/burins proviennent tous de Nenezi Dağ alors que, comme pour Sp. 310, les tablettes retouchées et le grattoir de Göllü Dağ.

Les grands bâtiments à deux phases de construction : B.107 et B.105

Les assemblages de ces bâtiments présentent des proportions des deux sources d'obsidienne similaires soit 49% de Göllü Dağ et 51% de Nenezi Dağ. Ces pourcentages sont assez proches de ceux des petites cellules du bâtiment B.106.
Ces proportions sont globalement conservées pour les différentes classes technologiques observées mais quelques différences d'ordre quantitatives sont néanmoins à souligner. Rappelons que le bâtiment 107 est le plus pauvre en obsidienne (en terme de densité grs/m^3 ; tableau IV.9) alors que B.105 est le plus riche.

Les deux secteurs montrent des assemblages où dominent les lames par pression (brutes et retouchées) (graphique IV.14). Pour B.107, les lames brutes sont plus présentes que les lames retouchées. Pour B.105, on remarque que les lames brutes de Nenezi Dağ sont aussi présentes que les lames retouchées de Göllü Dağ et de Nenezi Dağ. Par contre les lames brutes de Göllü Dağ, débitées par pression, sont 1,5 fois moins importantes.

Notons une autre différence majeure entre les deux bâtiments qui relève de la part importante des lames débitées par percussion dans B.105 (graphique IV.14). Elles sont majoritairement de Göllü Dağ. On remarque que les lames par pression et par percussion de Göllü Dağ sont présentes dans des quantités assez proches. L'assemblage de B.105 montre aussi une grande lame probablement débitée par percussion indirecte.

Concernant les pièces techniques, les deux secteurs présentent quelques éclats, éclats de préparation et débris (à part plus ou moins égale de Göllü Dağ et Nenezi Dağ et des tablettes (graphique IV.14).

Le bâtiment 105 est le seul bâtiment avec B.98 à présenter dans son assemblage un fragment et/ou petit nucléus.

Concernant l'outillage, les bâtiments B.107 et B.105 ont en commun les lames retouchées et les pièces esquillées (types d'outil principaux), quelques rares éclats retouchés, lames à coches/denticulées, chutes de burin/burins, de rares lames tronquées et une tablette retouchée (graphique IV.14). Une pointe de projectile est observée dans chacun de ces bâtiments.

Le bâtiment 107 présente quelques types d'outil supplémentaire présent en exemplaire unique bien souvent : deux grattoirs, un perçoir et une pièce trapézoïdale.

Pour les pièces remarquables, signalons que regroupées parmi la catégorie générique 'lames retouchées' du bâtiment B.105 se trouve la grande lame retouchée de type 'poignard' décrit lors de l'étude typologique.

Le bâtiment 98

Le bâtiment 98 est légèrement plus grand que B.107 et B.105. De plus, son plan est plus régulier : les contreforts internes dessinent clairement 4 petites cellules bien distinctes. Nous avons décidé ici d'aborder ce bâtiment à l'échelle de ces petites cellules car, lors de leur fouille qui s'est effectuée d'une manière indépendante, une de ces cellules (Sp. 449) a montré des dépôts singuliers (une accumulation de balles d'argile) alors qu'une autre cellule (Sp. 452) s'est montrée très pauvre en matériel archéologique. L'idée est avancée que cette dernière (Sp. 452) puisse être une zone de passage vers une autre structure par une ouverture dans le mur nord (voir graphique IV.15).

Si globalement la source de Göllü Dağ représente 57% de l'assemblage de B.98 et Nenezi Dağ 43%, notre étude à l'échelle des cellules permet de mettre en avant des différences. Citons les trois secteurs les plus riches :

- Pour Sp. 340, l'obsidienne de Göllü Dağ représente 56% et Nenezi Dağ 44%.
- Pour Sp. 341, Göllü Dağ représente 52% et Nenezi Dağ 48%.
- Sp. 449 montre la plus forte proportion observée pour la tranchée 5 d'obsidienne de Göllü Dağ (60%) et 40% de Nenezi Dağ.

Ces proportions se rapprochent d'ailleurs de celles observées dans la tranchée 1 (70% pour Göllü Dağ et 30% pour Nenezi Dağ).

L'assemblage de Sp. 340 est différent de ceux décrits jusqu'à présent par une proportion importante d'éclats (soit 14% de l'assemblage) et notamment d'éclats d'obsidienne de Göllü Dağ (13% de l'assemblage).

Les lames brutes par pression représentent plus que 16% de l'ensemble soit un pourcentage assez proche de celui des éclats. Elles sont essentiellement composées d'obsidienne de Nenezi Dağ (graphique IV.15).

Les lames par percussion représentent 13% de l'assemblage soit presque autant que les lames par pression. Là aussi ce rapport entre les lames débitées par percussion et par pression n'est observé, d'une manière aussi marquée, que dans cette cellule (Sp. 340) de B.98.

Une lame de bord de Nenezi Dağ est observée dans Sp. 340, et une de Göllü Dağ dans sp. 449. Les autres pièces techniques observées dans Sp. 340 sont des tablettes, des éclats de préparation et quelques débris dans des proportions Nenezi/Göllü Dağ relativement égales (graphique IV.15).

Dans la cellule Sp. 341, 72% des lames brutes sont débitées par pression. 67% de ces lames sont sur obsidienne de Nenezi Dağ. Les lames par percussion représentent 28% des supports laminaires brutes.

Là aussi, à l'image de Sp. 340, on observe dans la cellule 341 une part importante d'éclats de Göllü Dağ, soit 16% de produits bruts contre 43% de lames débitées par pression et 17% par percussion.

On observe aussi dans la cellule Sp. 341 quelques pièces techniques : une tablette (Nenezi Dağ), quelques éclats de préparation (Nenezi Dağ/ Göllü Dağ) et des débris (Nenezi Dağ/ Göllü Dağ) (graphique IV.15).

La cellule Sp. 449 montre un rapport des lames brutes débitées par pression sur obsidienne de Göllü Dağ et Nenezi Dağ assez similaire (graphique IV.15). La différence tient ici de la part bien moins importante des lames débitées par percussion et des éclats. Ces derniers sont, à l'image des assemblages des autres cellules, majoritairement de Göllü Dağ.

On observe dans l'assemblage de Sp. 449 uniquement des pièces techniques en obsidienne de Göllü Dağ : une lame de bord et une tablette. Rappelons que la cellule Sp. 449 montre le taux le plus élevé d'obsidienne de Göllü Dağ de la tranchée 5 (60%).

L'outillage de ces cellules répond à la même tendance générale : une gamme pauvre et monotone d'outils avec une majorité de lames retouchées et de pièces esquillées. Pour les lames retouchées, Sp. 449 se différencie des autres par une proportion très élevée de la source de Göllü Dağ. Les lames retouchées de Göllü Dağ représentent 75% des lames retouchées de cette zone.

Enfin les secteurs Sp. 341 et 340 présentent quelques lames à coches/denticulées. Le secteur Sp. 341 montre une lame tronquée. Sp. 341 et 449 montrent quelques perçoirs (graphique IV.15).

Enfin il est intéressant de signaler que toutes les grandes pointes à retouche bifaciale ont été retrouvées, dans des unités stratigraphiques très proches, dans le secteur 340. De plus, comme nous l'avons vu lors de l'étude typologique, celles-ci montrent clairement des traces d'utilisation, par rotation, aux extrémités type foret.

Aussi on semble avoir dans ce bâtiment 98 plus d'éléments techniques (débris et éclats) provenant de Göllü Dağ. Les supports bruts restent majoritairement de Nenezi Dağ. Enfin, l'outillage et notamment les lames retouchées montrent une prédominance des obsidiennes de Göllü Dağ. Il est difficile d'interpréter cette variabilité en termes de spatialisation de la production dans ce contexte archéologique (remplissage de structures). Mais par cette étude, il est intéressant de pointer qu'il existe des différences, même si elles sont ténues parfois, entre les structures. Seule l'avancée des fouilles et notamment la fouille d'unités stratigraphiques autres que celles ici observées permettront dans l'avenir de revenir sur ces différences et peut-être de les comprendre.

6.1.2 - Silex, jaspes et autres silicifications

L'étude des matières premières non-obsidienne à l'échelle de chaque cellule vient compléter les premières observations sur la distribution de la production en obsidienne. Ce sont les bâtiments 105 (17 pièces) et 98 (22 pièces) qui ont fourni le plus de matériel. B.105 montrait déjà une densité en obsidienne très importante.

Pour le bâtiment 107 on dénombre 12 artefacts en matières premières non-obsidienne et 11 pour les deux petites cellules communiquantes de B.106. Les matières premières non-obsidiennes sont donc présentes en petites quantités dans les différentes structures rendant difficile l'interprétation des variations observées dans la synchronie.

Les petites cellules Sp. 310 et 454

L'assemblage de Sp. 454, en l'état d'avancement de ses fouilles, n'est composé que d'un unique éclat en silex marron/marron clair (groupe macroscopique 11) (graphique IV.16).

L'assemblage de Sp. 310 est principalement composé de lames retouchées, d'éclats, de quelques débris et d'un gros bloc (graphique IV.16). Les lames retouchées montrent différents groupes macroscopiques : une lame lustrée en silex gréseux (groupe macroscopique 5d) et une grande lame en silex blanc (groupe macroscopique 9a). Différentes lames ou fragments de lames sont en silex dolimitique : un fragment de lame lustrée (NOCS 255), une grande lame retouchée (groupe macroscopique 2a) et un autre fragment de lame (groupe macroscopique 2b). Aussi les lames les plus régulières, que nous rapprochons des productions dites « cannanéennes » du sud-est de l'Anatolie, sont essentiellement regroupées dans le secteur Sp. 310. Nous avons observé un débris sur silex dolomitique (type 2a).

On retrouve aussi dans ce secteur le plus gros bloc de silex (type 19b) récolté sur le monticule ouest, soit environ 5kg. Il s'agit d'une matière première locale très fracturée. De multiples tentatives pour débiter des éclats sur tout son pourtour semblent avoir été vaines (figure IV.8.3). Le nucléus a alors été abandonné et retrouvé parmi les ensembles de céramiques le long des parois de la structure. Un débris peut d'ailleurs être rapproché de ce type macroscopique mais aucun remontage n'a été possible.

Les éclats rendent compte de différentes matières premières (graphique IV.16) : des silex caramel grossier (type 4c), une calcédoine grise marron (type 35) et un silex marbré marron (type 40).

On remarque donc ici dans la structure 310 la présence de lames lustrées de productions spécialisées puis des éclats et des nucléus rapprochés d'une production locale domestique, expédiente, dans un contexte d'accumulation de type zone de dépotoir.

Les grands bâtiments B107 et B105

Les deux bâtiments montrent un assemblage composé essentiellement d'éclats bruts. Ils ont aussi en commun quelques débris et lames retouchées (graphique IV.17). B.107 montre en plus 2 pièces esquillées et un perçoir alors que B.105 montre 3 éclats retouchés et une lame à coche.

Concernant la distribution des matières premières, on remarque que les deux structures ont en commun quelques pièces en silex dolomitiques (type 2a), observés dans Sp. 310, et montrent quelques silex marron chauffés. Concernant ces silex dolomitiques, ils sont présents dans B.107 sous forme d'un perçoir, d'un petit éclat allongé, de 2 fragments de lames retouchées dont un montrant un lustre, un petit débris et un éclat retouché (fracturation d'une lame sur un bord) (graphique IV.17).

Si B.107 montre des matières premières appartenant strictement au type macroscopique 2a, B.105 montre une plus grande diversité macroscopique. On observe un éclat retouché et un petit fragment de lame retouchée (denticulée) du groupe 2a, une lame retouchée du groupe 2c et un éclat du groupe 2d. Les lames présentent dans ce secteur sont plus fragmentaires que celles observées dans la structure B.107 et Sp. 310.

Puis, diverses autres matières prmeières sont observées dans ces deux structures. Dans le bâtiment B.107, on peut observer un éclat en calcaire (type 14), une pièce esquillée sur une lame irrégulière en silex chocolat (type 19a) et un débris de pièce esquillée sur un silex marron translucide (groupe macroscopique 23).

C'est B.105 qui montre la plus grande diversité minéralogique de ces deux bâtiments (graphique IV.17). On peut isoler un débris de calcaire (groupe macroscopique 14). Différents types macroscopiques de silex sont observés, essentiellement sous forme d'éclats : des silex caramel de type 4c (éclat et éclats retouchés), des silex marron gras de type 24, un silex marbré blanc jaunâtre de type 36 ou encore un silex marron translucide de type macroscopique 25b. Enfin on note un éclat en calcédoine marron, matière première déjà observée dans B.107. Dans la structure B.105, on peut aussi observer une nouvelle matière première non observée dans les structures précédemment mentionnées, de l'opal-CT (groupe macroscopique 7), sous forme d'un éclat. On va retrouve cette matière première essentiellement dans B.98.

Enfin deux lames lustrées sont à signaler dans B.105, l'une en silex gréseux (groupe macroscopique 5b) de type outils rectangulaires décrits page 295 et l'autre en silex blanc (9a). Cette dernière lame de par sa matière première peut être rapprochée de celle observée dans Sp. 310. Il s'agit ici d'une lame débitée par percussion indirecte ou pression (figure IV.14 18341.X24).

Aussi cette matière première de qualité qu'est le silex dolomitique (groupe macroscopique 2) ou le silex blanc (groupe macroscopique 9) se retrouve dispersée dans les différentes structures. Il n'y a donc pas de secteurs de concentration de ces productions spécialisées ou de ces productions domestiques. On observe donc dans ces deux grands bâtiments, comme dans Sp. 310, une cohabitation des poductions spécialisées et domestiques.

Le bâtiment B.98

Dans les assemblages de B.98, c'est la cellule Sp. 449 qui présente la plus grande diversité minéralogique et technologique (graphique IV.18). L'assemblage de cette cellule (Sp. 449) est composé de 2 éclats, 2 débris, 2 lames retouchées et éclats retouchées, d'un unique grattoir, d'un bloc de silex (sans doute un nucléus) et d'un polissoir.

Les silex dolomitiques ne sont ici présents que sous forme d'un gros bloc nucléus d'un débitage opportuniste (type macroscopique 2b) et sous forme d'une lame retouchée dont le ravivage important à considérablement réduit le support (groupe macroscopique 2b). Ce type macroscopique (2b) n'est retrouvé que dans le secteur Sp. 341 sous forme d'une lame retouchée reprise en pièce esquillée. Cette dernière montre un lustre (figure IV.14 2).

Nous avions déjà signalé dans notre partie sur la caractérisation des matières premières exploitées à Çatalhöyük que les jaspes bordeaux étaient dans tous les secteurs du monticule ouest, surtout dans la tranchée 1. Pour la tranchée 5, ils sont tous localisés dans B.98 (Sp. 340 et 449). Ces jaspes bordeaux (type macroscopique 3a) sont présents sous forme de débris (Sp. 449), d'éclats ou de pièces esquillées (Sp. 340) (graphique IV.18).

Dans la cellule Sp. 449, on peut aussi souligner la présence d'un éclat en opale-CT (type 7) comparable à celui retrouvé dans B.105.

Divers silex sont observés : un éclat aménagé en racloir et débris en silex blanc (type 9a), un éclat irrégulier en silex marron zoné, un éclat retouché en silex marron tacheté (type 21) et un éclat en calcédoine blanche (groupe macroscopique 16). Une pièce esquillée est observée en silex marron marbré. Enfin une plaquette de silex crème (type 15) a été utilisée en polissoir (voir description dans l'étude typologique).

Aussi les matières premières de la structure Sp. 449 sont essentiellement des silex. Les productions spécialisées sont discrètes dans ce secteur comme les matières premières de bonne qualité.

La cellule Sp. 340 montre très peu de matières premières non-obsidienne. Nous avons signalé déjà la pièce esquillée et l'éclat en jaspe bordeaux. Il faut ajouter à cet assemblage un éclat en silex marron (groupe macroscopique 24).

Pour la cellule 341, nous avons déjà signalé la présence de silex dolomitique sous forme d'une lame retouchée reprise en pièce esquillée. On observe aussi dans ce secteur essentiellement des silex caramel (type 4c) sous forme d'éclats et de la calcédoine hydrothermale, translucide orangée et blanche (type macroscopique 10b et 10a), sous forme d'éclats et de débris.

Ainsi, ce sont les bâtiments B.105 et B.98 qui rendent compte d'une plus grande diversité minéralogique. Les opales-CT et calcédoines hydrothermales ne sont observées que dans ces deux bâtiments.

Le silex est réparti à l'ensemble de la tranchée et offrent des types macroscopiques divers. Les silex dolomitiques de type « Pollock » ne sont pas présents dans la tranchée 5. On ne les retrouve que dans la tranchée 1. Rappelons que cette matière première est rapprochée d'une production domestique laminaire sur une matière première locale à régionale. Enfin, nous avons vu que les silex dolomitiques du groupe macroscopique 2 sont présents dans tous les bâtiments.

On voit aussi coexister dans les assemblages des différentes structures des productions locales domestiques, expédientes, sur des matières premières locales à régionales avec des productions spécialisées sur des matières premières d'une qualité supérieure aux premières.

Dans ce contexte archéologique de remplissage de structures, nous insistons sur le fait qu'il est difficile d'interpréter les variations observées dans la distribution des matières premières et classes technologiques. Il n'en demeure pas moins que cette étude de l'assemblage lithique du monticule ouest est riche en informations et permet nous le verrons d'avancer des hyptohèses quant à la nature des transformations socio-économiques au début du Chalcolithique.

6.2 - Contribution de la nouvelle étude des assemblages de T.1 dans la connaissance des productions lithiques du début du Chalcolithique

Lors de notre étude, nous n'avons pas considéré indépendamment les assemblages des tranchées 1 et 5. Car l'étude du matériel a montré une grande homogénéité dans les aspects techniques et économiques généraux de la production (supports débités, gabarits des lames, méthodes et techniques de taille, déficit de certaines catégories technologiques, même gamme d'outillage...) sur lesquels nous ne reviendrons pas ici. Il est difficile dans le cadre de ce travail d'effectuer pour la tranchée 1 la même approche spatiale que pour la tranchée 5, par structure. Car premièrement, nous n'avons étudié qu'un échantillon de l'assemblage soit 1136 pièces en obsidienne. Car l'objectif de la reprise de l'étude de ce matériel était essentiellement de valider ou non les observations typo-technologiques effectuées sur le matériel lithique provenant des fouilles de Peter Biehl, Eva Rosenstock et Jana Rogasch afin de caractériser précisément les assemblages du début du Chalcolithique sur le monticule-ouest. Il serait intéressant aujourd'hui de confronter ces observations aux assemblages de la tranchée 8 (fouilles Burcin Erdoğu) non étudiés à ce jour.

Enfin, l'approche spatiale est rendue difficile par l'état d'avancement du traitement des données de la fouille de Catriona Gibson et Jonathan Last. En effet, à ce jour les fouilles restent non-publiées et aucune matrice stratigraphique définitive n'est disponible. Nous disposons donc de peu de données qu'il est parfois bien difficile de recontextualiser.

Une tentative d'étude spatiale a été effectuée mais elle n'a pas été jugée pertinente compte tenu du contexte d'étude. Catriona Gibson et Jonathan Last (1998 ; 2004) rendaient compte de différences entre les dépôts de céramiques des cellules. Mais ici, la pierre taillée ne corrèle en rien avec ces observations. Il n'a pas été possible de mettre en avant des différences entre les assemblages des différents secteurs. Tiffany Raszick mentionnait des variations (en termes de quantité) dans la distribution des pièces esquillées (Raszick 2004). Mais ces variations sont minimes, très peu contrastées. Aussi aucune étude spatiale par cellule pour la tranchée 1 ne sera présentée dans ce travail.

Puis, il s'agissait de vérifier par la ré-étude du matériel lithique de T.1 des points avancés par Tiffany Raszick qui nous ont semblé problématiques dès nos premières observations effectuées sur la pierre taillée de T.5. Aussi à ce stade de notre étude nous pouvons discuter et remettre en cause bon nombre des observations effectuées par Tiffany Raszick (2001, 2004) sur les assemblages de la tranchée 1. Tout d'abord, sa description de l'industrie se calquait sur les types 'industries' définis par Tristan

Carter *et al.* (2005) (voir tableau IV.11) que nous présenterons ultérieurement. Or l'auteur même de cette classification ne la juge aujourd'hui par pertinente et envisage une autre approche de la production lithique dans la publication à venir de Çatalhöyük-est (*comm. pers. T. Carter*). Les chaînes opératoires dans leur globalité n'étaient alors pas reconstituer. Or l'étude globale nous a permis de mettre en avant différentes chaînes opératoires de production mais surtout d'identifier des savoir-faire différents et des traditions de productions différentes que Tiffany Raszick ne mentionnait pas dans cette seule étude du matériel lithique du monticule ouest. Elle n'a jamais abordé la question des productions spécialisées et domestiques.

Concernant les aspects techniques de la production, Tiffany Raszick mentionnait une présence de supports laminaires bipolaires (3% de l'assemblage) qui n'a pas été observée dans l'échantillon ici étudié. Un examen rapide de l'ensemble de la collection ne nous a d'ailleurs pas permis d'identifier ces supports dans de telles proportions.

De plus elle parle de production *in-situ*. Or en l'état actuel de notre étude, il est difficile aujourd'hui de mettre en avant une production de l'obsidienne sur le site de Çatalhöyük au Chalcolithique. Nous reviendrons plus amplement sur ce point dans notre conclusion sur les transformations socio-économiques à cette période (partie V).

Aussi l'étude de l'assemblage de la tranchée 1 vient confirmer et appuyer les observations effectuées sur la tranchée 5. Enfin, cette nouvelle étude vient combler des lacunes importantes quant à la connaissance des matières premières exploitées. Aussi la tranchée 1 montre une exploitation plus importante des obsidiennes de Göllü Dag (près de 70%). Cela tranche donc clairement avec les données recueillies pour les derniers niveaux d'occupation du monticule est (secteur TP) où l'obsidienne de Nenezi Dağ est plus présente (*comm. pers. T. Carter*).

L'échantillon non-obsidienne de ce secteur enrichit considérablement notre étude de ces matières premières permettant de présenter le premier bilan sur l'exploitation des matières premières non-obsidienne sur le monticule ouest (T5, T7 et T1) et pour le Chalcolithique.

6.3 - Vers une réduction de la consommation annuelle en obsidienne et ces implications socio-économiques

Ayant une connaissance plus approfondie du contexte archéologique de la tranchée 5, nous avons vu qu'il a été possible de comparer la quantité d'obsidienne dans chaque cellule en fonction du volume de sédiments dégagés (tableau IV.9).

Dans le cadre d'un article, Cessford et Carter (2005) ont entrepris une estimation de la quantité d'obsidienne introduite sur le site pour aborder ce qu'ils appellent « la notion d'abondance ». D'ores et déjà il faut prendre avec beaucoup de précautions l'évaluation quantitative de la consommation annuelle en obsidienne proposée dans cet article : les auteurs eux-mêmes soulignent que cette démarche relève du challenge et qu'elle est critiquable sur de nombreux points. Nous tenterons néanmoins d'effectuer cette même évaluation mais uniquement afin d'obtenir des données nous permettant d'illustrer notre propos quant à une diminution importante de la part d'obsidienne consommée au Chalcolithique en comparaison au Néolithique. Car si cela nous le percevons intuitivement, il s'agissait de fournir des données plus objectives.

Le calcul de la consommation annuelle est obtenu en multipliant la densité d'obsidienne au m^3 (grs/m^3) par structures archéologiques considérées, au volume total du monticule. On divise le tout par le nombre d'années d'occupation du monticule. On perçoit sitôt les critiques qui peuvent être faites à un tel calcul. Au-delà du calcul en lui-même vu comme une extrapolation ou une approximation très floue de la consommation d'obsidienne au Néolithique, il existe divers biais pour comparer les données obtenues sur le monticule ouest aux données du monticule est. Le premier biais tient de l'échantillon obsidienne considéré pour ce calcul : Cessford et Carter (2005) intègrent à leur calcul les éléments provenant de la flottaison. Or nous avons vu que pour le monticule ouest, en l'état actuel de l'avancement du traitement du matériel, nous ne disposons pas des éléments de flottaison à ce jour.

Enfin, il est nécessaire d'évaluer le volume total du monticule étudié : or si le monticule est a fait l'objet de diverses prospections permettant de délimiter d'une manière plus ou moins précise ses pourtours, nous savons que cela n'est en rien représentatif de l'occupation réelle. Enfin, ces données sur l'occupation sont bien plus maigres pour le monticule ouest. Aucune prospection n'a permis d'en appréhender les contours précis. Donc pour le monticule ouest, encore plus que pour le monticule est, le volume total du monticule est biaisé. Nous utiliserons pour cela les mesures générales du site sur plan (largeur et longueur maximum). Pour la profondeur du monticule, nous utiliserons les données obtenues grâce au sondage profond de la tranchée 7 qui a permis d'atteindre le substrat géologique, soit la base, ici supposée, de l'occupation du monticule ouest.

Enfin, concernant le nombre d'années d'occupation du monticule ouest, nous ne disposons pas encore de datations précises. La durée de l'occupation est donc estimée entre 6000-5500 cal. BC soit environ 500 ans.

De-là pour le monticule est, Cessford et Carter (2005) estiment que 132 070 kg (soit 132,07 tonnes) d'obsidienne ont été rapportés sur le site entre les niveaux X et O, pondérés à 105-160 tonnes (voir le détail des calculs et données dans la publication Cessford & Carter 2005). La durée d'occupation entre les niveaux X et O est évaluée entre 640-880 ans ou 550-1000 ans. Aussi ce qui permet d'obtenir une consommation annuelle en obsidienne pour le monticule est de 108 à 297 kg par an.

Pour le monticule ouest, nous avons considéré uniquement les données de la tranchée 5, structures pour lesquelles nous disposons d'un comptage précis du volume de sédiments fouillés. Ainsi, cela nous permet d'évaluer une consommation annuelle de 63,188 kg par an. Si l'on considère une marge d'erreur dans l'occupation entre 550-450 ans, la consommation annuelle est évaluée entre 57-70 kg par an. Aussi, la consommation annuelle évaluée pour le monticule ouest est entre 2 à 4 fois moins élevée que pour le monticule est.

Pour le Néolithique, Cessford et Carter (2005) évaluent les efforts de transport découlant de l'importation de cette quantité annuelle d'obsidienne : ils avancent un transport par l'homme sur 190 km de marche. C'est un voyage de 10 à 13 jours au départ de Çatalhöyük. Ils envisagent des circuits pouvant passer par des sites tels que Pınarbaşı, Can Hasan III, Aşıklı Höyük et Musular. Au vu de la consommation annuelle estimée, avec 10 kg portés par personne, ils envisagent un groupe entre 12-32 personnes nécessaires pour un approvisionnement annuel.

Il s'agit d'une grande distance qui pour une acquisition directe aux sources nécessite une organisation de ces expéditions : *« 'direct access' remains are plausible mode of procurement, the technical complexity of the Çatalhöyük obsidian assemblage, and its different modes of consumption, suggests strongly that obsidian was acquired from the quarries via a number of mechanisms, including specialized forms of production and perhaps distribution at the hands of semi-nomadic and transhumant groups (Perlès 1989, 1990; Crawford 1978). Indeed, there is good evidence that in the Early Neolithic the exploitation of the South Cappadocian quarries was in the hands of highly skilled craftspeople, with work occurring only during the summer months when the sources were clear of snow (Binder 2002)"* (Cessford & Carter 2005 : 311).

D'autres matières premières pouvaient alors être récoltées sur le trajet tant par échanges lors de contacts avec d'autres groupes que par acquisition directe: *« The likely route to the quarries around the southern edge of the Konya Plain enabled those traveling from Çatalhöyük to access, directly, or through interaction with local populations, a variety of raw material from Taurus Mountains, including timber, flints and copper (Mellaart 1967 : 212-213). One of these communities en route, Can Hasan III, occupied a nodal point in communication routes offering a gateway to the Mediterranean coast, Cilicia, and beyond (French 1998 : 6-7), which perhaps represented a source of a wide range of exotic resources and material culture to visitors from Çatalhöyük"* (Cessford & Carter 2005 : 312).

7 Une variabilité diachronique de la production lithique à Çatalhöyük

En conclusion de notre partie III sur les matières premières exploitées à Çatalhöyük, nous avons vu qu'il existait une variabilité diachronique de leur exploitation. Nous n'avions alors abordé que les aspects quantitatifs de ces variations et parlé en termes de présence/absence de certaines matières premières. Nous avions sitôt pointé la nécessité de croiser ces données 'matières premières' à des données typo-technologiques afin de rendre compte d'une manière complète de leur exploitation au cours du temps. Il s'agira donc ici de considérer dans la diachronie les changements dans l'économie des matières premières à Çatalhöyük.

7.1 - Temps de changements : l'inanité d'une définition des phases de la pierre taillée de la tranchée 7 pour le début du Chalcolithique

En l'état actuel des fouilles, seule la tranchée 7 nous offre l'opportunité unique de discuter de la variabilité de la production lithique du Néolithique final au Chalcolithique ancien pour le monticule ouest. Car rappelons que ce sondage profond a permis de mettre en évidence une occupation du monticule sur l'ensemble de cette période soit de 6000 à 5500 cal. BC (Biehl 2012a ; Biehl *et al.* 2012) sur la base de l'étude de la céramique. Une série de datations radiocarbones, en cours, confirme pour l'instant ces données chronologiques (*comm. pers. Peter F. Biehl & David Orton*).

Rappelons qu'un unique niveau (phase EC I du Chalcolithique ancien) a fait l'objet d'une fouille et d'un enregistrement plus fin. La tranchée 7 a fourni que très peu de matériel lithique en contextes archéologiques non-perturbés : soit 482 pièces en obsidienne et 16 en matières premières 'autre' que nous préciserons ici. Nous l'avons vu, le matériel sur le monticule ouest présente une grande homogénéité dans les aspects techniques de la production et dans les phases des chaînes opératoires représentées sur le site. Les remarques quant à des variations diachroniques ici sont donc à chercher dans certains aspects économiques de la production : catégories technologiques représentées, matières premières utilisées et l'outillage.

Selon Catherine Perlès (1987), chaque phase doit pouvoir se définir comme un ensemble autonome du point de vue de la conception, de la production et de la gestion de l'outillage lithique. Dans un premier temps, les grandes phases de références utilisées ici sont donc celles définies par la céramique. Car lors de l'écriture de ce travail, la matrice stratigraphique n'avait pas encore été définitivement établie. Sur les conseils d'Eva Rosenstock, co-directrice du projet, un découpage stratigraphique global et arbitraire a été effectué sur une matrice préliminaire établie.

Aussi le matériel a été considéré selon (1) la partie supérieure du monticule regroupant d'éventuelles unités stratigraphiques remaniées, mélangées et les perturbations les plus récentes (sépultures byzantines) ; (2) les niveaux archéologiques intermédiaires considérant surtout le niveau EC I du Chalcolithique ancien fouillé plus finement ; (3) enfin les niveaux inférieurs essentiellement observés dans le profond sondage menant jusqu'à la surface naturelle. Ces niveaux intègrent probablement des éléments du Néolithique final (graphique IV.19). Le niveau (1) des perturbations récentes ne sera pas développé ici (voir le rapport de fouille 2008 : Carter *et al.* 2008).

Nous allons donc passer en revue les différents critères qui pourraient nous permettre de distinguer des phases de la pierre taillée: matières premières exploitées, aspects techniques et économiques de la production et la typologie.

Les matières premières

L'assemblage de la tranchée 7 est composé à 97% d'obsidienne et de 3% de matières premières non-obsidienne que nous préciserons ici. Les deux sources cappadociennes de Nenezi Dağ et Göllü Dağ sont exploitées dans des proportions plus ou moins égales le long de la séquence. Pour les niveaux inférieurs (3), la source de Göllü Dağ représente 47% de l'assemblage et Nenezi Dağ 52% (graphique IV.19.3). Pour les niveaux intermédiaires (2), la source de Göllü Dağ représente 42% et Nenezi Dağ 51% (graphique IV.19.2). Il n'existe pas de variabilité majeure dans l'exploitation de ces deux sources d'obsidienne, néanmoins des différences sont notables pour les matières premières non-obsidienne.

Pour les niveaux profonds (3) ces matières premières ne sont représentées que par 3 pièces, soit 1% de l'assemblage global (graphique IV.19.3). Cette faible quantité peut s'expliquer en partie par la superficie de fouille plus petite pour cette partie inférieure du sondage.

Il s'agit de débris de silex brulés (cupules thermiques multiples et craquelures). Deux de ces débris sont à rapprocher des silex crème rosé du groupe macroscopique 17 et l'autre pièce est un silex marron (groupe macroscopique 33b) (groupe macroscopique voir description tableau III.6).

Pour le niveau intermédiaire (2), les matières premières non-obsidienne représentent 7% de l'assemblage (soit 13 pièces). Ces matières premières sont composées à 54% de silex de type formation du Crétacé supérieur, de 15% de jaspes bordeaux, 15% de calcédoine orange/blanche opaque à translucide, 8% d'obsidienne grise mate et 8% de calcaire partiellement silicifié.

Divers types macroscopiques sont observés (voir tableau IV.10).

Aussi la variabilité de l'exploitation des sources cappadociennes de Nenezi Dağ et Göllü Dağ sont minimes entre les deux phases considérées. Pour les autres matières premières, il existe une différence quantitative mais aussi dans les types macroscopiques représentés. Mais il est difficile pour ces dernières de juger de la pertinence de cette variabilité sur un échantillon de seulement 13 pièces où les diverses matières premières sont souvent présentes en exemplaire unique. Ces variations ne sont pas statistiquement significatives.

Les aspects techniques et économiques de la production

Si on regarde de plus près les deux phases qui nous intéressent (2 et 3), on remarque une grande homogénéité dans les aspects techniques de la production en obsidienne. Les assemblages présentent l'ensemble des caractéristiques décrit lors de l'étude globale de la reconstitution des chaînes opératoires : - une production de lames unipolaires débitées majoritairement par pression mais aussi par percussion – des talons punctiformes et des gabarits de lames similaires pour les deux niveaux.

Les aspects économiques montrent quelques différences : de rares produits rendent compte des premières phases de la chaîne opératoire de réduction et mise en forme des nucléus. La phase (3) montre cependant plus de tablettes que pour la phase (2) (graphique IV.19). On observe aussi dans ces niveaux profonds une lame à crête. L'élément le plus notable est le rapport lames par pression sur lames par percussion qui est nettement plus petit pour le niveau (3) (soit environ 1,3) que pour le niveau (2) (soit un rapport de 11) où les lames débitées par pression représentent 92% des produits bruts laminaires (graphique IV.19.2).

Il est difficile de dégager des tendances générales pour la production en silex. La phase (3) est très pauvre. Nous l'avons vu, les matières premières sont diverses et souvent représentées par une unique pièce par matières. Néanmoins on observe déjà, dans ce petit assemblage de la tranchée, l'opposition que nous avons mis en avant entre une production domestique opportuniste et expédiente sur une matière première locale de qualité plus ou moins médiocre (voir les jaspes bordeaux du groupe macroscopique 3) et une production spécialisée de grandes lames au travers ici d'une unique pièce en silex blanc de qualité (voir figure IV.3.3 lame 15107.X12).

Concernant la production domestique, les éclats montrent des stigmates d'un débitage par percussion (voire percussion dite « dure »). Les talons sont lisses et épais.

Du point de vue des aspects économiques de la production, les éclats corticaux, la taille de certains galets à peine aménagés combinés entre autre à une matière première de qualité médiocre permettent, nous l'avons vu, de parler d'une acquisition locale de la matière première. Néanmoins, nous n'avions pas mentionné le fait que les pièces semblent être intégrées sur le site en tant qu'exemplaire unique prêt à l'emploi : en effet, aucun remontage n'a été à ce jour possible pour les pièces non-obsidienne de groupe macroscopique identique. Aussi, si ces matières premières sont d'acquisition locale, objet d'un débitage local par l'unité ou le groupe domestique, rien ne permet encore à ce jour de mettre en avant un débitage sur le site, tout comme pour l'obsidienne sur le monticule ouest, et encore moins dans l'habitat comme c'est le cas au Néolithique céramique avec les « *dirty area* » pour l'obsidienne (Carter *et al.* 2005). Ces observations sont d'ailleurs aussi valables pour les secteurs T5 et T1.

La typologie de l'outillage en obsidienne

La gamme d'outils reste monotone tout du long de la séquence. L'outillage est essentiellement constitué de lames retouchées pour la phase (3) (graphique IV.19.3). On observe aussi quelques éclats retouchés, des pièces esquillées, des lames à coches et retouche denticulée, de rares burins, chutes de burins, un racloir robuste et trois perçoirs.
La phase (2) montre clairement une gamme d'outils telle que nous pouvons l'observer dans les tranchées 5 et 1 essentiellement composée de lames retouchées et de pièces esquillées. Les éclats retouchés sont rares ainsi que les lames à coches et les grattoirs (graphique IV.19.2). Trois pointes de projectiles sont observées pour ce niveau : de morphologie ovalaire, allongée à retouches bifaciales couvrantes.

Mais il est ici difficile de reposer une définition de phases pour le lithique sur des variations quantitatives sur un échantillon aussi petit (498 pièces). Aussi dans ce contexte, l'apparition d'un type d'outil sur la base d'une unique pièce pose problème et ne nous semble pas pertinent. Ici, la différence de proportions lames par pression/ lames par percussion, très marquée, peut être envisagée comme étant un élément significatif dans une éventuelle différentiation entre la phase (2) et (3).

Aussi, malgré l'opportunité qu'offre la tranchée 7 d'une approche diachronique, cela reste difficile dans ce contexte pour le matériel lithique. Nous l'avons vu ces variations et tendances restent donc à prendre avec précautions. À une échelle plus large, malgré l'apparente homogénéité technique dans la production laminaire sur obsidienne dépeinte par les publications depuis le Néolithique céramique (Carter *et al.* 2005a ; Carter *et al.* 2007 ; Carter *et al.* 2006b, Carter *et al.* 2008), il existe de grandes phases de changements dans la production lithique à l'échelle du site du Néolithique au Chalcolithique.

Nous discuterons aussi du statut particulier de la production lithique du secteur TP qui soulève de nombreuses questions pour comprendre la transition Néolithique final- Chalcolithique ancien à Çatalhöyük.

7.2 - Vers un temps de changements plus large : les grandes phases de la production lithique à Çatalhöyük du Néolithique au Chalcolithique

Ainsi, si l'on considère la production lithique du site dans son intégralité, il est possible de distinguer 4 grandes phases. Il ne s'agira pas de dresser une description exhaustive de chacune de ces phases dans ce travail. J'orienterais ainsi le lecteur désireux de plus de détails vers les publications majeures du site (Carter *et al.* 2005a ; Carter & Milić 2013 ; Carter *et al.* 2005b ; Cessford & Carter 2005 ; Conolly 1999a, b). Nous soulignerons ici les éléments les plus pertinents et caractéristiques de ces phases considérant : les matières premières exploitées, les aspects techno-économiques de la production et la typologie de l'outillage produit.

Phase 1/ Néolithique acéramique : les niveaux les plus anciens de Çatalhöyük.

Phase 2/ Néolithique céramique : la pleine expression de la production laminaire.

Phase 3/ Néolithique céramique final : le caractère atypique de l'assemblage du secteur TP.

Phase 4/ Chalcolithique ancien : un site consommateur.

Notons que ces phases trouvent une certaine correspondance avec les grandes phases de changements socio-économiques décrites pour le site en introduction.

La production lithique sur le monticule est a été décrite en « industries » (tableau IV.11). Ces principales industries sont brièvement décrites dans le tableau qui suit. Nous aurons ponctuellement recours à celles-ci pour rendre compte des travaux sur ces assemblages. Bon nombre des auteurs y font encore référence dans leur publication mais cette conception ou description de la production néolithique est aujourd'hui remise en question quant à sa pertinence. Son utilisation est en passe d'être abandonnée par les auteurs même : cette classification sera discutée et remise en question lors de la nouvelle publication de l'industrie lithique de Çatalhöyük (*comm. perso T. Carter*).

7.2.1 - Milieu du 7ième millénaire : un changement majeur techno-économique dans la production lithique

Le plus grand changement observé dans la production lithique à Çatalhöyük-Est se situe à la transition du niveau VI-V de l'occupation du site (figure I.4), soit au milieu du 7ième millénaire.

Les niveaux Pre-XII les plus anciens du site (Néolithique acéramique 7400-7000 BC) montrent un assemblage qualifié « d'hybride » par Tristan Carter et Marina Milić (2013 : 497). La nature de 'l'hybridation' est soulignée dès 2005 : « *Çatalhöyük's earliest chipped stone industries similarly include 'local' and 'foreign' components. The microlithic component of the Level Pre-XII.B-D assemblages relates to 'local' Konya Plain/Mediterranean coast mobile hunter/gatherer tradition, the implements perhaps serving partly as composite barbs in projectiles. In contrast, most of Çatalhöyük's other early industries derive from South Cappadocian traditions, as best represented at Aşıklı Höyük and Musular. Ultimately, however, many of these traditions are in fact 'foreign', i.e. their heritage can be traced back to the PPN Levant, via southeast Anatolia and perhaps to a lesser extent, Cyprus (...) The nature of Çatalhöyük's early chipped stone industries is a reflection of the community's mixed heritage and its contemporary spheres of interaction* » (Carter *et al.* 2005 : 278-279). Les analyses chimiques montrent que les obsidiennes proviennent principalement des affleurements de Kömürcü à Göllü Dağ (Carter & Milić 2013).

James Conolly (1999) parle de profonds changements en termes de consommation de l'obsidienne après le niveau VIB avec le passage d'une production essentiellement d'éclats et de quelques lames par percussion à une production laminaire dominée par une production de lames dites prismatiques débitées par pression. Ce changement technique coïncide nous l'avons vu avec un changement dans les sources d'obsidiennes utilisées (graphique III.8).

James Conolly (1999) avance alors trois principales stratégies utilisées pour la production de la pierre taillée : - (1) production d'éclat sur silex et obsidienne avec différents types de nucléus. Production expédiente et opportuniste. – (2) production de lames par percussion sur obsidienne et silex avec différents types de nucléus dont des nucléus à plan de frappes opposées – (3) production de lames prismatiques sur obsidienne avec nucléus à un plan de frappe. C'est d'ailleurs James Conolly (1999) qui nous donne les détails les plus précis sur les aspects techniques de la production sur le monticule est pour le secteur Nord : les lames débitées par pression (Industrie V décrites par Carter *et al.* 2005, voir tableau IV.11) ont une longueur moyenne de 27,5 mm, une largeur de 12 mm et une épaisseur de 0,29 mm. Les talons sont punctiformes avec abrasion de la corniche et un angle de chasse aux alentours de 90° tels qu'on peut les observer pour les assemblages du Chalcolithique ancien.

Tristan Carter signale que les lames prismatiques sont déjà présentes dans les niveaux les plus anciens de Çatalhöyük. Mais cela reste très rare et ils sont présents uniquement sous forme de produits finis (Carter *et al.* 2005).

Pour les autres lames dites non-prismatiques, il s'agit probablement d'un débitage par percussion (Carter *et al.* 2005 ; Conolly 1999). Carter *et al.* (2005) avancent un recours à la percussion indirecte. Ces lames sont souvent deux fois plus grandes que les lames par pression. Les négatifs montrent des enlèvements unipolaires et bipolaires. Carter *et al* (2005) associent ce groupe des lames débitées par percussion montrant des méthodes de production similaire aux productions naviformes du PPNB levantin (Nishiaki 2000).

James Conolly (1999) a argumenté que ces développements devaient être attribués à des changements dans les pratiques de subsistance et l'organisation de la production. Plus tard, Tristan Carter *et al.* (2005b) reprennent ces conclusions à l'appui du nouveau programme de caractérisation des obsidiennes. Les résultats indiquent en effet que : *"the alleged technical change correlates with, and was based upon, an increased exploitation of the Nenezi Dağ source, and/or a greater interaction with those people working at sources.* » (Carter *et al.* 2005 : 296). « *The technological change at Çatalhöyük, while probably linked to changes in subsistence practice, also seems to be connected to changes in the organization of production"* (Carter *et al.* 2005 : 799).

Ainsi, à la fin du Néolithique céramique à Çatalhöyük, le débitage laminaire par pression est dominant. C'est alors l'obsidienne de Nenezi Dağ qui est préférée. Il existe donc un changement dans l'économie des matières premières avec une corrélation entre un changement des sources exploitées et des changements techniques. Conolly (1999) parle d'un changement rapide. Tristan Carter et Marina Milić (2013) suggèrent néanmoins un changement plus graduel et progressif. Ils expliquent ce changement de choix dans les matières premières par : « *In short, we believe that this highly skilled technology was adopted through close interaction with members of communities in south-east Anatolia and/or the northern Levant, where pressure blades and an opposed platform technology had co-existed from PPNB up to and including the 7th millennium BC (cf. Caneva et al. 1994; Nishiaki 2000). (...)*
We have suggested that this (re) connection with the south-east was related to the western expansion of farming economies at this time, a process that is considered to have involved a certain level of demic diffusion (cf. Özdoğan 2002: 255-57) » (Carter & Milić 2013 : 502).

Mais cela ne suffit pas à expliquer le pourquoi d'une exploitation majeure de l'obsidienne de Nenezi Dağ : « *Why would a foreign knapper not have used the locally preferred raw materials ? While a turn to new materials for new media/techniques might make sense as an overall strategy dedicated to the creation of difference and exclusiveness (with Nenezi Dağ obsidian thus accorded a particular political capital), we also wonder whether an important part of the story is missing. Here we refer to our lack of knowledge about other later 7th millennium BC communities between Çatalhöyük and south-eastern Anatolia* ›› (Carter & Milić 2013 : 502).

7.2.2 - *Vers une caractérisation de la production lithique du Néolithique céramique final : le caractère atypique de l'assemblage du secteur TP*

Les assemblages de ce secteur sont documentés uniquement dans le rapport de fouilles de 2006 par Marcin Wąs (Carter *et al.* 2006c). Dans ce rapport préliminaire, la question des différentes sources d'obsidienne exploitées n'est pas abordée. Aussi récemment Tristan Carter entreprit une évaluation rapide sur un échantillon des assemblages du secteur TP : environ 70% des obsidiennes proviennent de Nenezi Dağ et 30% de Göllü Dağ. Quelques rares obsidiennes sont rapprochées des sources de l'est de l'Anatolie (graphique III.8).

L'étude de Marcin Wąs repose sur 1377 pièces provenant des fouilles de l'équipe polonaise de Poznàn. L'assemblage se caractérise par une production laminaire (47% de lames) et une grande quantité de pièces esquillées (23%) et esquilles. Marcin Wąs distingue les lames produites par percussion des lames débitées par pression. Les talons sont généralement punctiformes dans la continuité avec les périodes précédentes. De nombreuses lames débitées par percussion montrent cependant des talons facettés. Or ce fait est tout à fait original : très rare pour le Néolithique et non observé pour le Chalcolithique sur les lames en obsidienne.

La présence d'une tablette, de 17 éclats de préparation et/ou de reprise de plan du frappe, de 2 lames à crête, ont amené Marcin Wąs à parler d'une production sur le site. Pour lui, beaucoup de ces élèments ont pu être détruits en étant réutilisés comme pièces esquillées. Il signale notamment la réutilisation de pointes de projectile endommagées, de fragments de nucléus… Car, l'un des autres éléments atypiques de l'assemblage de TP est la grande part des pièces esquillées. L'assemblage est fortement orienté sur la pièce esquillée et les produits qui en découlent (esquilles), en parallèle de lames sans doute utilisées brutes. L'outillage représente seulement 3,6% de l'assemblage (48 pièces). Une large part de l'outillage est composée de lames (30 pièces), 4 éclats retouchés et 1 grattoir, 1 pièce tronquée (non précisé), 1 coche, 1 perçoir et 9 projectiles.

Trois dessins de ces projectiles nous permettent de voir des pointes de flèches à pédoncules, des types très différents de ceux du monticule est au Néolithique céramique et du monticule ouest (voir étude typologique figure IV.12). Mais signalons qu'une pointe de ce même type a été retrouvée dans la tranchée 5 lors de la saison de fouille 2012.

Donc le rapport de Marcin Wąs avance que le secteur TP est un secteur de production, de transformation et de réutilisation de supports en pièces esquillées. Enfin la présence de talons facetés est propre à cet assemblage du Néolithique final.

CONCLUSION

Ainsi entre les productions du Néolithique céramique, du Néolithique céramique final et du début du Chalcolithique, il est possible de souligner des changements majeurs dans la production lithiques : pour les matières premières, nous avons vu qu'il existait à l'échelle du monticule est des variations dans la proportion des deux sources d'obsidienne exploitées, Nenezi Dağ et Göllü Dağ. Au Néolithique final, c'est la source de Nenezi Dağ qui présomine alors qu'au Chalcolithique, les deux sources sont représentées à égalité. La source de Göllü Dağ domine cependant l'assemblage de la tranchée 1.

Concernant les autres matières premières, nous avons vu que le Chalcolithique montrait une plus grande diversité minéralogique. Nous avons noté que la source d'Akdere, très exploitée au Néolithique, est quasi absente des assemblages du Chalcolithique. Les jaspes bordeaux sont utilisés du Néolithique au Chalcolithique.

Pour les aspects techno-économiques de la production, nous avons vu que les supports laminaires bipolaires sont rares au Chalcolithique. Bien souvent ils proviennent de contextes archéologiques de surface et/ou perturbés. Au Néolithique, ces supports en obsidienne de Nenezi Dağ étaient généralement utilisés pour la fabrication de pointes de projectiles. Aussi Carter *et al.* (2005) parlent d'une progressive disparition d'ateliers spécialisés. Ils sont les premiers à mettre en parallèle la disparition de ces supports bipolaires robustes avec une diminution très marquée des pointes de projectiles au Néolithique final et au Chalcolithique.

Enfin, on n'observe pas de lames débitées par percussion montrant un facettage du talon (TP) au Chalcolithique.

Nous avons vu que la consommation annuelle d'obsidienne avait diminué de moitié voir de 4 fois au Chalcolithique. La différence dans les quantités d'obsidienne importées sur le monticule est, soit entre 108 et 297 kg par an, contre 57-70 kg par an pour le monticule ouest, soulève des questions quant à la nature de sa consommation *in-situ* : Çatalhöyük serait-il un centre de redistribution au Néolithique ? Ou ces quantités repondent-elles aux besoins de la communauté seule ? Enfin, comment interpréter cette diminution de la consommation au Chalcolithique ? Une réduction de la taille du groupe (ce que laisse supposer la comparaison de la superficie des deux monticules) ? Une perte de son statut de site redistributeur ? Ce sont ces questions que nous aborderons dans la dernière partie de ce travail.

Graphique IV. 1 : dimensions des lames brutes débitées par pression de la tranchée 5.

La répartition se fait par types d'obsidienne : Göllü Dağ (A) et Nenezi Dağ (B). L'échelle verte rend compte des données expérimentales concernant la largeur des lames en obsidienne obtenues par pression à la béquille debout (Pelegrin 1988, 2003, 2012).

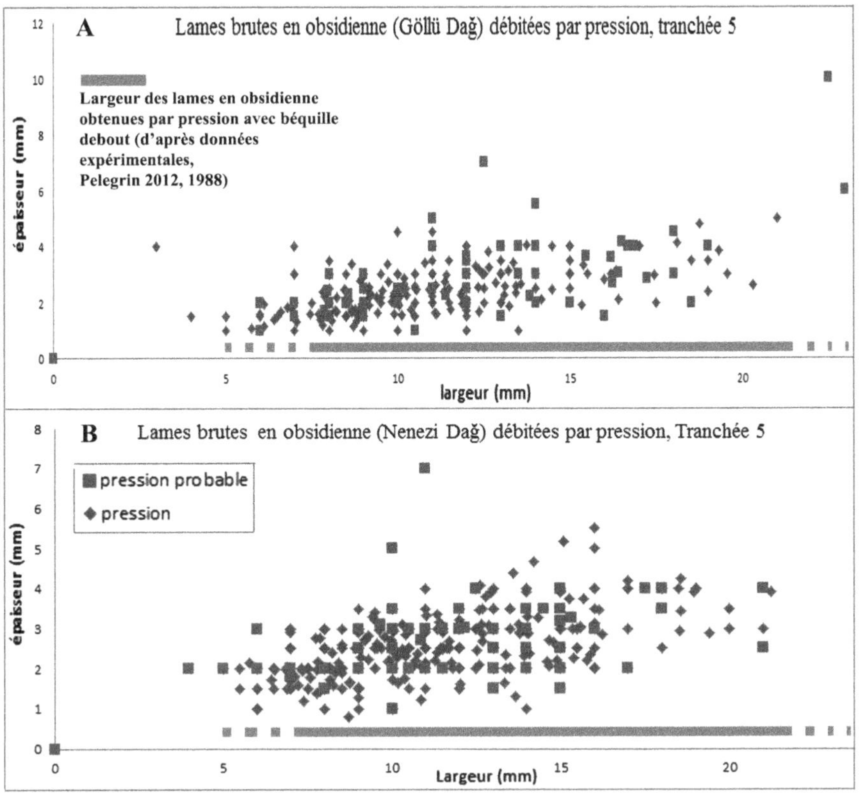

Graphique IV. 2 : dimensions des lames brutes débitées par pression de la tranchée 1. La répartition se fait par types d'obsidienne : Göllü Dağ (A) et Nenezi Dağ (B). L'échelle verte rend compte des données expérimentales concernant la largeur des lames en obsidienne obtenues par pression à la béquille debout (Pelegrin 1988, 2003, 2012). L'encadré gris signale les grandes lames débitées par probablement par pression.

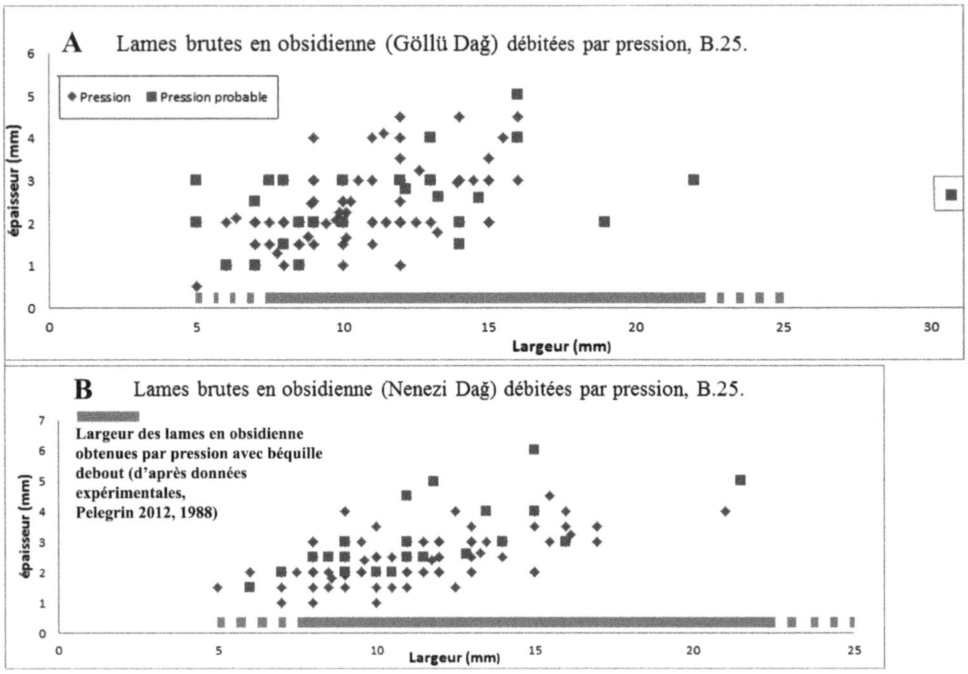

Graphique IV. 3 : dimensions des lames brutes débitées par percussion de la tranchée 5. La répartition se fait par types d'obsidienne : Göllü Dağ (A) et Nenezi Dağ (B).

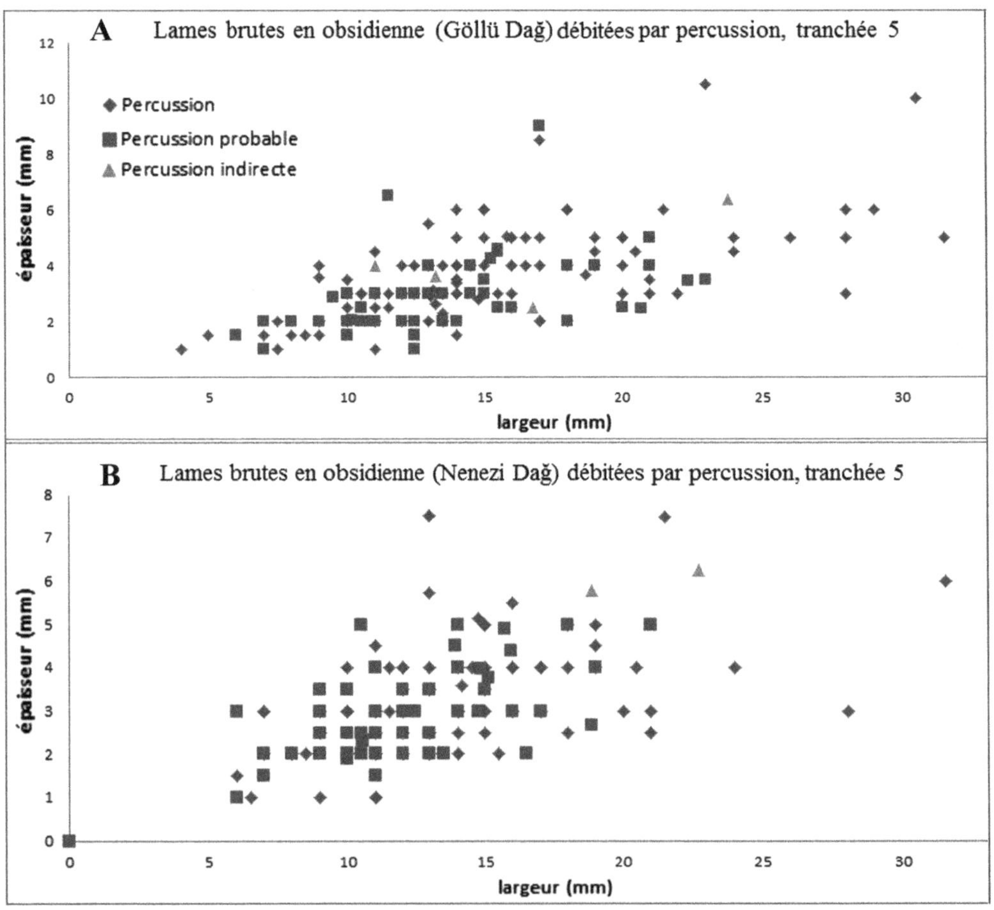

Graphique IV. 4 : dimensions des lames brutes débitées par percussion de la tranchée 1. La répartition se fait par types d'obsidienne : Göllü Dağ (A) et Nenezi Dağ (B).

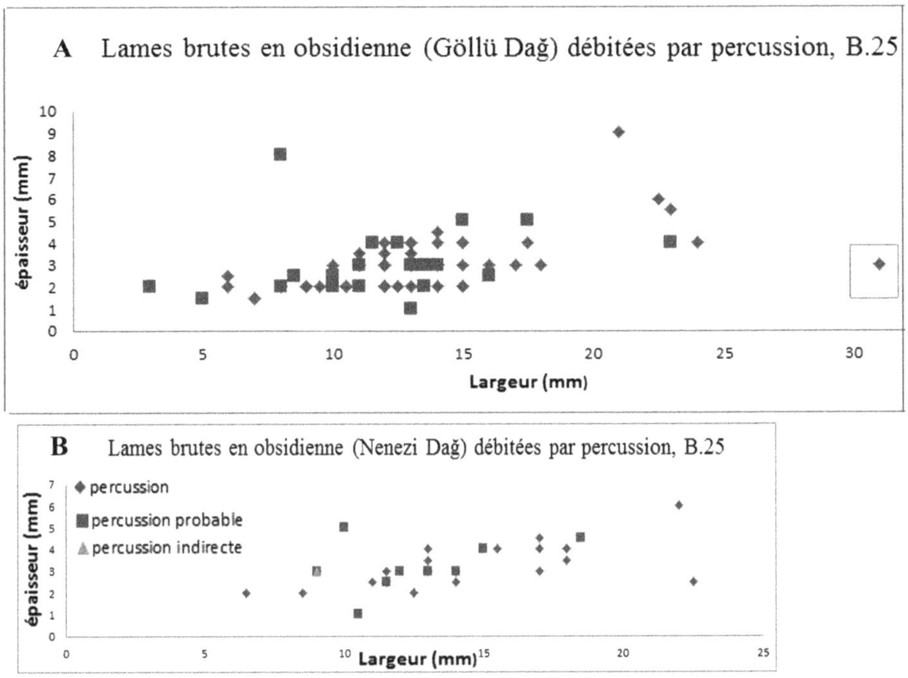

Graphique IV. 5 : Dimensions des lames brutes en obsidienne débitées par percussion et par pression tranchée 5. (A) Nenezi Dağ, (B) Göllü Dağ.

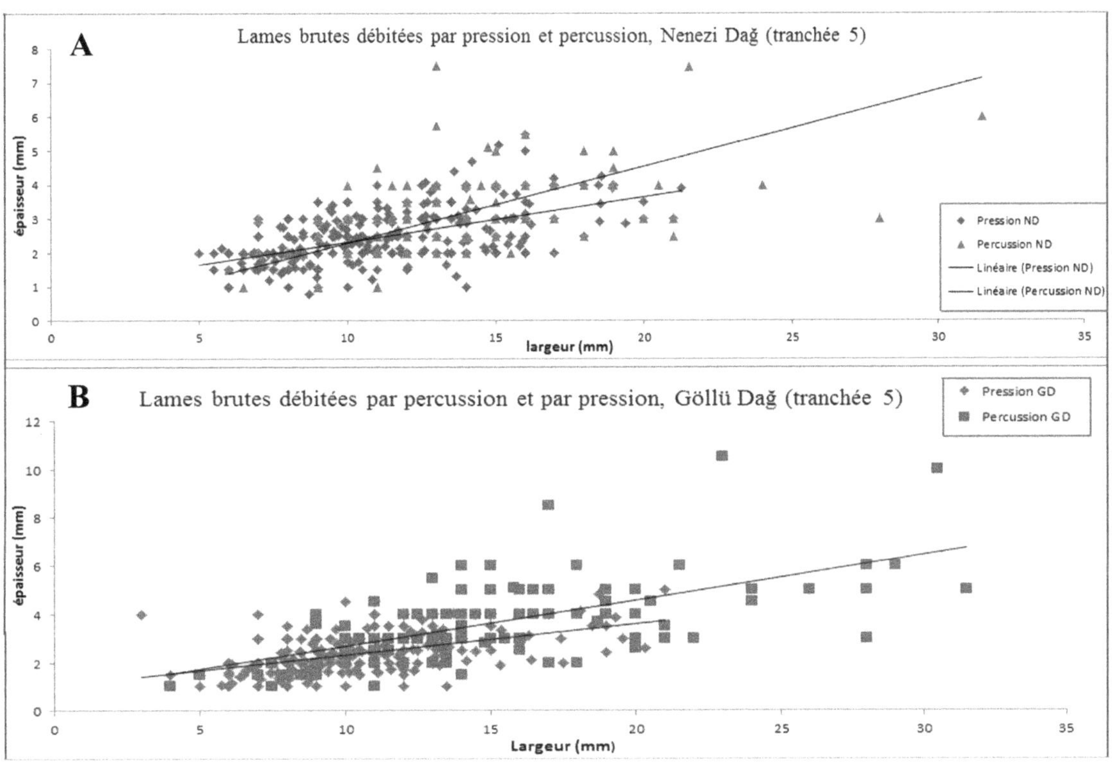

Graphique IV. 6 : Dimensions des lames brutes en obsidienne débitées par percussion et par pression, tranchée 1. (A) Nenezi Dağ, (B) Göllü Dağ.

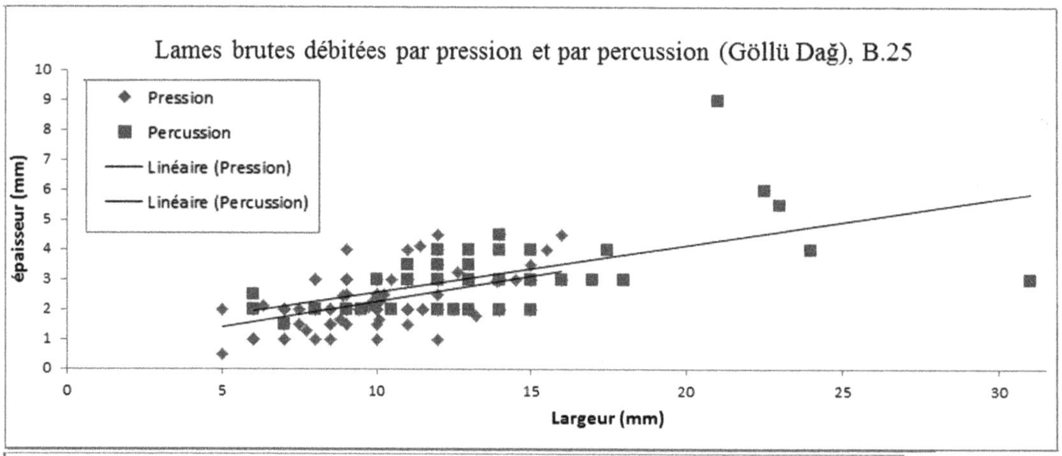

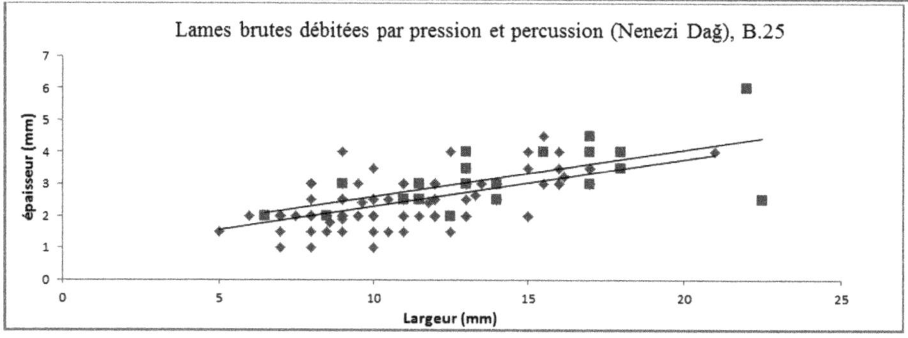

Graphique IV. 7 : histogrammes de distribution des classes technologiques de la série lithique en obsidienne de la Tranchée 5.

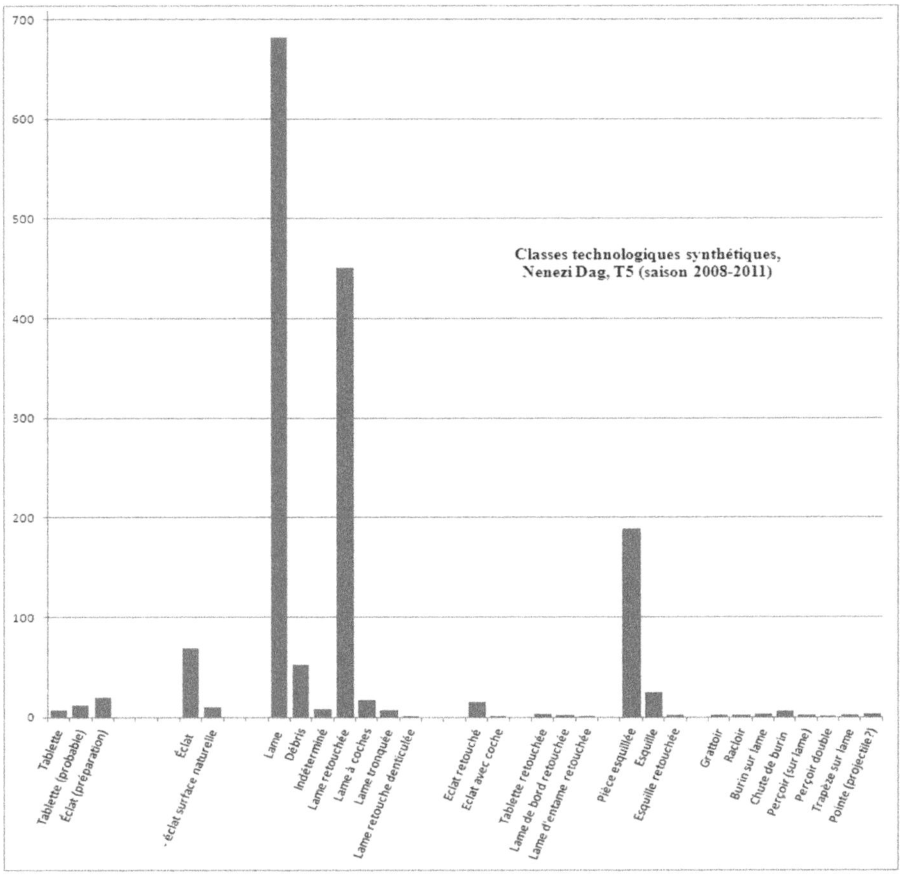

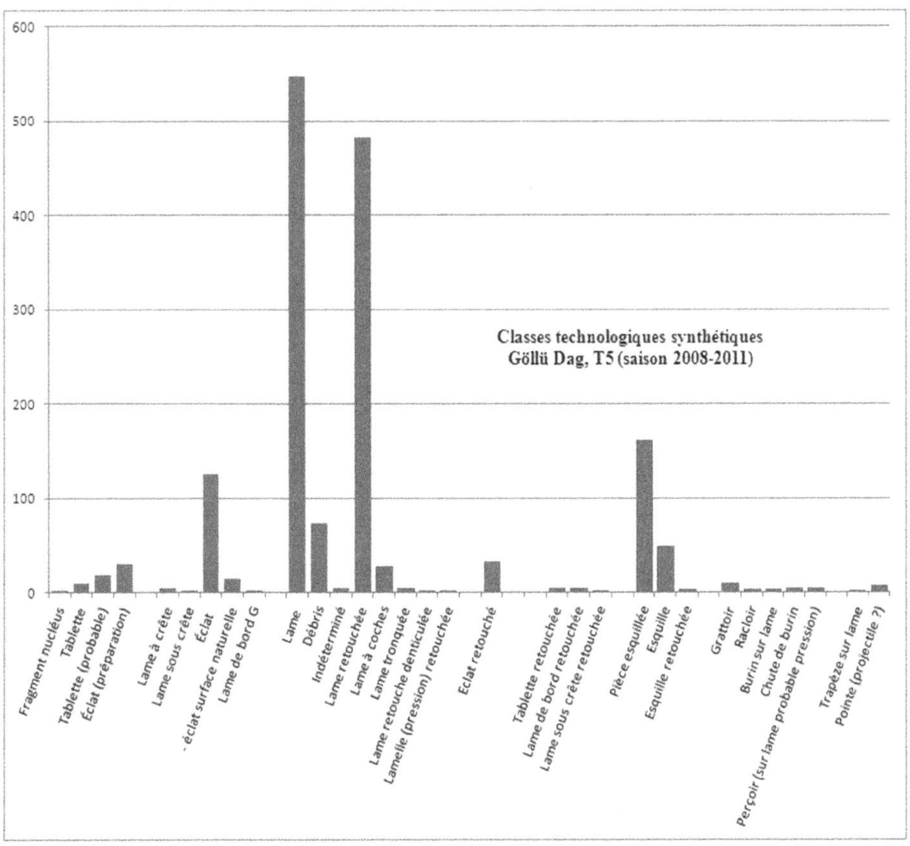

Graphique IV. 8 : histogrammes de distribution des classes technologiques de la série lithique en obsidienne de la Tranchée 1.

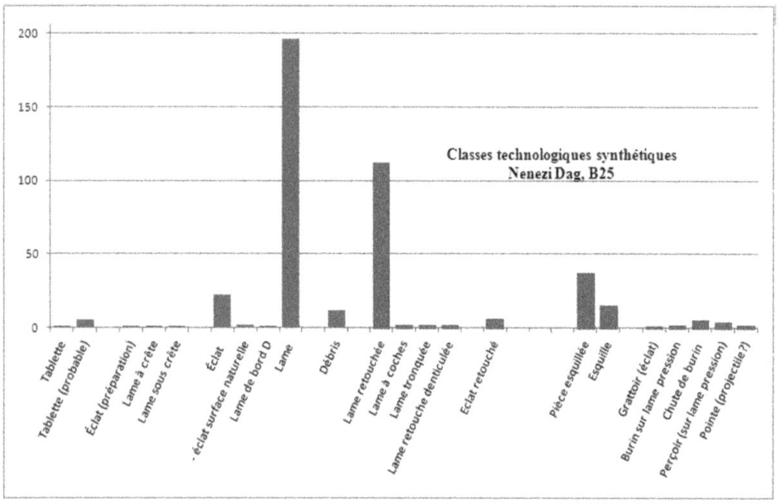

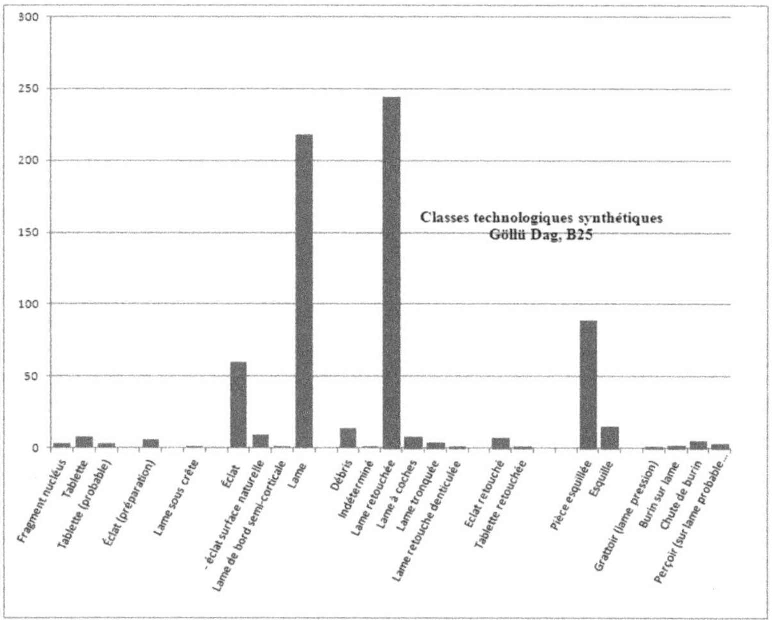

Graphique IV. 9 : histogrammes de distribution des classes technologiques de la série lithique en obsidienne de la Tranchée 7.

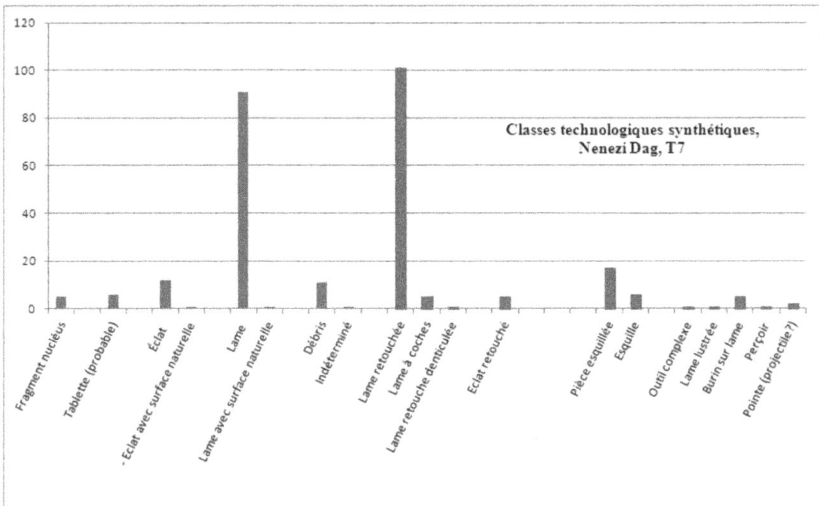

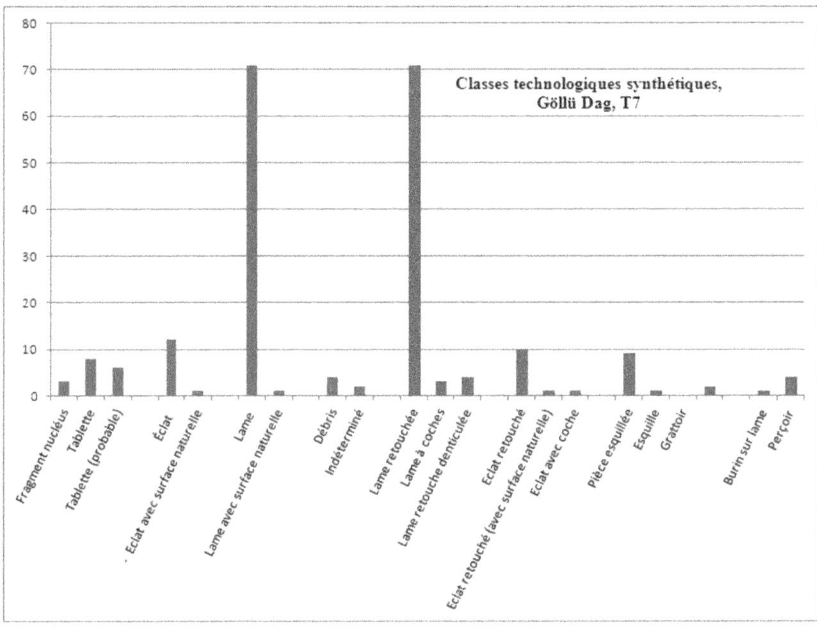

Graphique IV. 10 : description de la retouche des lames retouchées de la Tranchée 5 et 1 par source d'obsidienne (Göllü Dağ GD, Nenezi Dağ ND).

La description comprend : la localisation de la retouche, bord gauche (G), droit (D) ou sur les deux bords (2B), localisé en partie proximale (prox.) ou distale (dist.). La répartition de la retouche partielle (considérant aussi les retouches discontinues) ou totale. Et enfin la position soit inverse, directe ou alterne.

Çatalhöyük-Ouest, Bâtiment 25

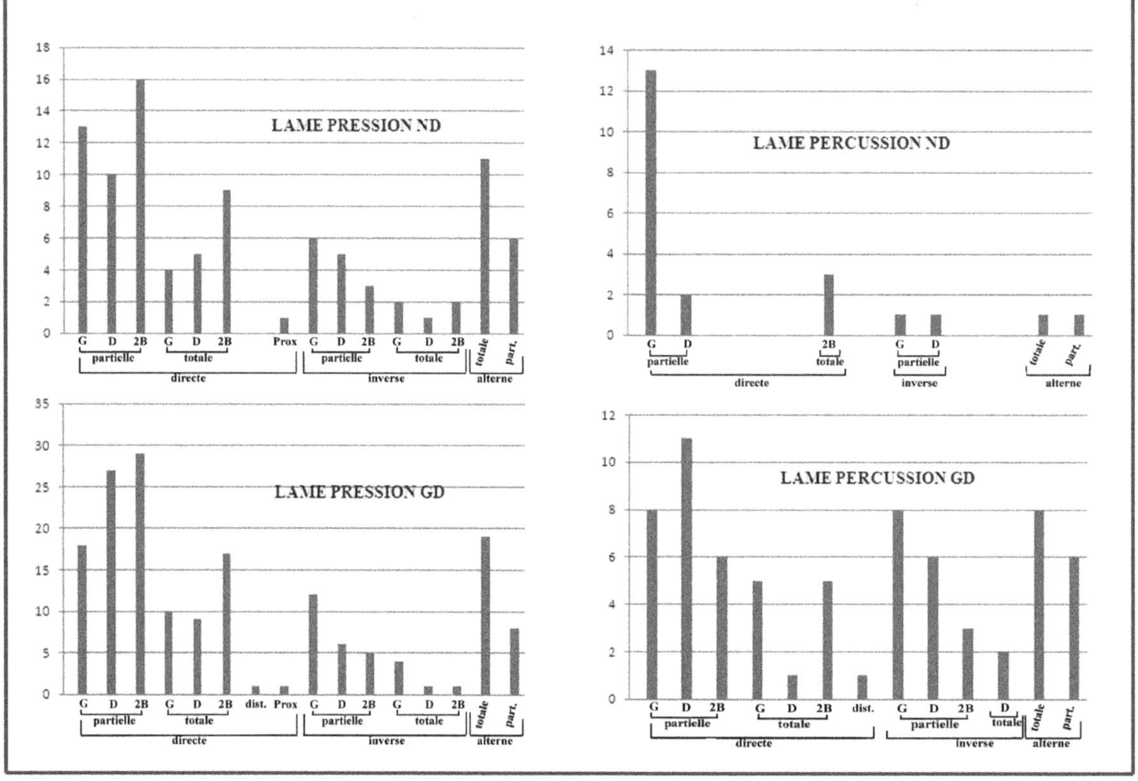

Çatalhöyük-Ouest, Tranchée 5 (saison 2008-2011)

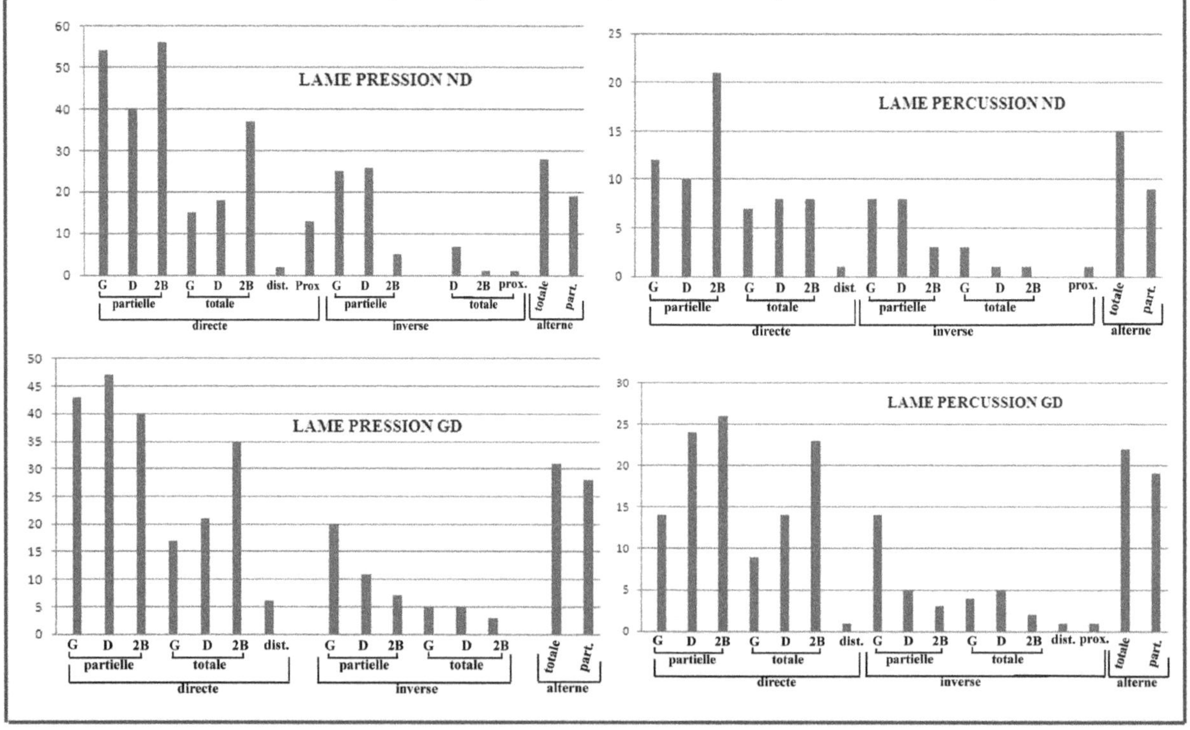

Graphique IV. 11 : Lames brutes et supports retouchées débitées par pression de Nenezi Dağ (A) et Göllü Dağ (B), tranchée 5.

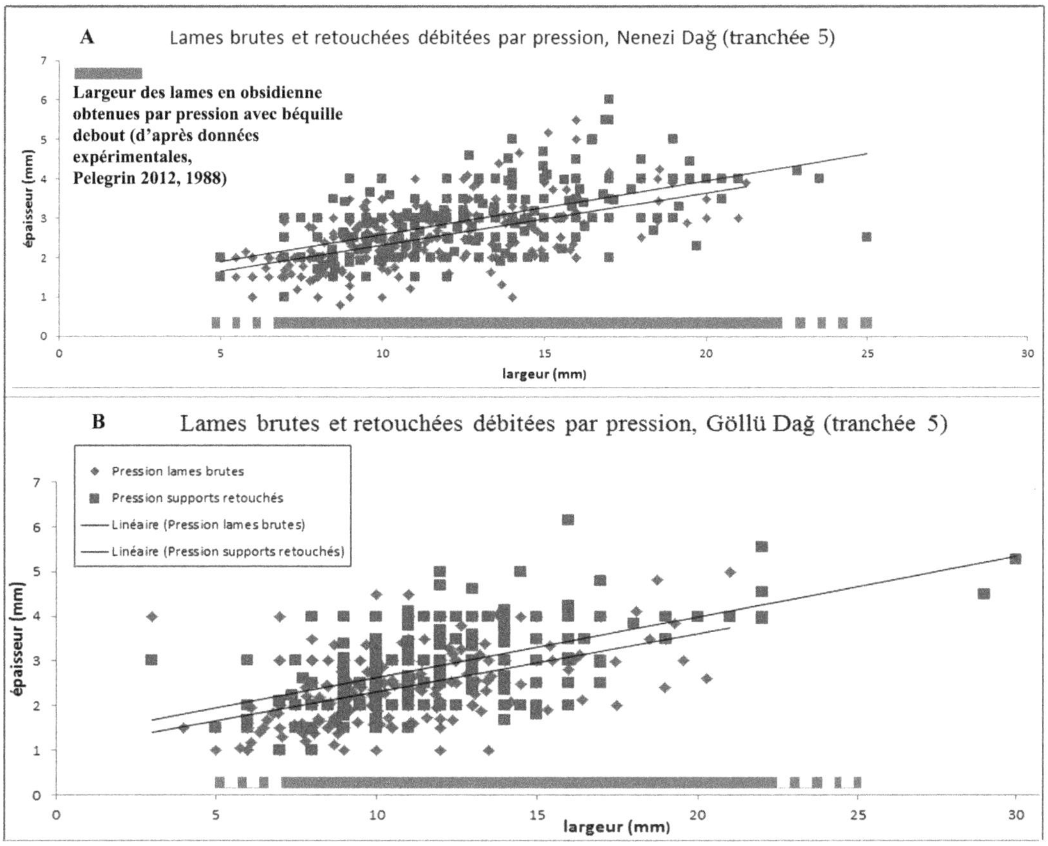

Graphique IV. 12 : Lames brutes et supports retouchées débitées par pression de Nenezi Dağ (A) et Göllü Dağ (B), tranchée 1.

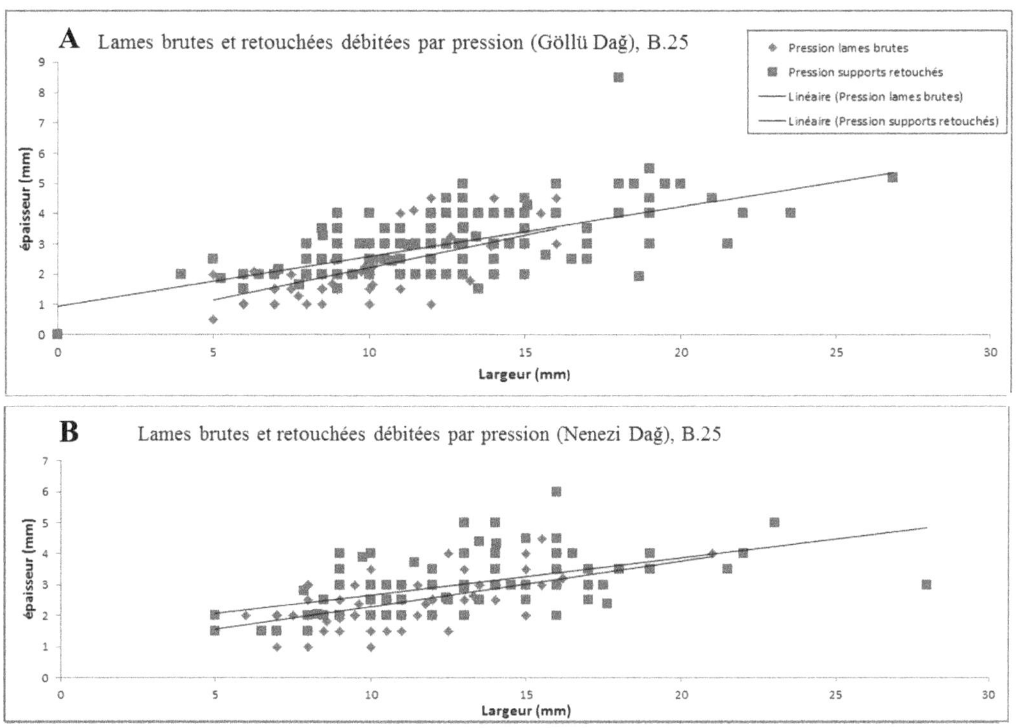

Graphique IV. 13 : Distribution des classes technologiques de la production sur obsidienne (par sources) des petites cellules secteurs 454 et 310 de la tranchée 5.

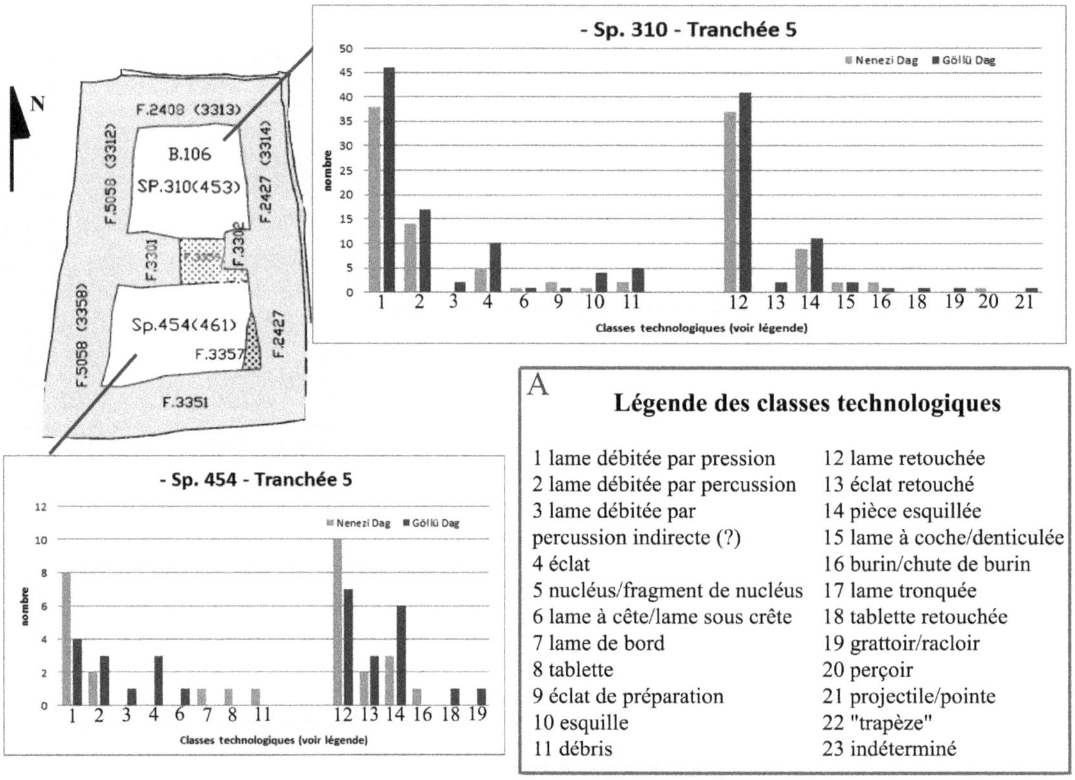

Graphique IV. 14 : Distribution des classes technologiques de la production sur obsidienne (par sources) des bâtiments B.107 et B.105 de la tranchée 5. Voir légende des classes technologiques graphique IV.13.

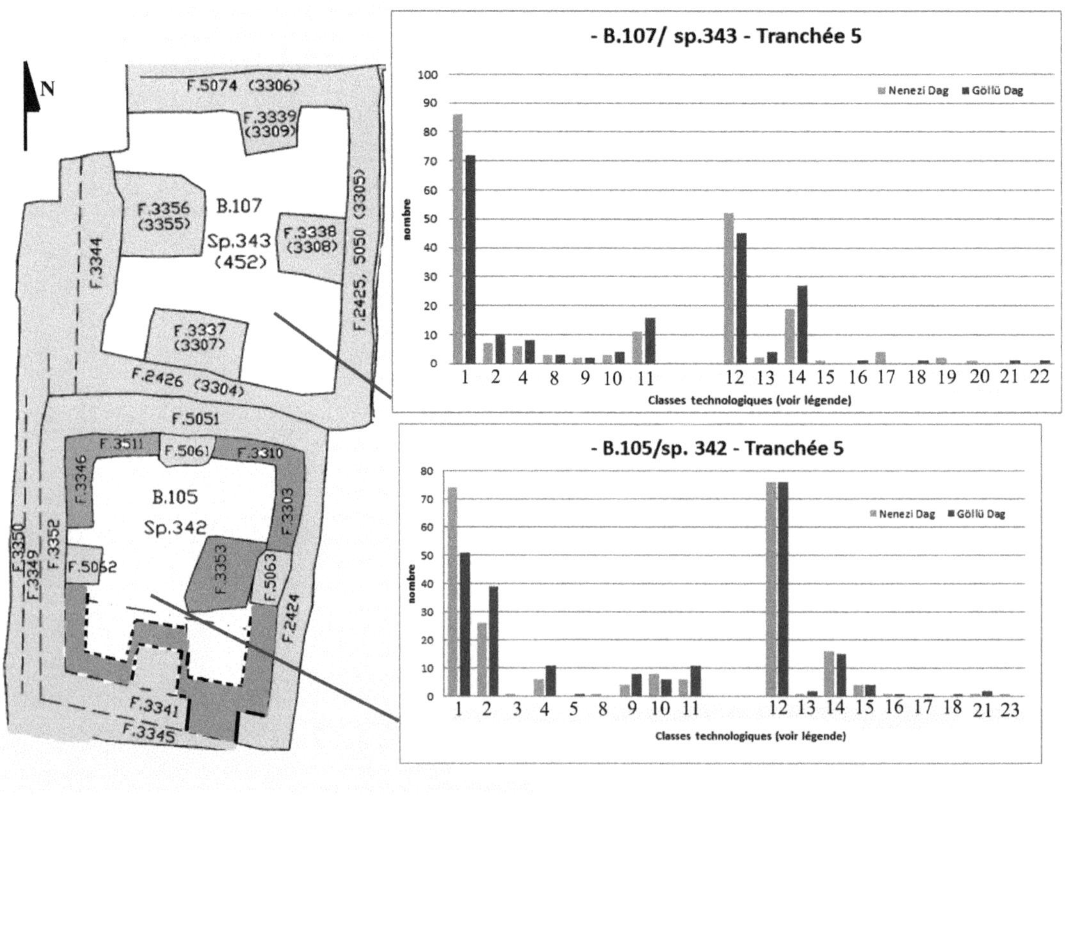

Graphique IV. 15 : Distribution des classes technologiques de la production sur obsidienne (par sources) du bâtiment B.98 de la tranchée 5. Voir légende des classes technologiques graphique IV.13.

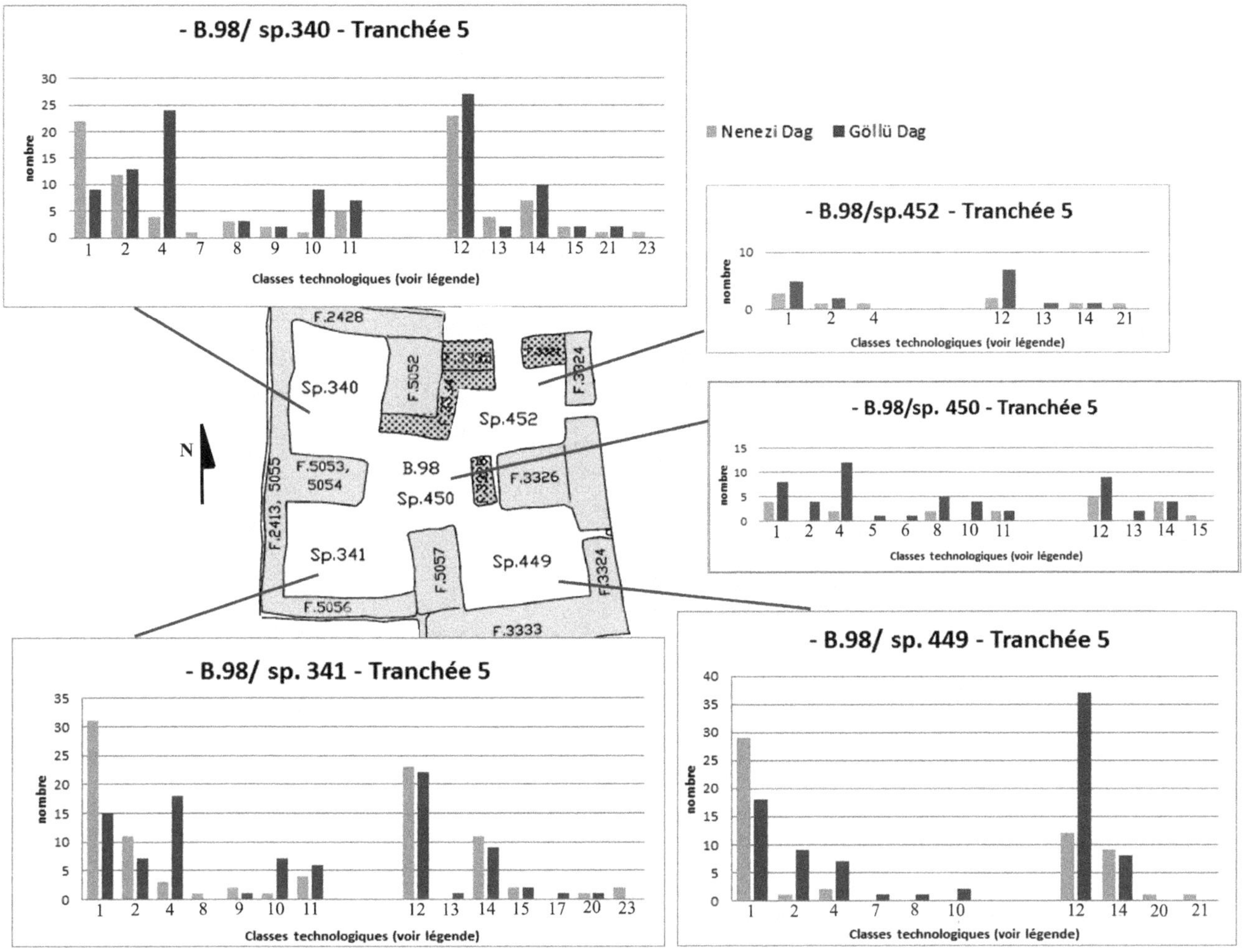

Graphique IV. 16 : Distribution des classes technologiques et groupes macroscopiques des matières premières non- obsidienne des petites cellules, secteurs 454 et 310 de la tranchée 5.

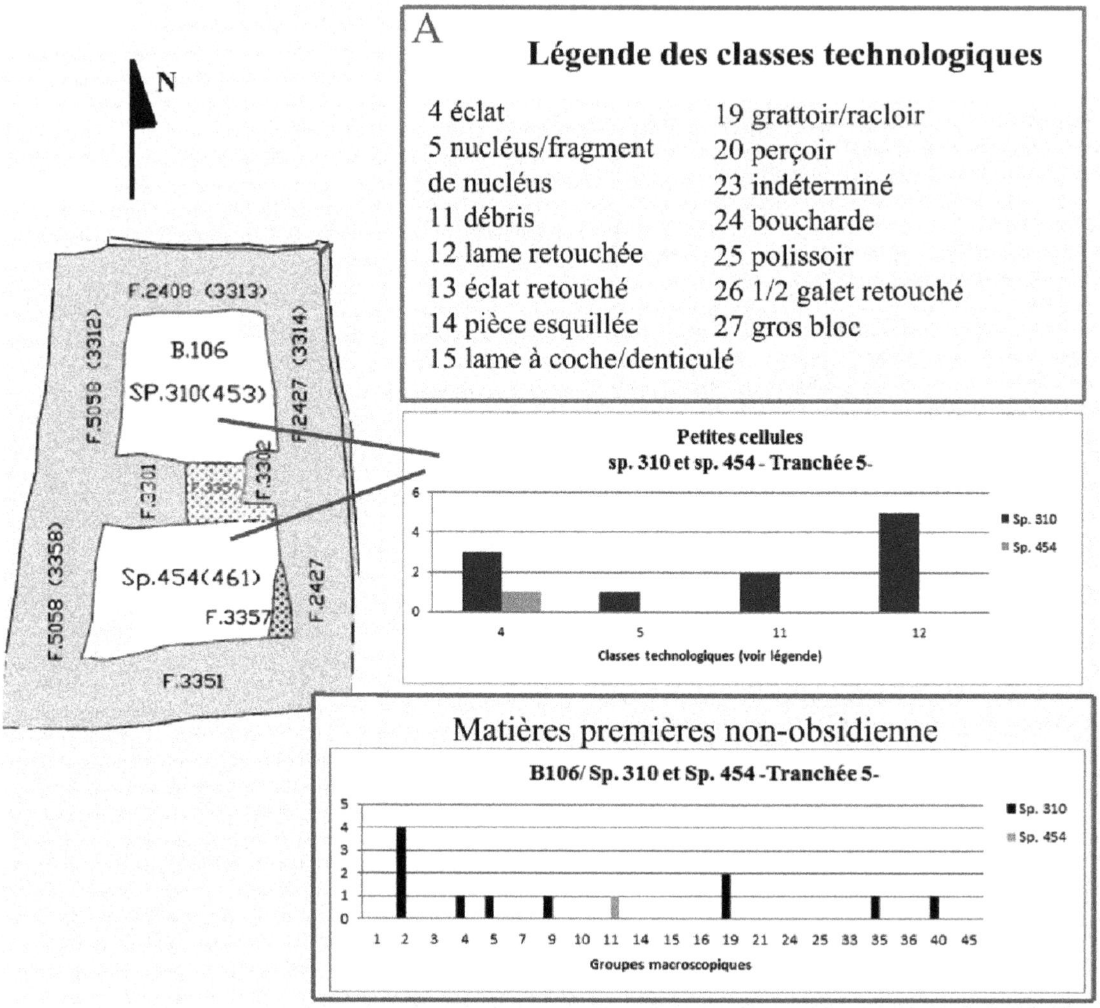

Graphique IV. 17 : Distribution des classes technologiques et groupes macroscopiques des matières premières non- obsidienne des bâtiments B.105 et B.107 de la tranchée 5. Voir légende des classes technologiques graphique IV.16.

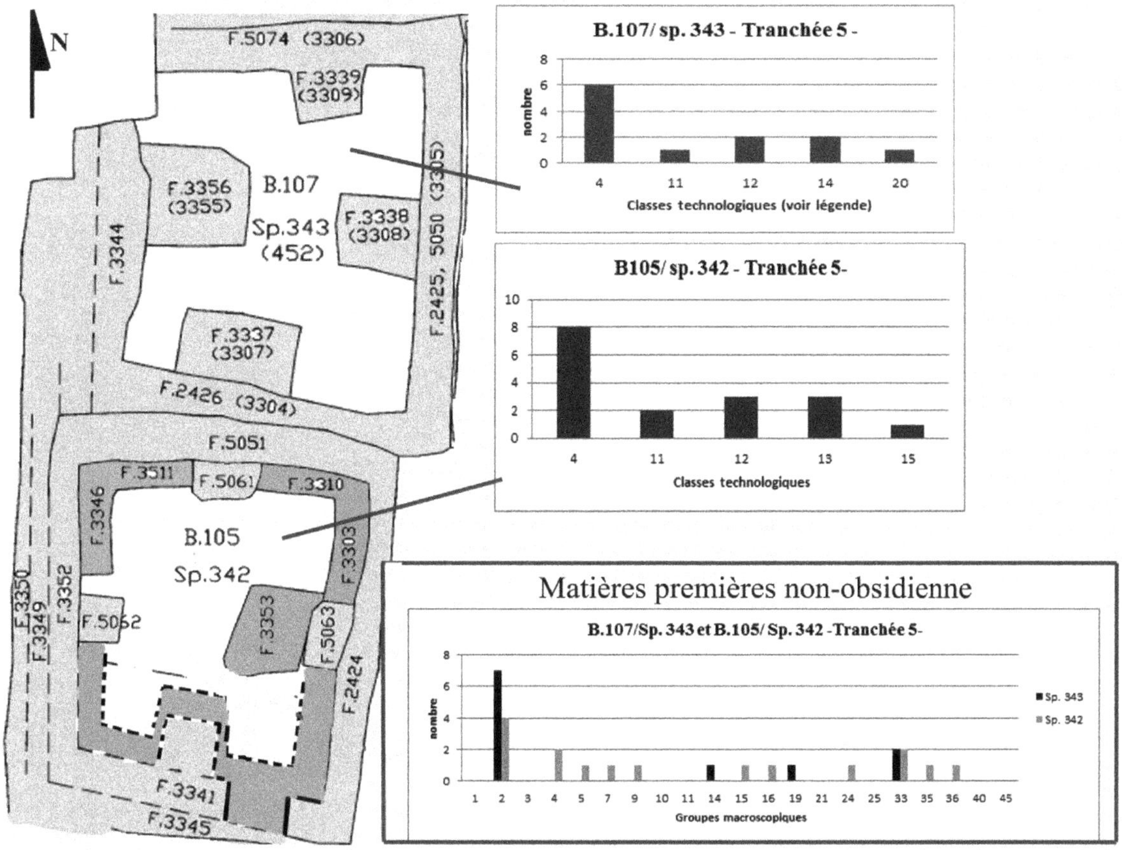

Graphique IV. 18 : Distribution des classes technologiques et groupes macroscopiques des matières premières non- obsidienne du bâtiment B.98 de la tranchée 5. Voir légende des classes technologiques graphique IV.16.

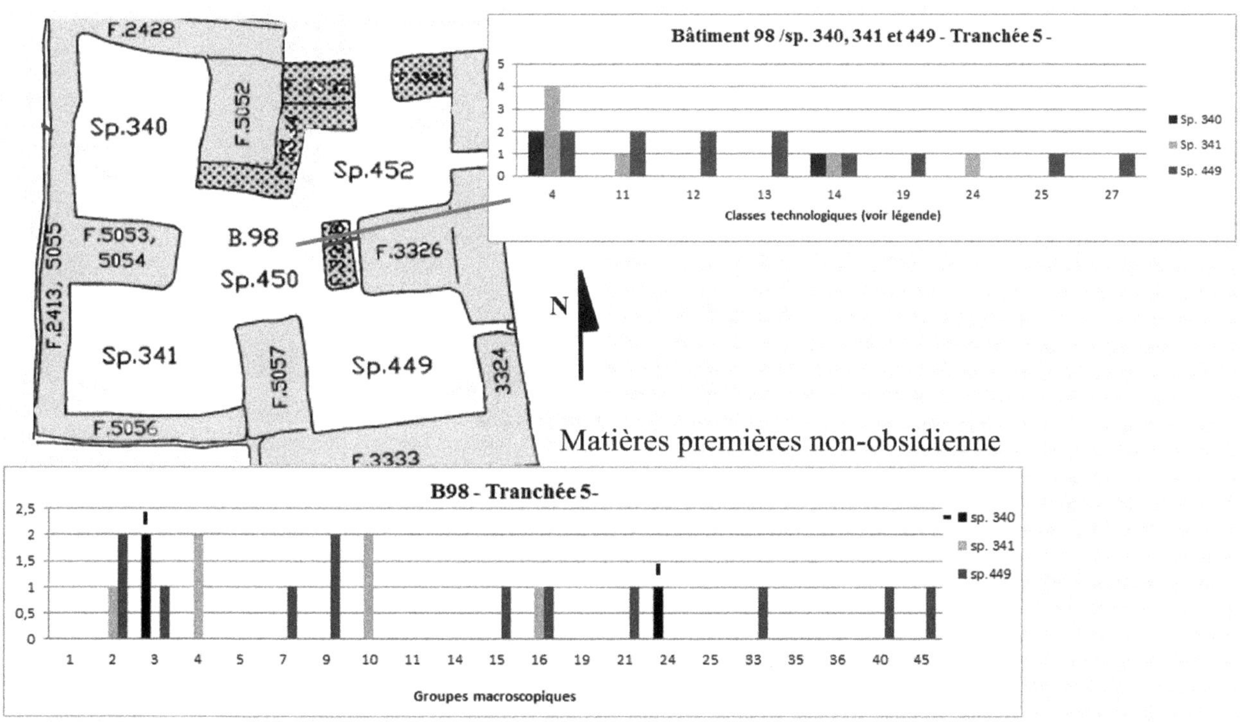

Graphique IV. 19 : Aperçu diachronique des changements techno-économiques de la production lithique et des sources de matières premières exploitées à Çatalhöyük-ouest : tranchée 7. A : la stratigraphie est détaillée figure I.9.

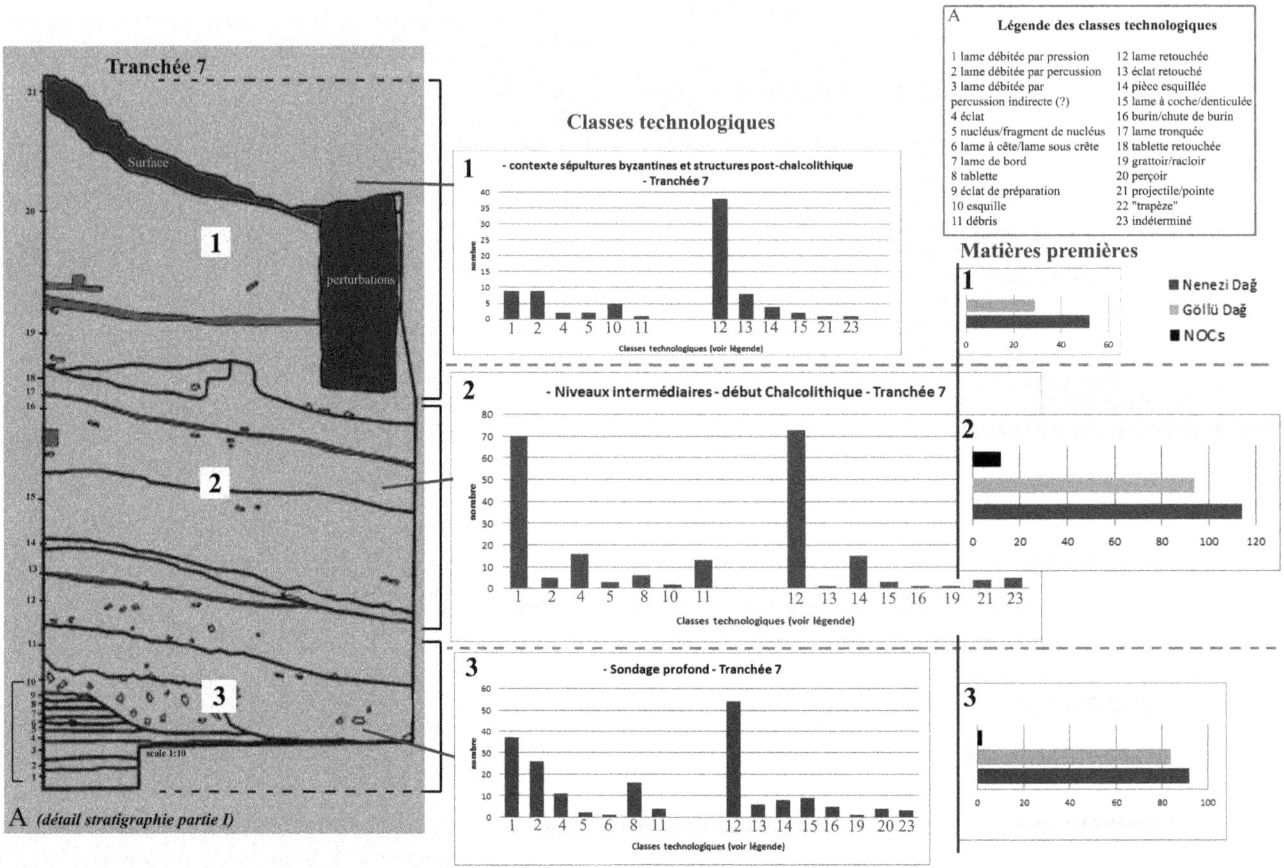

V Discussion : l'économie des matières premières en Anatolie centrale et les transformations sociaux-économiques au Chalcolithique ancien

1 Différentes sphères d'approvisionnement pour différentes modalités de circulation des matières premières et productions lithiques

Grâce à l'étude des matières premières, il a été possible de mettre en avant différentes « sphères » d'approvisionnement en matières premières pour la pierre taillée. Combinée à l'étude typo-technologique, il est possible de montrer que ces différentes sphères rendent compte de différentes modalités d'acquisition et/ou de circulation de la matière première et de produits.

1.1 - Un vaste territoire local et une diversité minéralogique

Nous avons déjà discuté de la définition de la notion de « territoire local » dans notre introduction. Car en effet, dans ce contexte anatolien, nous avons délimité cette sphère aux limites du bassin de Konya (figure V.1 I.). Car l'appelation « territoire local » sous-entend, nous l'avons vu, un territoire régulièrement exploité pour les activités et la subsistance du groupe. Aussi, nous considérerons au plus proche du site de Çatalhöyük la plaine de Konya, les formations ophiolitiques au nord et à l'ouest de Konya, la rivière Çarşamba comme autant de sources locales potentielles. Aussi la sphère locale se définit sur un rayon minimum de 50 km autour du site. Ce secteur inclut les gisements potentiels de basaltes, andésites et autres roches signalées pour la production des meules par Baysal (2004) entre Çatalhöyük et le lac de Seydişehir.

Un ramassage dans les environs immédiats du site peut être envisagé. Mais nous avons vu qu'il est difficile d'évaluer le potentiel du réseau hydraulique comme source secondaire. Nazaroff *et al.* (2013) déplorent comme nous les maigres résultats obtenus lor de nos prospections respectives. Si bon nombre du matériel ne permet pas de discuter de sa position de récolte, quelques pièces de l'assemblage montrent clairement une acquisition en position secondaire. Signalons que ces observations ont été faites sur des jaspes bordeaux (groupe macroscopique 3), des silex caramel (groupe macroscopique 4), des calcédoines jaunes/blanches (types 10 et 40), un silex crème sous forme de galets (type 25), un éclat de galet (type 26), des blocs de silex marron (types 40 et 45) et un silex marbré (groupe macroscopique 43) (tableau III.11 et graphique III.6). Certaines de ces pièces permettent d'envisager une acquisition dans les lits de rivières ou terrasses. Il s'agit de galets montrant des surfaces naturelles piquetées et émoussées.

Aussi cette diversité visuelle et minéralogique dans les matières premières locales exploitées mais aussi les différentes positions de récolte observées renforcent l'idée d'une acquisition opportuniste pour une production domestique d'appoint qui répond à un besoin ponctuel. Aussi la question des sources secondaires et de leur localisation reste ici problématique. Déjà lors de quelques prospections entre 1998 et 2004, pour la recherche des matières premières pour les meules, Baysal (1998, 2004) signalait ce problème. Car il est certain que la rivière Çarşamba, à cette époque, plus sujette aux variations de son niveau de l'eau et de son débit, a dû charrier de nombreux matériaux. Dans sa course, elle traverse divers types de formation (Ophiolites, formations du Crétacé...) (figure II.5). La récolte de ce type d'éléments peut très bien avoir lieu lors d'activités pastorales (pâtures des troupeaux) ou de l'acquisition d'autres matières premières telles que les pigments, les argiles pour la céramique ou encore les meules. Baysal (1998, 2004) a mis en avant la disponibilité locale de ces matières premières sur une large bande s'étendant de Çatalhöyük au lac de Seydişehir (Baysal 2004) et au nord de Konya dans la région de Sille. Il souligne d'ailleurs pour les meules un changement dans les modalités d'acquisition au Chalcolithique ancien (taille des meules et types de matières premières utilisées) (Baysal 2004) qu'il lie à une possible expansion du réseau d'échanges dans la plaine. Il signale la présence de cherts dans la région au nord de Konya. Nos prospections ont, en effet, permis de mettre en avant des jaspes et des affleurements de lydiennes (chert noir) dans ce secteur. Mais nous y avons aussi observé des carrières modernes de magnésite (un fragment fut trouvé dans la tranchée 5), de larges formations argileuses (kaolinite), des éléments pouvant être utilisés comme pigments... La région au nord de Konya présente une richesse plus concentrée en ressources minérales que la région entre Çatalhöyük et Seydişehir.

1.2 - Modalité de circulation de l'obsidienne : héritage d'un réseau de tradition néolithique en mutation ?

La sphère dite « régionale » considère essentiellement la distance entre Çatalhöyük et les sources cappadociennes d'obsidienne, soit environ 180 km vers le nord-est (figure V1 II.). Notons que nous n'avons pas envisagé de sphères d'approvisionnement incluant les sources d'Anatolie de l'est. Car l'aspect anecdotique de ces pièces sur le site laisse supposer une acquisition au sein de l'une des trois sphères définies, sans doute par échange.

Figure V. 1 : les différentes sphères d'approvisionnement de Çatalhöyük-Ouest, Chalcolithique ancien (6000-5500 cal. BC) (carte S. Ostaptchouk).

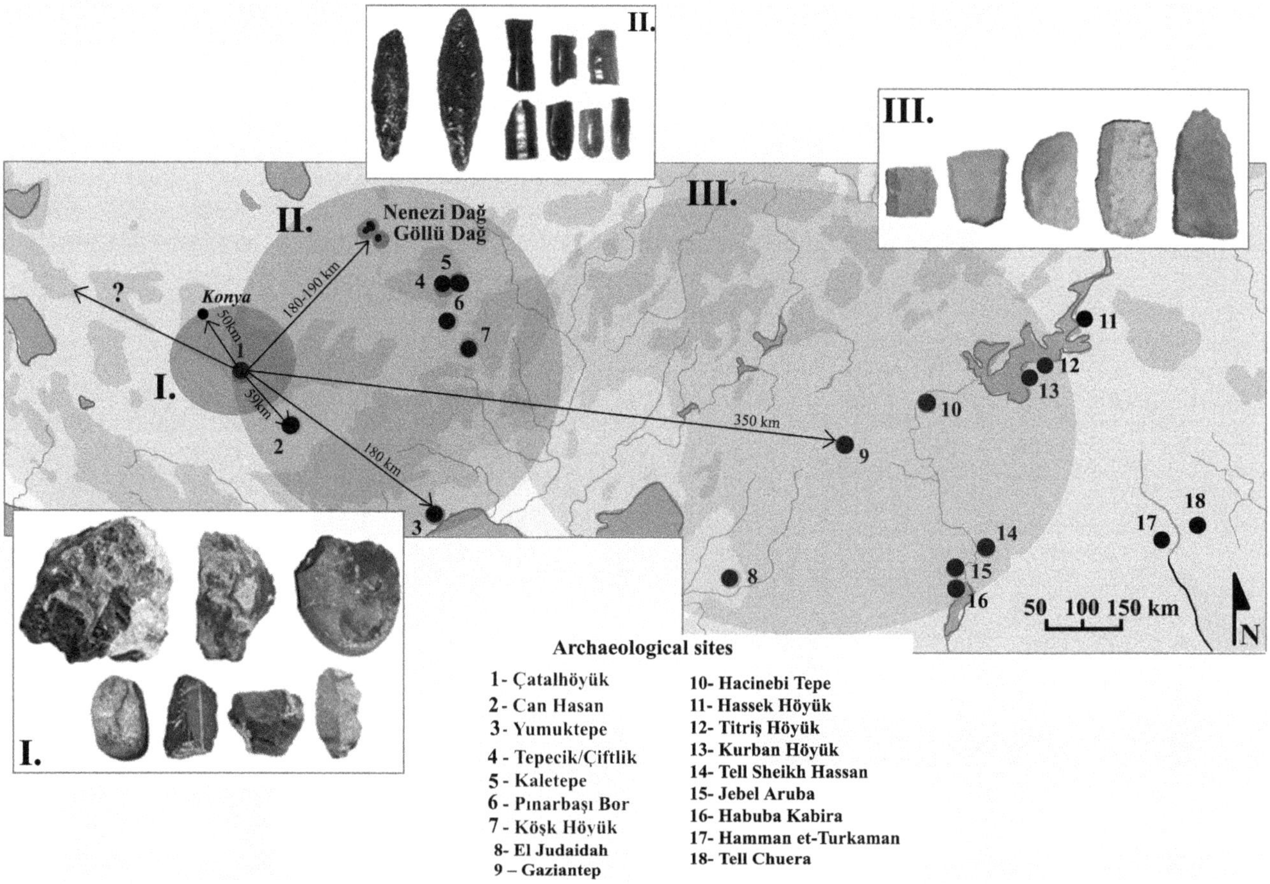

Dans cette seconde sphère, ce sont des nucléus préformés qui circulent. L'hypothèse d'une circulation en partie sous forme de lames n'est pas exclue. Si l'on considére la quantité annuelle estimée d'obsidiennes importées sur le site, soit entre 57-70 kg, en l'état de nos connaissances, nous avons vu qu'il est difficile d'envisager une acquisition directe des nucléus préformés ou des lames aux sources ou sites avoisinants. Le site de Çatalhöyük est clairement un village sédentaire où l'obsidienne ne semble plus avoir la place qu'elle avait dans l'économie du site au Néolithique céramique. Le lithique est présent en quantité bien moindre et montre des comportements de réutilisation ou de récupération des blocs. Il semble donc moins évident d'en obtenir ou du moins le besoin en terme de quantité, n'est plus le même. Aussi nous avons déjà mentionné que l'acquisition directe aux sources ou sites avoisinants n'est plus envisageable. Les réseaux d'échange ont pu être alimentés par une nouvelle mobilité des populations liée aux activités pastorales. Car si au Néolithique les hommes pouvaient organiser des expéditions vers les sources afin d'en rapporter des quantités assez importantes (Carter *et al.* 2005a ; Carter & Milić 2013 ; Cessford & Carter 2005), au Chalcolithique, quelques groupes semi-nomades ou des activités saisonnières impliquant une mobilité ont pu contribuer à la complexification du réseau d'échange et de là engendrer une mise en circulation de produits plus divers et sur de plus grande.

Mais ce changement (déclin ?) de la production lithique n'est pas propre à Çatalhöyük. En effet, à cette période charnière de transition entre le Néolithique final et le début du Chalcolithique, on retrouve de nombreuses allusions dans les publications quant à une rupture avec les productions en obsidienne du Néolithique. David French parlait d'appauvrissement et d'une production « moins belle » qu'au Néolithique (French 1965). À Mersin Yumuktepe, Isabela Caneva (2012) parle d'un effrondement du système de réseau au Néolithique final (niveau XXIV-vers 5800 cal. BC) . Elle mentionne « *an important change in raw material acquisition strategies with a possible reduction in the obsidian distribution network (...) Changes in raw material acquisition, as well as in technical complexity and production scale, suggest that deeper socio-political changes were ongoing in the site at the very beginning of the Halaf influence in this region*" (Caneva 2012: 11-13). Nous tenterons d'éclairer dans les parties qui suivent la nature de ces changements.

1.3 - Un circulation sur de longues distances de produits en silex d'une production spécialisée

La troisième sphère d'approvisionnement, plus large, rend compte d'une circulation de produits finis entre régions (figure V.1 III.). Cette sphère se situe au-delà de la sphère régionale soit plus de 200 km. Cette sphère montre clairement l'étendue du réseau d'échange alors en place à cette époque. James Conolly (1999a, b) parlait alors d'un réseau plus cosmopolitain. Si ce dernier repose largement sur les acquis du Néolithique, notamment pour l'obsidienne, l'importance des lames dites « cananéennes » est un phénomène qui prend toute son ampleur au Chalcolithique ancien à Çatalhöyük. Des lames en silex, lustrées, sont ponctuellement observées dans les assemblages du Néolithique. Elles sont généralement sous la forme d'outil allongé, très retouché. Ce type est représenté à Çatalhöyük-Ouest par deux pièces (figure IV.14.1 et 14.7). Il s'agit sans doute d'éléments de faucille. Néanmoins, l'apparition d'outils lustrés carrés ou rectangulaires est, à ma connaissance, propre au Chalcolithique ancien de Çatalhöyük-Ouest. De plus, si l'on considère la faible quantité de pièces, qui constitue notre assemblage en silex, ce type d'outil est alors assez présent. Aussi nous avons orienté cette sphère vers le sud-est de l'Anatolie où des ateliers de productions de ces supports sont connus.

Une production de spécialistes, de grandes lames en silex, est aussi signalée à cette époque à Mersin Yumuktepe (Caneva 2012). Pour les assemblages du Néolithique final (XXIV- vers 5800 cal. BC), Isabela Caneva (2012) mentionne la coexistence d'une prodcution domestique sur silex avec une production spécialisée sur un silex beige, qui nous rapelle sitôt les silex dolomitiques observés à Çatalhöyük : « *the ad hoc debitage, however, coexisted with blade fragments of the beige flint, a distinct non-local raw material. These regular blade segments occured in limited numbers in the assemblage, and most had glossed edges as did the more numerous small flakes* » (Caneva 2012 : 11). Cette matière première est mentionnée comme étant présente à Mersin Yumuktepe dès le début du Néolithique (niveaux XXXIII à XXVIII – 7000-6200 cal. BC) (Caneva 2012). On observe ici donc de nombreux points communs pour ces productions entre Çatalhöyük et Mersin Yumuktepe : une matière première très proche d'après les descriptions, des lames présentent en faible quantité et sous forme de fragments lustrés. Ainsi si nous avons envisagé l'hypothèse que ces outils rectangulaires en silex aient pu être des éléments de *tribulum*, plateau de fauchage des céréales, pouvant alors rendre compte de l'intégration de nouvelles pratiques dans le traitement des céréales, l'absence d'étude tracéologique ne nous permet pas d'aller plus en avant sur ce point. Il est vrai que ces pièces sont présentes en petit nombre ce qui ne penche pas en la faveur d'un assemblage en plateau. Il s'agit de lames de sections assez fortes, montrant des lustres irréguliers, parfois sur un bord, parfois sur les deux. Il s'agit cependant de produits rares en Anatolie centrale d'ateliers de productions de traditions différentes, propres au Chalcolithique ancien à Çatalhöyük qui semblent montrer une circulation de produits proche-orientaux jusqu'au cœur de l'Anatolie centrale.

2 Production domestique versus production spécialisée

Deux types de production coexistent donc à Çatalhöyük-Ouest. Une production locale voire même à l'échelle de la maison, sommaire, d'appoint, et une production sur obsidienne mais aussi sur silex qui signe un travail de spécialistes. J'entends, rappelons-le, par production spécialisée, de façon très simple, une production réalisée par un petit nombre d'individus pour répondre à une demande qui dépasse celle du groupe domestique. En d'autres termes, une production conçue pour circuler et être échangée. Cette définition telle que la présente Catherine Perlès (2004) ne préjuge ni de degré de spécialisation (elle peut être saisonnière, à temps partiel, et intégrée dans des activités courantes de subsistance) ni nécessairement du niveau de savoir-faire impliqué.

L'obsidienne au Chalcolithique ancien à Çatalhöyük est travaillée à l'échelle régionale. La production sur le site peut être envisagée mais là encore elle devait être affaire de quelques personnes, quelques tailleurs. C'est la nature rustre de la production à l'échelle domestique sur des silex locaux de mauvaises qualités contrastant avec les productions sur obsidienne qui nous laisse envisager cette possibilité. On peut même envisager que la partie la plus ardue du travail (préparation et mise en forme du nucléus), celui demandant le plus de savoir-faire pour l'obsidienne, a pu se passer au niveau des sources. Des tailleurs peuvent alors préparer les nucléus qui circulent alors prêt à l'emploi. Nous reviendrons sur cette idée de répartition spatiale des savoir-faire et la dilution de la chaîne opératoire dans l'espace s'inspire largement des travaux de Catherine Perlès et de Didier Binder sur le Néolithique de Grèce et du le sud de la France (Binder 1987 ; Perlès 1992 ; Perlès 2004 ; Perlès & Binder 1990).

Pour le Néolithique, pour cette même sphère d'approvisionnement cappadocienne, Tristan Carter *et al.* (Carter *et al.* 2005a ; Carter & Milić 2013) parlent pourtant de productions domestiques. Il existe donc un changement de taille entre les productions du Néolithique et du Chalcolithique. On observe premièrement un changement dans les sources exploitées au cours du temps : nous avons vu en effet qu'au Néolithique acéramique, se sont les obsidiennes de Nenezi Dağ qui dominent les assemblages lithiques alors qu'au Chalcolithique les sources de Nenezi Dağ et Göllü Dağ sont exploitées dans des proportions assez proche même si la source de Göllü Dağ peut représenter dans certains secteurs près de 70% de l'assemblage (Tranchée 1).

Puis, on observe alors un passage d'une production domestique de l'obsidienne au Néolithique à une production de spécialistes au Chalcolithique. Tristan Carter *et al.* (2005) entendent par production domestique, nous l'avons vu lors de l'approche diachronique de la production partie IV, une production intégrée aux activités domestiques, produite et consommée par l'unité domestique. Ils montrent que l'obsidienne a une place importante dans le système économique du groupe. Elle est importée en grande quantité annuellement (jusqu'à 297 kg par an) et des expéditions sont alors organisées pour leur acquisition (Carter *et al.* 2005 ; Cessford & Carter 2005). La transformation des supports fait partie intégrante des activités au sein de la structure de l'habitat dans les « *dirty area* ». Le savoir-faire nécessaire à cette production semble donc plus largement partagé.

Pour le Chalcolithique ancien, il n'est à ce jour pas possible de mettre en avant une production *in-situ* de l'obsidienne et encore moins dans les structures d'habitats. L'obsidienne présente alors en faible quantité est littéralement « consommée » et des pratiques de recyclages, ré-utilisations, sont observées. La production en obsidienne au début du Chalcolithique montre un déclin quant à sa place dans le système économique de ces groupes. Elle est passée au second plan. Se développe alors en complément une production domestique d'appoint sur un silex local de mauvaise qualité. Cette production, rustre, opportuniste dans l'acquisition de ces matières premières mais aussi dans les aspects techniques de sa production, rend compte d'une perte d'un savoir-faire à l'échelle de la cellule domestique. C'est alors, à cette période, la pleine expansion de la céramique peinte, production domestique intégrée aux activités de la maisonnée (Biehl *et al.* 2012 ; Franz 2009, 2010 ; Franz & Ostaptchouk 2012).

Il est exclu que la production de lames en silex dites « cananéennes » soit le fait des mêmes tailleurs que pour l'obsidienne. Elles sont introduites sur le site en faible quantité, et il est clair que ces producteurs spécialisés n'appartenaient pas à la communauté locale (techniques de taille et procédés de préparation des talons originaux, matières premières exogènes…). Ces productions se placent à l'échelle extra-régionale (figure V.1), au-delà de l'Anatolie centrale. Aucune source de silex de bonne qualité et offrant des nodules suffisant pour aménager de gros nucléus permettant le débitage de grandes lames n'existe en Anatolie centrale. C'est vers l'Anatolie de l'est que se tourne notre regard, sur des sites tels que Hassek Höyük (Otte *et al.* 1990 ; Pelegrin & Otte 1992), Hacinebi (Edens 2000 ; Stein 2000), Tritriş Höyük (Hartenberger *et al.* 1999 ; Matney *et al.* 1999) où ces productions sont attestées et où des sources locales de silex sont mentionnées (figure III.4). Cependant ces sites montrent généralement des séquences plus récentes entre 4000 et 2500 cal. BC (du Chalcolithique final et Bronze ancien II). Enfin, ce ne sont pas les nucléus ici qui circulent mais les lames. À Çatalhöyük-Ouest, cette importation répond à des besoins : un type d'outil lié aux activités agricoles, au traitement des céréales. La circulation de tels produits jusqu'en Anatolie centrale pose la question de leur accessibilité. L'existence de réseaux et de systèmes d'échanges a été mise en avant par les travaux sur l'obsidienne dans cette région. Bialor souligne dès 1962, un passage naturel par la vallée de Calycadnos (Gök Su) vers la Cilicie où le site de Mersin-Yümüktepe aurait pu jouer un rôle central dans la distribution et l'échange de ces produits. La Cilicie pourrait alors être une plateforme d'échanges, lien entre l'est anatolien, la Syrie et l'Anatolie centrale. On pourrait envisager aussi qu'une visite aux sources d'obsidienne pourrait être l'occasion d'échanges d'autres produits et de leur acquisition. Mais notons que les obsidiennes utilisées à Çatalhöyük-Ouest proviennent strictement de Cappadoce et les sites de tradition de production de lames cananéennes lorsqu'ils montrent une exploitation d'obsidienne, il s'agit généralement uniquement de celle provenant de la région du lac de Van.

La question des lames par pression au levier sur des obsidiennes de Cappadoce soulève aussi la question de la circulation des matières premières et dans un second temps la circulation de telle production spécialisée sur obsidienne. Car les seules productions de lames débitées par pression au levier connues proviennent de l'Anatolie du sud-est (où la technique de taille est largement pratiquée sur le silex d'ailleurs). Elles sont faites sur l'obsidienne de la région du lac de Van. Dans ce questionnement, il nous manque des données importantes de la pierre taillée d'Anatolie centrale notamment concernant des sites près des sources tels que Tepecik Çiftik. Mais sur ce site, le débitage bipolaire de lames semble garder une part importante dans la production (Godon 2008).

Le matériel lithique de Çatalhöyük-Ouest regroupe donc, selon cette étude, les productions d'au moins trois ensembles de tailleurs, dont deux spécialisés. Il s'agit sans nul doute d'un système bien plus complexe. La cohabitation de différents types de productions n'a rien de singulier mais il est intéressant de souligner qu'il existe des constances à l'échelle de l'Anatolie. Citons le site de Mersin Yumktepe. Isabela Caneva y décrit là aussi trois productions distinctes qui sont proches de celles décrites à Çatalhöyük : une production su obsidienne en déclin à la fin du Néolithique, nous l'avons vu, mais avec l'apparition sporadique de produits spécialisés (bracelets). Pour le silex, elle distingue deux productions là aussi : une production expédiente *in-situ* sur un silex local à grains grossiers et des fragments de lames lustrées sur un silex beige qu'elle qualifie de non local (Caneva 2012).

À Çatalhöyük, c'est au début du Chalcolithique que la production dans le cadre domestique semble prendre toute son importance. Les assemblages en obsidienne même s'ils gardent globalement les caractéristiques techniques de production déjà observées au Néolithique, sont de quantité bien moindre. La demande ou la production en obsidienne semble diminuer au Chalcolithique ancien. De là, l'approvisionnement direct aux sources (hypothèse soutenue pour le Néolithique (Carter *et al.* 2005)) devient de moins en moins probable au début du Chalcolithique. Il s'agirait en effet d'une entreprise coûteuse pour la quantité présente sur le site et pour l'utilisation qui en est faite. De plus des comportements tels que la récupération et le recyclage de nucléus en outils, de pièces techniques en grattoir semblent montrer un réel souci d'économiser la matière première. L'idée d'une récupération occasionnelle d'élément du monticule Est, par le groupe domestique par exemple, qui est après tout une source importante d'obsidienne prête à l'emploi, proche, a été envisagée. Mais cela ne pourra en aucun cas être prouvé.

Ainsi, les assemblages du monticule ouest sont très riches d'information et montrent une réelle et complexe économie des matières premières. Ils nous fournissent un aperçu général de la richesse de la diversité des productions et savoir-faire existant en Anatolie centrale durant cette période. En effet, considérant l'ensemble du matériel lithique, obsidienne et silex, l'industrie de Çatalhöyük-Ouest montre l'opposition entre un outillage rapidement produit et de fracture grossière et un outillage qui met en jeu des connaissances, des savoir-faire, des dépenses énergétiques et temporelles parfois considérables.

L'outillage expédient, très peu investi techniquement, est manufacturé sur des matériaux locaux de médiocre qualité à la taille. Le contraste est vif avec des outillages qui témoignent d'investissement techniques importants aussi bien en ce qui concerne l'acquisition d'une matière première de bonne qualité que leur exploitation et la production de l'outillage.

Les modalités d'approvisionnement en matières premières sont directement liées aux structures territoriales et au contexte social (Binder *et al.* 1990). Actuellement, les premières sociétés paysannes peuvent être perçues comme dotées de structures territoriales complexes, que traduit une forte variabilité fonctionnelle intra-territoriale. Dès lors, chaque site doit être appréhendé comme un élément d'un réseau. À chaque élément est assigné des fonctions particulières (village, ateliers, site de chasse..) diversement combinées dans le cadre d'une gestion complexe de l'espace que l'on suppose construite autour d'un site principal. C'est l'image qui semble se dessiner avec Çatalhöyük-Ouest et les petits sites dans sa périphérie.

3 Une distribution des savoir-faire et des tâches

Cette partie s'inspire largement des recherches sur les chaînes opératoires en Grèce (Perlès 1990, 1992) mais aussi dans le sud de la France (Binder 1987 ; Binder *et al.* 1990 ; Léa 2004). Partant de ces observations, il s'agit de discuter de la question de la répartition spatiale de la chaîne opératoire et de la « dilution » des savoir-faire. Enfin, il s'agit de discuter de la nature des transformations sociaux-économiques du Chalcolithique ancien.

La complexité des chaînes opératoires, soit que les différentes étapes ne sont plus liées les unes aux autres et relèvent de champs de compétences et de connaissances clairement différenciés les uns des autres, et l'idée d'une spatialisation de ces chaînes opératoires, impliquant une répartition des tâches et savoir-faire, mis en avant en contexte néolithique en Grèce et dans le sud de la France, nous a amené à nous poser diverses questions quant aux productions de la pierre taillée d'Anatolie centrale.

Les chaînes opératoires deviennent, dans ces régions, si longues et si complexes que la notion même d'une chaîne opératoire de production lithique est avancée comme caduque (Binder *et al.* 1990). Les différentes étapes de la production ne sont plus liées entre elles et relèvent de champs de connaissances différenciés. Dans le cas par exemple d'un débitage de grandes lames par pression (type lame cananéennes, lame débitées par pression au levier sur obsidienne…), les connaissances mises en jeu sont diverses supposant l'appréciation de contraintes très strictes dans l'interrelation entre une variété de matières premières, le système de blocage du nucléus, la nature du percuteur ou de la pointe de la béquille et bien sûr celles des produits recherchés (Pelegrin 1988 ; Binder *et al.* 1990; Pelegrin 2012). Dans ce contexte où une spatialisation de la chaîne opératoire est avancée, la complexité des chaînes opératoires est essentiellement reportée vers l'amont, libérant vers l'aval des opérations techniques qui, même si elles sont longues et diversifiées, n'en sont pas moins souvent simples (Binder *et al.* 1990). Une préparation et une mise en forme des nucléus en amont par des spécialistes possédant les connaissances et le savoir-faire nécessaire à cela, faciliteraient les opérations de débitage, à proprement parler, en aval, sur les sites, par d'autres spécialistes possédant d'autres connaissances et un autre savoir-faire : relevant sans doute d'une pratique moins fréquente ou de connaissances minimum pour entreprendre le débitage en l'état du nucléus alors à leur disposition. Cela nous permet donc d'envisager l'existence de deux groupes de spécialistes différents. Les travaux en Grèce et dans le sud de la France rendent compte d'une distribution des connaissances et des tâches (Binder *et al.* 1990). Pour l'Anatolie centrale, au début du Chalcolithique (6000-5500 cal. BC), l'obsidienne semble perdre de son importance dans l'économie de ces communautés. Nous reviendrons plus tard en détail sur ce point. On peut ainsi envisager que la sphère de ces spécialistes, et le nombre de personnes capables de produire un débitage laminaire dans l'intégralité de sa chaîne opératoire (de la préparation des blocs à la retouche des outils), se soit réduite, tout du moins au Chalcolithique. Car les récents travaux sur l'obsidienne de Çatalhöyük-Est ne nous permettent pas de discuter de ces questions plus en détail pour le Néolithique. Les nucléus préformés étaient alors mis à disposition, dans la plaine de Konya, de ces quelques spécialistes locaux qui auraient gardé connaissance de la pratique de la taille. L'industrie en silex rend quant à elle compte de divers types de production. Mais la production domestique d'appoint sur des matières premières locales de médiocres qualités vient appuyer cette idée : elle montre que ces savoir-faire, quant à la taille, n'étaient pas accessibles à tous au Chalcolithique ancien. Les productions domestiques, telles que nous les avons définies, n'ont pas été mises en avant dans les assemblages du Néolithique. Mais nos quelques observations personnelles et de nombreuses discussion avec Adam Nazaroff et Tristan Carter ne laissent que peu envisager leur existence du moins sur les silex locaux. En effet les silex exploités au Néolithique restent globalement de très bonne qualité à la taille. Il existe clairement au Chalcolithique une recrudescence de ces matières premières très grossières montrant dans leur exploitation un investissement de temps et technique très faible.

Il nous semble ici important de discuter de la place du lithique dans l'économie de ces communautés. Si les grandes quantités d'obsidienne provenant des fouilles du monticule-est attestent son rôle central dans leur économie de production, en comparaison, la faible quantité de celle-ci sur le monticule Ouest remet sérieusement en compte cette idée pour le Chalcolithique.

Il faut donc minimiser la place du lithique dans le système économique global de ces sociétés. Les faibles quantités d'obsidienne retrouvées sur le monticule ouest (soit 3300 pièces pour 5 ans de fouille dans les tranchées 5 et 7) et le développement de la production domestique d'appoint sur silex répondant à des besoins ponctuels, montrent une perte de l'importance de la pierre taillée dans l'activité économique du site. La production est sitôt consommée et ne semble pas s'intégrer plus que cela, ou de manière très partielle, dans un système d'échange. Il n'y a pas de production de surplus. Tout est consommé et même recyclé. L'importation ou l'introduction sur le site de produits finis comme les éléments de lames cananéennes ne viennent aucunement contredire cette idée. Car en effet, l'introduction de ces produits, recherchés, répond à un besoin spécifique d'un type d'outil particulier (tribulum ou faucille) pour l'activité agricole. Ces produits peuvent ainsi être acquis ou échangés contre d'autres types de produits, relevant eux des productions majeures de ces communautés. Car, nous pensons que dans ce contexte de développement des communautés agro-pastorales, l'obsidienne est devenu un produit secondaire dans un réseau d'échange plus vaste et plus complexe sans doute plus axé sur des denrées alimentaires issues de l'agriculture et de la domestication (céréales, viande et autres produits secondaires comme les produits laitiers ou la laine). Le recours à la pierre taillée est néanmoins toujours nécessaire, faute de substitut pour certaines activités comme la découpe, le raclage ou grattage pour la fabrication d'autres outils (en bois par exemple).

Il n'est pas toujours aisé de différencier acquisition par échanges et introduction de matériaux exogènes liée à une gestion complexe du territoire des groupes. Toutefois, lorsque les sources sont lointaines, que leur accès implique alors de traverser des territoires appartenant à d'autres communautés, c'est le premier mode d'acquisition qui paraît le plus plausible. Dans ce cas, le rôle du consommateur, du point de vue de la production lithique, devient très limité. Dès lors s'expliquerait le caractère médiocre des productions locales lorsque celles-ci ne sont qu'un complément minoritaire par rapport aux produits importés : locales, oui, domestiques même, produits d'appoint de paysans ou paysannes ne possédant plus l'ensemble des connaissances ou simplement la pratique requise pour les débitages laminaires standardisés, non plus sans doute que les possibilités d'accès aux sources de matières premières adéquates. Ce trait n'est sans doute pas systématique au demeurant pour l'ensemble des sites de l'Anatolie centrale : mais notre connaissance limitée des industries du Chalcolithique en Anatolie centrale ne nous permet pas de dire s'il existe des productions locales qui attesteraient de savoir-faire achevé, notamment dans la taille par percussion et par pression de grandes lames en obsidienne. Notons que nous disposons de quelques données pour le site de Tepecik-höyük mais là encore le cas est différent car le site est près des sources d'obsidiennes de Nenezi Dağ et Göllü Dağ. De plus, l'étude technologique du lithique de ce site révèle des différences majeures avec la production de Çatalhöyük-ouest : le site de Tepecik est clairement un site de production, localisé près des sources. De plus, le type d'outil pointe de flèche y perdure comme la place de la chasse dans leur mode de subsistance.

4 Des transformations socio-économiques plus que techniques

Nous avons vu la complexification de la chaîne opératoire mais surtout une nouvelle attitude vis-à-vis de ces productions et de l'outillage. L'unité domestique renonce alors dans ce cas à son autonomie technique, apanage des chasseurs-cueilleurs. La multiplication des domaines techniques mis en jeu dans les économies du début du Chalcolithique est par elles-mêmes un facteur induisant une distribution différentielle des activités. Aussi, le groupe familial, ou groupe de production, admet une spécialisation des connaissances et accepte une dépendance sur des processus d'échange à moyenne et longue distance (Binder *et al.* 1990). Il va de soi, qu'en retour, ces groupes exploiteront leur propres connaissances spécifiques pour fournir des biens à intégrer dans le système d'échange (productions techniques autres telles que produits alimentaires, bétail, céramique…).

Les données dont nous disposons pour le Néolithique de Çatalhöyük, nous permettent d'envisager que la différence essentielle au Chalcolithique tient d'une répartition des savoir-faire profondément différente, qui met en jeu non plus des individus au sein du groupe familial mais des groupes d'individus distincts. Ceci rend compte d'une organisation techno-économique nouvelle, où l'unité domestique de par la perte partielle de son autonomie prend sa pleine expression. Cette acceptation de dépendre d'autrui pour une partie des biens techniques d'usage courant implique la production d'autres biens techniques en contrepartie, assurant en retour l'équilibre entre les groupes en interactions.

Aussi à ce stade de notre étude, il est difficile d'avancer plus en avant dans l'interprétation des données obtenues. Mais ce travail a permis de souligner que ces changements sont d'ordre socio-économique et rendent compte d'un système de réseau de circulation, fort d'une tradition néolithique, en pleine mutation. Certain parle d'effrondrement de ce système (Caneva 2012). Je dirais qu'il s'agit plus d'une restructuration en profondeur répondant à des besoins plus ponctuels. La production d'obsidienne et sa circulation deviennent alors essentiellement l'affaire de spécialistes, des tailleurs, peut-être marchands itinérants.

Ainsi la nature même de la production lithique à Çatalhöyük ne joue, au début du Chalcolithique, aucun rôle re-distributeur de la production de pierres taillées. Il est un site consommateur qui subvient à ses propres besoins. Ce sont donc sans doute des mutations socio-économiques, profondes, peut-être de nouveaux besoins, qui ont amené les hommes de Çatalhöyük à quitter la plaine de Konya à la fin du Chalcolithique ancien.

Nous espérons que cette étude aura montré l'importance de considérer ces assemblages post-Néolithiques en Anatolie. Car cette période autour de 6000-5500 BC révèle des mutations socio-économiques majeures.

Conclusions et perspectives

Ce travail met clairement en avant la nécessité de considérer l'ensemble des matières premières de la pierre taillée, obsidienne et silex, dans ce contexte anatolien, afin de mettre en exergue une véritable économie des matières premières. L'approche pluridisciplinaire, faisant appel à la géologie, la minéralogie, la technologie lithique et à l'archéologie, a considérablement enrichi notre discours. Elle a permis de rendre compte de différentes sphères d'approvisionnement basées sur des modalités différentes d'acquisition des matières premières. Les productions spécialisées à différentes échelles côtoient une production domestique d'appoint sur des silex locaux.

L'approche minéralogique des silex ouvre ici de nouvelles possibilités quant à l'étude de leur provenance et de leur circulation. Rappelons qu'elle a permis de mettre en avant des signatures minéralogiques fortes pour certains types de produits laminaires. Nous avons ainsi pu mettre en avant deux types de silex (du point de vue minéralogique toujours) exploités pour le débitage des lames cananéennes. Toujours dans le souci de croiser les différentes données obtenues, nous avons vu que ces lames cananéennes présentées aussi, du point de vue technique, des caractéristiques différentes relevant de traditions locales différentes.

Ainsi, ce travail met clairement en avant la possibilité de tracer ces produits en considérant leur minéralogie et les aspects techniques de production. Néanmoins il repose sur l'étude d'un unique site, Çatalhöyük. Beaucoup de travail reste donc à faire. Mais cette étude pose les premières pierres d'un projet plus large visant à comprendre les modalités de circulation de ces matières premières « exogènes » en Anatolie centrale et les systèmes d'échanges sous-jacents. Les données manquent cruellement pour une telle ambition.

Perspectives méthodologiques

Il s'agit de s'inscrire dans la continuité de ce travail : l'objectif est de développer des procédures analytiques encore moins destructives pour les objets archéologiques. Nous avons vu le potentiel des études statistiques dans le traitement des données spectrales. Il s'agira d'améliorer l'approche statistique en posant la question de la possible intégration d'autres données qualitatives (comme les coordonnées des analyses chromatiques) aux données spectrales.

Perspectives géologiques

Notre connaissance des gîtes de silex d'Anatolie centrale reste mince. Des prospections sont à envisager dans un premier temps le long d'une bande Çatalhöyük/Can Hasan/Mersin-Yümüktepe/Gaziantep et au-delà en Anatolie de l'Est où la dolomite est signalée en divers endroits. L'objectif est de compléter les données obtenues lors de nos premières prospections afin de créer une base de données de référence. En parallèle de ces prospections, il est important de penser à la constitution de collections de travail, de référence (lithothéque), de ces divers gîtes.

Perspectives archéologiques

Dans la dernière partie de cette étude, nous avons largement discuté de la répartition spatiale des chaînes opératoires et des tâches pour la production lithique. La question du rôle des petits sites « satellites » dans ce système est donc à poser. Si on les connaît grâce aux prospections de Douglas Baird, il s'agirait d'envisager des fouilles. Car ce travail montre la nécessité de reconsidérer l'importance de ces petits sites dans la compréhension des interactions sociaux-économiques de ces groupes, dans la plaine de Konya au Chalcolithique ancien.

Tableaux

Tableaux pour Chapitre I

Tableau I. 1 : terminologie du début du Chalcolithique et de la fin du Néolithique en Anatolie centrale (*Early Central Anatolian ECA*), d'après Özbaşaran & Buitenhuis 2002.

Terminologie courante	ECA terminologie CANeW	datation (cal. BC)
Néolithique céramique final (*Late Ceramic Neolithic*)	ECA III	6700 - 6000
Chalcolithique moyen (*Middle Chalcolithic*)	ECA V	5500 - 4000
Début Chalcolithique (*Early Chalcolithic*)	ECA IV	6000 - 5500

Tableau I. 2 : datations de la Tranchée 7 (Biehl *et al.* 2012).

Sample	^{14}C age (bp)	cal BC (68.2% probability)	cal BC (95.4% probability)
1. Catalhoyouk u 15133	6630±40	5620 (33.4%) 5580	5630 (95.4%) 5480
.	.	5575 (34.8%) 5535	.
2. Catalhoyouk u 15107	7160±40	6060 (68.2%) 6000	6090 (92.9%) 5970
.	.	.	5950 (2.5%) 5920
3. Catalhoyouk u 15129	5910±80	4900 (68.2%) 4690	5000 (95.4%) 4580
4. Catalhoyouk u 15115	6990±40	5980 (14.1%) 5940	5990 (95.4%) 5760
.	.	5920 (52.5%) 5830	.
.	.	5820 (1.6%) 5810	.
5. Catalhoyouk u 15112	6960±40	5900 (68.2%) 5780	5980 (5.9%) 5950
.	.	.	5920 (89.5%) 5740

Datation C14, Catalhöyük, Tranchée 7 (Laboratoire de Poznàn, Pologne, 2007). Références - données atmosphériques d'après Reimer et al. 2004; OxCal v3.10 (Bronk Ramsey, 2005); Cub r:5 sd:12 prob usp[chron.].

Tableau I. 3 : vision diachronique des transformations architecturales, du matériel archéologiques, des pratiques funéraires et du mode de subsistance à Çatalhöyük. Ce tableau signale des éléments clés et n'est en rien exhaustif.

	Néolithique Acéramique
Lithique	- débitage d'éclats, ND/GD+++
Mode de subsistance	- Chasse/cueillette
	Néolithique céramique
Architecture	- grandes structures : 1 /2 zones, 1 niveaux, accès par le toit, foyer excentré (structure fermée) - sols et murs enduits - peintures murales/banquettes/plateformes/ décorations (haut reliefs, bucrânes...)
Pratiques funéraires	- sépultures dans les maisons, sous les banquettes - dépôts funéraires (parures, pointes de flèches, miroirs obsidienne...)
Céramique/vannerie	- non peinte. 1995-1999 : 25 kg, 1216 tessons - vannerie ++
Lithique	- débitage laminaire (pression/percussion) - ND+++/GD
Mode de subsistance	- Chasse (auroch++)/cueillette - exploitation de différentes niches écologiques locales - activités saisonnières (rythmées par système de crues de la rivière)
	Fin Néolithique (TP)
Architecture	- foyer central++ et four carré (structure fermée) - structure rectangulaire, étroite à murs double (B34)
Pratiques funéraires	- sépultures communes (caveau) - sépultures sous foyer (avec restes de festin) - association squelette humain et restes animaux
Céramique	- non peinte *(étude en cours)*
Lithique	- débitage laminaire (percussion/pression) - ND++/GD *(comm. pers. Tristan Carter)* - *(en cours)*
Mode de subsistance	- *(en cours)*
	Chalcolithique ancien (T1-T7-T5-T8)
Architecture	(- "maison rouge") - multiples petites cellules, contreforts intérieur, 2 niveaux, foyer central (T1) - sols et mur enduits (rares éléments d'enduit rouge)
Pratiques funéraires	- sépultures hors des maisons - 2 squelettes nouveaux nés dans remblai des structures (T5) - localisation sépultures ?
Céramique	- céramique peinte 2008-2012: 680 kg, 2900 tessons - de cuisson, stockage, et service - production domestique
Lithique ***(détail Partie IV)***	- 50% ND/ 50% GD (T5, T7) -70% GD/ 30% ND (T1) - débitage laminaire (percussion/pression)
Mode de subsistance	- moutons, chèvres et bovidés (T1, *Gibson et Last 2003*) - espèces domestiquées et quelques de morphologies sauvages

Tableau I. 4 : méthodes de détermination élémentaire de composition des obsidiennes couramment utilisées dans les études de provenance (d'après (Poupeau *et al.* 2007)

Méthode	type	"consommation"
INAA *Instrumental Neuron Activation Analysis*	D	100mg
ICP-AES *Inductively Coupled Plasma-Atomic Emission Spectrometry*	D	100mg
ICP-MS *Inductively Coupled Plasma-Mass Spectrometry*	D	par voie humide : 100mg par ablation laser : <10-4 mm3
EMP-WDS *Electron Microprobe-Wavelength Dispersive X-Ray Spectrometry*	D	fragment millimétrique
SEM-EDS *Scanning Electron Microscopy-Energy Dispersive X-Ray Spectrometry*	D, ND	fragment millimétrique (D)
EDXRF *Energy Dispersive X-Ray Fluorescence Analysis*	ND	
PIXE *Particle Induced X-Ray Emission*	ND	

*D: analyse destructive
*ND: analyse non-destructive

Méthodes de détermination élémentaire de composition des obsidiennes couramment utilisées dans les études de provenance (d'après Poupeau *et al.* 2007)

Tableau I. 5 : études de provenance des silex. Légende : ND : non-destructif, D : destructif.

	Info. techniques		principaux avantages	limites majeures	Information de provenance
Caractérisation macroscopique	**ND**				
-caractères macroscopiques	**ND**	œil nu/ binoculaire	- simplicité de mise en œuvre, non onéreuse, non destructive	- problème **variabilité** d'aspect du silex à l'échelle d'une même source, altération des surfaces (patine, chauffe) - absence d'éléments caractéristiques - **subjectivité** des critères descriptifs (couleur, grain...)	-comparaison : nécessite référentiel
MICROSCOPIE					
Approche pétrographique ou pétro-archéologique	**D/ND**	binoculaire	- non destructive, peu onéreuse, rapide, étude sur échantillon large	- Lames minces recommandées *(version non-destructive sur pièces peu recommandée car limitant l'observation et ne permettant pas les mêmes observations en terme de structure de la roche)* - patine - absence d'éléments caractéristiques	
- Classification par texture (wackestone, mudstone et packstone) et microstructure		binoculaire	- destructive (lames minces) en complément		-référentiel géologique
- Micropaléontologie	**D/ND**	binoculaire/ microscope	- âge, milieu et conditions de formation ➡ zones géographiques d'affleurements possibles	- Lames minces recommandées (*version non-destructive sur pièces peu recommandée limitant l'observation)* - inefficace sur **silex azoÏques** (sans fossiles) ou quand l'identification n'est pas possible (mauvaise conservation, fragmentation) - selon degré de précision nécessite un **spécialiste**	- étage géologique ➡ discriminer silex d'une même région mais d'âges ou de faciès différents -orientation en fonction du niveau stratigraphique révélé par les microfossiles.
- Taphonomie/ microscopie des surfaces/ l'exoscopie des silex	**ND**	MEB, binoculaire	- nanostructures, formes de silice, non destructif	- problèmes liés à la taphonomie des silex (altération, chauffe...)	-transport
STRUCTURAL/ CHIMIQUE					

Géochimie	**D/ND**	*NAA*	- identification des éléments chimiques, non destructif	**- problèmes détection de certains éléments traces, taphonomie du silex**, absence d'élément caractéristique	-référentiel géologique
		XRF	- aisé de différencier des silex de 2 étages géologiques distincts (même rapprochés dans l'espace)	- discrimination difficile de silex de formations géologiques identiques et géographiquement proches	
		ICP	- rapidité, sensibilité	- problèmes taphonomiques liés au silex, destructif le plus souvent	
Minéralogie	**D/ND**				
Spectroscopie IR (développé en géologie)	**D/ND**		- données qualitatives et quantitatives, non destructives		-information diagénèse et formation
Raman	**D/ND**	raman		**-rares études** -complémentaire de la spectroscopie IR - rares études	-information diagénèse et formation
-Traitement statistique des données			*- traitement de données en masse/discrimination groupes*	*- nécessite des données numériques ou encodage de données qualitatives = données préalables nécessaires*	

Tableau I. 6 : procédures analytiques appliquées aux artefacts et échantillons géologiques.

	Artefacts	**échantillons géologiques**
Observations macroscopique et microscopiques	- œil nu + binoculaire - analyse chromatique	- observation de terrain - œil nu + binoculaire - analyse chromatique - pétrographie : lames minces
Analyses de laboratoire	- Spectroscopie Infrarouge : *échantillon quelques miligrammes* *ATR/Pastilles Kbr* - microraman (*sur poudre*)	- Spectroscopie Infrarouge : *multiplication des prélèvements* *ATR/Pastilles Kbr* - microraman (*sur poudre*) - Diffraction des rayons X
Analyses statistiques	- Analyse en Composantes Principales (ACP) - Classification Hiérarchique Ascendante (HCA)	- Analyse en Composantes Principales (ACP) - Classification Hiérarchique Ascendante (HCA)

Tableaux pour Chapitre II

Tableau II. 1 : localisation des différents échantillons et contexte géologique. L'abondance de la matière première est signalé : rare, (+) très peu abondante, (++) abondante ou (+++) très abondante

Region	Echantillon (voir carte Fig II.5)	contexte géologique	forme	abondance	calcaire
Konya N-O	*KN002* ***(7)****, 003/004* ***(8)****, 005* ***(9)****, 006* ***(10)***	Carbonifère (carbonate/roche clastique)	banc/nodule	+++ / ++	-
Konya S-O	*KW001* ***(12)****, 002* ***(13)***	Trias-Jurassique moyen (calcaire néritique)	bloc	+++ / ++	-
	KW003 ***(15/16)***	Sénonien sup. (carbonate/roche clastique)	nodule	rare	gris clair, compact
Karaman - Est de Özyurt Dağı	*KARA001* ***(18)****, 002* ***(20)****, 004* ***(21)***	Sénonien sup. (carbonate/roche clastique)	table/banc	+++/ ++	gris clair
	KARA005 ***(23)***	Sénonien sup. (carbonate/roche clastique)	nodule/banc de nodules	+++	gris clair
Bozkır/Aydınkışla	*KARA006* ***(31)***	Crétacé sup. (calcaire néritique)	nodule	++	gris rosâtre
	KARA009 **(35)**, 010 **(36)**	Sénonien sup. (calcaire pélagique)	banc nodule	+++	gris, compact
	KARA007 ***(33)****, 008* ***(34)***	Crétacé sup. (calcaire néritique)	table/banc de nodule	+++	gris foncé
Akkise	*KARA011* ***(37)****, 012* ***(38)***	Sénonien sup. (calcaire pélagique)	nodule/banc nodule	++/+	gris compact
Region Lacs, Beyşehir	*BEY002* ***(42)****, 003* ***(43)****, 004* ***(44)****, 005* ***(44)***	Sénonien sup. (carbonate/roche clastique)	nodule/banc nodule	++/ +	gris clair
	BEY006 **(44)**	Ophiolites (près BEY004/005)	bloc	+++	-
Seydişehir/ Akseki/ Ibradi	*BEY007* ***(45)****, 008* ***(45)****, 009* ***(45)****, 010* ***(45)****, 011* ***(46)***	Crétacé sup.	nodule	+++	gris rosâtre, compact
	BEY012 **(47)**	Crétacé sup.	table	+++	crème, calcaire tendre
	BEY013 **(49)**	Sénonien sup. (calcaire néritique)	nodule	+++	gris
rivière de Balıklava à Alibeyhüyüğü	*BEYSEC001* ***(52)***	berge rivière	-	rare	gris rosâtre
Près Aydınkışla	*BEY014* ***(53)***	Crétacé sup. (calcaire néritique)	table	+++	gris
	BEY015 **(54/55)**, 016 **(58)**	Crétacé sup. (calcaire néritique)	nodule	++/ +	gris
Terasse près Aydınkışla	*BEYSEC002* ***(56)***	terasse	nodule	rare	-

Tableau II. 2 : types de silex (groupes macroscopiques) et évaluation de leur qualité à la taille.

L'impact de la tectonique sur la matière première engendrant sa fissuration est évalué : faible ou localisé (+), important (++), très important et rendant la matière impropre à la taille (+++). La qualité de taille est signalée médiocre (+) ou très mauvaise (-).

Groupe macroscopique	couleur	trame	taille matière première	degré fracturation	qualité à la taille
1- Jaspe *KN003, KN004, KW003*	marron/ orange	homogène avec inclusions manganèse (fragment)	différent gabarit	+	+
2- Jaspe *KN002*	bordeaux à marron/ orange	zonation	petit	+++	-
3- Jaspe *BEY006*	bordeaux	homogène	différent gabarit	+++	-
4- Chert noir (lydienne?) *KN005, KN006, KW001*	noir	homogène	différent gabarit	++	-
5- Silex *BEY002, BEY014, BEY015, KARA002*	gris foncé à noir	homogène	table silex <7cm ép.	+++	-
6- Silex *BEY007, BEY008, BEY009, BEY010, BEY012, BEY013, BEY016, BEYSEC002, KARA010, KARA011, KARA012, KW002*	gris clair	homogène avec quelques inclusions calcite	petit nodule	+	+
7- Silex *BEY004*	noir/blanc	litage	petit	+++	-
8- Silex *BEY011, KARA006*	bordeaux clair	zonation	petit	++	-
9- Silex? *KARA001, KARA003, KARA004*	vert	litage et/ou homogène	différent gabarit	+	+
10- Silex *KARA005, KARA007, KARA008*	gris rosâtre	zonation	petit	+++	-

Tableau II. 3 : micro-faciès pétrographiques

Echantillon	Micro-faciès
BEY006	1- microquartz et filonnets de pseudo-calcédonite
KN006	2- microquartz et filonnets de pseudo-calcédonite, riche en oxyhydroxides métaliques. Quelques filonnets de quartz plus grossier
KN003, KN002, KW003	3- Matrice calcédonieuse riche en oxyhydroxides métaliques. Avec quelques filonnets de pseudo-calcédonite
BEY015, BEY010, BEY016, BEYSEC002, KARA010, KARA001	4- (a) microquartz riche en calcite micritique (nuage). Quelques rhomboèdres de calcite. Remplissage des fissures par de la calcite sparitique
BEY007, KARA008, KARA011	4- (b) microquartz riche en calcite avec zones sous-corticale considérablement enrichies en calcite sous forme micritique et en rhomboèdres (bon nombre partiellement silicifiés)
BEY008, BEY012, BEY013	5- Matrice hétérogène de contenu détritique général (plaques d'équinodermes, amphibole (?), micas (?) et des restes organiques non-identifiés)

Tableau II. 4 : groupes minéralogiques (FTIR)

1- Calcite (>20%) + micro-quartz	bey002, bey011, kara008, bey004
2- micro-quartz + calcite (<20%)	bey007, bey008, bey009, kara005, kara006, kara007, kara010, kara012
3- micro-quartz	bey012, bey013, bey015, kn005, kn006, kw002
4- Calcédoine + calcite (<10%)	bey001, bey006, bey010, bey011, bey014, kara005, kn002
5- Calcédoine	bey012, kw003
6- Opale-CT	kn004
7- Feldspaths + Quartz (<30%) + calcite (<20%) + argiles (traces)	kara001, Kara004, Kara002, kara003, kw001
8- Indéterminé : micro-quartz ?	kn003, kara011, bey016, beysec002

Tableau II. 5 : gîtes de silex et autres silicifications de la partie occidentale de l'Anatolie centrale (prospections mai 2011).

Géologie			Pétrographie	Minéralogie					
Formation	**Forme**	**Tectonique**	**Micro-faciès (détail des groupes tableau AII.3)**	**Op.CT**	**Qz**	**Cald.**	**Cal**	**Feld.**	**Arg.**
Ophiolite	bloc/ formation	+++ à +	3- oxyhydroxides (+++), filons pseudo-calcédonite	**X**	X?				
Carbonifère	formation	++	2- microquartz, oxyhydroxides, quartz		X				
Trias-Jurassique my.	formation	++			X		X	X	tr
Ophiolite	bloc	+	3- microquartz, oxyhydroxides (+++)			X			
calcaire néritique		+	microquartz		X				
cendres volcaniques silicifiées	niveau et bloc	+	4 (a)- microquartz, calcite (tr), accumulation d'oxyhydroxides dans fissures		X		X	X	tr
Sénonien/roche clastique	nodule et banc de nodule	+++			X		<20%		
Sénonien/ calcaire pélagique	banc de nodule	+	4 (a)- microquartz, calcite micritique et rhomboèdres, remplissage fissures de calcite		X		<20%		
Crét. sup./calcaire néritique	table/banc de nodule	+++	4 (a)/4 (b)- microquartz, calcite micritique et rhomboèdres (+++)		X		20% à +		
Crét. sup./calcaire néritique	nodule				X		<20%		
Crét. sup./calcaire pélagique/néritique	nodule et banc de nodule	+	4 (a)/4 (b)- microquartz, zones d'oxyhydroxides (+), calcite micritique et rhomboèdres (++), quartz		X		<20%		
Crét. sup./calcaire néritique	nodule	+++	4 (a)- microquartz, calcite micritique		X				
Crét. sup./calcaire néritique	table	+++				X	<10%		
Sénonien/roche clastique	nodule/ banc nodule	++/+			X		>20%		
Sénonien/roche clastique	nodule	++/+			X		>20%		
ophiolite	bloc	+++	1- microquartz, filons de pseudo-calcédonite			X	<10%		
Crétacé sup.	table	+++	4 (a)- microquartz, calcite micritique (tr) et filons pseudo-calcédonite (++)			X			
Crétacé sup./calcaire néritique	nodule	+++	4 (a)/ 5- microquartz, calcite micritique (++) et quelques rhomboèdres de calcite		X		<20%		
Crétacé sup.	nodule	+++	5- microquartz, calcite micritique et rhomboèdres (++) et traces fossiles			X	<10%		
rivière	niveau?	++			X		tr		
terasse	nodule	+	4 (a)- microquartz, rhomboèdres de calcite (+), quartz		X?				

Tableaux pour Chapitre III

Tableau III. 1 : Çatalhöyük-Ouest, proportion obsidienne/silex par tranchée (T1, T5 et T7) pour l'ensemble du corpus considéré.

	Contexte archéologique			
	T1	**T5**	**T7**	**Corpus total**
Obsidienne	1101 (89%)	3281 (96%)	482 (97%)	**4864 (94%)**
Silex	138 (11%)	124 (4%)	16 (3%)	**278 (6%)**
	1239	**3405**	**498**	**total= 5142**

Tableau III. 2 : analyses publiées des obsidiennes provenant des assemblages de Çatalhöyük-Ouest.

Nombre d'artefact	année	Contexte archéologique	analyses	résultats	publications
7	2007	West	fluorescence X	3 GD; 4 ND	Carter et Shackley, 2007
7	2006	Trench 1 / B25 ECI-ECII	ICP-MS ICP-AES	3 GD; 4 ND	Carter *et al.*, 2006
7	2005	West	ICP-MS ICP-AES	3 GD; 4 ND	Carter *et al.*, 2005
7	1999	Trench 1	ICP-MS ICP-AES	3 GD; 4 ND	Bressy, 2002
4	1969	Trench 1	OES (*Optical Emission Spectro*)	4 Acigöl *(remis en question: Carter et al. 2006)*	Wright, 1969

Tableau III. 3 : contexte archéologique des échantillons de silex analysés. Soit 110 échantillons provenant des tranchées 1, 5 et 7 du monticule Ouest de Çatalhöyük.

NOCS	Contexte	
227, 228, 229, 235, 236, 237, 238, 239, 242, 245, 246, 248, 249, 250, 259, 260, 261, 262, 263, 264, 265, 266, 267, 268, 269, 270, 271, 272, 273, 274, 275, 276, 277, 278, 286, 287, 305, 306, 308, 309, 310, 311, 314, 316, 317, 327, 344, 346, 348, 349, 350, 360, 362, 363, 364, 365, 367, 370, 371	Çatalhöyük Ouest, Tranchée 1	Contexte : Début Chalcolithique
223, 224, 225, 230, 231, 234, 240, 241, 243, 244, 247, 251, 252, 253, 254, 255, 256, 257, 258, 279, 280, 281,282, 286B, 287, 288, 295, 298, 299, 300, 301, 318, 319, 320, 321, 322, 324, 335, 336, 341, 342, 373, 374, 376, 377, 378	Çatalhöyük Ouest, Tranchée 5	Contexte : Début Chalcolithique
238, 283, 284, 285, 343	Çatalhöyük Ouest, Tranchée 7	Contexte : Début Chalcolithique

Tableau III. 4 : pourcentage des différentes sources d'obsidienne observées à Çatalhöyük-Ouest

	Obsidienne					
Contexte archéologique	**Nenezi Dağ**	**Nenezi Dağ probable**	**Göllü Dağ**	**Göllü Dağ probable**	**Anatolie Est ?**	**Total**
Tranchée 1/ Bâtiment 25	**34,5%** (= 380)	**2%** (= 19)	**61,5%** (= 677)	**2%** (= 25)	0	*1101*
Tranchée 7 (sondage)	**54%** (= 262)	**1%** (= 6)	**44%** (= 210)	**1%** (= 4)	0	*482*
Tranchée 5	**47%** (= 1534)	**2%** (= 68)	**49%** (= 1613)	**1,9%** (= 65)	**0,1%** (= 1)	*3281*
						4864

Tableau III. 5 : caractères macroscopiques utilisés pour la description des matières premières (pour une lecture du tableau III.6).

Principaux caractères macroscopiques	
Cortex	calcaire
	calcitique
	siliceux
	altération de surface (piqueté, émoussé, patine...)
	surface tectonique
	absent
Couleur	Nom
	coordonnées CIEL*a*b*
Eclat	Translucide T
	Transparent Tp
	Opaque O
	Gras G
	Mat A
Grain	très fin
	fin
	grossier
Trame	Homogène Ho
	Tacheté Ta
	Moucheté Mou
	Zonation Zo
	Lité L
	Marbré Mar
Inclusions	si remarques particulières

Tableau III. 6 : description macroscopique des différents types de silex observés pour la pierre taillée de Çatalhöyük-Ouest et attribution des échantillons analysés à chacun de ces groupes. Les abréviations sont détaillées dans le tableau III.5.

			Caractères macroscopiques						
Type	***Cortex***	***couleur***	***CIELaB (moyenne du groupe)***			***éclat***	***grain***	***trame***	***inclusions***
			L*	a*	b*				
1a- Silex dolomitique "Pollock" *NOCS 236, 269, 274, 374*	compact, calcitique, épais	crème	56	4.4	12.5	O/M	fin	Ta	filament blanc++
1b- Silex dolomitique *NOCS 242*	absent	crème/marron	65.8	2.3	10.2	O/M	fin	Zo/Ta	filament blanc
2a- Silex dolomitique crème *NOCS 230, 231, 247, 251, 253, 254, 255, 256, 257, 260,261, 264, 265, 273, 285, 300, 311, 319, 321, 377*	absent	crème/rose	56.1	1.3	7.8	T/M	très fin	Ho	non
2b- Silex dolomitique crème/banc	absent	crème/rose/ blanc				O à T/M	très fin	Léger Mar	fgt manganèse
2c- Silex dolomitique *NOCS 227*	surface altérée/piquetée	crème/rose	54.8	0.8	5.3	O/M	très fin	Ho	non
2d- Silex dolomitique	absent	crème/rose				O/M	fin	Léger Mar	non
3a- Jaspe bordeaux (radiolarite) *NOCS 228, 245, 268, 287, 295, 316*	surface altérée/piqueté	bordeaux	39.6	7.7	8.1	O/G	Grossier à fin	Ho	Fgt manganèse
3b- Jaspe bordeaux fin *NOCS 235, 259, 314*	absent	bordeaux	37.9	13	11.1	O/G	très fin	Zo	Filon calcédoine
4a- Silex caramel *NOCS 243, 281, 349*	compact, calcitique, épais	caramel	48.5	10.5	24.3	O/G	très fin	Ho	non
4b- Silex caramel *NOCS 226*	pelicule marron (cortex silicifié?)	caramel/clair	52.3	2.1	12.1	O/G	très fin	Zo	non
4c- Silex caramel grossier *NOCS 302, 371*	absent	marron/ caramel	37.7	8.5	10	O/M	grossier à fin	Mou	non
5a- Silex gréseux Bordeaux *NOCS 263, 370*	absent	bordeaux clair	50.1	3.4	5.7	O/M	fin	Ta	calcitique
5b- Silex gréseux gris *NOCS 248, 333*	absent	gris	50.7	1.7	6	O/M	fin	Ta	calcitique
5c- Silex gréseux crème *NOCS 266,*	absent	crème	58	1.4	10	O/M	fin	Ta	calcitique
5d- Silex gréseux gris moucheté	absent	gris/marron				O/M	fin	Mou/Ta	
6a- Opale-CT gras marron marbré *NOCS 250*	absent	marron/noir	34	2.1	3.3	T/G	très fin	Mar	Fgt manganèse

6b- Opale-CT gras marron *NOCS 276, 278*	absent	marron	29.5	3.5	6.8	T/G	très fin	Ho	non
7- Opale-CT gras crème *NOCS 252, 280*	absent	crème	58.7	4.3	12.8	O/G	très fin	Ho	rare fgt manganèse
8- Obsidienne grise *NOCS 241, 343*	absent	gris	35.3	-0,6	-2,3	O/M	très fin	Ho	non
9a- silex blanc *NOCS 270, 279*	absent	blanc	73,8	-0,3	7,5	O/M	fin	Léger L	non
9b- Silex blanc patiné *NOCS 342*	patine jaune	blanc/jaune	53	-0,7	3,5	O/M à G	fin	Ho	non
10a- Calcédoine pure jaune *NOCS 336, 376*	cortex calcédonieux blanc	blanc/jaune pâle	34	0,8	7	Tp/G	très fin	Ho	manganèse
10b- Calcédoine pure jaune /marron *NOCS 224, 298*	cortex calcédonieux	jaune/marron	32,4	0,4	5,9	T/G	très fin	Zo	non
10c- Calcédoine pure crème/blanc *NOCS 272*	cortex calcédonieux	blanc/crème	58,3	0,4	5,9	T/G	très fin	Zo	non
10d- Calcédoine pure blanche *NOCS 326*	compact, mince	blanc	46,8	-1,3	-3,9	T/G	très fin	Ho	
11- Silex bi-couleur marron *NOCS 277*	absent	Marron/crème	57,3	5	15,1	T/M	très fin	Zo	non
12- Opale CT/ Silex marron *NOCS 288, 346*	absent	marron foncé	29,6	1,5	2,1	O/M	très fin	Ho	non
13- Silex marron marbré *NOCS 229, 364*	compact, calcitique, épais	marron/ verdâtre	35,1	4,4	14,1	O/G	fin	Mar	
14- Calcaire silicifié (diverses couleurs) *NOCS 249, 301, 308, 312*	-	gris/crème/ jaune	58,8	11,1	20,2	O/M	fin	Ho/L	non
15- Silex en plaquette crème *NOCS 341*	absent	crème				O/M	très fin	léger Ta	
16- Calcédoine blanche *NOCS 324, 362*	fine concrétion calcitique de surface	Blanc/gris	48,1	-1,4	-3,6	T/M	fin	Mou	non
17- Silex crème/gris *NOCS 223, 225, 238, 262, 284*	absent	crème gris	51,1	-1,1	-0,8	T/ léger G	fin	Léger Mar	non
18- Silex crème/blanc/marron *NOCS 378*	très fin cortex, calcitique	crème/blanc/ marron	42,6	-0,3	0,1	T à O/M	fin à très fin	Zo	Fgt manganèse?

19a- Silex chocolat *NOCS 240, 305, **309**, 350*	absent	chocolat/blanc	40,5	2,3	4,5	O/ léger G	très fin	léger Ta	calcitique ?
19b- Jaspe chocolat *NOCS 234, 367*	absent	chocolat/ marron	37,4	1,06	3	O/ léger G	très fin	léger Mou	filon calcédoine
19c- Silex marron clair *NOCS 310*	absent	marron clair	40,1	5,8	12,9	O/ léger G	très fin	Léger Ta	calcitique?
19d- Jaspe chocolat *NOCS 239*	compact, épais, calcitique	chocolat	28,2	0,6	1,2	O/ Léger G	très fin	Léger Ta	
20- Silex marron *NOCS 286B, 271*	absent	marron	34,5	0,3	1,4	O/M	fin	Léger Zo	
21- Silex marron tacheté	absent	marron				O/M	fin	Léger Ta	
22- Silex marron moucheté/marbré	absent	marron				O/M	fin	léger Mar/Mou	
23- Silex marron translucide *NOCS 286*	absent	marron	38,7	0,2	1	T/léger G	très fin	Ho	non
24-silex marron gras *NOCS 275, 317, 373, 375*	zone sous cortex blanche, compact, silicifiée	marron	38,6	3,2	7,7	Léger T/G	très fin	Ho	non
25- Galet silex crème	surface naturelle, piquetée	crème				T/léger G	très fin	Ho	non
25b- Silex crème gras *NOCS 348*	absent	crème	41	1,4	4,6	T/léger G	très fin	Ho	non
26- Jaspe gris gras *NOCS 267*	pelicule marron	gris	62,9	0,23	3	O/G	très fin	Ho	non
27- Calcaire crème *NOCS 249*	concrétion	crème	57,9	1,6	8,4	O/M	fin	Ho	non
28- Calcédoine orange/blanche *NOCS 299*	absent	orange/blanc	63,3	6,5	21,2	O/M à G	fin	Mar	
29- Silex blanc/noir *NOCS 283*	absent	blanc/noir	52,8	1,1	7	O/M	fin	Zon	non
30- Silex lité *NOCS 261*	absent	blanc/crème	66,1	-2,04	-0,8	O/M	fin	Li	non
31- Basalte	absent	noir	33	7	21	O/M	grossier	léger Mou	non
32- Silex crème/gris *NOCS 282*	absent	crème/gris	62,3	2,6	12,5	O/M	fin	Ta	calcitique?
33a- silex brûlé crème *NOCS 306*	absent	crème	43,3	0,6	5,4	O/M à G	fin	Ho	non

33b- silex brûlé marron/gris	absent	marron/gris	40,9	1,3	1,1	O/M à G	fin à très fin	variation couleur - altération feu	non
NOCS 320, 322, 327, 335, 338									
33c-Silex brûlé noir	absent	gris foncé/noir				O/M	fin	marbré	non
33d- Silex brûlé rose/rouge	absent	rose/rouge				O/M	fin	Mou	non
33e- Silex brûlé blanchi	absent	gris/blanchi	60	2	9,2	O/M	fin	blanchi marbré	non
NOCS 365									
34- calcédoine (?) orange/blanc	absent	orange/blanc				O/M	fin	Zo	manganèse
35- silex gris/marron	compact, épais, calcitique	gris foncé/caramel				T/G	fin	léger Mar	manganèse
36- silex (?) marbré blanc/gris *NOCS 258*	absent	blanc/gris	50	-1,1	0,3	O/M	fin	Mar	manganèse
37- Jaspe gris vert *NOCS 237*	absent	gris vert	47,9	-2,7	3,9	O/léger M	fin	Ho	non
38- silex moucheté marron/rougâtre	absent	marron clair/rougâtre				O/M	assez grossier	Mou	non
39- Silex gris moucheté *NOCS 244*	absent	gris clair à foncé	35,7	-0,3	0,6	O/léger G	fin	Mou	calcitique
40- Silex marbré marron *NOCS 318, 372, 363, 344*	absent	marron	36,6	1,5	4,2	O/léger G	fin à grossier	Mar	
41- Silex marbré/moucheté	absent	marron à marron clair				O/M	fin à grossier	Mar/Mou	calcitique
42- Calcédoine orange	altération surface	orange				T/G	fin	Ho	
43- Calcédoine marbré blanc/marron clair	compact, mince	blanc/marron orangé				T/G	fin à grossier	Mar	calcitique
44- Silex marbré marron	absent	marron/gris				O/M	grossier	léger Mar	filon calcédoine
45- Silex marron zoné	mince, négatif de fossiles	marron/crème				O à T/M	fin	Zo	fgt manganèse

Tableau III. 7 : confrontation des types de matière première des artefacts (groupes macroscopiques) aux données minéralogiques issues des quantifications (pastillage KBr). Les croix signalent la présence d'un constituant lorsque (tr) signale leur trace. Les groupes minéralogiques sont synthétisés tableau III.8.

	Minéralogie							
Type	Op-CT	Ob	*Qtz*	*Cald.*	*Dolo.*	*Cal.*	*Carbo. Ind.*	*arg.*
1a- Silex dolomitique "Pollock"				X	25%			
NOCS 236, 269, 274, 374								
1b- Silex dolomitique				X	10%			
NOCS 242								
2a- Silex dolomitique crème			X	X/tr	6%			
NOCS 230, 231, 247, 251, 253, 254, 255, 256, 257, 260,261, 264, 265, 273, 285, 300, 311, 319, 321, 377								
2b- Silex dolomitique crème/banc								
2c- Silex dolomitique				X	8%			
NOCS 227								
2d- Silex dolomitique								
3a- Jaspe bordeaux (radiolarite)			X	X/tr		tr		
NOCS 228, 245, 268, 287, 295, 316								
3b- jaspe bordeaux fin			X	X/tr			tr	
NOCS 235, 259, 314								
4a- Silex caramel				X		tr		
NOCS 243, 281, 349								
4b- Silex caramel				X		tr		
NOCS 226								
4c- Silex caramel grossier				X				
NOCS 302, 371								
5a- Silex gréseux Bordeaux				X		4%		
NOCS 263, 370								
5b- silex gréseux gris				X		tr		
NOCS 248, 333								
5c- Silex gréseux crème				X		11%		
NOCS 266								
6a- Opale CT marron marbré	X					tr		
NOCS 250								
6b- Opale CT marron	X					tr		
NOCS 276, 278								
7- Opale CT crème	X					tr		
NOCS 252, 280								
8- Obsidienne grise		X						
NOCS 241, 343								
9a- silex blanc				X		tr		
NOCS 270, 279								
9b- Silex blanc patiné				X				
NOCS 342								
10a- Calcédoine pure jaune			X	X				
NOCS 336, 376								

10b- Calcédoine pure jaune /marron *NOCS 224, 298*			X			tr	
10c- Calcédoine pure crème/blanc *NOCS 272*			X			tr	
10d- Calcédoine pure blanche *NOCS 326*			X				
11- Silex bi-couleur marron *NOCS 277*			X			tr	
12- Opale CT/ Silex marron *NOCS 288, 346*	X		X				
13- Silex marron marbré *NOCS 229, 364*			X			tr	
14- calcaire silicifié (diverses couleurs) *NOCS 249, 301, 308, 312*		X	X/tr	32%			
16- calcédoine blanche *NOCS 324, 362*		X	X		tr		
17- Silex crème/gris *NOCS 223, 225, 238, 262, 284*		X	X/tr		tr		
18- Silex crème/blanc/marron *NOCS 378*			X			tr	
19a- Silex chocolat *NOCS 240, 305,* ***309****, 350*		X	X/tr	X	X		tr
19b- Jaspe chocolat *NOCS 234, 367*		X	tr		tr		
19c- silex marron clair *NOCS 310*			X				tr
19d- Jaspe chocolat *NOCS 239*		X	X/tr			tr	
20- Silex marron *NOCS 286B, 271*			X		2%		tr
23- Silex marron translucide *NOCS 286*			X	tr			
24- Silex marron gras *NOCS 275, 317, 373, 375*			X	tr			
25b- Silex crème gras *NOCS 348*			X			tr	
26- Jaspe (?) gris gras *NOCS 267*		X	tr			tr	
27- Calcaire crème *NOCS 249*			tr		90%		
28- Calcédoine orange/blanche *NOCS 299*			X				
29- Silex blanc/noir *NOCS 283*			X		2%		
30- Silex lité *NOCS 261*			X	3%			
32- Silex crème/gris *NOCS 282*		X	X/tr		10%		
33a- Silex brûlé crème			X			tr	

NOCS 306				
33b- Silex brûlé marron/gris *NOCS 320, 322, 327, 335, 338*		X		tr
33e- Silex brûlé blanchi *NOCS 365*		X	4%	
36- Silex (?) marbré blanc/gris *NOCS 258*		X		tr
37- Jaspe gris vert *NOCS 237*	X			tr
39- Silex gris moucheté *NOCS 244*		X	2%	
40- Silex marbré marron *NOCS 318, 372, 363, 344*		X	tr	

Tableau III. 8 : groupes minéralogiques des artefacts analysées (d'après la quantification sur spectre pastille KBr). La quantification des différents composants est détaillée dans le tableau III.7.

Groupe Minéralogique (d'après quantification sur pastille Kbr)

QUARTZ	NOCS
1- Quartz (bande à 555cm^{-1} absente)	*245, 237*
2- Quartz/ trace calcédoine (bande à 555cm^{-1} très peu intense)	*234, 240, 314, 317, 326, 335, 362, 372, 376*
3- Quartz/trace calcédoine + trace de carbonates non spécifiés	*239, 259, 267, 268, 320, 327, 341*
4- Quartz/trace calcédoine + calcite	*225, 282, 283, 363, 367*
5- Quartz/trace calcédoine + dolomite	*255, 301, 377*
CALCEDOINE	
6- Calcédoine	*238, 270, 287, 298, 299, 305, 310, 316, 318, 322, 336, 342, 349, 360, 364, 370, 371, 372*
7- Calcédoine + trace de carbonates non spécifiés	*223, 224, 228, 229, 243, 253, 254, 258, 262, 272, 277, 279, 281, 284, 306, 324, 346, 348, 378*
8- Calcédoine + calcite	*235, 244, 248, 263, 266, 271, 273, 286, 295, 344, 350, 365*
9- Calcédoine + dolomite	*227, 230, 231, 236, 242, 247, 251, 256, 257, 260, 261, 264, 265, 269, 274, 275, 285, 300, 308, 309, 311, 319, 321, 373, 374*
10- OPALE-CT	*246, 250, 252, 276, 278, 280, 288, 372cortex, 375*
11- OBSIDIENNE	*241, 343*
12- ROCHES RICHE EN CARBONATES : Calcite + calcédoine	*249 et cortex*

Tableau III. 9 : clusters simulés par l'CHA *(Hierarchical Classification Analysis)* confrontés aux données minéralogiques (tableau III.8) et groupes macroscopiques définies (tableau III. 6).

Cluster (ACP)	NOCS	Type macroscopique	Groupe IR
Cluster 1	231, 265, 285, 321, **253**	2a	9 (7)
	268, 287, 245, 228	3a	1, 3, 6, 7
	235	3b	8
	349, 281	4a	6, 7
	270, 279	9a	6, 7
	224	10b	7
	326	10d	2
	277	11	7
	341	15	3
	362	16	2
	223, 238, 262	17	6, 7
	240	19a	2
	234	19b	2
	275	24	9
	267	26	3
	299	28	6
	320, 335, 327	33b	2, 3
	258	36	7
	237, 233	37	
	360	38	6
	244	39	8
Cluster 2	273	2a	8
	295	3a	8
	259	3b	3
	263	5a	8
	248	5b	3
	266	5c	3
	225	17	4
	271	20	8
	282	32	4
Cluster 3	242	1b	9
	300, 264, 319, 251, 257, 247, 230, 261	2a	9
	227	2c	9
	301	14	5
	309	19a	9
Cluster 4	269, 274, 374, 236,	1a	9
	260, 256	2a	9
	308	14	9

Cluster 5	347, 325, 311, 254	2a	9, 7
	314	3b	2
	305, 243	4a	6, 7
	371	4c	6
	370	5a	6
	333	5b	
	294	9a	
	342	9b	6
	336	10a	6
	298	10b	6
	369	10d	
	346	12	7
	229, 364	13	7, 6
	324	16	7
	378	18	7
	305, 350, 323	19a	6, 8
	367	19b	4
	310	19c	6
	239, 361	19d	3
	328	20	
	286, 330	23	8
	373	24	9
	348	25b	7
	283	29	4
	306	33a	7
	322, 332	33b	6
	365	33e	8
	337	36	
	363, 372, 344	40	4, 6, 8
Cluster 6	250	6a	10
	278	6b	10
	280, 252	7	10
	343, 241	8	11
	288, 346	12	10
	375	24	10
Cluster 7	249, 312	14	12
	318	40	12

Tableau III. 10 : les matières premières utilisées pour la pierre taillée de Çatalhöyük-Ouest et groupes macroscopiques correspondant. Ce tableau considére l'ensemble de la pierre taillée ici objet d'étude.

Matière première	
• Les obsidiennes	
Nenezi Dağ	
Göllü Dağ	
Est Anatolie ?	
• Les silex dolomitiques	
crème à grain fin	*(type 2)*
"pollock" riche en dolomite	*(type 1)*
silex marron (trace)	*(type 19a, 23, 24)*
silex lité	*(type 30)*
• Les silex riche en calcite	
silex gréseux	*(type 5)*
• Les silex (sans carbonates ou trace (non-déterminé))	
silex blanc	*(type 9)*
silex marron	*(bi-couleur : type 11; type 13, 18, 19, 20)*
silex caramel	*(type 4)*
silex gris	*(type 17)*
silex crème	*(type 25)*
• Les silex/quartz (jaspe?)	
silex gris	*(type 26, 32)*
silex vert	*(type 37)*
silex noir et blanc : lydienne?	*(type 29)*
• Les silex brûlés	*(type 33)*
• Les calcaires silicifiés et calcaires	
calcaire silicifié dolomitique	*(type 14)*
calcaire silicifié calcitique ?	
calcaire (riche en calcite)	*(type 27)*
• Les jaspes	
jaspe bordeaux	*(type 3)*
jaspe caramel	*(type 4)*
jaspe marron	*(type 19b)*
• Les calcédoines	
calcédoine translucide jaune/blanc	*(type 10)*
calcédoine blanche	*(type 10, 16, 28, 34, 35, 42)*
• Les opales-CT	
opale marron	*(type 6 et 12)*
opale crème	*(type 7)*
• Les basaltes	

Tableau III. 11 : Bilan des matières premières exploitées à Çatalhöyük-Ouest et informations de provenance.

Type macro.	nombre de pièces	typologie	matière première	Sphère de provenance probable					Position d'approvisionnment			formations géologiques	Production *(voir détail partie IV)*
				locale	loc. à reg.	reg.	rég. à extra-rég.	extra-rég.	prim.	sec.	ind.		
1a	7	L-LL-E-O-D	silex dolomitique			7			4		3	calcaire dolomitique	domestique
1b	3	N-O-D			2	1			1	1	1		
2a	32	L-LL-E-O-D	silex dolomitique			2	2	28	3		29	calcaire dolomitique	de spécialistes
2b	10	N-LL-E-O			1	1	1	7		1	9		
2c	1	E				1				1			
2d	1	O						1			1		
2e	1	O					1		1				domestique
3a	15	N-O-E-D	jaspe	13	2					4	11	Ophiolite (bordeaux)	domestique
3b	6	L-O		2	4						6	Ophiolite (bordeaux)	domestique
4a	4	O-E-D	silex caramel	2	2				1		3	Crétacé supérieur	domestique, opportuniste
4b	1	N?		1						1			domestique
4c	6	E		3	3				1	1	4		domestique, opportuniste
4d	1	O		1							1		domestique
5a	3	O-E	silex gréseux		1	2					3		de spécialistes
5b	3	LL-O-D			1	1	1				3		spécialiste /ind.
5c	1	O				1					1		domestique, opportuniste
5d	1	LL						1			1		de spécialistes
6a	1	E	opale CT			1					1		indéterminé
6b	2	O-E				2					2		domestique
7	3	E-D	opale CT			3					3		domestique
8	3	O	obsidienne grise			3					3	Source Nenezi Dag	indéterminé
9a	12	E-D	silex blanc	1	3	3	1	4			12	multiple	
												calcaire dolomitique	de spécialistes
9b	2	E-D			2						2		domestique
10a	5	E-D	calcédoine	4	1					2	3		domestique
10b	2	O-E		1		1					2		domestique
10c	1	D				1			1				domestique
10d	8	O-E-D		2	6				1	1	6		domestique

11	2	O	silex		1	1			1		1	Crétacé supérieur	spécialiste /ind.
12	3	O-E	opale-CT			3					3		indéterminé
13	2	L-O	silex	1		1			1		1	Crétacé sup. probable	domestique
14	8	L-O-E-D	calcaire silicifié	8					1		7	Calcaire silicifié, traces dolomite	domestique, opportuniste
15	1	O	silex crème			1				1			retouche
16	10	O-E-D	calcédoine	3	7				3		7		domestique
17	6	N-E-D	silex	1	3	2					6	Crétacé supérieur ?	domestique
18	4	LL-O	silex		1		2	1	2		2	Crétacé supérieur	spécialiste/ domestique
19a	11	L-LL-E-O-D	silex		1	4	4	2			11	Calcaire dolomitique (1)	spécialiste/ domestique
19b	3	N-LL-O		1	1	1				1	2		spécialiste/ domestique
19c	1	O				1					1		domestique
19d	3	E-D			2	1			1		2	Crétacé supérieur	domestique
20	4	E	silex	1	2	1					4		domestique
21	1	E/O	silex		1						1		domestique
22	1	L/O	silex				1				1		de spécialistes
23	5	O-E	silex		1	3	1				5	Crétacé supérieur	indéterminé/ domestique
24	5	O-E-D	silex		2	3			1		4	Crétacé supérieur	domestique
25a	1	O	silex	1						1			domestique, opportuniste
25b	5	E		1	3	1					5		domestique
26	1	E	jaspe			1				1			domestique
27	1	O	calcaire	1					1			Calcaire calcitique, Crétacé	domestique, opportuniste
28	1	D	calcédoine	1							1		domestique, opportuniste
29	1	E	silex	1							1	ressemblant silex noir du N-W Konya	domestique
30	1	E	silex lité	1							1	calcaire dolomitique	domestique, opportuniste
31	3	L-LL-E	basalte		1	2					3	formation volcanique	domestique
32	1	L	silex		1						1		domestique
33a	2	L/O	silex			1		1			2		spécialiste/ ind.

33b	17	N-LL-O-E-D			8	7		2			17		spécialiste/ domest.
33c	1	L/O		1							1		indéterminé
33d	1	E/O									1		indéterminé
33e	4	L/O		1	1	1	1				1		réutil. prod. spéc./ domestique
33f	1	L/O			1						1		indéterminé
34	1	E	calcédoine	1							1		domestique
35	4	E	silex	3	1				1		3	Crétacé supérieur	domestique
36	2	E	silex	1	1						2		domestique, opportuniste
37	3	N-O-E	jaspe			3					3		domestique
38	2	O-D	silex	2					1		1		spécialiste/ domestique
39	1	E	silex			1					1		domestique, opportuniste
40	9	O-E-D	silex	2	7				1	1	7	Crétacé supérieur	domestique
41	3	E	silex	2	1						3	Crétacé supérieur	domestique, opportuniste
42	3	O-D	calcédoine		2	1				1	2		spécialiste/ domestique
43	4	O-E	calcédoine	1	3				2	1	1		domestique
44	1	L	silex		1						1		domestique
45	4	N-O-E	silex	2	1		1		1	1	2	Crétacé supérieur	domestique/ spéc.

typologie (légende L lame, N nucléus, LL lame lustrée, E éclat, O outillage, D débris)

Tableaux pour Chapitre IV

Tableau IV. 1 : classes technologiques de l'industrie en obsidienne, tranchée 5. L'encadré (A) figure les lames de plein débitage de section trapézoïdale et leur rythmicité selon un système de codes défini par Binder et Gassin (Binder *et al.* 2012 ; Binder & Gassin 1988). Les deux tableaux adjacents décrivent les lames brutes et retouchées de Çatalhöyük-Ouest selon ces critères.

Obsidienne			
Nenezi Dağ	**Total 1595**	**Göllü Dağ**	**Total 1640**
		Fragment nucléus	**2**
		Nucléus repris pièce esquillée	**2**
produits de reprise et de réfection			
Tablette	**4**	**Tablette**	**8**
- surface naturelle	3	- surface naturelle	1
Tablette (probable)	**9**	**Tablette (probable)**	**14**
- surface naturelle	3	- surface naturelle	5
Éclat (préparation)	**20**	**Éclat (ravivage PF)**	**29**
		- surface naturelle	1
		Lame à crête	**3**
		- surface naturelle	1
		Lame sous crête	**1**
Éclat	**69**	**Éclat**	**126**
- surface naturelle moins de 1/3	10	- surface naturelle moins de 1/3	15
		Lame de bord G	
		- surface naturelle moins de 1/3	1
Lame	***Total 682***	**Lame**	***Total 547***
- pression	468	- pression	303
- pression probable	68	- pression probable	69
- percussion	88	- percussion	116
- percussion probable	56	- percussion probable	55
- percussion indirecte (?)	2	- percussion indirecte (?)	4
Débris	**51**	**Débris**	**68**
- surface naturelle moins de 1/3	1	- surface naturelle moins de 1/3	5
Indéterminé	**8**	**Indéterminé**	**5**
Outillage	**Total 879**		**Total 806**
Lame retouchée	***Total 451***	**Lame retouchée**	***Total 483***
- pression	268	- pression	229
- pression probable	65	- pression probable	77
- percussion	83	- percussion	125
- percussion probable	34	- percussion probable	41
- percussion indirecte ?	1	- percussion indirecte ?	11
Lame à coches	**17**	**Lame à coches**	**28**
Lame tronquée	**7**	**Lame tronquée**	**4**
Lame retouche denticulée	**1**	**Lame retouche denticulée**	**2**
		Lamelle (pression) retouchée	**1**
Eclat retouché	**15**	**Eclat retouché**	**32**
Eclat avec coche	**1**		
Tablette retouchée	**3**	**Tablette retouchée**	**4**
Lame de bord retouchée	**2**	**Lame de bord retouchée**	**5**
Lame d'entame retouchée	**1**	**Lame sous crête retouchée**	**1**
Pièce esquillée	***Total 189***	**Pièce esquillée**	***Total 161***
- support indéterminé	79	- support indéterminé	79
- sur lame	62	- sur lame	64
- sur éclat	9	- sur éclat	11
- sur éclat (préparation)	1	- sur éclat (préparation)	2
- sur tablette	2	- sur tablette	1
- sur fragement de pointe	1		
- sur nucléus/fragment nucléus	7	- sur nucléus/fragment nucléus	4
- sur éclat poli	1		
Esquille	**24**	**Esquille**	**49**
- surface naturelle	*1*		
Esquille retouchée	**2**	**Esquille retouchée**	**3**
Grattoir	**2**	**Grattoir**	**10**
Racloir	**2**	**Racloir**	**3**
Burin sur lame	**3**	**Burin sur lame**	**3**
Chute de burin	**6**	**Chute de burin**	**4**
Pointe (projectile?)	**3**	**Pointe (projectile ?)**	**7**
Perçoir	**2**	**Perçoir**	**5**
Perçoir double	**1**		
Trapèze sur lame	**2**	**Trapèze sur lame**	**1**
		Total = *3235* Tranchée 5	

Code des lames brutes (pression)	**ND**	**GD**
lame de section triangulaire, code 12/21	77	51
lame à section trapézoïdale issues de séries successives de même direction (dr. À g. ou g. à dr.), code 123/321	75	55
lame à section trapézoïdale issues de séries successives de directions alternées (g/dr. Ou dr./g.), code 212'	283	172
212'3/3212'	22	18
1234/4321	10	6
3212'3'	1	

code des lames retouchées (pression)	**ND**	**GD**
lame de section triangulaire, code 12/21	37	40
lame à section trapézoïdale issues de séries successives de même direction (dr. À g. ou g. à dr.), code 123/321	46	56
lame à section trapézoïdale issues de séries successives de directions alternées (g/dr. Ou dr./g.), code 212'	171	114
212'3/3212'	10	13
1234/4321	1	5
3212'3'		1
code 12345	1	
code 212'3'4	2	

Tableau IV. 2 : classes technologiques de l'industrie en obsidienne, tranchée 1/Bâtiment 25. L'encadré (A) figure les lames de plein débitage de section trapézoïdale et leur rythmicité selon un système de codes défini par Binder et Gassin (Binder *et al.* 2012 ; Binder & Gassin 1988). Les deux tableaux adjacents décrivent les lames brutes et retouchées de Çatalhöyük-Ouest selon ces critères.

Obsidienne			
Nenezi Dağ	**Total 432**	**Göllü Dağ**	**Total 704**
		Fragment nucléus	**3**
produits de reprise et de réfection			
Tablette	1	**Tablette**	**8**
Tablette (probable)	5	**Tablette (probable)**	**3**
Éclat (préparation)	1	**Éclat (ravivage PF)**	**6**
Lame à crête	1		
Lame sous crête	1	**Lame sous crête**	**1**
Éclat	**22**	**Éclat**	**60**
- surface naturelle moins de 1/3	2	- surface naturelle moins de 1/3	9
Lame de bord D	1	**Lame de bord semi-corticale**	1
Lame	***Total 196***	**Lame**	***Total 218***
- pression	142	- pression	118
- pression probable	23	- pression probable	30
- percussion	20	- percussion	48
- percussion probable	10	- percussion probable	22
- percussion indirecte (?)	1		
Débris	**12**	**Débris**	**14**
		Indéterminé	**1**
Outillage	**Total 190**		**Total 380**
Lame retouchée	***Total 112***	**Lame retouchée**	***Total 244***
- pression	88	- pression	144
- pression probable	10	- pression probable	30
- percussion	6	- percussion	40
- percussion probable	7	- percussion probable	28
- percussion indirecte ?	1	- percussion indirecte ?	2
Lame à coches	**2**	**Lame à coches**	**8**
Lame tronquée	**2**	**Lame tronquée**	**4**
Lame retouche denticulée	**2**	**Lame retouche denticulée**	**1**
Lame (percussion indirecte) poli	**1**		
Eclat retouché	**6**	**Eclat retouché**	**7**
		Tablette retouchée	**1**
Pièce esquillée	***Total 37***	**Pièce esquillée**	***Total 89***
- support indéterminé	28	- support indéterminé	36
- sur lame	6	- sur lame	46
- sur éclat	1	- sur éclat	4
		- sur tablette	1
- sur nucléus/fragment nucléus	1	- sur nucléus/fragment nucléus	1
- sur pointe (projectile ?)	1	- sur pointe (projectile ?)	1
Esquille	**15**	**Esquille**	**15**
Grattoir	***1***	**Grattoir**	***1***
Burin sur lame pression	**2**	**Burin sur lame**	**2**
Chute de burin	**5**	**Chute de burin**	**5**
Pointe (projectile?)	**2**		
Perçoir	**4**	**Perçoir**	**3**
		Total = 1136 B25	

Code des lames brutes (pression)	ND	GD
lame de section triangulaire, code 12/21	22	26
lame à section trapézoïdale issues de séries successives de même direction (dr. À g. ou g. à dr.), code 123/321	11	25
lame à section trapézoïdale issues de séries successives de directions alternées (g/dr. Ou dr./g.), code 212'	94	47
1234/4321	2	10
212'3/3212'	12	10
12345	1	

code des lames retouchées (pression)	ND	GD
lame de section triangulaire, code 12/21	16	2
lame à section trapézoïdale issues de séries successives de même direction (dr. À g. ou g. à dr.), code 123/321	16	30
lame à section trapézoïdale issues de séries successives de directions alternées (g/dr. Ou dr./g.), code 212'	47	76
1234/4321	1	1
212'3/3212'	7	15

Tableau IV. 3 : classes technologiques de l'industrie en obsidienne, tranchée 7. L'encadré (A) figure les lames de plein débitage de section trapézoïdale et leur rythmicité selon un système de codes défini par Binder et Gassin (Binder *et al.* 2012 ; Binder & Gassin 1988). Les deux tableaux adjacents décrivent les lames brutes et retouchées de Çatalhöyük-Ouest selon ces critères.

Obsidienne			
Nenezi Dağ	**Total 267**	**Göllü Dağ**	**Total 215**
Fragment nucléus	5	**Fragment nucléus**	**3**
		Tablette	**8**
Tablette (probable)	***6***	**Tablette (probable)**	***6***
Éclat	**12**	**Éclat**	**12**
- surface naturelle moins de 1/3	1	- surface naturelle moins de 1/3	1
Lame	***total 91***	**Lame**	***total 71***
- pression	51	- pression	16
- pression probable	12	- pression probable	6
- percussion	21	- percussion	36
- percussion probable	6	- percussion probable	13
Lame avec surface naturelle	**1**	**Lame avec surface naturelle**	**1**
Débris	**11**	**Débris**	**4**
Indéterminé	**1**	**Indéterminé**	**2**
Outillage			
Lame retouchée	***total 95***	**Lame retouchée**	***total 71***
- pression	40	- pression	20
- pression probable	15	- pression probable	10
- percussion	31	- percussion	36
- percussion probable	9	- percussion probable	5
Lame à coches	**5**	**Lame à coches**	**3**
Lame retouche denticulée	**1**	**Lame retouche denticulée**	**4**
Eclat retouché	**5**	**Eclat retouché**	**10**
		Eclat retouché (avec surface naturelle)	1
		Eclat avec coche	**1**
Pièce esquillée	***total 17***	**Pièce esquillée**	***total 9***
- support indéterminé	14	- support indéterminé	4
- sur lame	3	- sur lame	5
Esquille	**6**	**Esquille**	**1**
		Grattoir	
Lame lustrée	**1**		
Burin sur lame	**5**	**Burin sur lame**	**1**
Perçoir	**1**	**Perçoir**	**4**
Pointe (projectile?)	**2**		

Total = 482 Tranchée 7

Code lame brute pression	**ND**	**GD**
lame de section triangulaire, code 12/21	6	1
lame à section trapézoïdale issues de séries successives de directions alternées (g/dr. Ou dr./g.), code 212'	32	18
lame à section trapézoïdale issues de séries successives de même direction (dr. À g. ou g. à dr.), code 123/321	8	

code lame retouchée pression	**ND**	**GD**
lame de section triangulaire, code 12/21	1	5
lame à section trapézoïdale issues de séries successives de même direction (dr. À g. ou g. à dr.), code 123/321	5	1
lame à section trapézoïdale issues de séries successives de directions alternées (g/dr. Ou dr./g.), code 212'	29	15
212'3/3212'		1
code 1234/4321	1	

Tableau IV. 4 : classes technologiques de l'assemblage en silex des tranchées 5, 7 et 1.

Catégorie technologique	nombre
nucléus grossier à éclat	10
lame brute	13
fragment lame avec cortex	2
éclat	82
éclat avec cortex	8
esquille bulbaire	1
débris	37
lame lustrée Total = 28	
lame brute avec lustre	1
lame retouchée, lustrée	19
lame retouchée avec troncature et lustre	8
lame retouchée	30
éclat retouché	20
éclat avec coche lustrée	1
pièces esquillées	24
esquille	4
grattoir	4
grattoir denticulé	1
racloir	2
perçoir	4
pointe	5
pointe de flèche transversale (B25)	1
burin	2
Polissoir	1
Boucharde (galet)	1
demi-galet aménagé	1
total	**282**

Tableau IV. 5 : gestion des supports pour l'outillage en obsidienne de la tranchée 1/Bâtiment 25.

ND/GD

Support	**Lame**					**Lame bipolaire**	**Lame**	**Lame de bord**	**Lame d'entame**	**Lame sous crête**	**Lamelle**	**Eclat**	**Tablette**	**Fragt/ Nucléus**	**Indét.**	**Pointe**	**Chute de burin**
Outil	pression	pression probable	percu.	percu. probable	percu. Ind.						press.						
Lames retouchées	**267**/226	**65**/76	**83**/125	**33**/41	**1**/ 11			**2**/ 5	**1**	/1							
Lames à coches	**16**/19	**3**	**1**/ 6														
Lames tronquées	**6**/ 4		**1**														
Lames denticulées	**1**		**2**														
Lame retouchée (poignard?)						**1**											
Lame retouchée lustrée	**1**/ 3	/ 1															
Lamelle retouchée											/ 1						
Eclats retouchés												**1**/ 32	**3**/ 4				
Eclats à coches												**1**					
Pièces esquillées							**62**/64					**10**/ 13	**2**/ 1	**7**/ 4	**79**/79	**1**	
Grattoirs	**1**	/4	/4									**1**/ 1	/1				
Racloirs	**2**/ 2		/1														
Burins	**3**/ 3																
Chutes de burin retouchées																	**6**/ 4
Pointe (projectile)															**3**/ 7		
Perçoirs		**2**/ 5															
Perçoir double		**1**															

Tableau IV. 6 : gestion des supports pour l'outillage en obsidienne de la tranchée 7.

ND/GD

Support	**Lame**					**Lame**	**Eclat**	**Tablette**	**Fragment/ Nucléus**	**Indét.**	**Pointe**	**Chute de burin**
Outil	pression	pression probable	percussion	percussion probable	percussion indirecte							
Lames retouchées	**88**/144	**10**/ 30	**6/ 40**	**7**/ 28	**1**/ 1							
Lames à coches	**2**/ 7		/ 1									
Lames tronquées	**2**/ 2		/2									
Lames denticulées	**1**	/1										
Lame retouchée lustrée					/ 1							
Eclats retouchés	**6**/ 7							/ 1				
Pièces esquillées						**6**/ 46	**1**/ 4	/ 1	**1**/ 1	**28**/ 36	**1**/ 1	
Grattoirs	/ 1						**1**					
Burins	**2**/ 2											
Chutes de burin retouchées												**5**/ 5
Pointe (projectile)										**2**		
Perçoirs	**4**	/ 3										

Tableau IV. 7 : l'outillage de l'assemblage en silex des tranchées 5, 7 et 1.

ND/GD

Support	**Lame**				**Lame**	**Lame sous crête**	**Eclat**	**Eclat cortical**	**Tablette**	**Fragment/ Nucléus**	**Indét.**
Outil	pression	pression probable	percussion	percussion probable							
Lames retouchées	**40/** 19	**15/** 10	**31/** 35	**9/** 5		**1/** 1					
Lames à coches	**2**	**1**	**2/** 3								
Lames denticulées	/ 1		**1/** 3								
Lame à bord partiellement abattu	/ 1										
Eclats retouchés							**3/** 10	/ 1	**2**		
Eclats à coches							/ 1				
Pièces esquillées			**3/** 1		**/** 4					**2**	**14/** 4
Grattoirs	/ 1		/ 1								
Burins		**1/** 1	**4/**								
Lame lustrée	**1/**										
Pointe (projectile)											**2/**
Perçoirs	/ 1	/ 1	**1/** 1								

Tableau IV. 8 : Catégories typo-technologiques par groupes macroscopiques des matières premières non-obsidienne.

Groupe macroscopique (Partie III)	Total	%	Nucléus	Lame	Lame lustrée	lame retouchée	éclat	éclat retouché	débris	Grattoir et racloir	Pièce esquillée/ esquille	Perçoir	Pointe	burin	polissoir	Outil/ galet
1a	**7**	3		2	1	1	2		1							
1b	**3**	1	1						1	1						
2a	**32**	12		4	7	6	3	7	2	1		1				
2b	**10**	4	1		3	3	1				1 lame		1 pointe +lustre			
2c	**1**	0,3					1									
2d	**1**	0,3						1								
2e	**1**	0,3				1										
3a	**15**	5,2	1				4	1	4		4					1
3b	**6**	2,1		2		1		1			1		1			
4a	**4**	1,4					2		1		1					
4b	**1**	0,3	1													
4c	**6**	2,1					6									
4d	**1**	0,3									1					
5a	**3**	1					1	1					1			
5b	**3**	1			1			1	1							
5c	**1**	0,3						1								
5d	**1**	0,3			1											
6a	**1**	0,3					1									
6b	**2**	0,7					1	1								
7	**3**	1					1		2							
8	**3**	1				1					2					
9a	**12**	4,2		1	5		4			1	1					
9b	**2**	0,7					1		1							
10a	**5**	1,8					2		3							
10b	**2**	0,7					1	1								
10c	**1**	0,3							1							
10d	**8**	2,8					1		4	2	1					
11	**2**	0,7						1			1					
12	**3**	1					2				1					
13	**2**	0,7		1				1								
14	**8**	2,7		1			5	1	1							
15	**1**	0,3													1	
16	**10**	4				2	5	1	1					1		
17	**6**	2,1	2				1		2			1				

Groupe macroscopique (Partie III)	Total	%	Nucléus	Lame	Lame lustrée	lame retouchée	éclat	éclat retouché	débris	Grattoir et racloir	Pièce esquillée/ esquille	Perçoir	Pointe	burin	polissoir	Outil/ galet
18	**4**	1,4			2	2										
19a	**11**	4		1	3	1	1		1		3		1			
19b	**3**	1	1		1						1					
19c	**1**	0,3										1				
19d	**3**	1					2		1							
20	**4**	1,4					4									
21	**1**	0,3						1								
22	**1**	0,3				1										
23	**5**	1,7				1	2	1			1					
24	**5**	1,7					2		1	1	1					
25a	**1**	0,3														1
25b	**5**	1,7					5									
26	**1**	0,3					1									
27	**1**	0,3														
28	**1**	0,3							1							
29	**1**	0,3					1									
30	**1**	0,3					1									
31	**3**	1		1	1		1									
32	**1**	0,3		1												
33a	**2**	0,7				2										
33b	**17**	6	1		1	5	3		4		2		1			
33c	**1**	0,3				1										
33f	**1**	0,3				1										
33d	**1**	0,3						1								
33e	**4**	1,4				1					1			1		
34	**1**	0,3					1									
35	**4**	1,4					4									
36	**2**	0,7					2									
37	**3**	1	1				1				1					
38	**2**	0,7							1				1			
39	**1**	0,3					1									
40	**9**	3,4				1	5		1		2					
41	**3**	1					3									
42	**3**	1							2			1				
43	**4**	1,4					3				1					
44	**1**	0,3		1												
45	**4**	1,4	1				2				1					
TOTAL	**283**		**10**	**15**	**26**	**30**	**90**	**22**	**37**	**7**	**28**	**4**	**6**	**2**	**1**	**2**

Tableau IV. 9 : Densité d'obsidienne (grs/m³) par secteur.

secteurs			quantité	poids (en grs)	volume de sédiment estimé (en m³)	densité (grs/m³)
Petites structures	**B106**	**310**	203	1197.05	4.86	246
		454	71	107	4.29	111
Bâtiments	**B98**		426	889	15	59
	B107	**343**	514	439.88	21.5	20
	B105	**342**	269	630	2.9	217
Petites structures (peu fouillées)		**345**	88	218.5	1.8	145
		448	129	182.6	3.9	47
		447	24	44	1.4	31

Tableau IV. 10 : Groupes macroscopiques des silicifications non-obsidienne observés dans les assemblages de la tranchée 7 (niveaux intermédiaires (2)).

groupe macroscopique	Description	Nombre
2a	Silex dolomitique	2
3a	Jaspe bordeaux	2
4b	Silex caramel	1
8	Obsidienne grise	1
9a	Silex blanc	1
14	Calcaire (jaune ici)	1
16	Calcédoine blanche	1
18	Silex marron crème	1
19a	Silex chocolat	1
29	Silex blanc/noir	1
34	Calcédoine orange/blanche	1

Tableau IV. 11 : Industries en obsidienne et « flint » du Néolithique, Çatalhöyük (décrites par Carter *et al.* 2005).

	OBSIDIENNE	**"FLINT"** *(Industrie positionnée selon équivalence avec obsidienne)*	**informations chronologiques**
Industrie I	- Petites lames non-standardisées ou éclat laminaire - Nucléus à plans de frappe oposés - Percussion - production local	***Industrie V*** - Petites lames non-standardisées ou éclats laminaires - Nucléus à plans de frappe oposés - Percussion	Niveaux anciens (Pre-XII. D) jusqu'au niveau VI.B
Industrie II	- prodution *on-site* de micro-lame/microlithes réguliers, section prismatique	***Industrie I*** - micro-lame prismatique	Niveau Pre-XII. B-D (Néolithique Acéramique)
Industrie III	- longues lames de morphologie chute de burin, appelé "*edge blades*".	***Industrie VI*** - Longues lames de morphologie chute de burin	
Industrie IV	- lames prismatiques - bipolaire - production non-locale - nombreuses traditions de taille différentes	***Industrie II*** - Larges lames bipolaires	
Industrie V	- lames prismatiques - unipolaire - production non-locale - différentes techniques (non spécifiées)	***Industrie III*** - Larges lames prismatiques unipolaires	à partir du niveau VI.A
Industrie VI	- larges éclast, plats : utilisés comme grattoirs - chaîne opératoire distincte - ou sous-produits du débitage des larges lames bipolaires (Industrie IV)		Niveaux acéramiques (Pre-XII.A-D)
Industrie VII	- éclats (issus de préformes Industrie I)	***Industrie IV*** - éclats	

Références bibliographiques

Abbès, F., L. Bellot-Gurlet, C. Bressy, M. C. Cauvin, B. Gratuze, and G. Poupeau. "Nouvelles Recherches Sur L'obsidienne De Cheik Hassan (Vallée De L'euphrate, Syrie) Au Néolithique. Ppna Et Ppnb Ancien." *Syria* 78 (2001): 5-17.

Abbès, Frederic, L. Bellot-Gurlet, M.-C. Cauvin, Sarah Delerue, Stéphan Dubernet, Gérard Poupeau, and D. Stordeur. "Provenance of the Jerf El Ahmar (Middle Euphrates Valley, Syria) Obsidians." *Journal of Crystalline Solids* 323 (2003): 162-66.

Affolter, J. "La Détermination Des Silex Archéologiques : Remarques Méthodologiques." In *Silex et territoires préhistoriques. Avancées des recherches dans le midi de la France*. Publication électronique: Les C@hiers de Géopré 2010, 2010.

———. "Première Approche Des Gîtes De Silex Et De Leur Exploitation Préhistorique." *Minaria Helvetica, Bulletin de la Société Suisse de l'Histoire des mines* 9 (1989): 55-60.

Affolter, J., and C. Grünwald. "Approvisionnements En Matières Premières Dans Les Sites Mésolithiques Du Vercors." In *L'europe Des Derniers Chasseurs. Epipaléolithique Et Mésolithique*, edited by P. Bintz and A. Thévenin, 603-10. Paris: CTHS, 1999.

Akyol, I., H. Agalede, M. Akkus, S. Abdusselamoglu, S. Birand, M. Blumenthal, U. Bilgutay, E. Chaput, H. Colin, Z. Dager, C. Erentoz, L. Erentoz, N. Egeran, O. Erol, S. Erk, H. Holzer, A. Kalafatcioglu, H. Kupfahl, I. Ketin, N. Tilev, W. Niehoff, E. Oztumer, E. Parejas, H. Pamir, E. Sirel, A. Sayar, V. Stchepinsky, M. Topkaya, M. Tokay, D. Wirtz, W. Weingart, I. Yalcinlar, and O. Yazlak. "Geological Map of Turkey (1:500000). Ankara." The Institute of Mineral Research and Exploration, 1963.

Algaze, G., R. Breuninger, and J. Knudstad. "The Tigris-Euphrate Archaeological Reconnaissance Project : Final Report of the Birecik and Carchemish Dam Survey Areas." *Anatolica* 20 (1994): 1-96.

Algaze, G., R. Breuninger, C. Lightfoot, and M. Rosenberg. "The Tigris-Euphrates Archaeological Reconnaissance Project : A Preliminary Report of the 1989-1990 Seasons." *Anatolica* 17 (1991): 175-240.

Altınbilek-Algül, C., L. Astruc, Didier Binder, and Jacques Pelegrin. "Pressure Blade Production with a Lever in the Early and Late Neolithic of the near East." In *The Emergence of Pressure Blade Making. From Origin to Modern Experimentation*, edited by P. M. Desrosiers, 157-79. New York: Springer, 2012.

Ammerman, A. J., and L. I. Cavalli-Sforza. *The Neolithic Transition and the Genetics of Populations in Europe*. Princeton: Princeton University Press, 1984.

Anderson, P. C., and M.-L Inizan. "Utilisation Du Tribulum Au Début Du III°Millénaire : Des Lames "Cananéennes" Lustrées À Kutan (Ninive V) Dans La Région De Mossoul, Iraq." *Paléorient* 20, no. 2 (1994): 85-103.

Anderson, P.C., Jacques Chabot, and A. Van Gijn. "The Functional Riddle Of "Glossy" Canaanite Blades and the near Eastern Threshing Sledge." *Journal of mediterranean Archaeology* 17, no. 1 (2004): 87-130.

Arimura, M., Nur Balkan Atlı, F. Borell, W. Cruells, Güneş Duru, A. Erim-Özdoğan, J. Ibañez, O. Maede, Y. Mayake, M. Molist, and Mihriban Özbaşaran. "Akarçay Tepe Excavations 1999." In *Salvage Project of the Archaeological Heritage of the Ilısu and Carchemish Dam Reservoirs, Activities 1999*, edited by N. Tuna, J. Öztürk and Velibeyoğlu J., 309-57. Ankara, 2001.

Asouti, E. "Group Identity and the Politics of Dwelling at Neolithic Çatalhöyük." In *Çatalhöyük Perspectives: Themes from the 1995-9 Seasons*, edited by I. Hodder, 75-91. Cambridge & London: McDonald Institute for Archaeological Research and British Institute at Ankara, 2005.

Asouti, E., and Andrew Fairbairn. "Subsistence Economy in Central Anatolia During the Neolithic: The Archaeobotanical Evidence." In *The Neolithic of Central Anatolia, Internal Developments and External Relations During the 9th-6th Millennia Cal B.C.*, edited by Frederic Gerard and Laurens Thissen, 181-92. Istanbul: Ege Yayınları 2002.

Astruc, L. *L'outillage Lithique Taillé De Khirokitia. Analyse Fonctionnelle Et Spatiale*. Vol. 25. Paris: CRA Monographie, CNRS éditions, 2002.

Astruc, L., Bernard Gratuze, Jacques Pelegrin, and P. Akkermans. "From Production to Use a Parcel of Bladelets at Sabi Abyad Ii." In *La Diversité Des Systèmes Techniques Des Communautés Du Néolithique Pré-Céramique : Vers La Caractérisation Des Comportements Sociaux*, edited by L. Astruc, Didier Binder and F. Brios, 327-41. Antibes: 5ième colloque international sur les industries lithiques du Néolithique pré-céramique, éditions APDCA, 2007.

Aydar, E. "Ētude Volcano-Structurale Et Magmatologique Du Strato-Volcan Hasan Dagi (Anatolie Centrale, Turquie)." Université Clermont-Ferrand II, 1992.

Aydemir, A. "Tectonic Investigation of Central Anatolia, Turkey, Using Geophysical Data." *Journal of Applied Geophysics* 68 (2009): 321-34.

Baçakçi, E. "Tepecik-Çiftlik Höyüğü (Niğde) Kazısı ısığında Orta Anadolu Tarihönçesi Kültürleri Ile Ilgili Yeni Bir Değerlendirme." *TUBA-AR* 4 (2001): 25-41.

Baçakçı, E., and E. Faydalı. "Tepecik-Çiftlik 2000 Yılı Çalışmaları " *Kazı Sonuçları Toplantisi* 23, no. 2 (2001): 29-38.

Badia, Dominique, and François Fröhlich. "Identification De La Calcédoine Par Son Spectre Infrarouge." *Compte Rendu de l'Académie des Sciences* 281, serie D (1975): 85-88.

Baird, D. "Pınarbaşı: From Epi-Paleolithic Camp-Site to Sedentarising Village in Central Anatolia." In *The Neolithic in Turkey. New Excavation, New Researchs. Central Anatolia*, edited by Mehmet Özdoğan, Nezih Başgelen and Peter Kuniholm, 181- 218. Istanbul: Archaeology and Art Publications, 2012.

———. "Was Çatalhöyük a Centre ? The Implications of a Late Aceramic Neolithic Assemblage from the Neighbourhood of Çatalhöyük." In *Development of Pre-State Communities in the Ancient near East*, edited by Diane Bolger and Louise C. Maguire, 207-16. London: Oxbow Book, 2010b.

———. "The Boncuklu Project : Investigating the Beginnings of Agriculture, Sedentism and Herding in Central Anatolia." *Anatolian Archaeology* 16 (2010a): 9-11.

———. "The Boncuklu Project : Investigating the Origins of Sedentism, Cultivation and Herding in Central Anatolia." *Anatolian Archaeology* 15 (2009): 9-12.

———. "The Boncuklu Project : Investigating the Origins of Sedentism, Cultivation and Herding in Central Anatolia." *Anatolian Archaeology* 14 (2008): 11-13.

———. "The Boncuklu Project : Investigating the Origins of Sedentism, Cultivation and Herding in Central Anatolia." *Anatolian Archaeology* 13 (2007): 14-18.

———. "The Boncuklu Project : Investigating the Origins of Sedentism, Cultivation and Herding in Central Anatolia." *Anatolian Archaeology* 12 (2006): 13-17.

———. "The History of Settlement and Social Landscapes in the Early Holocene in the Çatalhöyük Area." In *Çatalhöyük Perspectives. Reports from the 1995-99 Seasons*, edited by I. Hodder, 55-74. Cambridge: Mc Donald Institute, 2005.

———. "Early Holocene Settlement in Central Anatolia : Problems and Prospects as Seen from the Konya Plain." In *The Neolithic of Central Anatolia*, edited by F. Gérard and Laurens Thissen, 139-60. Istanbul: Ege Yayinlan, 2002.

———. "Konya Plain Survey, Central Anatolia." *Anatolian Archaeology* 5 (1999): 13-14.

———. "Konya Plain." *Anatolian Archaeology* 3 (1997): 12-13.

———. "The Konya Plain Survey: Aims and Methods." In *On the Surface : Çatalhöyük 1993-1995*, edited by I. Hodder, 41-46. Ankara: Cambridge, Mc Donald Institute for Archaeological Research and London, British Institute of Archaeology, 1996.

Baird, Douglas, Andrew Fairbairn, Louise Martin, and Caroline Middleton. "The Boncuklu Project: The Origins of Sedentism, Cultivation and Herding in Central Anatolia." In *The Neolithic in Turkey. New Excavation, New Researchs. Central Anatolia*, edited by Mehmet Özdoğan, Nezih Başgelen and Peter Kuniholm, 219- 44. Istanbul: Archaeology and Art Publications, 2012.

Balkan Atlı, Nur. *La Néolithisation De L'anatolie*. Paris: De Boccard, 1994.

Balkan-Atlı, Nur, and Didier Binder. "Neolithic Obsidian Workshop at Kömürcü-Kaletepe (Central Anatolia)." In *The Neolithic in Turkey. New Excavation, New Researchs. Central Anatolia*, edited by Mehmet Özdoğan, Nezih Başgelen and Peter Kuniholm, 71- 88. Istanbul: Archaeology and Art Publications, 2012.

Balkan Atlı, Nur, and Didier Binder. "Les Ateliers De Taille D'obsidienne : Fouilles De Kömürcü - Kaletepe 2000." *Anatolia Antiqua* 9 (2001): 193-205.

Balkan Atlı, Nur, Didier Binder, and M.-C. Cauvin. "Exploitation De L'obsidienne De Cappadoce : Première Campagne De Fouille À Kaletepe (Kömürcü)." *Anatolia Antiqua* 6 (1998): 301-15.

Balkan Atlı, Nur, Didier Binder, M.-C. Cauvin, Erhan Bıçakçı, G. Der Aprahamian, and Catherine Kuzucuoğlu. "Obsidian : Sources, Workshops and Trade in Central Anatolia." In *Neolithic in Turkey : The Cradle of Civilizations. New Discoveries*, edited by M. Özdoğan and N. Başgelen, 133-45. Istanbul: Arkeoloji ve Sanat Yay 1999.

Balkan Atlı, Nur, E. Bucak, Güneş Duru, and M. Molist. "Akarçay Tepe 2001yılı Çalışmaları." *Kazı Sonuçları Toplantısı* 24, no. 2 (2003): 223-32.

Balkan Atlı, Nur, Ludovic Slimak, and F. Açikgöz. "Kömürcü - Kaletepe, 2004." *Kazı Sonuçları Toplantısı* 27, no. 2 (2006): 383-90.

Barker, G. *Prehistoric Farming in Europe*. Cambridge, 1985.

Barrier, E., and B. Vrielynck. *Mebe Atlas of Paleotectonic Maps of the Middle East.*: Commission for the Geological Map of the World, 2008.

Bartl, K. "The Late Neolithic Site of Shir in Western Syria: The Final Phase of Occupation around 6000 Bc." In *Climate and Cultural Change in Prehistoric Europe and the near East*, edited by Peter F. Biehl and O. Nieuwenhuyse, XX-XX. New York: Distinguished Monograph Series of the Institute for European and Mediterranean Archaeology. SUNY Press, in press.

Baysal, A. "Groundstone Report." In *Çatalhöyük Archive Report*, 2004.

———. "Provisional Report on Geological Surveys in Relation to Groundstone Study." In *Çatalhöyük Archive Report*, 1998.

Berger, J. -F. "Les Changements Climato-Environnementaux Holocènes Ont-Ils Eu Un Impact Sur La Diffusion Des Premières Communautés Néolithiques À Travers L'europe Et Le Développement D'une Économie De Production ?" In *La Révolution Néolithique Dans Le Monde : Aux Origines De L'emprise Humaine Sur Le Vivant*, edited by Jean-Paul Demoule, 123-46. Paris: Actes du Colloque Inrap-Cité des sciences, CNRS éditions-Inrap, 2010.

Berger, J. -F., and J. Guilaine. "The 8200 Cal Bp Abrupt Environmental Change and the Neolithic Transition: A Mediterranean Perspective." *Quaternary International* 200, no. 1-2 (2009): 31-49.

Bergner, M., B. Horejs, and E. Pernicka. "Zur Herkunft Der Obsidianartefakte Vom Çukuriçi Höyük." *Studia Troica* 18 (2009): 251-73.

Bezić, A. "Distribution of Flint in Turkey, from 10,000 to 6,000 Cal B.C. Case Study Çatalhöyük." In *Chert Availability and Prehistoric Exploitation in the near East*, edited by C. Delage, 68-86. Oxford: BAR International Series 1615, 2007.

Bialor, Perry A. "The Chipped Stone Industry of Çatal Hüyük." *Anatolian Studies* 12 (1962): 67-110.

Bıçakçı, Erhan, Martin Godon, and Yasin Gökhan Çakan. "Tepecik-Çiftlik." In *The Neolithic in Turkey. New Excavation, New Researchs. Central Anatolia*, edited by Mehmet Özdoğan, Nezih Başgelen and Peter Kuniholm, 89- 134. Istanbul: Archaeology and Art Publications, 2012.

Biehl, Peter F. "Climate and Social Change During the Transition between the Late Neolithic and the Early Chalcolithic in Central Anatolia." In *Ancient Society and Climate*, edited by S. Kerner, R. Dann and J.P. Bangsgaard, XX-XX. Copenhague: Copenhagen University Press, *in press*.

———. "From Mega-Site to Mega-Region: Çatalhöyük and the Konya Plain at the Turn of the 6th Millennium Bc." In *Mega-Cities and Mega-Sites*, edited by R. Matthews, 17-33. Londre-Wiesbaden: Proceedings of the 7th International Congress on the Archaeology of the Ancient Near East (7ICAANE), 12-16 Avril 2010. Harrassowitz Verlag, 2012a.

———. "Rapid Change Versus Long-Term Social Change During the Neolithic-Chalcolithic Transition in Central Anatolia." *IANSA papers* 3, no. 1 (2012b): 75-83.

Biehl, Peter F., Burçin Erdoğu, and Eva Rosenstock. "Çatalhöyük-West." In *Excavation Archive Report 2006*, 122-34, 2006.

Biehl, Peter F., Ingmar Franz, Sonia Ostaptchouk, David Orton, Jana Rogasch, and Eva Rosenstock. "One Community and Two Tells : The Phenomenon of Relocating Tell Settlements at the Turn of the 7th and 6th Millennia in Central Anatolia." In *Socio-Environmental Dynamics over the Last 12,000 Years : The Creation of Landscapes*, edited by J. Müller, 53-66. Kiel: Offa, 2012.

Biehl, Peter F., and Eva Rosenstock. "Time of Change : A Short Report on the International Conference at the Free University Berlin, Topoi-Building, Novembre 24-26, 2011." *Neo-Lithics* 2, no. 11 (2012): 30-32.

———. "Von Çatalhöyük Ost Nach Çatalhöyük West : Kulturelle Umbrüche an Der Schwelle Wom 7. Zum 6. Jahrtausend Cal Bc in Zentralanatolien." In *Zurück Zum Gegenstand*, edited by R. Einicke, 471-81. Weissbach: Festschrift für Andreas E. Furtwängler. Schriften des Zentrums für Archäologie und Kulturgeschichte des Schwarzmeerraumes 16. Beier & Beran, 2009.

———. "West Mound." In *Archive Report*, 90-103, 2008.

Binder, Didier. *Le Néolithique Ancien Provençal : Technologie Et Typologie Des Outillages Lithiques*. Paris: Suppl. Gallia Préhistoire, édition CNRS, 1987.

———. "Stones Making Sense : What Obsidian Could Tell About Origins." In *The Neolithic of Central Anatolia*, edited by F. Gérard and Laurens Thissen, 79-90. Istanbul, 2002.

———. "Systèmes De Débitage Laminaire Par Pression : Exemples Chaséens Provençaux." In *Préhsitoire De La Pierre Taillée : 2. Économie Du Débitage Laminaire*, 71-83. Paris: CREP, 1984.

Binder, Didier, and B. Gassin. "Le Débitage Laminaire Chasséen Après Chauffe : Technologie Et Traces D'utilisations." In *Industries Lithiques : Tracéologie Et Technologie*, edited by S. Beyries, 93-125. Oxford: BAR Publishing, BAR International Series, 1988.

Binder, Didier, Bernard Gratuze, Damase Mouralis, and Nur Balkan-Atlı. "New Investigations of the Göllüdağ Obsidian Lava Flows System: A Multi-Disciplinary Approach." *Journal of Archaeological Science* 38, no. 12 (2011): 3174-84.

Binder, Didier, Catherine Perlès, M.-L Inizan, and Monique Lechevalier. "Stratégies De Gestion Des Outillages Lithiques Au Néolithique." *Paléo* 2 (1990): 257-83.

Binford, Lewis R. "Archaeological Systematics and the Study of Culture Process." *American Antiquity* 31 (1965): 203-10.
———. "Data, Relativism and Archaeological Science." *Man* 22 (1987): 391-404.

Bintz, P., and C. Grünwald. "Mésolithique Et Néolithisation En Chartreuse Et En Vercors (Alpes Du Nord) : Évolution Culturelle Et Économie Du Silex." In *The Mesolithic in Europe, Iv° International Symposium*, 205-08. Leuven: Katholieke Universiteit Leuven, 1990.

Blet, M. "L'apport De L'ablation Laser Couplée À L'icp-Ms À La Caractérisation Des Archéomatériaux Siliceux." Université d'Orléans, 1999.

Blet, M., Didier Binder, and Bernard Gratuze. "Essais De Caractérisation Des Silex Bédouliens Provnçaux Par Analyse Chimique Élémentaire." *Revue d'archéométrie* 24 (2000): 149-68.

Blumenthal, M. "Les Chaines Bordières Du Taurus Au Sud-Ouest Du Bassin De Karaman-Konya Et Le Problème Stratigraphique De La Formation Schiste-Radiolaritique." *Bulletin of the Mineral Research and Exploration Institute of Turkey* 48 (1956): 1-40.

Bodet, C. "Remarks on the End of the Çayönü Culture." *Orient-Express* 2002, no. 2 (2002): 47-51.

Bordaz, J., and L.A. Bordaz. *Stone Knapping in Modern Turkey (Video)*, 1970.

Bottema, S., and H. Woldring. "Late Quaternary Vegetation and Climate of Southwestern Turkey." *Palaeohistoria* 26 (1984): 123-49.

Bozkurt, E., B. Holdsworth, and A. Koyyigit. "Implications for Jurassic Chert Identified in the Tokat Complex, Northern Turkey." *Geologic Magazine* 134 (1997): 91-97.

Bressy, C. "Caractérisation Et Gestion Des Silex Des Sites Mésolithiques Et Néolithiques Du Nord-Ouest De L'arc Alpin: Une Approche Pétrographique Et Géochimique." Université Aix-Marseille I, 2002.

Bressy, C., G. Poupeau, and K.A. Yener. "Cultural Interactions During the Ubaid and Halaf Periods: Tell Kurdu (Amuq Valley, Turkey) Obsidian Sourcing." *Journal of Archaeological Science* 32 (2005): 1560-65.

Briois, F., B. Gratuze, and J. Guilaine. "Obsidiennes Du Site Néolithique Précéramique De Shillourokambos (Chypre)." *Paléorient* 23, no. 1 (1997): 95-112.

Burg, J.P., Z. Ivanoz, L.-E. Ricou, D. Dimor, and L. Le Klain. "Implications of Shear-Sense Criteria for the Tectonic Evolution of the Central Rhodope Massif, Southern Bulgaria." *Geology* 18 (1990): 451-54.

Burney, C. A. "Northern Anatolia before Classical Times." *Anatolian Studies* 6 (1956): 179-203.

Caneva, Isabella. "Mersin-Yumuktepe in the Seventh Millennium Bc : The Social Dimension of Technological Changes." In *Climate and Cultural Change in Prehistoric Europe and the near East*, edited by Peter F. Biehl and O. Nieuwenhuyse, XX-XX. New York: Distinguished Monograph Series of the Institute for European and Mediterranean Archaeology. SUNY Press, *in press*.

———. "Mersin-Yumuktepe in the Seventh Millennium Bc: An Updated View." In *The Neolithic in Turkey. New Excavation, New Researchs. Central Anatolia*, edited by Mehmet Özdoğan, Nezih Başgelen and Peter Kuniholm, 1-29. Istanbul: Archaeology and Art Publications, 2012.

Cann, J. R., and C. Renfrew. "The Characterization of Obsidian and Tis Application to the Mediterranean Region." *The Prehistoric Society* 30 (1964): 111-33.

Carter, Tristan, J. Conolly, and A. Spasojević. "The Chipped Stone." In *Changing Materialities at Çatalhöyük : Reports from 1995-98 Seasons*, edited by I. Hodder, 221-85 & 467-533. Cambridge: Mc Donald Institute for Archaeological Research & BIAA, 2005a.

Carter, Tristan, and M. Milić. "The Consumption of Obsidian at Neolithic Çatalhöyük: A Long-Term Perspective." In *Stone Tools in Transition : From Hunter-Gatherers to Farming Societies in the near East*, edited by F. Borrell, J. Ibañez and M. Molist, 495-508. Barcelona: Bellaterra : Universitat Autonoma de Barcelona, 2013.

Carter, Tristan, Marina Milic, and Sonia Ostaptchouk. "Chipped Stone Report." In *Çatalhöyük 2009 Archive Report*, 2009.

Carter, Tristan, Marina Milić, Nurcan Kayacan, Sonia Ostaptchouk, and B. L. McDonald. "Chipped Stone Report." In *Çatalhöyük Archive Report*, 212-39, 2008.

Carter, Tristan, Marina Milić, and Chris Doherty. "Chipped Stone Report." In *Çatalhöyük Archive Report*, 303-16, 2007.

Carter, Tristan, Marina Milić, Nurcan Kayacan, and Marcin Waś. "Chipped Stone Report." In *Çatalhöyük Archive Report*, 241-79, 2006a.

Carter, Tristan, Gérard Poupeau, Céline Bressy, and Nicholas J. G. Pearce. "From Chemistry to Consumption : Towards a History of Obsidian Use at Çatalhöyük through a Programme of Inter-Laboratory Trace-Elemental Characterization." In *Changing Materialities at Çatalhöyük : Reports from 1995-98 Seasons*, edited by I. Hodder, 285-305. Cambridge: Mc Donald Institute for Archaeological Research & BIAA, 2005b.

———. "A New Programme of Obsidian Characterization at Çatalhöyük, Turkey." *Journal of Archaeological Science* 33, no. 7 (2006b): 893-909.

Carter, Tristan, and M. S. Shackley. "Sourcing Obsidian from the Neolithic Çatalhöyük (Turkey) Using Energy Dispersive X-Ray Fluorescence " *Archaeometry* 49 (2007): 437-57.

Cauvin, J. *Fouilles De Byblos Iv : Les Outillages Néolithiques De Byblos Et Du Littoral Libanais*. Edited by Maisonneuve. Paris, 1968.

———. "La Néolithisation De La Turquie Du Sud-Est Dans Son Contexte Proche-Oriental." *Anatolica* 15 (1988): 69-80.

Cauvin, M.-C. "L'obsidienne Dans Le Proche-Orient Préhistorique : État Des Recherches En 1996." *Anatolica* 22 (1996): 1-31.

———. "Les Faucilles Préhistoriques Du Proche-Orient, Données Morphologiques Et Fonctionnelles." *Paléorient* 9, no. 1 (1983): 63-79.

Cauvin, M.-C., and Nur Balkan Atlı. "Rapport Sur Les Recherches Sur L'obsidienne En Cappadoce 1993-1995." *Anatolia Antiqua* 4 (1996): 249-71.

Cauvin, M.-C., Nur Balkan Atlı, Y. Besnus, and F. Şaroğlu. "Origine De L'obsidienne De Cafer Höyük (Turquie) : Premiers Résultats." *Paléorient* 12, no. 2 (1986): 89-97.

Cauvin, M.-C., A. Gourgaud, Bernard Gratuze, N. Arnaud, Gérard Poupeau, J. -L. Poidevin, and C. Chataigner. *L'obsidienne Au Proche Et Moyen Orient : Du Volcan À L'outil*. Oxford: BAR Publishing, BAR International Series, 1998.

Cauvin, M. C., and C. Chataigner. "Distribution De L'obsidienne Dans Les Sites Archéologiques." In *L'obsidienne Au Proche Et Moyen Orient. Du Volcan À L'outil*, edited by M.-C. Cauvin, A. Gourgaud, N. Arnaud, G. Poupeau, J. -L. Poidevin and C. Chataigner, 325-50. Lyon & Oxford: Maisons de l'Orient Méditerranéen. BAR Publishing. BAR International Series 738, 1998.

Cayeux, Lucien. *Les Roches Sédimentaires De France. Roches Siliceuses*. Imprimerie nationale ed, *Mémoires Pour Servir À L'explication De La Carte Géologique Détaillée De La France*. Paris, 1929.

Cessford, C. "Absolute Dating at Çatalhöyük." In *Changing Materialities at Çatalhöyük. Reports from the 1995-99 Seasons*, edited by I. Hodder, 65-99. London and Cambridge: McDonald Institute for Archaeological Research / British Institute of Archaeology Monograph, 2005a.

———. "Estimating the Neolithic Population at Çatalhöyük " In *Inhabiting Çatalhöyük : Reports from the 1995-1999 Seasons*, edited by I. Hodder, 323-26. Cambridge: McDonald Institute for Archaeological Research, 2005b.

———. "A New Dating Sequence for Çatalhöyük." *Antiquity* 75 (2001): 717-25.

Cessford, Craig, and Tristan Carter. "Quantifying the Consumption of Obsidian at Neolithic Catalhöyük, Turkey." *Journal of Field Archaeology* 30, no. 3 (2005): 305-15.

Chabot, J., and Jacques Pelegrin. "Two Examples of Pressure Blade Production with a Lever : Recent Research from the Southern Caucasus (Armenia) and Northern Mesopotamia (Syria, Iraq)." In *The Emergence of Pressure Blade Making. From Origin to Modern Experimentation*, edited by P. M. Desrosiers, 181-98. New York: Springer, 2012.

Chapman, J. "The Origins of Farming in Mediterranean Europe : An Indigenous Response." *Documenta Praehistorica* 26 (1994): 119-41.

Chataigner, C. "Les Propriétés Géochimiques Des Obsidiennes Et La Distinction Des Sources De Bingöl Et Du Nemrut Dağ." *Paléorient* 20, no. 2 (1994): 9-17.

———. "Sources Des Artefacts Du Proche-Orient D'après Leur Caractérisation Géochimique." In *L'obsidienne Au Proche Et Moyen Orient : Du Volcan À L'outil*, edited by M.-C. Cauvin, A. Gourgaud, Bernard Gratuze, N. Arnaud, Gérard Poupeau, J. -L. Poidevin and C. Chataigner, 273-324. Oxford: BAR Publishing, BAR International Series, 1998.

Chauchat, C. "L'approche Technologique Dans Une Étude Régionale : Le Paijanien De La Côte Du Pérou." Paper presented at the 25 ans d'études technologiques en Préhistoire : bilan et perspectives, actes des XI° rencontres internationales d'Archéologie et d'Histoire d'Antibes Juan-les-Pins 1991.

Çilingiroğlu, A., Ö Çevik, and Ç. Çilingiroğlu. "Ulucak Höyük. Towards Understanding the Early Farming Communities of Middle West Anatolia : The Contribution of Ulucak." In *The Neolithic in Turkey*, edited by Mehmet Özdoğan, Nezih Başgelen and Peter Kuniholm, 139-75. Istanbul: Archaeology and Art Publications, 2012.

Çilingiroğlu, A., Z. Derin, E. Abay, H. Sağlamtimur, and I. Kayan. *Ulucak Höyük : Excavations Conducted between 1995 and 2002.* Leuven, 2004.

Colledge, S., and J. Conolly. *The Origins and Spread of Domestic Plants in Southwest Asia and Europe*. Walnut Creek: Left Coast Press, 2007.

Colledge, S., J. Conolly, and S. Shennan. "Archaeobotanical Evidence for the Spread of Farming in the Eastern Mediterranean." *Current Anthropology* 45 supplement (2004): 35-58.

Conolly, J. *The Çatalhöyük Flint and Obsidian Industry Technology and Typology in Context.* BAR Publishing. Vol. 787. Oxford: BAR International Series, 1999a.

———. "Technical Strategies and Technical Change at Neolithic Çatalhöyük, Turkey." *Antiquity* 73 (1999b): 791-800.

Consigny, S. "Origine Des Silex Et Géochimie : Premiers Résultats Archéologiques." In *Cahiers archéologiques de Bourgogne. Paléolithique supérieur et Epipaléolithique dans le Nord-Est de la France. Actes de la table ronde de Dijon, 7 et 8 octobre 1995*, 1996.

Coqueugniot, Eric. "Dja'de (Syrie), Un Village À La Veille De La Domestication (Seconde Moitié Du 9ième Millénaire Av. J.C.)." In *Les Premiers Paysans Du Monde, Naissance Des Agriculteurs* edited by J. Guilaine, 63-79. Paris: Errance (séminaire du Collége de France), 2000.

Czerniak, L., M. Kwiatkowska, A. Marciniak, and J. Pyzel. "The Excavations of the Tp (Team Poznan) Area in the 2001 Season." In *Çatalhöyük Archive Report*, 2001.

Czerniak, L., A. Marciniak, and J. Pyzel. "The Excavations of the Tp (Team Poznan) Area in the 2002 Season." In *Çatalhöyük Archive Report*, 2002.

Deflandre, G. "Techniques Micropaléontologiques Appliquées À L'étude Des Silex." *Bulletin de la Société Française de Microscopie* 4 (1935): 104-11.

Demars, P.-Y. *L'utilisation Du Silex Au Paléolithique Supérieur : Choix, Approvisionnement, Circulation. L'exemple Du Bassin De Brive*. Paris: CNRS, Cahiers du Quaternaire 5, 1982.

———. "Les Matières Premières Siliceuses Utilisées Au Paléolithique Supérieur Dans Le Bassin De Brive." université de Bordeaux I, 1980.

Dercourt, J, L.P. Zonenshain, L.-E. Ricou, V.G. Kazmin, X. Le Pichon, A.L.C.G. Knipper, I.M. Sbortshikov, J. Geyssant, C. Lepvrier, D.H. Pechersky, J. Boulin, J.-C. Sibuet, L.A. Savostin, O. Sorokhtin, M. Westphal, M.L. Bazhenov, J.P. Lauer, and B. Biju-Duval. "Atlas Peri-Tethys, Palaeolographical Maps." In *24 maps and explanatory notes : I-XX*. Paris: CCGM/CGMW, 2000.

Dhont, D., J. Chorowicz, T. Yürür, J.-L. Froger, O. Köse, and N. Gündogdu. "Emplacement of Volcanic Vents and Geodynamics of Central Anatolia, Turkey." *Journal of Volcanology and Geothermal Research* 85 (1998): 33-54.

Djindjian, F. "Approvisionnement En Matières Premières Dans Le Paléolithique Supérieur D'europe Occidentale: Méthodes Et Résultats." *Archeometriai Mühely* 4 (2005): 1-16.

Doherty, Chris, and Marina Milić. *Non-Obsidian Characterization Studies at Çatalhöyük, Turkey (Poster)*. Aix-en-Provence: Archéométrie 2007 (conférence), 2007.

Doherty, Chris, Marina Milić, and Tristan Carter. "Characterizing the Non-Obsidian Chipped Stone Raw Material at Çatalhöyük." In *Çatalhöyük Archive Report*, 2007.

———. "Characterizing the Non-Obsidian Chipped Stone Raw Material at Çatalhöyük, Turkey." *Geoarchaeology* XXX (submitted dec. 2011) (in prep.).

Druitt, T. H., P.J. Brenchley, Y. E. Gögten, and V. Francaviglia. "Late Quaternary Rhyolithic Eruption from the Acıgöl Complexe, Central Turkey." *Journal of Geological Society* 152 (1995): 655-67.

Dunteman, G.H. *Principal Components Analysis*. California: Sage Publications, 1989.

Düring, B. S. "The Early Holocene Occupation of North-Central Anatolia between 10,000 and 6,000 Bc Cal. : Investigating an Archaeological Terra Incognita." *Anatolian Studies* 58 (2008): 15-46.

Düring, B. *Constructing Communities : Clustered Neighbourhood Settlements of the Central Anatolian Neolithic, Ca. 8500-5500 Cal. Bc*. Leiden, 2006.

———. *The Prehistory of Asia Minor. From Complex Hunter-Gatherers to Early Urban Societies*. Cambridge: Cambridge University Press, 2010.

Duru, Güneş. "The Neolithic of the Lake District." In *The Neolithic of Turkey*, edited by A. Özdoğan and Nezih Başgelen, 147-56. Istanbul, 1999.

———. "The Neolithic of the Lakes Region. Hacilar- Kuruçay Höyük- Höyücek- Bademağacı Höyük." In *The Neolithic in Turkey*, edited by M. Özdoğan, Nezih Başgelen and Peter Kuniholm, 1-65. Istanbul: Archaeology and Art Publications, 2012.

Duru, R. "Were the Earliest Cultures at Hacılar Really Aceramic?" In *Anatolia and the Ancient near East: Studies in Honor of Tahsin Özgüç*, edited by Emre K., B. Hrouda, M. J. Mellink and N. Özgüç, 99-104. Ankara: Türk Tarih Kurumu Basımevi, 1989.

Edens, C. "Chipped Stone Industrie at Hacinebi : Technological Styles and Social Identity." *Paléorient* 25, no. 1 (1999): 23-33.

Erdoğu, Burçin. "West Mound Trench 8." In *Çatalhöyük Archive Report* 105-10, 2008.

———. "West Mound Trench 8." In *Çatalhöyük Archive Report*, 50-51, 2010.

Erol, O. "The Quaternary History of the Lake Basins of Central and Southern Anatolia." In *Environmental History of the near and Middle East since the Last Ice Age*, edited by W.C. Brice, 111-39. London: Academic Press, 1978.

Fairbairn, Andrew, E. Asouti, N. Russell, and J. Swogger. "Seasonality." In *Çatalhöyük Perspectives : Themes from the 1995-1999 Seasons*, edited by I. Hodder, 92-108. Ankara: Cambridge, McDonald Institute for Archaeological Research/ Bristish Institute of Archaeology, 2005.

Farmer, V. C. *The Infrared Spectra of Minerals*. Vol. 4. London: Mineralogical Society Monograph, 1974.

Fernandes, Paul. "Itinéraires Et Transformations Du Silex : Une Pétroarchéologie Refondée, Application Au Paléolithique Moyen." Université Bordeaux I, 2012.

———. "Pétroarchéologie Des Matériaux Siliceux Utilisés Au Paléolithique Moyen Dans Le Sud Du Massif Central : Méthodologie Et Résultats Préliminaires." 2006.

Fernandes, Paul, François-Xavier Le Bourdonnec, Jean-Paul Raynal, Gérard Poupeau, Michel Piboule, and Marie-Hélène Moncel. "Origins of Prehistoric Flints : The Neocortex Memory Revealed by Scanning Electron Microscopy." *C.R. Paleovol* 6, no. 8 (2007): 557-68.

Fernandes, Paul, and Jean-Paul Raynal. "Pétroarchéologie Du Silex : Un Retour Aux Sources." *Comptes Rendus Paleovol* 5, no. 6 (2006): 829-37.

———. "Silex : Une Pétroarchéologie Refondée." In *Silex et territoires préhistoriques. Avancées des recherches dans le Midi de la France, Les c@hiers de Géopré*, 68-81, 2010.

Finlayson, W., B. Gratuze, and C. McCartney. "The Chipped Stone Assemblage." In *Lemba Archaeological Project, Cyprus, Vol. Ii, 1a, Excavations at Kissonerga Mosphilia*, edited by E. Peltenburg. Jonsered: Paul Astroms Forlag, 1998.

Flébot-Augustin, Jeanne. *La Circulation Des Matières Premières Au Paléolithique*. Vol. 75. Liège: E.R.A.U.L., 1997.

Fontugne, M., Catherine Kuzucuoğlu, M. Karabiyikoğlu, C. Hatte, and J. F. Pastre. "From Pleniglacial to Holocene : A C14 Chronostratigraphy of Environmental Changes in the Konya Plain (Turkey)." *Quaternary Science Reviews* 18 (1999): 573-91.

Frahm, E. "Distinguishing Nemrut Dag and Bingöl a Obsidians : Geochemical and Landscape Differences and the Archaeological Implications." *Journal of Archaeological Science* 39 (2012): 1436-44.

Francaviglia, V. "Characterization of Mediterranean Obsidian Sources by Classical Petrochemical Methods." *Preistoria Alpina* 20 (1984): 311-32.

Franz, I., and S. Ostaptchouk. "Illuminating the Pottery Production Process at Çatalhöyük West Mound (Turkey) around 8000 Cal. Bp." In *Naturwissenschaftliche Analysen Vor- Und Frühgeschichtlicher Keramik Ii: Methoden,*, edited by B. Ramminger and O. Stilborg, 97-129. Hamburg: Universitätsforschungen zur prähistorischen Archäologie, Band 216, 2012.

Franz, Ingmar. "Pottery -West Mound-." edited by Archive Report, 129-31, 2007.
———. "Tench 5-7 Pottery." In *Çatalhöyük Archive Report*, 42-50, 2009.
———. "Trench 5-7 Pottery." In *Çatalhöyük Archive Report*, 77-89, 2010.

French, D. H. *Canhasan Sites 1. Canhasan I : Stratigraphy and Structures*. London: British Institute of Archaeology at Ankara Monograph N°32, 1998.
———. "Notes on Site Distribution in the Çumra Area." *Anatolian Studies* 20 (1970): 139-48.
———. "Excavations at Can Hasan. Seventh Preliminary Report 1967." *Anatolian Studies* 18 (1968): 45-54.
———. "Excavations at Can Hasan. Sixth Preliminary Report 1966." *Anatolian Studies* 17 (1967): 165-78.
———. "Excavations at Can Hasan: Fourth Preliminary Report, 1964." *Anatolian Studies* 15 (1965): 87-94.
———. "Excavations at Can Hasan Third Preliminary Report, 1963." *Anatolian Studies* 14 (1964): 125-37.
———. "Excavations at Can Hasan: Second Preliminary Report, 1962." *Anatolian Studies* 13 (1963): 29-42.
———. "Excavations at Can Hasan: First Preliminary Report, 1961." *Anatolian Studies* 12 (1962): 27-40.

Fröhlich, François. "Deep-Sea Biogenic Silica : New Structural and Analytical Data from Infrared Analysis." *Terra Nova* 1 (1989): 267-73.

———. *Feuille Saint-Just-En-Chaussée. Notice De La Carte Géologique De France*. Paris: Editions Blondeau & BRGM, 1978.

———. "Les Silex : Minéralogie, Géologie, Préhistoire." *Les Dossiers de la Galerie* 7 (1996): 6-12.

———. "Les Silicates Dans L'environnement Pélagique De L'océan Indien Au Cénozoïque." Muséum national d'Histoire naturelle, 1981.

———. *Principe De La Détermination Et De La Quantification Des Minéraux En Mélanges Naturels Par Spectroscopie Ir : Applications Minéralogiques, Spectrométrie Infrarouge Et Analyse Minéralogique Quantitative Des Roches*. Paris: Orstom, 1993.

———. "Silex Et Cherts : Question De Genèse." *Bulletin d'Information Géologique du Bassin de Paris* 43, no. 2 (2006): 5-22.

Gauthier, G., L. B. Adrian, and M. Leclerc. "Assessing Xrf for the Geochemical Characterization of Radiolarian Chert Artifacts from Northeastern North America." *Geoarchaeology* 39 (2012): 2436-51.

Geneste, Jean-Michel. "Analyse Lithique D'industries Moustériennes Du Périgord : Une Approche Technologique Du Comportement Des Groupes Humains Au Paléolithique Moyen." Université de Bordeaux I, 1985.

———. "Systèmes Techniques De Production Lithique : Variations Techno-Économiques Dans Les Processus De Réalisation Des Outillages Paléolithiques." *Techniques et culture* 17-18 (1991): 1-35.

Gérard, F., and L. Thissen. *The Neolithic of Central Anatolia, Internal Developments and External Relations During the 9th-6th Millennia Cal B.C.* . Istanbul: Ege Yayınları, 2002.

Gibson, C., and Jonathan Last. "An Early Chalcolithic Building on the West Mound Çatalhöyük." *Anatolian Archaeology* 9 (2003a): 12-14.

———. " West Mound Excavations " In *ÇatalhöyükArchive Report*, 59-63, 2003b.

Glascock, Michael D. "X-Ray Fluorescence Analysis of Obsidian from Ulucak Höyük, Turkey." *Unpublished Report. University of Missouri Archaeometry Lab* (2011): 1-8.

Glascock, Michael D., G. E. Braswell, and R. H. Cobean. "A Systematic Approach to Obsidian Source Characterization." In *Archaeological Obsidian Studies. Method and Theory. Advances in Archaeological and Museum Science*, edited by M. S. Shackley, 15-63. London/New York: Plenum, 1998.

Glascock, Michael D., and Hector Neff. "Neutron Activation Analysis and Provenance Research in Archaeology." *Measurement science & technology* 14 (2003): 1516-28.

Godon, Martin. "Les Productions Céramiques D'anatolie Centrale. Développements Culturels Et Phénomènes D'expansion Du Néolithique Céramique Entre 7000 Et 5500 Bc Cal." Université Paris X-Nanterre, 2008.

Gordus, A. A., W. C. Fink, M. E. Hill, J. C. Purdy, and T. R. Wilcox. "Identification of Geologic Origins of Archaeological Artefacts: An Automated Method of Na and Mn Neutron Activation Analysis." *Archaeometry* 10 (1967): 87-96.

Gordus, A. A., G. A. Wright, and J. B. Griffin. "Obsidian Sources Characterized by Neutron-Activation Analysis." *Science* 161 (1968): 382-84.

Gourgaud, A. "Géologie De L'obsidienne." In *L'obsidienne Au Proche Et Moyen Orient : Du Volcan À L'outil*, edited by M.-C. Cauvin, A. Gourgaud, Bernard Gratuze, N. Arnaud, Gérard Poupeau, J. -L. Poidevin and C. Chataigner, 15-31. Oxford: BAR Publishing, BAR International Series, 1998.

Gratuze, B. "Obsidian Charaterization by Laser Ablation Icp-Ms and Its Application to Prehistoric Trade in the Mediterranean and the near-East : Sources and Distribution of Obisidian within the Aegean and Anatolia." *Journal of Archaeological Sciences* 26 (1999): 869-81.

Gratuze, B., J. N. Barrandon, K. Alisa, and M.-C. Cauvin. "Non-Destructive Analysis of Obsidian Artefacts Using Nuclear Techniques : Investigation of Provenance of near Eastern Artifacts." *Archaeometry* 35, no. 1 (1993): 11-21.

Greaves, A. M. "Trans-Anatolia : Examining Turkey as a Bridge between East and West." *Anatolian Studies* 57 (2007): 1-15.

Grégoire, Sophie. "Apports Et Limites Des Nouvelles Techniques De La Pétroarchéologie Préhistorique." *Compte Rendu de l'Académie des Sciences* 332 (2001): 479-82.

———. "Origine Des Matières Premières Des Industries Lithiques Du Paléolithique Pyrénéen Et Méditerranéen. Contribution À La Connaissance Des Aires De Circulations Humaines." Université de Perpignan, 2000.

Haggett, P. and R. J. Chorley. "Models, Paradigms and the New Geography." In *Models in Geography*, edited by R. J. Chorley and P. Haggett, 1-41. London: Methuen, 1967.

Hallam, B. R., S. E. Warren, and C. Renfrew. "Obsidian in the Western Mediterranean : Characterization by Neutron Activation Analysis and Optical Emission Spectroscopy." *Proceedings of the Prehistoric Society* 42 (1976): 85-110.

Hartenberger, Britt, Steven Rosen, and Timothy Matney. "The Early Bronze Age Blade Workshop at Titriş Höyük: Lithic Specialization in an Urban Context." *Near Eastern Archaeology* 63, no. 1 (1999): 51-58.

Hassler, E., G. H. Swihart, D. H. Dye, and Y. S. Li. "Non-Destructive Provenance Study of Chert Using Infrared Reflectance Microspectroscopy." *Journal of Archaeological Science* 40 (2013): 2001-06.

Hauptmann, H. "Ein Kultgebäude in Nevali Çori." In *Between the Rivers and over the Mountains. Archaeologica Anatolica Et Mesopotamica Alba Palmieri Dedicata*, edited by M. Frangipane, H. Hauptmann, M. Liverani, P. Matthiae and M. Mellink, 37-69. Roma: Università di Roma "La Sapienza", 1993.

———. "The Urfa Region." In *Neolithic in Turkey : The Craddle of Civilizations. New Discoveries*, edited by M. Özdoğan and Nezih Başgelen, 65-86. Istanbul: Arkeoloji ve sanat yayınları, 1999.

Hawkins, A. L., E. Tourigny, D. G. F. Long, P. Julig, and J. Bursey. "Fourier Transform Infrared Spectroscopy of Geological and Archaeological Chert from Southern Ontario." *North American Archaeologist* 29 (2008): 203-24.

Hayden, Brian. "Confusion in the Bipolar World : Bashed Pebbles and Splintered Pieces." *Lithic Technology* 9, no. 1 (1980): 2-27.

Haynes, G. "Reply to Sollberger and Patterson." *Lithic Technology* 6, no. 1 (1977): 5.

Hodder, I. *Changing Materialities at Çatalhöyük: Reports from the 1995-99 Seasons*. Ankara: McDonald Institute for Archaeological Research / British Institute of Archaeology Monograph No. 39, 2005a.

———. *Inhabiting Çatalhöyük: Reports from the 1995-99 Seasons*. Ankara: McDonald Institute for Archaeological Research / British Institute of Archaeology Monograph No. 38, 2005b.

———. *On the Surface Çatalhöyük 1993-95*. Edited by McDonald Institute for Archaeological Research / British Institute of Archaeology Monograph No.22. Ankara, 1996a.

———. "Re-Opening Çatalhöyük " In *On the Surface Çatalhöyük 1993-95*, edited by I. Hodder, 1-18. London and Cambridge: McDonald Institute for Archaeological Research / British Institute of Archaeology Monograph No.22, 1996b.

Hodder, I., and C. Orton. *Spatial Analysis in Archaeology*. Cambridge: Cambridge University Press, 1976.

Hodder, Ian. "Çatalhöyük in the Context of the Middle Eastern Neolithic " *Annual Review of Anthropology* 36 (2007): 105-20.

Horan, L. J. *Preliminary Results : "Fingerprinting" Of Archaeological Flint Sources, Dordogne Valley, Southwestern France*. Santa Cruz: University of California, 1977.

Horejs, B. "Çukuriçi Höyük. A Neolithic and Bronze Age Settlement in the Region of Ephesos." In *The Neolithic in Turkey*, edited by M. Özdoğan, Nezih Başgelen and Peter Kuniholm, 117-31. Istanbul: Archaeology and Art Publications, 2012.

Inizan, M.-L, and P. C. Anderson. "Utilisation Du Tribulum Au Début Du Iiie Millénaire : Des Lames « Cananéennes » Lustrées À Kutan (Ninive V) Dans La Région De Mossoul, Iraq." *Paléorient* (1994): 85-103.

Inizan, M.-L, M Reduron, H. Roche, and Jacques Tixier. *Technologie De La Pierre Taillée*. Vol. 4, *Préhistoire De La Pierre Taillée*. Meudon: CREP, 1995.

Juteau, Thierry. "Commentaire De La Carte Géologique Des Ophiolites De La Région De Kumluca (Taurus Lycien, Turquie Méridionale) : Cadre Structural, Modes De Gisement Et Description Des Principaux Faciès Du Cortège Ophiolitique." *M.T.A Bulletin* 70 (1968): 71-91.

Karul, Necmi, A. Ayhan, and M. Özdoğan. "1999 Excavations at Mezraa-Teleilat." In *Salvage Project of the Archaeological Heritage of the Ilısu and Carchemish Dam Reservoirs Activities in 1999*, edited by N. Tuna, J. Öztürk and J. Velibeyoğlu, 133-74. Ankara, 2001.

Keller, J., and C. Seifried. "The Present Status of Obsidian Source Identification in Aantolia and the near-East." In *Volcanologie Et Archéologie*, edited by C. Albore Livadie and F. Wideman, 58-87. Strasbourg: Conseil de l'Europe, 1990.

Kuzucuoğlu, Catherine. "The Environmental Frame in Central Anatolia from the 9th to the 6th Millenia Cal Bc. An Introduction to the Study of Relations between Environmental Conditions and the Development of Human Societies." In *The Neolithic of Central Anatolia, Internal Developments and External Relations During the 9th-6th Millennia Cal Bc*, edited by F. Gérard and Laurens Thissen, 33-58. Istanbul: Ege Yayinlari, 2002.

Kuzucuoğlu, Catherine, M. Fontugne, M. Karabiyikoğlu, and C. Hatté. "Evolution De L'environnement Dans La Plaine De Konya (Turquie) Pendant L'holocène." In *Préhistoire D'anatolie. Genèse De Deux Mondes*, edited by M. Otte, 605-24. Liège: ERAUL 85, 1999.

Kuzucuoğlu, Catherine, R. Parish, and M. Karabiyikoğlu. "The Dune Systems of the Konya Plain (Turkey). Their Relation to the Environmental Changes in Central Anatolia During Late Pleistocene and Holocene." *Geomorphology* 23 (1998): 257-71.

Kuzucuoğlu, Catherine, and N. Roberts. "Evolution De L'environnement En Anatolie De 20 000 À 6 000 Bp." *Paléorient* 23, no. 2 (1997): 7-24.

Kuzucuoğlu, Catherine, and S. Servain. "Evolution Des Zones Humides D'anatolie Intérieure : Exemple De La Plaine De Konya, Turquie. Evolution of the Algöl Lake (Eastern Part of the Konya Plain)." *Cybergeo: European Journal of Geography, Dossiers, Actes des Journées de Télédétection en Sciences Humaines* article 179 (1996).

Lacan, M. "La Néolithisation Du Bassin Méditerranéen : Apports De L'adn Ancien." Université Toulouse III Paul Sabatier, 2011.

Last, Jonathan. "Excavations on the West Mound at Çatalhöyük." In *Çatalhöyük Archive Report*, 1998.

Le Bourdonnec, François-Xavier. "Aspects Archéométriques De La Circulation De L'obsidienne Préhistorique : Développements Analytiques Et Applications En Corse, Sardaigne Et Ethiopie." Université Michel de Montaigne Bordeaux III, 2007.

Le Brun, A., O. Daunle-Le Brun, and F. Hourani. "Changing with the Years : Khirokitia (Cyprus) at the Turn of the Seventh-Sixth Millennium Bd." In *Climate and Cultural Change in Prehistoric Europe and the near East*, edited by Peter F. Biehl and O. Nieuwenhuyse, XX-XX. New York: Distinguished Monograph Series of the Institute for European and Mediterranean Archaeology, SUNY Press, sous presse.

Léa, Vanessa. "Centres De Production Et Diffusion Des Silex Bédouliens Au Chasséen." *Gallia Préhistoire* 46 (2004): 231-50.

Lichardus, L. *Die Kupferzeit Als Historische Epoche : Eine Forschunsgeschichtliche Einleitung*. Bonn: Symposium Saarbrücken und Otzenhausen 6-13. 11. 1988, 1991.

Lichter, C., and R. Meriç. "Dedecik-Heybelitepe." In *The Neolithic in Turkey*, edited by M. Özdoğan, Nezih Başgelen and Peter Kuniholm, 133-38. Istanbul: Archaeology and Art Publications, 2012.

Long, D., B. Silveria, and P. Julig. "Chert Analysis by Infrared Spectroscopy." In *33rd annual meeting of the Canadian Archaeological Association*. Ontario: Archaeological Society, 2001.

Luedtke, Barbara E. "Chert Sources and Trace-Element Analysis." *American Antiquity* 43, no. 3 (1978): 413-23.

———. "The Identification of Sources of Cherts Artefacts." *American Antiquity* 44, no. 4 (1979): 744-57.

Malyk-Selivanova, N., M. G. Ashley, R. Gal, Michael D. Glascock, and H. Neff. "Geological-Geochemical Approach to Sourcing of Prehistoric Chert Artifacts, Northwestern Alaska." *Geoarchaeology* 13 (1998): 673-708.

Marciniak, Arkadiusz, and Lech Czerniak. "Social Transformations in the Late Neolithic and the Early Chalcolithic Periods in Central Anatolia." *Anatolian Studies* 57 (2007): 115-30.

Marro, C. "Archaeological Survey in the Kastamonu Region, Turkey. Remarks on the Preclassical Geography of the Southern Black Sea." In *Proceedings of the First International Congress of the Archaeology of the Ancient near East*, edited by P. Matthiae, A. Enea, L. Peyronel and F. Pinnock, 945-62. Rome, 2000.

Masson, A. "Les Territoires Et La Circulation Des Silex Au Paléolithique Supérieur." *Bulletin mensuel de la Société Linnéenne de Lyon* 52, no. 7 (1983): 207-19.

Masson, A. "Etude Pétrographiques Des Silex De Clairvaux Iii." *Groupe de travail pour l'étude des silex de Clairvaux, les sites littoraux néolithiques de Clairvaux-les-Lacs (Jura). Problématique générale. L'exemple de la station III* I (1984): 205-12.

———. "L'homme Et Le Matériel Lithique Et Céramique. Pétrographie. Roches Siliceuses." In *Géologie De La Préhistoire*, 841-57. Paris: Geopré, 1987.

———. "Pétroarchéologie Des Roches Siliceuses. Intérêt En Préhistoire." Université Claude Bernard, 1981.

Matney, T., G. Algaze, and S. Rosen. "Early Bronze Age Urban Structure at Titris Höyük, Southeastern Turkey : The 1998 Season." *Anatolica* 25 (1999): 185-201.

Matthews, R. "Time with the Past in Paphlagonia." In *Proceedings of the First International Congress of the Archaeology of the Ancient near East*, edited by P. Matthiae, A. Enea, L. Peyronel and F. Pinnock, 1013-27. Rome, 2000.

Matthews, R., T. Pollard, and M. Ramage. "Project Pahlagonia : Regional Survey in Northern Anatolia." In *Ancient Anatolia. Fifty Years' Work of the British Institute of Archaeology at Ankara*, edited by R. Matthews, 195-206. Oxford, 1998.

Mauger, M. "L'apport Des Microfossiles Dans L'identification Des Silex. Exemple Du Magdalénien De L'ile-De-France " *Bulletin de la Société préhistorique française* 81, no. 7 (1984): 216-20.

———. "Les Matériaux Siliceux Utilisés Au Paléolithique Supérieur En Ile-De-France." Université Paris I-Sorbonne, 1985a.

———. "Occupation De L'ile-De-France Au Magdalénien Supérieur, Origine Des Silex, Notion De Territoire, Déplacements Et Mouvements Saisonniers." In *Espace Et Structuration Ethnique. Les Groupes Et Leurs Limites.* , 63-80. Université de Paris I: Actes du séminaire sur les structures d'habitat, 1985b.

McCartney, C., and B. Gratuze. "The Chipped Stone." In *Lemba Archaeological Project, Cyprus, Vol. Iii.1. The Colonisation and Settlement of Cyprus, Investigations at Kissonerga Mylouthkia*, edited by E. Peltenburg, 11-34. Sävedalen: Paul Astroms Forlag, 2003.

Mellaart, James, *The Neolithic of the near-East*. London: Thames & Hudson, 1975.

Mellaart, J. *Excavations at Hacilar*. Edited by Edinburgh University Press. Edinburgh, 1970.

———. *Çatal Hüyük : A Neolithic Town in Anatolia*. London: Thames & Hudson, 1967.

———. "Çatalhüyük West." *Anatolian Studies* 15 (1965): 135-56.

———. "Excavations at Çatal Hüyük, 1962: Second Preliminary Report." *Anatolian Studies* 13 (1963): 43-103.

———. "Early Cultures of the South Anatolian Plateau." *Anatolian Studies* 11 (1961a): 159-84.

———. "Excavations at Hacilar: Fourth Preliminary Report, 1960." *Anatolian Studies* 11 (1961b): 39-75.

———. "Excavations at Hacilar, First Preliminary Report." *Anatolian Studies* 8 (1958a): 127-56.

———. "The Neolithic Obsidian Industry of Ilıcapınar and Its Relations." *Istanbuler Mitteilungen* 8 (1958b): 82-92.

———. "Preliminary Report on a Survey of Pre-Classical Remains in Southern Turkey." *Anatolian Studies* 4 (1954): 175-240.

Mellink, M. "Anatolia and the Bridge from East to West in the Early Bronze Age." *TÜBA-AR* 1 (1998): 1-8.

Mellink, M. "Anatolia : Old and New Perspectives." *Proceedings of the American Philosophical Society* 110, no. 2 (1966): 111-29.

Meriç, R. "Ein Vorbericht Über Eine Spätbronzezeitliche Befestigte Höhensiedlung Bei Metropolis in Ionien: Die Arzawa-Stadt Puranda?" In *Frühes Ionien. Eine Bestandsaufnahme*, edited by J. et al. Cobet, 7-36. Mainz: Verlag Philipp von Zabern, 2007.

Méry, Sophie, Patricia Anderson, Marie-Louise Inizan, Monique Lechevallier, and Jacques Pelegrin. "A Pottery Workshop with Flint Tools on Blades Knapped with Copper at Nausharo (Indus Civilisation, Ca. 2500 Bc)." *Journal of Archaeological Science* 34, no. 7 (2007): 1098-116.

Morisset, C. "Caractérisation De Silex Archéologiques Par Analyse Par Activation Protonique." 1996.

Mouhsine, Soumia. "Processus De La Silicification Sédimentaire. Modèle Du Turonien De Touraine." Muséum Nationale d'Histoire Naturelle, 1994.

Nazaroff, A. J., A. Baysal, and Y. Çiftçi. "The Importance of Chert in Central Anatolia : Lessons from the Neolithic Assemblage at Çatalhöyük, Turkey." *Geoarchaeology* 28, no. 4 (2013): 340-62.

Neuville, R. "Notes De Préhistoire Palestinienne." *Journal of the Palestine Oriental Society* 10 (1930): 193-221.

Nieuwenhuyse, O. "Containers of Change : Social and Material Innovation in the 7th Millenium Upper Mesopotamia." In *Climate and Cultural Change in Prehistoric Europe and the near East*, edited by Peter F. Biehl and O. Nieuwenhuyse, XX-XX. New York: Distinguished Monograph Series of the Institute for European and Mediterranean Archaeology, SUNY Press, sous presse. -

Okay, A. I. "Geology of Turkey : A Synopsis." *Anschnitt* 21 (2008): 19-42.

Okay, A.I., and O Tüysüz. "Tethyan Sutures of Northern Turkey." In *The Mediterranean Basins: Tertiary Extension within the Alpine Orogen*, edited by B. Durand, L. Jolivet, F. Horvath and M. Seranne, 475-515. London: Geological Society, 1999.

Olanca, K. "Géochimie Des Laves Quaternaires De Cappadoce (Turquie). Les Appareils Monogéniques." Université Blaise-Pascal, Clermont-Ferrand 2, 1994.

Olivares, M., A. Tarriño, X. Murelaga, J. I. Baceta, K. Castro, and N. Etxebarria. "Non-Destructive Spectrometry Methods to Study the Distribution of Archaeological Chert Samples." *Spectrochimica Acta Part A* 73 (2009): 492-97.

Orton, David. "Animal Bones Report Trench 5." In *Çatalhöyük Archive Report*, 55-57, 2010.

Ostaptchouk, Sonia. "The Contribution of Chert Knapped Stone Studies at Çatalhöyük to notions of territory and group mobility in prehistoric Central Anatolia." *DigIt* 2 n°1 (2014): 34-48.

Ostaptchouk, Sonia. "Chipped Stone from the West Mound, Trench 5, Season 2011." In *Çatalhöyük 2011 Archive Report*, 2011.

———. "Chipped Stone, West Mound, Trench 5." In *Çatalhöyük 2010 Archive Report*, 2010.

Otte, M., Jacques Pelegrin, and F. Collin. "Towards an Integrated Approach : The Use of the Cananean Blades." *Aun* 14 (1990): 135-45.

Özbaşaran, M., and H. Buitenhuis. "Proposal for a Regional Terminology for Central Anatolia." In *The Neolithic of Central Anatolia: Internal Developments and External Relations During the 9th-6th Millennia Cal Bc*, edited by F. Gérard and L. Thissen, 139-60. Istanbul, 2002.

Özbaşaran, Mihriban. "Aşıklı." In *The Neolithic in Turkey. New Excavation, New Researchs. Central Anatolia*, edited by Mehmet Özdoğan, Nezih Başgelen and Peter Kuniholm, 135- 58. Istanbul: Archaeology and Art Publications, 2012.

Özbaşaran, Mihriban, Güneş Duru, Nur Balkan Atlı, M. Molist, and E. Bucak. "Akarçay Tepe 2002." *Kazı Sonuçları Toplantısı* 25, no. 1 (2004): 303-10.

Özbaşaran, Mihriban, Güneş Duru, Nurcan Kayacan, Burçin Erdoğu, and H. Buitenhuis. "Musular. The 8th Millennium Cal. Bc Satellite Site of Aşıklı." In *The Neolithic in Turkey. New Excavation, New Researchs. Central Anatolia*, edited by Mehmet Özdoğan, Nezih Başgelen and Peter Kuniholm, 159- 80. Istanbul: Archaeology and Art Publications, 2012.

Özdoğan, Aslı "Çayönü." In *Neolithic of Turkey : The Cradle of Civilizations. New Discoveries*, edited by M. Özdoğan and N. Başgelen, XX-XX. Istanbul: Arkeoloji ve Sanat Yay, 1999a.

Özdoğan, M. "The Beginning of Neolithic Economies in Southeastern Europe: An Anatolian Perspective." *Journal of European Archaeology* 5, no. 2 (1997): 1-33.

———. "Neolithization of Europe: A View from Anatolia. 1. The Problem and the Evidence of East Anatolia." *Procilo* 20 (1995): 25-61.

Özdoğan, M., and N. Başgelen. *Neolithic of Turkey : The Cradle of Civilizations. New Discoveries*. Istanbul: Arkeoloji ve Sanat Yay, 1999.

Özdoğan, M., Necmi Karul, and A. Ayhan. "Mezraa-Teleilat 1999 Yılı Çalışmaları." *Kazı Sonuçları Toplantısı* 22, no. 1 (2001): 165-80.

Özdoğan, M., Necmi Karul, and E. Özdoğan. "Mezraa-Teleilat Höyüğü 4. Dönem Çalışmaları." *Kazı Sonuçları Toplantısı* 25, no. 2 (2004): 235-44.

Özdoğan, Mehmet. "Archaeological Evidence on the Westward Expansion of Farming Communities from Eastern Anatolia to the Aegean and the Balkans." *Current Anthropology* 52, no. S4 (2011): S415-S30.

———. "Mezraa Teleilat Excavation." In *Istanbul University(S Contributions to Archaeology in Turkey 1932-2000*, edited by O. Belli, 25-26. Istanbul, 2001.

———. "Northwestern Turkey : Neolithic Cultures in between the Balkans and Anatolia." In *Neolithic in Turkey : The Craddle of Civilisation. New Discoveries*, edited by Mehmet Özdoğan and Nezih Başgelen, 203-24. Istanbul: Arkeoloji ve sanat yayınları, 1999b.

Özdoğan, Mehmet, A. Ayhan, and A. Demirtaş. "Mezraa-Teleilat : First Havzasında Bir Neolitik Çağ Yerleşmesinin Tanıtımı." In *Salvage Project of the Archaeological Heritage of the Ilısu and Carchemish Dam Reservoirs, Activities in 1998*, edited by N. Tuna and J. Öztürk, 1-17. Ankara, 1999.

Özdoğan, Mehmet, Nezih Başgelen, and Peter Kuniholm. *The Neolithic in Turkey. New Excavation, New Researchs. Central Anatolia*. Istanbul: Archaeology and Art publications, 2012a.

———. *The Neolithic in Turkey. New Excavation, New Researchs. The Euphrates Basin*. Istanbul: Archaeology and Art publications, 2012b.

———. *The Neolithic in Turkey. New Excavation, New Researchs. The Tigris Basin*. Istanbul: Archaeology and Art publications, 2012c.

———. *The Neolithic in Turkey. New Excavation, New Researchs. Western Turkey*. Istanbul: Archaeology and Art publications, 2012d.

Özdoğan, Mehmet, and A. Özdoğan. "Buildings of Cult and the Cult of Buildings." In *Light on Top of the Black Hill : Studies Presented to Halet Cambel (Karatepe' Deki Işık : Halet Cambel' E Sunulan Yazılar)*, edited by G. Arsebük, M. J. Mellink and W. Schirmer, 581-601. Istanbul: Ege Yayınları, 1998.

———. "Çayönü : A Conspectus of Recent Works." In *Préhistoire Du Levant Ii*, edited by O. Aurenche and M.-C. Cauvin, 387-96. Lyon: éditions CNRS, 1990.

Öztan, A. "A Neolithic and Chalcolithic Settlement in Anatolia : Köşh Höyük." *Colloquium Anatolicum* 2 (2003): 69-86.

Parish, R., G. H. Swihart, and Y. S. Li. "Evaluating Fourier Transform Infrared Spectroscopy as a Non-Destructive Chert Sourcing Technique." *Geoarchaeology* 28, no. 3 (2013): 289-307.

Parish, Ryan M. "Non-Destructive Chert Sourcing Using Fourier Transform Infrared Spectroscopy." In *Developing International Geoarchaeology Conference*. Knoxville, 2011.

Parlak, O., and Alastair H. F. Robertson. "Ophiolite-Related Mersin Mélange, Southern Turkey : Its Role in the Tectonic-Sedimentary Setting of Tethys in the Eastern Mediterranean Region." *Geologic Magazine* 141 (2004): 257-86.

Pasquarè, G., S. Poli, L. Vezzoli, and A. Zanchi. " Continental Arc Volcanism and Tectonic Setting in Central Anatolia, Turkey." *Tectonophysics* 146, no. 1-4 (1988): 217-30.

Pelegrin, Jacques. "Blade-Making Techniques from the Old World : Insights and Applications to Mesoamerican Obsidian Lithic Technology." In *Mesoamerican Lithic Technology*, edited by Kenneth G. Hirton, 55-71, 2003.

———. "Débitage Expérimental Par Pression : Du Plus Petit Au Plus Grand." In *Technologie Préhistorique*, edited by Jacques Tixier, 37-53. Paris: Notes et monographies techniques du CRA, CNRS, 1988.

———. "Les Techniques De Débitage Laminaire Au Tardiglaciaire : Critères De Diagnose Et Quelques Réflexions." In *L'europe Centrale Et Septentrionale Au Tardiglaciaire. Table-Ronde De Nemours*, 73-86. Nemours: Edition Mémoires du Musée de Préhistoire d'Ile de France, 2000.

———. "New Experimental Observations for the Characterization of Pressure Blade Production Techniques." In *The Emergence of Pressure Blade Making. From Origin to Modern Experimentation*, edited by P. M. Desrosiers, 465-501. New York: Springer, 2012.

Pelegrin, Jacques, C. Karlin, and P. Bodu. ""Chaînes Opératoires" : Un Outil Pour Le Préhistorien." In *Technologie Préhistorique*, edited by Jacques Tixier, 37-41. Paris: Notes et monographies techniques du CRA, CNRS, 1988.

Pelegrin, Jacques, and M. Otte. "Einige Bemerkungen Zur Präparations - Und Ausbeut -Technik Der Kernsteine Aus Raum 29." In *Hassek Höyük. Naturwissensehaftliche Untersuchungen Und Lithische Industrie*, edited by M. R. Behm-Blancke, 219-24. Tübingen: E. Wasmuth, 1992.

Peltenburg, E., S. Colledge, P. Croft, A. Jackson, C. McCartney, and M. A. Murray. "Agro-Pastoralist Colonization of Cyprus in the 10th Millennium Bp : Initial Assessments." *Antiquity* 74 (2000): 844-53.

Perlès, Catherine. *Les Industries Lithiques Taillées De Tharrounia (Eubée)*. Nanterre: Atelier 15, Laboratoire d'Ethnologie, Université de Paris X, 1994.

———. "Systems of Exchange and Organization of Production in Neolithic Greece." *Journal of Mediterranean Archaeology* 5 (1992): 115-64.

———."Economie Des Matières Premières Et Économie Du Débitage : Deux Conceptions Opposées ?" Paper presented at the 25 ans d'études technologiques en Préhistoire, XI° rencontres internationales d'Archéologie et d'Histoire d'Antibes, Juan-les-Pins, APDCA 1991.

———. "L'outillage De Pierre Taillée Néolithique En Grèce : Approvisionnement Et Exploitation Des Matières Premières." *Bulletin de correspondance hellénique* CXIV (1) (1990): 1-42.

———. *Les Industries Lithiques Taillées De Franchti (Argolide, Grèce). Tome I : Présentation Générale Et Industries Paléolithiques*. Bloomington and Indianapolis: Indiana University Press, 1987.

Perlès, Catherine, and Didier Binder. "Stratégies De Gestion Des Outillages Lithiques Au Néolithique." *Paléo* 2, no. 1 (1990): 257-83.

Pernicka, E. "Analysenbericht 09-027." *Unpublished Report. Curt-Engelhorn-Zentrum für Archäometrie in Mannheim* (2009): 1-7.

Pernicka, E., J. Keller, and M.-C. Cauvin. "Obsidian from Anatolian Sources in the Neolithic of the Middle Euphrates Region (Syria)." *Paleorient* 23, no. 1 (1997): 113-22.

Pichard, C., and François Fröhlich. "Note Technique. Analyse Ir Quantitative Des Sédiments. Exemple Du Dosage Du Quartz Et De La Calcite." *Revue de l'Institut français du pétrole* 41, no. 6 (1986): 809-19.

Poidevin, J. -L. "Les Gisements D'obsidienne De Turquie Et Detranscaucasie: Géologie, Géochimie Et Chronomètre." In *L'obsidienne Au Proche Et Moyen Orient : Du Volcan À L'outil*, edited by M.-C. Cauvin, A. Gourgaud, Bernard Gratuze, N. Arnaud, Gérard Poupeau, J. -L. Poidevin and C. Chataigner, 105-203. Oxford: BAR Publishing, BAR International Series, 1998.

Poupeau, Gérard, François-Xavier Le Bourdonnec, Tristan Carter, Sarah Delerue, M. Steven Shackley, Jean-Alix Barrat, Stéphan Dubernet, Philippe Moretto, Thomas Calligaro, Marina Milic, and Katsuji Kobayashi. "The Use of Sem-Eds, Pixe and Edxrf for Obsidian Provenance Studies in the near East: A Case Study from Neolithic Çatalhöyük (Central Anatolia)." *Journal of Archaeological Science* 37, no. 11 (2010): 2705-20.

Raszick, T. "Chipped Stone." In *Çatalhöyük Archive Report*, 2004.

———. "West Mound Lithic Report." In *Çatalhöyük Archive Report*, 2001.

Renfrew, C. "Alternative Models for Exchange and Spatial Distribution." In *Exchange Systems in Prehistory*, edited by T. K. Earle and J. E. Ericson, 71-90. New York: Academic Press, 1977.

———. "Trade as Action at a Distance." In *Ancient Civilisation and Trade*, edited by J. A. Sabloff and C. C. Lamberg-Karlovsky, 3-59. Albuquerque: University of New Mexico Press, 1975.

Renfrew, C., J. E. Dixon, and J. R. Cann. "Further Analysis of near Eastern Obsidians." *Proceedings of the Prehistoric Society* 32 (1968): 30-72.

———. "Obsidian and Early Cultural Contact in the near East." *Proceedings of the Prehistoric Society* 34 (1966): 319-31.

Renfrew, Colin. "Trade and Culture Process in European Prehistory." *Current Anthropology* 10 no. 2/3 (1969): 151-69.

Reynolds, T. "Lithics." In *Excavations at Kilise Tepe 1994-1998 : From Bronze Age to Byzantine in Western Cilicia*, edited by N. Postgate and D. Thomas, 545-58. Cambridge: BIAA Monograph No.30., 2007.

Richards, Martin. "The Neolithic Invasion of Europe." *Annual Review of Anthropology* 32 (2003): 135-62.

Rio, M. "Les Accidents Siliceux Dans Le Crétacé Du Bassin Vocontien (Sud-Est De La France) Contribution À L'étude De La Silicification Des Formations Calcaires." Lyon: Docum. Laboratoire de Géologie de Lyon, 1982.

Roberts, N. "Forest Re-Advance and the Anatolian Neolithic." In *Archaeological Aspects of Woodland Ecology*, edited by M. Bell and S. Limbrey, 231-46. Oxford, 1982a.

Roberts, Neil. "A Note on the Geomorphological Environment of Çatal Hüyük, Turkey." *Journal of Archaeological Science* 9 (1982b): 341-48.

Roberts, N., P. Boyer, and R. Parish. "Preliminary Results of Geoarchaeological Investigations at Çatalhöyük." In *On the Surface, Çatalhöyük 1993-1995,*, edited by I. Hodder, 41-46. Cambridge & London: Mc Donald Institue of Archaeological Research/ BIAA, 1996.

Roberts, N., O. Erol, T. de Meester, and H.- P. Uerpmann. "Radiocarbon Chronology of Late Pleistocene Konya Lake, Turkey." *Nature* 281 (1979): 662-64.

Roberts, Neil, and Arlene Rosen. "Diversity and Complexity in Early Farming Communities of Southwest Asia: New Insights into the Economic and Environmental Basis of Neolithic Çatalhöyük." *Current Anthropology* 50, no. 3 (2009): 393-402.

Robertson, Alastair H. F., and Timur Ustaömer. "Formation of the Late Palaeozoic Konya Complex and Comparable Units in Southern Turkey by Subduction–Accretion Processes: Implications for the Tectonic Development of Tethys in the Eastern Mediterranean Region." *Tectonophysics* 473, no. 1–2 (2009): 113-48.

Rodriguez-Tovar, Francisco J., Antonio Morgado, and José A. Lozano. "Using Ichnofossils to Characterize Cherts Tools : A Preliminary Study from Southern Iberia." *Geoarchaeology* 25, no. 4 (2010): 514-26.

Rogasch, Jana, Peter F. Biehl, Jacob Brady, Ingmar Franz, David Orton, Sonia Ostaptchouk, Eva Rosenstock, and Elizabeth Stroud. "Valuable Waste: Refuse Disposal at Çatalhöyük West (Ca. 6,000 – 5,500 Bc)." Paper presented at the Kiel Workshop Landscape, Session 15 : Archaeology of Pollution, 17 avril 2013, Kiel 2013.

Roodenberg, J. *The Ilıpınar Excavations I. Five Seasons of Fieldwork in Nw Anatolia*. Vol. 122. Istanbul: Pihans, 1995.

———. "Ilıpınar, an Early Farming Village in the İznik Lake Basin." In *Neolithic in Turkey - the Cradle of Civilization - New Discoveries*, edited by M. Özdoğan and N. Başgelen, 193-202. Istanbul: Arkeoloji ve Sanat Yayınları; Ancient Anatolian Civilizations Series 3, 1999a.

———. "Investigations at Menteşe Höyük in the Yenişehir Basin (1996 - 97)." *Anatolica* 25 (1999b): 21-36.

Roodenberg, J., and Laurens Thissen. *The Ilıpınar Excavations Ii*. Vol. 63. Leiden: Pihans, 2001.

Roodenberg, J., Laurens Thissen, and H. Buitenhuis. "Preliminary Report on the Archaeological Investigation at Ilıpınar in Nw Anatolia." *Anatolica* 16 (1990): 61-144.

Roodenberg, J., A. van As, L. Jacobs, and M.-H. Wijnen. "Early Settlement in the Plain of Yenişehir (Nw Anatolia). The Basal Occupation Layers at Menteşe " *Anatolica* 29 (2003): XXX.

Rosen, Arlene, and N. Roberts. "The Nature of Çatalhöyük: People and Their Changingg Environments on the Konya Plain." In *Çatalhöyük Perspectives: Themes from the 1995-99 Seasons*, edited by Ian Hodder, 39-53. Cambridge/London: McDonald Institute for Archaeological Research/ British Institute of Archaeology at Ankara, 2006.

Rosenberg, M. "Hallan Çemi " In *Neolithic of Turkey : The Cradle of Civilizations. New Discoveries* edited by M. Özdoğan and N. Başgelen, 25-33. Istanbul: Arkeoloji ve Sanat Yay, 1999.

———. "Hallan Çemi Tepesi : Some Further Observations Concerning Stratigraphy on Material Culture." *Anatolica* 20 (1994): 121-40.

Sagona, Antonio, Elizabeth Pemberton, and Ian McPhee. "Excavations at Büyüktepe Höyük, 1991: Second Preliminary Report." *Anatolian Studies* 42 (1992): 29-46.

Schmidt, K. "Göbekli Tepe." In *Türkiye'de Neolitik Dönem*, edited by Mehmet Özdoğan and Nezih Başgelen, 115-29. Istanbul: Arkeoloji ve sanat Yayınları, 2007.

———. "Göbekli Tepe, South-Eastern Turkey, a Preliminary Report on the 1995-1999 Excavations." *Paléorient* 26, no. 1 (2001): 45-54.

———. "Investigations in the Upper Mesopotamian Early Neolithic : Göbekli Tepe and Gürcütepe." *Neo-Lithics* 2, no. 95 (1995): 3-4.

Schmidt, Patrick, Aïcha Badou, and François Fröhlich. "Detailed Ft near-Infrared Study of the Behaviour of Water and Hydroxyl in Sedimentary Lenght-Fast Chalcedony, Sio_2, Upon Heat Treatment." *Spectrochimica Acta Part A* 81 (2011): 552-59.

Schmidt, Patrick, and François Fröhlich. "Temperature Dependent Crystallographic Transformations in Chalcedony, Sio2, Assessed in Mid Infrared Spectroscopy." *Spectrochimica Acta Part A : Molecular and Biomolecular Spectroscopy* 78, no. 5 (2011): 1476-81.

Schoop, U. D. *Das Anatolische Chalkolithikum. Eine Chronologische Untersuchung Zur Vorbronzezeitlichen Kultursequenz Im Nördlichen Zentralanatolien Und Den Angrenzenden Gebieten.* Remshalden: Verlag Bernhard Albert Greiner. Urgeschichtliche Studien 1, 2005a.

———. "The Late Escape of the Neolithic from the Central Anatolian Plain." In *How Did Farming Reach Europe ?*, edited by C. Lichter, 41-58. Istanbul: Ege, 2005b.

Sengör, A. M. C., N. Görür, and F. Saroglu. "Strike-Slip Faulting and Related Basin Formation in Zones of Tectonic Escape : Turkey as a Case Study." In *Strike-Slip Deformation and Sedimentation*, edited by Biddle K. T. and N. Christie-Blick, 227-64: Soc. Econ. Palaeontol. Mineral. Spec. Publ., 1985.

Séronie-Vivien, M.-R. "Attribution Stratigraphique D'un Silex Et Microfaciès." In *Les Matières Premières Lithiques En Préhistoire, Table Ronde Internationale Organisée À Aurillac (Cantal), Du 20 Au 22 Juin 2002*, 297-303: Préhistoire du Sud-Ouest, supplément 5, 2003.

Séronie-Vivien, M., and M.-R. Séronie-Vivien. *Les Silex Du Mésozoïque Nord-Aquitain : Approche Géologique De L'étude Des Silex Pour Servir À La Recherche Préhistorique*. Vol. supplémment au tome XXV. Bordeaux: Bulletin de la Société Linnéenne de Bordeaux, 1987.

Séronie-Vivien, M., M.-R. Séronie-Vivien, and Pascal Foucher. "L'économie Du Silex Au Paléolithique Supérieur Dans Le Bassin D'aquitaine. Le Cas Des Silex À Lépidorbitoïdes Des Pyrénées Centrales. Caractérisation Et Implications Méthodologiques." *Paléo* 18 (2006): 193-216.

Shackley, M. S. "Gamma Rays, X-Rays and Stone Tools : Some Recent Advances in Archaeological Geochemistry." *Journal of Archaeological Science* 25 (1998): 259-70.

Sharma, G. *Digital Color Imaging Handbook*. New York: CRC Press, 2003.

Sharma, G., and H. J. Trussell. "Set Theoretic Estimation in Color Scanner Characterization." *Journal of Electronic Imaging* 5, no. 4 (1996): 479-89.

Silistreli, U. "Köşk Höyük'te Bulunan Kabartma Insan Ve Hayvan Figürleriyle Bezeli Vazolar." *Belleten* 53 (1989): 361-74.

———. "Köşk Höyük, 1984." *Anatolian Studies* 35 (1985): 199-201.

———. "Köşk Höyük, 1985." *Anatolian Studies* 36 (1986): 203-04.

Simonnet, Robert. "De La Géologie À La Préhistoire : Le Silex Des Pré-Pyrénées. Résultats Et Réflexions Sur Les Perspectives Et Les Limites De L'étude Des Matières Premières Lithiques." *Paléo* 11 (1999): 71-88.

Slimak, Ludovic. "Implantations Humaines Et Exploitation Des Obsidiennes En Anatolie Centrale Durant Le Pleistocène." *Paléorient* 30, no. 2 (2004): 7-20.

Slimak, Ludovic, Damase Mouralis, Nur Balkan-Atli, Didier Binder, and Steven L. Kuhn. "The Pleistocene Peopling of Anatolia : Evidence from Kaletepe Deresi." *Near Eastern Archaeology* 69 no. 2 (2006): 51-60.

Slimak, Ludovic, Hélène Roche, Damase Mouralis, Hijlke Buitenhuis, Nur Balkan-Atlı, Didier Binder, Catherine Kuzucuoğlu, and Michel Grenet. "Kaletepe Deresi 3 (Turquie), Aspects Archéologiques, Chronologiques Et Paléontologiques D'une Séquence Pléistocène En Anatolie Centrale." *Comptes Rendus Palevol* 3, no. 5 (2004): 411-20.

Stampfli, G. M., and G. D. Borel. "The Transmed Transects in Space and Time : Constraints on the Paleotectonic Evolution of the Mediterranean Domain." In *The Transmed Atlas : The Mediterranean Region from Crust to Mantle*, edited by W. Cavazza, F. Roure, W. Spakman, G. M. Stampfli and P. Ziegler, 53-76. Berlin: Springer Verlag, 2004.

Steadman, Sharon M. "Heading Home : The Architecture of Family and Society in Early Sedentary Communities on the Anatolian Plateau." *Journal of Anthropological Research* 60, no. 4 (2004): 515-58.

Stein, G. J. "Material Culture and Social Identity : The Evidence for a Fourth Millenium Bc Mesopotamian Uruk Colony at Hacinebi, Turkey." *Paléorient* 25, no. 1 (2000): 11-22.

Stordeur, D., and F. Abbès. "Du Ppna Au Ppnb : Mise En Lumière D'une Phase De Transition À Jerf El Ahmar (Syrie)." *Bulletin de la Société Française Préhistorique* 99 (2002): 563-95.

Summers, G. D. "Concerning the Identification, Location and Distribution of the Neolithic and Chalcolithic Settlements in Central Anatolia." In *The Neolithic of Central Anatolia. Internal Developments and External Relaions During the 9th-6th Millennia Cal. Bc,* edited by F. Gérard and Laurens Thissen, 131-37. Istanbul: Ege Yayinlari, 2002.

Surmely, F., P. Barrier, J. P. Bracco, N. Charly, and R. Liabeuf. "Caractérisation Des Silex Par L'analyse Des Microfaciès Et Application Au Peuplement Préhistorique De L'auvergne (France)." *Comptes rendus de l'Académie des Sciences* 326, no. 8 (1998): 595-601.

Surmely, F., P. Boudon, D. Briot, and C. Pin. "Contribution À L'étude De La Circulation Des Matières Premières Lithiques Sur De Longues Distances." *Paléo* 20 (2004): 115-44.

Tekin, U. K. "Lower Jurassic (Hettangian-Sinemurian) Radiolarians from the Antalya Nappes, Central Taurids, Southern Turkey." *Micropaleontology* 42 (2002): 177-205.

Thissen, Laurens. "Appendix I : The Canew 14c Databases, Anatolia 10,000-5,000 Cal Bc." In *The Neolithic of Central Anatolia. Internal Developments and External Relaions During the 9th-6th Millennia Cal. Bc,* edited by F. Gérard and Laurens Thissen, 299-337. Istanbul: Ege Yayinlari, 2002a.

Thissen, L. "Time Trajectories for the Neolithic of Central Anatolia." In *The Neolithic of Central Anatolia. Internal Developments and External Relaions During the 9th-6th Millennia Cal. Bc*, edited by L. Thissen, 13-26. Istanbul, 2002b.

———. "Trajectories Towards the Neolithisation of Northwest Turkey." *Documenta Praehistorica* 26 (1999): 29-39.

Thompson, M., P.-R. Busch, and J. Ferguson. "The Analysis of Flint by Inductively Coupled Plasma Atomic Emission Spectrometry, as a Method of Source Determination." In *The Scientific Study of Flint and Chert, Proceeding of the Fourth International Flint Symposium Held at Brigthon Polytecnic 10-15 Avril 1983*, edited by G. DE G. Sieveking and M.-B. Hart, 243-47. Cambridge: Cambridge University Press, 1986.

Tixier, J., M.-L Inizan, and H. Roche. *Préhistoire De La Pierre Taillée, Vol. 1 : Terminologie Et Technologie*. Valbonne: Cercle de recherches et d'études préhistoriques, 1980.

Tixier, Jacques. " Le Débitage Par Pression." In *Préhistoire De La Pierre Taillée 2 : Economie Du Débitage Laminaire*, 57-70. Meudon: CREP, 1984.

———. *Typologie De L'épipaléoltihique Du Maghreb*. Paris: Arts et Métiers graphiques, 1963.

Todd, I. *The Prehistory of Central Anatolia I : The Neolithic Period.* Göteborg: Paul Aström Förlag, 1980a.

———. *The Prehistory of Central Anatolia I: The Neolithic Period*: Göteborg, 1980b.

———. "Central Anatolian Survey." *Anatolian Studies* 17 (1967): 11-12.

Torsvik, T. H., R. D. Müller, R. Van der Voo, B. Steinberger, and C. Gaina. "Global Plate Motion Frames : Toward a Unified Model." *Reviews of Geophysics* 46, no. 3 (2008).

Torti- Zannoli, C. "Les Matières Premières Lithiques Du Magdalénien Ancien Et Terminal De La Grotte Du Rond Du Barry (Haute-Loire)." *Revue Archéologique du Centre de la France* 24, no. 2 (1985).

Tourigny, E., A. Hawkins, D. Long, P. Julig, and J. Bursey. "Fourier Transform Infrared Spectroscopy of Geological and Archaeological Chert from Southern Ontario." In *Analytical Applications in the Archaeology of Eastern North America. Session for the 2007 Annual Eastern States Archaeological Federation Meeting*. University of Missouri Research Reactor, Archaeometry Laboratory, 2007.

Tykot, R.H. "Scientific Methods and Applications to Archaeological Provenance Studies." Paper presented at the Proceeding of the International School of Physics "Enrico Fermi" Course CLIV, Amsterdam 2004.

Valensi, L. "De L'origine Des Silex Protomagdaléniens De L'abri Pataud, Les Eyzies." *Bulletin de la Société préhistorique française* 57, no. 1-2 (1960): 80-84.

———. "Etude Micropaléontologique Des Silex Du Magdalénien De Saint-Amand (Cher)." *Bulletin de la SOciété Préhistorique Française* 59, no. 9-10 (1955): 584-97.

Van der Marel, H. W., and H. Beutelspacher. *Atlas of Infrared Spectroscopy of Clay Minerals and Their Admixtures*. Amsterdam: Elsevier, 1976.

Waldron, J. "Stratigraphy and Sedimentary Evolution of the Ne Antalya Complex: Isparta Province, Turkey." *The Bulletin of the Mineral Research and Exploration Institute of Turkey* 97/98 (1984): 1-20.

Weninger, B., E. Alram-Stern, E. Bauer, L. Clare, U. Danzeglocke, O. Jöris, Cl. Kubatzki, G. Rollefson, H. Todorova, and T. van Andel. "Climate Forcing Due to the 8200 Cal Yr Bp Event Observed at Early Neolithic Site in the Eastern Mediterranean." *Quaternary Research* 66 (2006): 401-20.

Wilkinson, T. J. *Archaeological Landscapes of the near East*. Tucson, 2003.

William-Thorpe, O. "Obsidian in the Mediterranean and the near East : A Provenancing Success Story." *Archaeometry* 37, no. 2 (1995): 217-48.

Workshop-Leiden-University. "The 8.2ka Climate Event and Archaeology in the Ancient near East. Workshop." Leiden, Pays-Bas 19 mars 2010.

Wright, G. A. *Obsidian Analyses and Prehistoric near Eastern Trade: 7500 to 3500 B.C.* Michigan: University of Michigan, 1969.

Yakar, J. "Food Production Modes in Neolithic Anatolia and the Neolithization of Balkans." In *Circumpontica in Prehistory: Western Pontic Studies. In Memory of Eugen Comşa*, edited by L. Nikolova, M. Merlini and A. Comşa, 35-45. Oxford: BAR International Series 10144, *in press*.

———. *Prehistoric Anatolia: The Neolithic Transformation and the Early Chalcolithic Period*. Tel Aviv: Tel Aviv University, Sonia & Marco Nadler Institute of Archaeology, 1991.

———. "The Socio-Economic Definition of the Neolithic and Chalcolithic Periods in the Light of New Research in Turkey." *TÜBA-AR* 7 (2004): 61-66.

Zohary, D., M. Hopf, and E. Weiss. *Domestication of Plants in the Old World*. Oxford: Oxford University Press, 2012.

Zvelebil, M. "The Agricultural Transition and the Origins of Neolithic Society in Europe." *Documenta Praehistorica* 28 (2001): 1-26.

———. "On the Transition to Farming in Europe, or What Was Spreading with the Neolithic. A Reply to Ammerman." *Antiquity* 63 (1989): 379-83.

———. "The Social Context of the Agricultural Transition in Europe." In *Archaeogenetics : DNA and the Population Prehistory of Europe*, edited by C. Renfrew and K. Boyle, 57-79. Cambridge: McDonald Institute, 2000.

www.ingramcontent.com/pod-product-compliance
Lightning Source LLC
La Vergne TN
LVHW072253300926
849160LV00018B/1654